U0346157

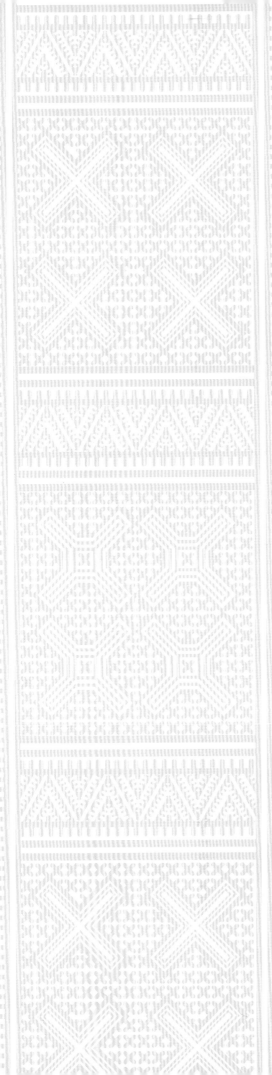

中国常用苗药彩色图谱

罗君 唐东昕 赵琳珺 主编

全国百佳图书出版单位

中国中医药出版社

·北京·

图书在版编目（CIP）数据

中国常用苗药彩色图谱/罗君，唐东昕，赵琳珺主编 . —北京：中国中医药
出版社，2023.7
ISBN 978 - 7 - 5132 - 4752 - 8

Ⅰ .①中…　Ⅱ .①罗…②唐…③赵…　Ⅲ .①苗族—中草药—图谱
Ⅳ .① R291.6-64

中国版本图书馆 CIP 数据核字（2022）第 186108 号

中国中医药出版社出版
北京经济技术开发区科创十三街 31 号院二区 8 号楼
邮政编码　100176
传真　010-64405721
山东临沂新华印刷物流集团有限责任公司印刷
各地新华书店经销

开本 889×1194　1/16　印张 31　字数 765 千字
2023 年 7 月第 1 版　2023 年 7 月第 1 次印刷
书号　ISBN 978 - 7 - 5132 - 4752 - 8

定价　250.00 元
网址　www.cptcm.com

服务热线　010-64405510
购书热线　010-89535836
维权打假　010-64405753

微信服务号　zgzyycbs
微商城网址　https://kdt.im/LIdUGr
官方微博　http://e.weibo.com/cptcm
天猫旗舰店网址　https://zgzyycbs.tmall.com

如有印装质量问题请与本社出版部联系（010-64405510）
版权专有　侵权必究

本书获

科技部国家重点研发计划中医药现代化研究项目
（项目编号：2019YFC1712500，课题编号：2019YFC1712505）

贵州省科技厅科技支撑计划项目（黔科合支撑 [2018]2772）

贵州省科技计划项目（黔科合后补助 [2020]3003）

资助出版

苗医药专家组

杨 柱	贵州中医药大学	教授
熊芳丽	贵州中医药大学第一附属医院	主任医师
田华咏	湖南省湘西自治州民族医药研究所	主任医师
杜 江	贵州中医药大学	教授
郑曙光	贵州中医药大学第一附属医院	教授
郭伟伟	黔东南州中医医院／州民族医药研究所	主任医师
王 政	凯里市中医院（苗医医院）	主任医师
胡建山	黔南州中医院	主任医师
龙运光	贵州省黔东南州民族医药研究所	主任医师
马武开	贵州中医药大学第二附属医院	主任医师
张东海	湖南省龙山县红十字会民族骨伤科医院	主任医师
龙千里	贵州省台江县苗族医药研究所	主任医师
潘炉台	贵州中医药大学	主任药师
熊安富	黔西南州安富民族民间医药开发研究所	主任医师
唐东昕	贵州中医药大学第一附属医院	主任医师
夏景富	贵州中医药大学第一附属医院	主任医师
龙奉玺	贵州中医药大学	教授
李宝鸿	云南省蒙自军分区医院	副主任医师
熊 招	云南省中医学院门诊部	副主任医师
唐海华	松桃县民族中医院／县苗族医药研究所	副主任医师
胡新民	黔南民族医学高等专科学校	副教授
李志强	贵州中医药大学	副教授
杨通神	从江县中医院	副主任医师

《中国常用苗药彩色图谱》
编委会

主　审　杨　柱　周　英
主　编　罗　君　唐东昕　赵琳珺
副主编　孙庆文　王娅杰　吴文宇　张丽艳　包江平　于　佳
编　委　（按姓氏笔画排序）

于　佳　马四补　王　亮　牛建均　邓周灰　龙立慧
田民义　付慧晓　包江平　朱　迪　朱东东　向仰州
刘　英　刘　毅　刘安莉　刘春艳　安仕刚　孙庆文
苏松柏　李　玲　李　琳　李　燕　李新建　杨　兵
肖淦辰　吴文宇　汪　毅　张　逊　张永妹　张丽艳
张晓睿　苗得庆　罗　君　罗宇宵　周　雯　周德胜
赵琳珺　秦泽慧　夏景富　夏媛媛　柴艺汇　徐莲婷
殷少文　卿　娟　郭妍如　唐东昕　黄　健　常博韬
葛章文　董　晟　董　喆　蒋太白　蒋佳雯　粟玲玲
傅　建　鲁　力　谢　宇　蒯红阳　廖　秀　潘昌勇
潘雯婷

摄　影　罗　君　孙庆文　周重建

序

苗族医药是我国传统医药的重要组成部分，是苗族自远古以来在与疾病抗争过程中所形成的智慧结晶。苗族数千年来处于迁徙状态，后又散布于大山之上。特殊的历史背景和生存状态无不在其医药文化中打下了深刻的烙印。迁徙，让其足迹和文化影响了大半个中国，其中的医药文化更是以无数传奇故事的形式在中国大地上流传。苗族最终定居于中国西南、中南以贵州为中心的黔、湘、滇、渝、桂、川、鄂、粤等的偏远山区。这些地区气候温和，雨量充沛，生物多样性突出，药材资源丰富，为苗医药的发展提供了充分的药物保障。自古有"云贵川广，道地药材"之称，而这些地区又刚好是苗族集中分布区域，成为苗族医药成长和发展的福地和摇篮，也注定了苗族医药必然在我国民族医药中独树一帜的特殊地位，故苗族医药又被誉为"大山深处的瑰宝"。

苗族民间素有"千年苗医，万年苗药""三千苗药，八百单方"之说，足见苗药在其医学体系中的重要地位，也体现了苗疆药源丰富、单验方众多的特点。遗憾的是，因苗族在历史上没有流传下本民族统一的文字，导致苗医药知识的普及和推广受到极大限制。尽管苗医药的传奇故事流传甚广、深入人心，但总是只闻其声难见其形，加之历史上长期"苗不入境，汉不入峒"的分割状态，而使其对外总是披着一层神秘的面纱。例如，道光四年（1824年）凤凰厅志记载："苗地多产药耳……其名诡异，非方书所载，或吞或敷，奏效甚捷。"表现了苗药的神秘、奇异、多样和高效，也反映出对苗药的了解和认识不足。

近年来，随着苗药产业的崛起并迅速成为中国民族药的代表性产业，苗药引起了各界的高度重视并激发了人们对苗药应用、研究与开发的热情。在这一过程中，人们发现其品种混乱不清，一物多名、多物一名的现象普遍存在。这是一个影响苗药深入研究和发展的基础问题，同时也是在推进苗药规范化和科学化发展中需要解决的问题。如何在做好苗药正本清源的继承基础上与现代生物学、植物分类学、影像学相结合，使之更准确、更直观、更生动地展现苗药的内涵和形态以适应现代社会的需求是不少学者努力的方向。《中国常用苗药彩色图谱》正是在这一思路的引导下写成的，是罗君、唐东昕等同志多年努力工作的结晶。本书品种选择合理、栏目清晰、内容丰富，从药材生境、细节特征、药材形式等多角度反映药物体态并加以详述，以达到易学、易识、易用的目的。从其丰富图片和文字内容中我们可以深切地感受到作者所付出的努力和工作的艰辛。我们乐见苗医药文献整理丛中又添鲜花一朵，在为这一成果圆满完成表示祝贺的同时，也对苗医队伍的后续发展充满希望。

受其所托，欣以为序！

贵州中医药大学药学院原院长

中国民族医药学会副会长兼苗医药分会会长

贵州省民族医药学会会长

2023 年 4 月

前　言

　　中华医药文化源远流长，博大精深。民族医药是我国传统文化的一部分，它和少数民族的思维方式、生活方式等紧密相关，是我们宝贵的遗产，是中国的人文标签，是我们保持文化多样性的重要资源。

　　苗族人民在长期的生产活动和与疾病做斗争的实践中，积累了宝贵的医疗经验。形成了颇具苗族文化鲜明特色的医药学体系，是具魅力的少数民族传统医药文化之一，在疾病的诊断、治疗及预防等都有较深刻的认识，成为我国传统医药宝库的重要组成部分。

　　为将《中国常用苗药彩色图谱》付梓，2018 年起，主编罗君、唐东昕等同志带领核心团队以承担科技部国家重点研发计划中医药现代化研究项目和贵州省科技厅社发项目为契机，赴湖北、湖南和贵州省各苗药产地，风餐露宿、沐露沾霜、爬山越岭，深入苗族聚集区，历时四年呕心沥血、克服重重困难，拍摄了近万张苗族药物照片，并对收载的药物均进行了基原鉴定，方成《中国常用苗药彩色图谱》初稿。全书以"为天地立心，为生民立命，为往圣继绝学，为万世开太平"为崇高理念，以"继承发扬，整理提高"为宗旨，全面系统反映了全国常用苗族药物使用情况。

　　本书是在编委会专家团队通过对全国苗族主要聚集区苗族药物实地考察，确认了苗族药物基原，收集整理了苗族药物运用，查阅了最新国内外研究进展，在以往苗医药研究总结的基础上编撰而成。

　　全书共收载苗族药 333 种，其中植物药 314 种，动物药 13 种，矿物药 4 种，真菌类 2 种。共有彩色图谱 751 幅，对每一种苗族药均一一进行了鉴定，依据药名中文笔画顺序编排。每幅图谱均用真彩摄影和制版技术反映该原植物、动物性状特征。其中有显示动植物自然形态者，亦有具体显示诸如花、果、茎、叶、根等鉴别特征者，并以文字简介每种药材的拉丁学名、中文名、苗族药名和俗名，原植（动）物形态、采收加工、性状鉴别、药性、功能主治、用法用量等内容。

　　本书图文并茂，内容科学翔实，既具有学术性、科学性、实用性，又不乏观赏性、艺术性。因此本书不仅对从事苗医药教学、科研、临床、生产和使用等领域的专业人员有参考价值，对于广大苗医药文化爱好者也大有裨益。可以说本书满足了不同层次阅读者的需求。

参加本书撰写的团队成员均为具有较扎实基础知识的专业人士，均长期从事苗药科研及临床研究，本书的编写凝聚了团队最大的努力。在后疫情时代，让人类健康回归自然疗法的呼声愈来愈高，带有神秘色彩的苗药治疗保健的魅力日益彰显，我们希望它被社会更为广泛地认知和接纳，希冀本书的付梓能为人类的健康事业尽一份绵薄之力。本书从文字编写到图片拍摄、鉴定完成，几易其稿，由于时间仓促和编者学识水平有限，书中难免有疏漏和不足，恳切希望广大读者及同仁不吝赐教，批评斧正，以待再版时修改、完善。特别说明，对于非专业普通读者而言，书中所附苗族药物的功效宜在专业人士指导下方可使用，以免有误。

《中国常用苗药彩色图谱》编委会

2023 年 2 月

目　录
CONTENTS

一画

一支箭…………… 003
一包针…………… 005
一朵云…………… 006
一枝黄花………… 007
一点红…………… 008
一窝蛆…………… 009

二画

十大功劳………… 013
八爪金龙………… 015
八月札…………… 016
八角莲…………… 018
九头狮子草……… 020
九香虫…………… 021

三画

三匹风…………… 025
三白草…………… 026
三尖杉…………… 027
三角风…………… 028
三颗针…………… 029
土一枝蒿………… 030

土人参…………… 031
土牛膝…………… 032
土知母…………… 033
土荆芥…………… 034
土茵陈…………… 035
土党参…………… 037
大乌泡…………… 039
大百部…………… 040
大血藤…………… 042
大果木姜子……… 044
大通草…………… 046
大蓟……………… 048
万寿竹…………… 050
小叶三点金……… 051
小叶金丝桃……… 052
小血藤…………… 053
小夜关门………… 054
小茴香…………… 055
小通草…………… 057
小蓟……………… 059
小槐花…………… 060
山豆根…………… 061
山鸡椒…………… 063
山茱萸…………… 064

山栀茶…………… 065
山慈菇…………… 067
千年耗子屎……… 069
千里光…………… 070
千层塔…………… 072
千金子…………… 073
川芎……………… 074
川续断…………… 075
川楝子…………… 077
马齿苋…………… 078
马桑……………… 080
马鞭草…………… 082

四画

天丁……………… 085
天冬……………… 087
天名精…………… 089
天南星…………… 091
天麻……………… 093
元宝草…………… 095
无花果…………… 097
木瓜……………… 098
木鳖……………… 099
五匹风…………… 100

五加皮…………… 101
五朵云…………… 102
五香血藤………… 103
五倍子…………… 104
太子参…………… 106
车前草…………… 107
水芹……………… 108
水杨梅…………… 109
水黄连…………… 110
水蛭……………… 111
见血飞…………… 112
牛肉……………… 113
牛蒡子…………… 114
毛大丁草………… 116
毛茛……………… 117
月季花…………… 118
风轮菜…………… 119
乌头……………… 121
乌药……………… 123
乌韭……………… 125
乌桕……………… 127
乌梢蛇…………… 129
凤仙透骨草……… 130
凤尾草…………… 131

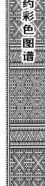

六月雪……………132
火炭母……………133
火棘………………135

五画

玉叶金花…………139
玉米须……………140
玉簪………………141
艾叶………………142
艾纳香……………143
石韦………………144
石见穿……………146
石胡荽……………147
石菖蒲……………148
石斛………………149
石榴皮……………150
石膏………………151
龙葵………………152
叶下珠……………153
叶上珠……………154
甲鱼………………155
号筒杆……………156
四块瓦……………157
仙人掌……………158
仙茅………………160
仙鹤草……………161
白及………………162
白马骨……………163
白龙须……………164
白花蛇舌草………165
白茅根……………167
白果………………168
白蔹………………170
白薇………………172
瓜子金……………174

瓜蒌………………176
冬瓜………………178
冬葵子……………179
冬葵果……………180
半边莲……………181
半枝莲……………182
半枫荷……………184
半夏………………185
头花蓼……………187
丝瓜………………188

六画

吉祥草……………191
老鹳草……………192
地龙………………193
地瓜藤……………194
地苦胆……………195
地肤子……………196
地星宿……………197
地笋………………198
地葱………………199
地榆………………200
地蜂子……………202
地锦………………203
百合………………204
朱砂………………206
竹叶花椒…………207
合欢………………208
羊奶奶叶…………209
灯盏细辛…………210
阳雀花……………211
红禾麻……………212
红花石蒜…………214
红娘子……………216

七画

麦冬………………219
扶芳藤……………220
芙蓉花……………221
芫荽………………222
花脸七……………223
花椒………………224
苍耳子……………225
芭蕉根……………226
杜仲………………227
杠板归……………229
杏叶沙参…………230
杉木………………231
李子………………232
杨柳枝……………233
杨梅………………234
连钱草……………236
吴茱萸……………237
何首乌……………239
伸筋草……………241
辛夷………………242
灵芝………………244
鸡内金……………245
鸡屎藤……………246
鸡血藤……………247
鸡冠花……………248
鸡眼睛……………249

八画

青鱼胆草…………253
青葙子……………254
茉莉花……………255
苦丁茶……………256
苦瓜………………257

苦参………………258
茗叶细辛…………260
枇杷树根…………261
板蓝根……………262
松节………………263
枫香果……………264
构树………………265
刺天茄……………266
刺梨………………267
虎耳草……………268
虎杖………………270
岩白菜……………272
岩瓜子……………273
岩豇豆……………274
败酱草……………275
钓鱼秆……………277
垂盆草……………278
佩兰………………279
金刚藤……………280
金线吊乌龟………281
金荞麦……………282
金钱草……………283
金铁锁……………284
金银花……………285
金樱子……………286
肿节风……………287
鱼腥草……………288
鱼鳅串……………289
狗脊………………290
卷柏………………292
油桐叶……………294

九画

草玉梅……………297
草血竭……………298

草决明…………… 300
茵陈……………… 301
茯苓……………… 303
荠菜……………… 304
胡椒……………… 306
南天竹…………… 308
南布正…………… 309
南瓜子…………… 311
南沙参…………… 313
南板蓝根………… 314
枳壳……………… 315
枳椇……………… 316
栀子……………… 318
枸杞……………… 320
枸骨……………… 321
柿子叶…………… 323
厚朴……………… 324
牵牛子…………… 326
韭菜……………… 328
骨碎补…………… 329
钩藤……………… 331
香附……………… 333
香茅……………… 334
香樟根…………… 335
重楼……………… 336
鬼箭羽…………… 338
追风伞…………… 339
前胡……………… 341
穿破石…………… 343
费菜……………… 345
络石藤…………… 346
绞股蓝…………… 348

十　画

桔梗……………… 351

核桃仁…………… 352
夏枯草…………… 353
鸭跖草…………… 355
铁包金…………… 356
铁苋菜…………… 358
铁筷子…………… 359
积雪草…………… 360
透骨香…………… 361
倒提壶…………… 362
臭牡丹…………… 363
射干……………… 364
胭脂花根………… 365
凌霄花…………… 366
益母草…………… 367
海金沙…………… 369
桑………………… 370
绣线菊…………… 372

十一画

排风藤…………… 377
接骨木…………… 379
接骨草…………… 381
黄荆……………… 382
黄柏……………… 383
黄姜……………… 385
黄精……………… 386
菟丝子…………… 388
菊三七…………… 389
菊花……………… 391
梧桐子…………… 392
常山……………… 393
野山楂…………… 394
野菊花…………… 396
野棉花…………… 397
铜锤玉带草……… 398

盘龙参…………… 399
猕猴桃根………… 400
麻布袋…………… 402
商陆……………… 404
阎王刺…………… 406
粗毛淫羊藿……… 407
淡竹叶…………… 408

十二画

斑蝥……………… 411
喜树……………… 412
葫芦……………… 414
葛根……………… 415
葎草……………… 416
落新妇…………… 417
萱草……………… 419
萹蓄……………… 420
朝天罐…………… 421
酢浆草…………… 422
硫黄……………… 423
雄黄……………… 424
紫苏……………… 425
黑骨藤…………… 427
鹅儿肠…………… 428
隔山消…………… 429

十三画

蓖麻……………… 433
蒲公英…………… 434
楤木……………… 435
雷公藤…………… 436
路边姜…………… 438
蜈蚣……………… 439
蜀葵……………… 440
矮地茶…………… 441

十四画

蔓荆子…………… 445
豨莶草…………… 446
蜘蛛抱蛋………… 447
蜘蛛香…………… 449
蝉蜕……………… 450
算盘子…………… 451
辣椒……………… 452
辣蓼……………… 453

十五画

墨旱莲…………… 457
箭杆风…………… 458
僵蚕……………… 460

十六画

薏苡仁…………… 463
薄荷……………… 464
橘络……………… 466

十八画

檵木……………… 469

十九画

藿香……………… 473
蟾蜍……………… 475
魔芋……………… 476

二十画

糯米团…………… 479

参考文献………… 480

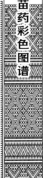

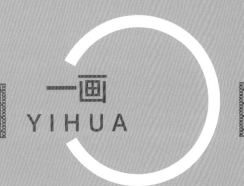

一画
YIHUA

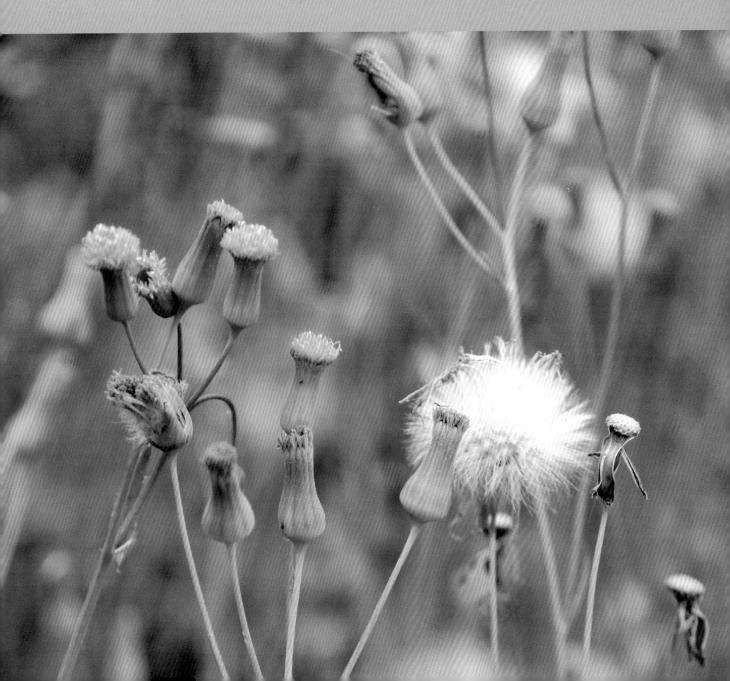

一支箭
Yizhijian

为瓶尔小草科瓶尔小草属植物瓶尔小草 *Ophiogluossum vulgatum* L. 或狭叶瓶尔小草 *Ophioglossum thermale* Kom. 的带根全草。

【苗族药名】wab kaob naob 蛙敲捞。

【俗名】一枝枪、矛盾草、拨云草、蛇头一支箭。

【原植物】

1. 瓶尔小草　根状茎短而直立，具一簇肉质粗根，如匍匐茎一样向四面横走，生出新植物。叶通常单生，总叶柄长 6 ～ 9cm，深埋土中，下半部为灰白色，较粗大。营养叶为卵状长圆形或狭卵形，长 4 ～ 6cm，宽 1.5 ～ 2.4cm，先端钝圆或急尖，基部急剧变狭并稍下延，无柄，微肉质到草质，全缘，网状脉明显。孢子叶长 9 ～ 18cm 或更长，较粗健，自营养叶基部生出，孢子穗长 2.5 ～ 3.5cm，宽约 2mm，先端尖，高出不育叶之上。

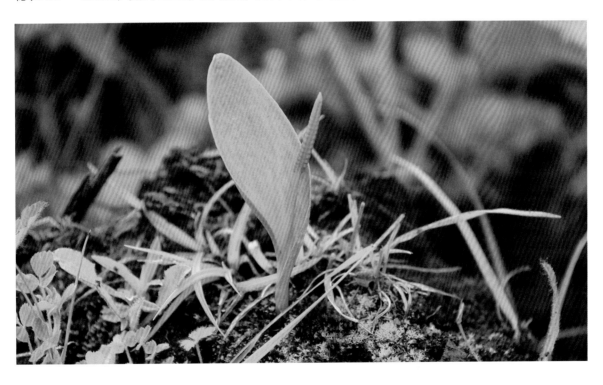

2. 狭叶瓶尔小草　根状茎细短，直立，有一簇细长不分枝的肉质根，向四面横走如匍匐茎，在先端发生新植物。叶单生或 2 ～ 3 叶同自根部生出，总叶柄长 3 ～ 6cm，纤细，绿色或下部埋于土中，呈灰白色；营养叶为单叶，每梗一片，无柄，长 2 ～ 5cm，宽 3 ～ 10mm，倒披针形或长圆倒披针形，向基部为狭楔形，全缘，先端微尖或稍钝，草质，淡绿色，具不明显的网状脉，

但在光下则明晰可见。孢子叶自营养叶的基部生出，柄长 5～7cm，高出营养叶，孢子囊穗长 2～3cm，狭线形，先端尖，由 15～28 对孢子囊组成。孢子灰白色，近于平滑。

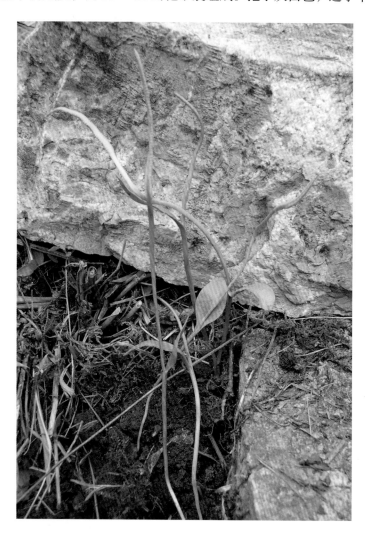

【采收加工】春、夏季采挖带根全草，去泥土，洗净，晒干或鲜用。

【性状鉴别】

1. 瓶尔小草　全体呈蜷缩状。根茎短。根多数，具纵沟，深棕色。叶通常 1 枚，总柄长 9～20cm。营养叶从总柄基部以上 6～9cm 处生出，皱缩，展开后呈卵状长圆形或狭卵形，长 3～6cm，宽 2～3cm，先端钝或稍急尖，基部楔形下延，微肉质，两面均淡褐黄色，叶脉网状。孢子叶线形，自总柄顶端生出。孢子囊穗长 2.5～3.5cm，先端尖，孢子囊排成 2 列，无柄。质地柔韧，不易折断。气微，味淡。

2. 狭叶瓶尔小草　叶披针形或长圆状倒披针形，基部狭楔形。

【药性】味甜，性冷。

【功能主治】清热解毒，活血散瘀。用于痈肿疮毒，疥疮身痒，跌打损伤，瘀血肿痛，毒蛇咬伤，烧烫伤，瘀滞腹痛。

【用法用量】内服：煎汤，15～30g。外用：适量鲜品捣烂；或煎水洗；或研末调敷。

一包针
Yibaozhen

为石竹科漆姑草属植物漆姑草 *Sagina japonica*（Sw.）Ohwi 的全草。

【苗族药名】reibmlat doud 锐马兜。

【俗名】大龙叶、虾子草、大龙草、虫牙草、地松、蛇牙草、牙齿草、沙子草、羊儿草。

【原植物】一年生小草本，高 5～20cm，上部被稀疏腺柔毛。茎丛生，稍铺散。叶片线形，长 5～20mm，宽 0.8～1.5mm，顶端急尖，无毛。花小形，单生枝端；花梗细，长 1～2cm，被稀疏短柔毛；萼片 5，卵状椭圆形，长约 2mm，顶端尖或钝，外面疏生短腺柔毛，边缘膜质；花瓣 5，狭卵形，稍短于萼片，白色，顶端圆钝，全缘；雄蕊 5，短于花瓣；子房卵圆形，花柱 5，线形。蒴果卵圆形，微长于宿存萼，5 瓣裂；种子细，圆肾形，微扁，褐色，表面具尖瘤状凸起。花期 3～5 月，果期 5～6 月。

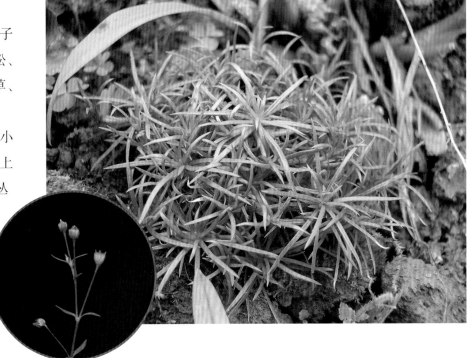

【采收加工】4～5 月采集，洗净，鲜用或晒干。

【性状鉴别】本品全草长 10～15cm。茎基部分枝，上部疏生短细毛。叶对生，完整叶片圆柱状线形，长 5～20mm，宽约 1mm，先端尖，基部为薄膜连成的短鞘。花小，白色，生于叶腋或茎顶。蒴果卵形，5 瓣裂，比萼片约长 1/3。种子多数，细小，褐色，圆肾形，密生瘤状突起。具干草样气，味微苦。

【药性】味苦，性冷。

【功能主治】凉血解毒，散结消肿，杀虫止痒。用于漆疮，秃疮，湿疹，丹毒，瘰疬，无名肿毒，毒蛇咬伤，鼻渊，齿痛，跌打内伤。

【用法用量】内服：煎汤，10～30g；研末或绞汁。外用：适量捣烂外敷；或绞汁涂。

中国常用苗药彩色图谱

一朵云
Yiduoyun

为瓶尔小草科阴地蕨属植物阴地蕨 *Botrychium ternatum* (**Thunb.**)**Sw.** 的全草。

【苗族药名】vob jux bix yut 窝久碧幼。

【俗名】独立金鸡、独脚蒿、背蛇生、散血叶、小春花、蛇不见。

【原植物】根状茎短而直立，有一簇粗健肉质的根。总叶柄短，长仅 2～4cm，细瘦，淡白色，干后扁平，宽约 2mm。营养叶片的柄细长达 3～8cm，有时更长，宽 2～3mm，光滑无毛；叶片为阔三角形，长通常 8～10cm，宽 10～12cm，短尖头，三回羽状分裂；侧生羽片 3～4 对，几对生或近互生，有柄，下部两对相距不及 2cm，略张开，基部一对最大，几与中部等大，柄长达 2cm，羽片长宽各约 5cm，阔三角形，短尖头，二回羽状；一回小羽片 3～4 对，有柄，几对生，基部下方一片较大，稍下先出，柄长约 1cm，一回羽状；末回小羽片为长卵形至卵形，基部下方一片较大，长 1～1.2cm，略浅裂，有短柄，其余较小，长 4～6mm，边缘有不整齐的细而尖的锯齿密生。第二对起的羽片渐小，长圆状卵形，长约 4cm（包括柄长约 5mm），宽 2.5cm，下先出，短尖头。叶干后为绿色，厚草质，遍体无毛，表面皱凸不平。叶脉不见。孢子叶有长柄，长 12～25cm，少有更长者，远远超出营养叶之上，孢子囊穗为圆锥状，长 4～10cm，宽 2～3cm，2～3 回羽状，小穗疏松，略张开，无毛。

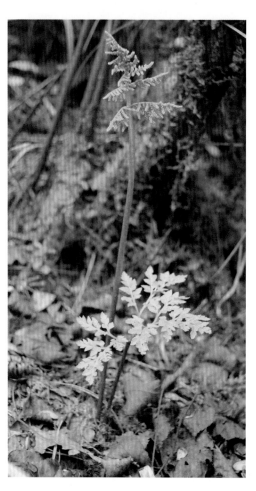

【采收加工】秋季至次春采收，连根挖取，洗净，鲜用或晒干。

【性状鉴别】本品根状茎短。下部簇生数条肉质根，可达 5cm，土褐色，质脆易折断，断面色白。总叶柄自根茎顶端伸出，棕黄色，营养叶多皱缩卷曲，黄绿色，展开后观呈阔三角形，三回羽裂，末回小裂片或裂片边缘有不整齐的细尖锯齿，孢子叶若存在亦卷曲当缩，黄棕色，展开后观整体呈圆锥状，二至三回，小穗疏散，着生细小泡点状的孢子囊。气微，味淡。

【药性】味甜，性冷。

【功能主治】清热解毒，平肝息风，止咳，止血，明目去翳。用于小儿高热惊搐，肺热咳嗽，咳血，百日咳，癫狂，痢疾，疮疡肿毒，瘰疬，毒蛇咬伤，目赤火眼，目生翳障。

【用法用量】内服：煎汤，6～12g，鲜品 15～30g。外用：适量，捣烂敷。

一枝黄花
Yizhihuanghua

为菊科一枝黄花属植物一枝黄花 *Solidago decurrens* **Lour.** 的全草。

【苗族药名】relib benx ghunx 锐本棍。

【俗名】金柴胡、一枝香、金锁匙、肺痈草、黄花草。

【原植物】多年生草本，高（9～）35～100cm。茎直立，通常细弱，单生或少数簇生，不分枝或中部以上有分枝。中部茎叶椭圆形、长椭圆形、卵形或宽披针形，长2～5cm，宽1～1.5（～2）cm，下部楔形渐窄，有具翅的柄，仅中部以上边缘有细齿或全缘；向上叶渐小；下部叶与中部茎叶同形，有长2～4cm或更长的翅柄。全部叶质地较厚，叶两面、沿脉及叶缘有短柔毛或下面无毛。头状花序较小，长6～8mm，宽6～9mm，多数在茎上部排列成紧密或疏松的长6～25cm的总状花序或伞房圆锥花序，少有排列成复头状花序的。总苞片4～6层，披针形或披狭针形，顶端急尖或渐尖，中内层长5～6mm。舌状花舌片椭圆形，长6mm。瘦果长3mm，无毛，极少有在顶端被稀疏柔毛的。花果期4～11月。

【采收加工】秋季花果期采挖，除去泥沙，晒干。

【性状鉴别】本品茎圆柱形，表面暗紫红色或灰绿色，具纵纹，光滑无毛，茎端有稀毛；质坚而脆，易折断，断面纤维性，中央有疏松的白色髓。单叶互生，下部叶具长柄，多脱落，上部叶无柄或近无柄；叶片多破碎而皱缩，上面黄绿色，下面淡绿色，展平后呈卵圆形、长圆形或披针形，长4～10cm，宽1.5～4cm，先端尖、渐尖或钝，基部狭缩而形成翅状叶柄，边缘有尖锐锯齿，上部锯齿较疏至全缘，有睫毛。头状花序集生茎顶，排成总状，圆锥状，苞片3层，膜质宿存，花冠黄色，多脱落，冠毛黄白色，外露。气微香，味微苦辛。

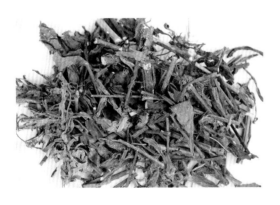

【药性】味苦，性冷。

【功能主治】清热解毒，疏散风热。用于喉痹，乳蛾，咽喉肿痛，痈肿疮疖，风热感冒。

【用法用量】内服：煎汤，9～15g，鲜品20～30g。外用：适量，鲜品捣烂外敷；或煎汁搽。

一点红
Yidianhong

为菊科一点红属植物一点红 *Emilia sonchifolia*（L.）DC. 的全草。

【苗族药名】vob nab yongd 窝喃涌。

【俗名】紫背叶、红背果、片红青、叶下红、红头草、野木耳菜。

【原植物】一年生草本，根垂直。茎直立或斜升，高 25～40cm，稍弯，通常自基部分枝，灰绿色，无毛或被疏短毛。叶质较厚，下部叶密集，大头羽状分裂，长 5～10cm，宽 2.5～6.5cm，顶生裂片大，宽卵状三角形，顶端钝或近圆形，具不规则的齿，侧生裂片通常 1 对，长圆形或长圆状披针形，顶端钝或尖，具波状齿，上面深绿色，下面常变紫色，两面被短卷毛；中部茎叶疏生，较小，卵状披针形或长圆状披针形，无柄，基部箭状抱茎，顶端急尖，全缘或有不规则细齿；上部叶少数，线形。头状花序长 8mm，后伸长达 14mm，在开花前下垂，花后直立，通常 2～5，在枝端排列成疏伞房状；花序梗细，长 2.5～5cm，无苞片，总苞圆柱形，长 8～14mm，宽 5～8mm，基部无小苞片；总苞片 1 层，8～9，长圆状线

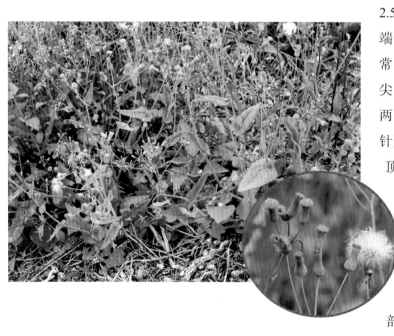

形或线形，黄绿色，约与小花等长，顶端渐尖，边缘窄膜质，背面无毛。小花粉红色或紫色，长约 9mm，管部细长，檐部渐扩大，具 5 深裂瘦果圆柱形，长 3～4mm，具 5 棱，肋间被微毛；冠毛丰富，白色，细软。花果期 7～10 月。

【采收加工】夏、秋二季采，洗净，鲜用或晒干。

【性状鉴别】本品长 10～50cm。根茎圆柱形，细长，浅棕黄色。茎多分枝，细圆柱形，有纵纹，灰青色或黄褐色。叶纸质，多皱缩，灰青色，基部叶卵形，呈琴状分裂；上部叶较小，基部稍抱茎。头状花序干枯，花多脱落，仅存花托及总苞，苞片茶褐色。瘦果浅黄褐色，冠毛极多，白色。有干草气，味淡。

【药性】味苦，性冷。

【功能主治】清热解毒，消肿利尿。用于痢疾，腹泻，尿路感染，上呼吸道感染，便血，肠疽痈，目赤，喉蛾，疔疮肿毒。

【用法用量】内服：煎汤，9～18g，鲜品 15～30g；捣汁含咽。外用：适量煎水洗，或捣敷。

一窝蛆
Yiwoqu

为百合科粉条儿菜属植物粉条儿菜 *Aletris spicata* (Thunb.) Franch. 的根及全草。

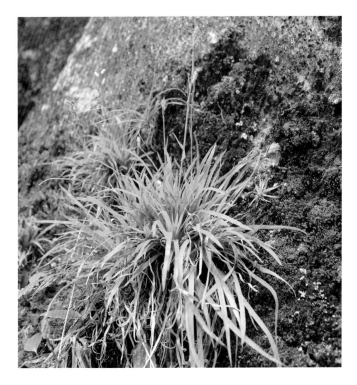

【苗族药名】gadmangl vud 打茂窝。

【俗名】肺心草、肺筋草、小肺金草、蛆儿草、肺痨草。

【原植物】植株具多数须根，根毛局部膨大；膨大部分长 3～6mm，宽 0.5～0.7mm，白色。叶簇生，纸质，条形，有时下弯，长 10～25cm，宽 3～4mm，先端渐尖。花葶高 40～70cm，有棱，密生柔毛，中下部有几枚长 1.5～6.5cm 的苞片状叶；总状花序长 6～30cm，疏生多花；苞片 2 枚，窄条形，位于花梗的基部，长 5～8mm，短于花；花梗极短，有毛；花被黄绿色，上端粉红色，外面有柔毛，长 6～7mm，分裂部分占 1/3～1/2；裂片条状披针形，长 3～3.5mm，宽 0.8～1.2mm；雄蕊着生于花被裂片的基部，花丝短，花药椭圆形；子房卵形，花柱长 1.5mm。蒴果倒卵形或矩圆状倒卵形：有棱角，长 3～4mm，宽 2.5～3mm，密生柔毛。花期 4～5 月，果期 6～7 月。

【采收加工】5～6 月采收，洗净，鲜用或晒干。

【性状鉴别】本品全草长 40～80cm。根茎短，须根丛生，纤细弯曲，有的着生多数白色细小块根，习称"金线吊白米"。叶丛生，带状，稍反曲，长 10～20cm，宽 0.3～0.5cm；灰绿色，先端尖，全缘。花茎细柱形，稍波状弯曲，直径 0.2～0.3cm，被毛；总状花序穗状，花儿无梗，黄棕色，花被 6 裂，长约 0.5cm，裂片条状披针形。蒴果倒卵状三棱形。气微，味淡。

【药性】味苦，性冷。

【功能主治】清热，润肺止咳，活血调经，杀虫。用于咳嗽，咯血，百日咳，喘息，肺痈，乳痈，腮腺炎，经闭，缺乳，小儿疳积，蛔虫病，风火牙痛。

【用法用量】内服：煎汤，10～30g；鲜品可用 60～120g。外用：适量，捣烂外敷。

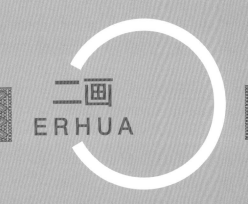

二画
ERHUA

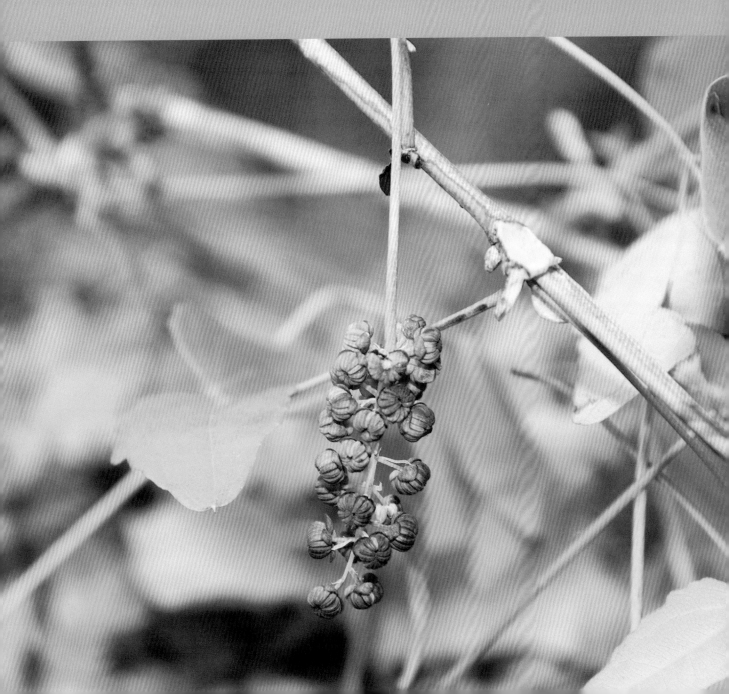

十大功劳
Shidagonglao

为小檗科十大功劳属植物阔叶十大功劳 *Mahonia bealei* (Fort.) Carr. 或细叶十大功劳 *Mahonia Fortunei* (Lindl.) Fedde 的茎。

【苗族药名】hmaib det nail 潘豆乃。

【俗名】土黄柏、土黄连、刺黄柏、木黄连。

【原植物】

1. 阔叶十大功劳　灌木或小乔木，高 0.5～4（～8）m。叶狭倒卵形至长圆形，长 27～51cm，宽 10～20cm，具 4～10 对小叶，最下一对小叶距叶柄基部 0.5～2.5cm，上面暗灰绿色，背面被白霜，有时淡黄绿色或苍白色，两面叶脉不显，叶轴粗 2～4mm，节间长 3～10cm；小叶厚革质，硬直，自叶下部往上小叶渐次变长而狭，最下一对小叶卵形，长 1.2～3.5cm，宽 1～2cm，具 1～2 粗锯齿，往上小叶近圆形至卵形或长圆形，长 2～10.5cm，宽 2～6cm，基部阔楔形或圆形，偏斜，有时心形，边缘每边具 2～6 粗锯齿，先端具硬尖，顶生小叶较大，长 7～13cm，宽 3.5～10cm，具柄，长 1～6cm。总状花序直立，通常 3～9 个簇生；芽鳞卵形至卵状披针形，长 1.5～4cm，宽 0.7～1.2cm；花梗长 4～6cm；苞片阔卵形或卵状披针形，先端钝，长 3～5mm，宽 2～3mm；花黄色；外萼片卵形，长 2.3～2.5mm，宽 1.5～2.5mm，中萼

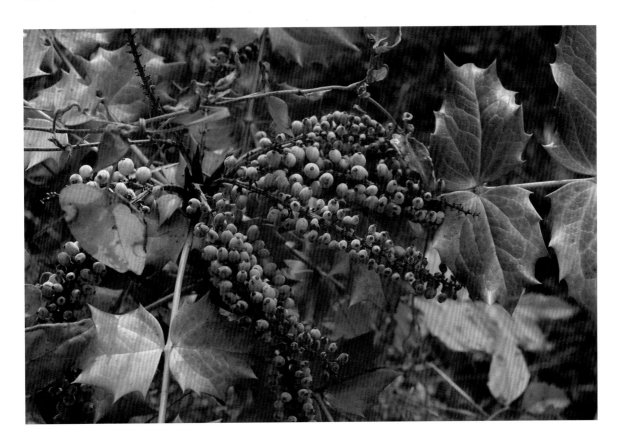

中国常用苗药彩色图谱

片椭圆形，长 5 ～ 6mm，宽 3.5 ～ 4mm，内萼片长圆状椭圆形，长 6.5 ～ 7mm，宽 4 ～ 4.5mm；花瓣倒卵状椭圆形，长 6 ～ 7mm，宽 3 ～ 4mm，基部腺体明显，先端微缺；雄蕊长 3.2 ～ 4.5mm，药隔不延伸，顶端圆形至截形；子房长圆状卵形，长约 3.2mm，花柱短，胚珠 3 ～ 4 枚。浆果卵形，长约 1.5cm，直径 1 ～ 1.2cm，深蓝色，被白粉。花期 9 月至翌年 1 月，果期 3 ～ 5 月。

2. 细叶十大功劳　常绿灌木。单数羽状复叶，小叶 3 ～ 9 个，长圆状披针形或椭圆状披针形。总状花序，4 ～ 8 个簇生；花黄色。浆果圆形或长圆形，蓝黑色。花期 9 ～ 10 月。

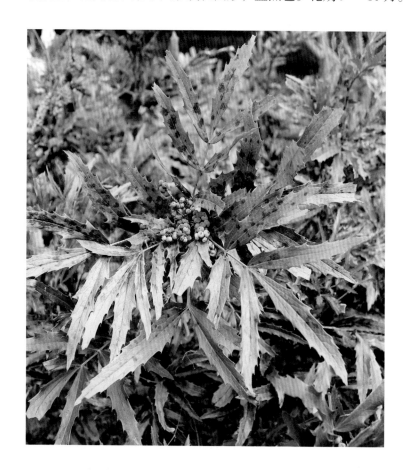

【采收加工】秋冬季砍茎杆，晒干或炕干，鲜用随时可采。

【性状鉴别】本品茎圆柱形，直径 0.7 ～ 1.5cm，多切成长短不一的段条或块片。表面灰棕色，有众多纵沟、横裂及突起的皮孔。嫩茎较平滑，节明显，略膨大，节上有叶痕。外皮易剥离，剥去后内部鲜黄色。质坚硬，不易折断，折断面纤维性或破裂状。横断面皮部棕黄色，木部鲜黄色，可见数个同心性环纹及排列紧密的放射状纹理，髓部淡黄色。气微，味苦。

【药性】味苦，性冷。

【功能主治】清热燥湿，泻火解毒。用于湿热泻痢，黄疸，黄疸型肝炎，目赤肿痛，胃火牙痛，疮疖。

【用法用量】内服：煎汤，5 ～ 15g。外用：适量，煎水洗或研末调敷。

八爪金龙

Bazhuajinlong

为紫金牛科紫金牛属植物朱砂根 *Ardisia crenata Sims* 的根。

【苗族药名】jab bik lik jib 加比利吉。

【俗名】开喉剑、叶下藏珠、铁雨伞、真珠凉伞、野猴枣、珍珠伞、蛇连天、高脚凉伞。

【原植物】灌木，高 1 ～ 2m，稀达 3m；茎粗壮，无毛，除侧生特殊花枝外，无分枝。叶片革质或坚纸质，椭圆形、椭圆状披针形至倒披针形，顶端急尖或渐尖，基部楔形，长 7 ～ 15cm，宽 2 ～ 4cm，边缘具皱波状或波状齿，具明显的边缘腺点，两面无毛，有时背面具极小的鳞片，侧脉 12 ～ 18 对，构成不规则的边缘脉；叶柄长约 1cm。伞形花序或聚伞花序，着生于侧生特殊花枝顶端；花枝近顶端常具 2 ～ 3 片叶或更多，或无叶，长 4 ～ 16cm；花梗长 7 ～ 10mm，几无毛；花长 4 ～ 6mm，花萼仅基部连合，萼片长圆状卵形，顶端圆形或钝，长 1.5mm 或略短，稀达 2.5mm，全缘，两面无毛，具腺点；花瓣白色，稀略带粉红色，盛开时反卷，卵形，顶端急尖，具腺点，外面无毛，里面有时近基部具乳头状突起；雄蕊较花瓣短，花药三角状披针形，背面常具腺点；雌蕊与花瓣近等长或略长，子房卵珠形，无毛，具腺点；胚珠 5 枚，1 轮。果球形，直径 6 ～ 8mm，鲜红色，具腺点。花期 5 ～ 6 月，果期 10 ～ 12 月，有时 2 ～ 4 月。

【采收加工】秋、冬二季采收，除去泥沙，晒干或鲜用。

【性状鉴别】本品根簇生于略膨大的根茎上，呈圆柱形，略弯曲，长 5 ～ 30cm，直径 0.2 ～ 1cm。表面灰棕色或棕褐色，可见多数纵皱纹，有横向或环状断裂痕，皮部与木部易分离。质硬而脆，易折断，断面不平坦，皮部厚，占断面的 1/3 ～ 1/2，类白色或粉红色，外侧有紫红色斑点散在，习称"朱砂点"；木部黄白色，不平坦。气微，味微苦、辛，有刺舌感。

【性味与归经】味苦、辛，性冷。

【功能主治】解毒消肿，活血止痛，祛风除湿。用于咽喉肿痛，扁桃体炎，心胃气痛，劳伤吐血，风湿痹痛，跌打损伤。

【用法用量】内服：煎汤 10 ～ 15g。外用：适量，鲜根或鲜叶捣烂敷患处。

八月札
Bayuezha

为木通科木通属植物三叶木通 *Akebia trifoliata*（Thunb.）Koidz. 的成熟果实。

【苗族药名】bid ghand nzhead 比干炸。

【俗名】预知子、中华肾果、阴阳果、猪腰子、八月瓜。

【原植物】落叶木质藤本。茎皮灰褐色，有稀疏的皮孔及小疣点。掌状复叶互生或在短枝上簇生；叶柄直，长 7～11cm；小叶 3 片，纸质或薄革质，卵形至阔卵形，长 4～7.5cm，宽 2～6cm，先端通常钝或略凹入，具小凸尖，基部截平或圆形，边缘具波状齿或浅裂，上面深绿色，下面浅绿色；侧脉每边 5～6 条，与网脉同在两面略凸起；中央小叶柄长 2～4cm，侧生小叶柄长 6～12mm。总状花序自短枝上簇生叶中抽出，下部有 1～2 朵雌花，以上有 15～30 朵雄花，长 6～16cm；总花梗纤细，长约 5cm。雄花：花梗丝状，长 2～5mm；萼片 3，淡紫色，阔椭圆形或椭圆形，长 2.5～3mm；雄蕊 6，离生，排列为杯状，花丝极短，药室在开花时内弯；退化心皮 3，长圆状锥形。雌花：花梗稍较雄花的粗，长 1.5～3cm；萼片 3，紫褐色，近圆

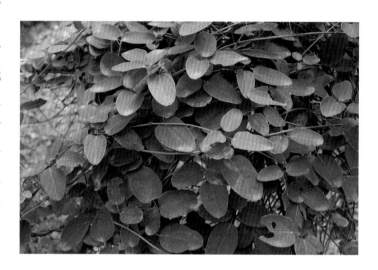

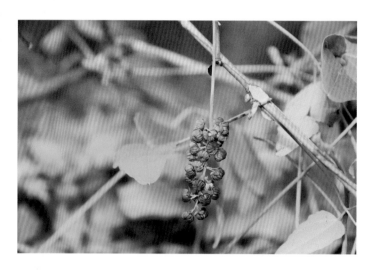

形，长 10～12mm，宽约 10mm，先端圆而略凹入，开花时广展反折；退化雄蕊 6 枚或更多，小，长圆形，无花丝；心皮 3～9 枚，离生，圆柱形，直，长（3～）4～6mm，柱头头状，具乳凸，橙黄色。果长圆形，长 6～8cm，直径 2～4cm，直或稍弯，成熟时灰白略带淡紫色；种子极多数，扁卵形，长 5～7mm，宽 4～5mm，种皮红褐色或黑褐色，稍有光泽。花期 4～5 月，果期 7～8 月。

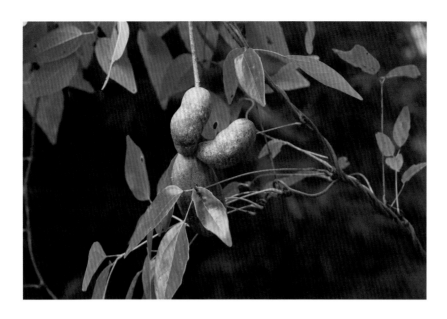

【采收加工】8～9月果实成熟而未开裂时采摘，用绳穿起晾干，或用沸水泡透后晒干。

【性状鉴别】本品果实肾形或长椭圆形，稍弯曲，长3～9cm，直径1.5～3.5cm；表面土棕色，有不规则纵皱网纹，先端钝圆，基部有果梗痕；质坚实而重，果瓤白色，粉性；种子多数，略呈三角形，紫红色，表面略平坦。气微香，味苦。

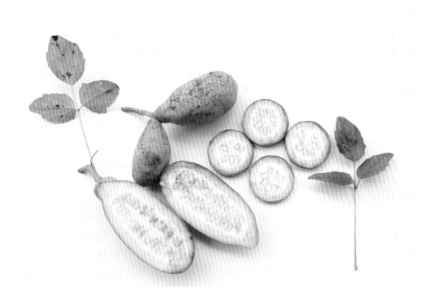

【药性】味甜，性冷。

【功能主治】疏肝和胃，活血止痛，软坚散结。用于脘腹、胁肋胀痛，阴缩，疝气疼痛，经闭痛经，瘿瘤瘰疬。

【用法用量】内服：煎汤，9～15g；或浸酒。

八角莲
Bajiaolian

为小檗科鬼臼属植物八角莲 *Dysosma versipellis*（Hance） M. Cheng ex Ying 的根茎及根。

【苗族药名】reib box gax 锐奈尿。

【俗名】旱八角、八角盘、白八角莲、独角莲。

【原植物】多年生草本，植株高 40～150cm。根状茎粗壮，横生，多须根；茎直立，不分枝，无毛，淡绿色。茎生叶 2 枚，薄纸质，互生，盾状，近圆形，直径达 30cm，4～9 掌状浅裂，裂片阔三角形、卵形或卵状长圆形，长 2.5～4cm，基部宽 5～7cm，先端锐尖，不分裂，上面无毛，背面被柔毛，叶脉明显隆起，边缘具细齿；下部叶柄长 12～25cm，上部叶柄长 1～3cm。花梗纤细、下弯、被柔毛；花深红色，5～8 朵簇生于离叶基部不远处，下垂；萼片 6，长圆状椭圆形，长 0.6～1.8cm，宽 6～8mm，先端急尖，外面被短柔毛，内面无毛；花瓣 6，勺状倒卵形，长约 2.5cm，宽约 8mm，无毛；雄蕊 6，长约 1.8cm，花丝短于花药，药隔先端急尖，无毛；子房椭圆形，无毛，花柱短，柱头盾状。浆果椭圆形，长约 4cm，直径约 3.5cm。种子多数。花期 3～6 月，果期 5～9 月。

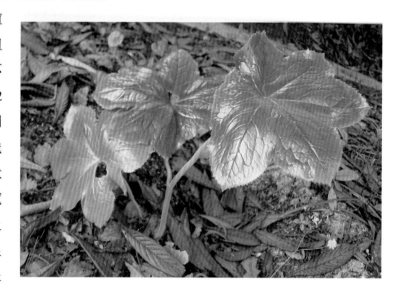

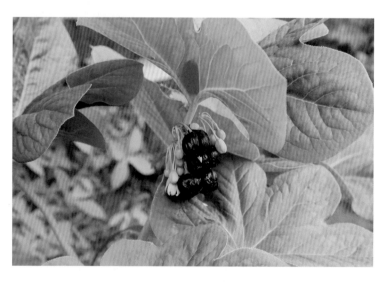

【采收加工】全年均可采，秋季为佳。

【性状鉴别】本品根茎横生，数个至十数个连成结节状，每一结节圆盘形，大小不一，直径 0.64cm，厚 0.5～1.5cm。表面黄棕色，上方具大型圆凹状茎痕，周围环节明显，同心圆状排列，

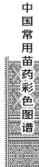

色较浅，下方有环节及不规则皱纹或裂纹；可见圆点状须状根痕或须根，直径约 1mm，浅棕黄色。质极硬，不易折断，折断面略平坦，颗粒状，角质样，浅黄红色，横切面平坦，可见维管束小点环列。气微，味微苦。

【药性】味辛，性冷。

【功能主治】化痰散结，祛瘀止痛，清热解毒。用于咳嗽，咽喉肿痛，瘰疬，瘿瘤，痈肿，疔疮，蛇毒咬伤，跌打损伤，痹证。

【用法用量】内服：煎汤，3～12 g；或磨汁；或入丸、散。外用：适量，磨汁或浸醋、酒涂搽；捣烂敷或研末调敷。

九头狮子草
Jiutoushizicao

为爵床科观音草属植物九头狮子草 *Peristrophe japonica*（Thunb.）Bremek. 的全草。

【苗族药名】nangx zend naf 囊正纳。

【俗名】咳嗽草、辣叶青药、六角英。

【原植物】多年生草本，高 20 ～ 50cm。根细长，须根黄白色。茎直立，或披散，四棱形，深绿色，节显著膨大。叶对生，纸质，具短柄，椭圆形或卵状披针形，长 3 ～ 7cm，宽 0.8 ～ 1.5cm，先端渐尖，基部渐窄，全缘。夏秋之间开花，聚伞花序集生于枝梢的叶腋；每一花下有大小两片叶状苞较花萼大；萼 5 裂，等大；花冠长 2.5cm 许，淡红紫色，下部细长筒状，上部分裂为二唇，超出苞外，容易脱落；雄蕊 2，着生于花筒内；雌蕊 1，子房 2 室，花柱白色，柱头 2 裂。蒴果窄倒卵形，略被柔毛，成热时纵裂，胎座不弹起，每室具 2 种子生于明显种钩上。

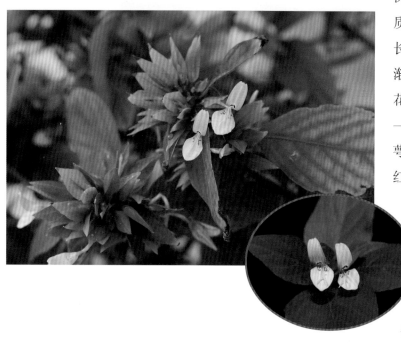

【采收加工】夏、秋采收，割取全草，晒干。

【性状鉴别】本品全草长 20 ～ 50cm，茎方形，深绿色，节膨大。叶卵状距圆形，长 3 ～ 7cm，先端渐尖，基部渐狭，全缘。可见花序或果序。气微，味微苦、涩。

【药性】味苦，性平。

【功能主治】发汗解表，清热解毒，止咳除烦。用于感冒咳嗽，咽喉肿痛，小儿高热，痈疖肿毒，蛇虫咬伤。

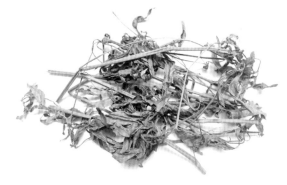

【用法用量】内服：煎汤，15 ～ 30g；或绞汁饮。外用：适量，捣敷；研煎液熏洗。

九香虫
Jiuxiangchong

为蝽科九香虫属动物九香虫 *Aspongopus chinensis* **Dallas** 的全体。

【苗族药名】ginb jeut jad 菌走爪。

【俗名】臭屁虫、瓜黑蝽、黑兜虫。

【原动物】全体椭圆形，一般紫黑色，带铜色光泽。头部狭尖，略呈三角形，复眼突出，卵圆形；单眼1对，喙较短，触角5节。前胸背板及小盾片均具不规则横皱纹。翅2对，前翅为半鞘翅，棕红色，翅末1/3为膜质。足3对，后足最长。腹面密布细刻及皱纹，后胸腹板近前缘区有2个臭孔，能由此放出臭气。成虫有翅能飞翔，常在土块、石块下及石缝中越冬，每年3月飞出。

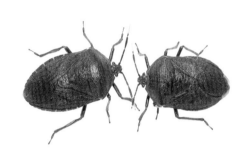

【采收加工】11月至次年3月前捕捉，置适宜容器内，用酒少许将其闷死，取出阴干；或置沸水中烫死，取出，干燥。

【性状鉴别】本品略呈六角状扁椭圆形，长1.6～2cm，宽约1 cm。表面棕褐色或棕黑色，略有光泽。头部小，与胸部略呈三角形，复眼突出，卵圆状，单眼1对，触角1对各5节，多已脱落。背部有翅2对，外面的1对基部较硬，内部1对为膜质，透明。胸部有足3对，多已脱落。腹部棕红色至棕黑色，每节近边缘处有突起的小点。质脆，折断后腹内有浅棕色的内含物。气特异，味微咸。

【药性】味咸，性热。

【功能主治】行气止痛，温肾壮阳。用于胸脘胀闷疼痛，腰膝酸痛，阳痿，遗尿。

【用法用量】内服：煎汤，3～6g，或研末服，或入丸、散。

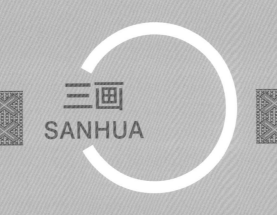

三画
SANHUA

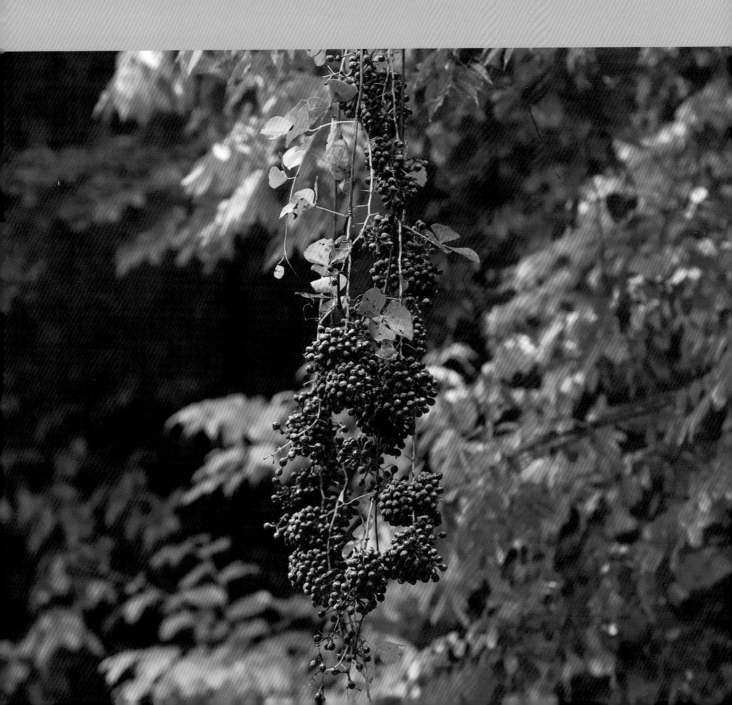

三匹风
Sanpifeng

为蔷薇科蛇莓属植物蛇莓 *Duchesnea indica*〔Andr.〕Focke 的全草。

【苗族药名】bul yuk dax 布幼打。

【俗名】三爪风、龙吐珠、蛇泡草、东方草莓。

【原植物】多年生草本；根茎短，粗壮；匍匐茎多数，长 30～100cm，有柔毛。小叶片倒卵形至菱状长圆形，长 2～3.5（～5）cm，宽 1～3cm，先端圆钝，边缘有钝锯齿，两面皆有柔毛，或上面无毛，具小叶柄；叶柄长 1～5cm，有柔毛；托叶窄卵形至宽披针形，长 5～8mm。花单生于叶腋；直径 1.5～2.5cm；花梗长 3～6cm，有柔毛；萼片卵形，长 4～6mm，先端锐尖，外面有散生柔毛；副萼片倒卵形，长 5～8mm，比萼片长，先端常具 3～5 锯齿；花瓣倒卵形，长 5～10mm，黄色，先端圆钝；雄蕊 20～30；心皮多数，离生；花托在果期膨大，海绵质，鲜红色，有光泽，直径 10～20mm，外面有长柔毛。瘦果卵形，长约 1.5mm，光滑或具不明显突起，鲜时有光泽。花期 6～8 月，果期 8～10 月。

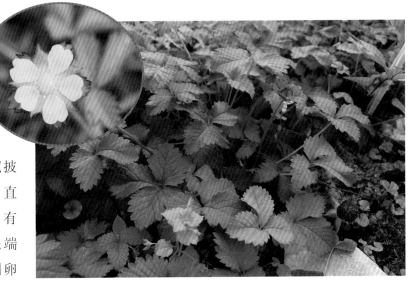

【采收加工】花期前后采收全草，洗净，晒干或鲜用。

【性状鉴别】本品全草多缠绕成团，被白色绢毛，具匍匐茎。叶互生，三出复叶，基生叶的叶柄长 6～10cm，小叶多皱缩，完整者倒卵形，长 1.54cm，宽 1～3cm，基部偏斜，边缘有钝齿，表面黄绿色、黄色，上面近无毛，下面被疏毛。花单生于叶腋，具长柄。聚合果棕红色，瘦果小，花萼宿存。气微，味微酸。

【药性】味苦，性冷。

【功能主治】清热解毒，凉血止血，散瘀消肿，止咳。用于热咳、久咳、热病、惊痫、感冒、痢疾、黄疸、目赤、口疮、咽痛、疟腮、疖肿、毒蛇咬伤、吐血、崩漏、月经不调、烫火伤、跌打肿痛。

【用法用量】内服：煎汤，9～15g，鲜品 30～60g；或捣汁饮。外用：适量，捣烂外敷或研末撒患处。

中国常用苗药彩色图谱

三白草
Sanbaicao

为三白草科三白草属植物三白草 *Saururus chinensis* （Lour.）Baill. 的根茎或全草。

【苗族药名】bib yangx sangx not 边样休芥。

【俗名】白面姑、白水鸡、塘边藕、白花照水莲、白叶莲。

【原植物】湿生草本，高 1m 余；茎粗壮，有纵长粗棱和沟槽，下部伏地，常带白色，上部直立，绿色。叶纸质，密生腺点，阔卵形至卵状披针形，长 10～20cm，宽 5～10cm，顶端短尖或渐尖，基部心形或斜心形，两面均无毛，上部的叶较小，茎顶端的 2～3 片于花期常为白色，呈花瓣状；叶脉 5～7 条，均自基部发出，如为 7 脉时，则最外 1 对纤细，斜升 2～2.5cm 即弯拱网结，网状脉明显；叶柄长 1～3cm，无毛，基部与托叶合生成鞘状，略抱茎。花序白色，长 12～20cm；总花梗长 3～4.5cm，无毛，但花序轴密被短柔毛；苞片近匙形，上部圆，无毛或有疏缘毛，下部线形，被柔毛，且贴生于花梗上；雄蕊 6 枚，花药长圆形，纵裂，花丝比花药略长。果近球形，直径约 3mm，表面多疣状凸起。花期 4～6 月。

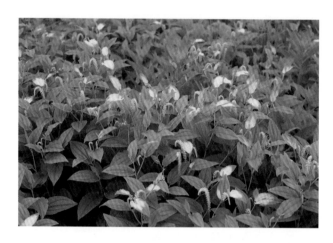

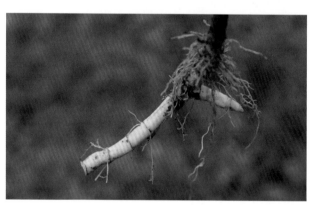

【采收加工】全年均可采收，洗净，晒干。

【性状鉴别】本品根茎呈圆柱形，稍弯曲，有分枝，长短不等；表面灰褐色，粗糙，有节及纵皱纹，节上有须根，呈环节状，节间长约 2cm；质硬而脆，易折断，断面类白色，粉性。茎呈圆柱形，有纵沟 4 条，1 条较宽广；断面黄色，纤维性，中空。单叶互生，叶片卵形或卵状披针形，长 4～15cm，宽 2～10cm；先端渐尖，基部心形，全缘，基出脉 5 条；叶柄较长，有纵皱纹。总状花序于枝顶与叶对生，花小，棕褐色。蒴果近球形。气微，味淡。

【药性】味淡，性冷。

【功能主治】清热解毒，利尿消肿。用于小便不利，淋沥涩痛，白带，尿路感染，肾炎水肿；外治疮疡肿毒，湿疹。

【用法用量】内服：煎汤，15～30g；外用鲜品适量，捣烂敷患处。

三尖杉
Sanjianshan

为红豆杉科三尖杉属植物三尖杉 *Cephalolaxus fortunei* Hook.f. 的枝叶。

【苗族药名】det jib vud 豆脊掖。

【俗名】血耙木、头形杉、山榧树、三尖松、绿背三尖杉。

【原植物】乔木，高达20m，胸径达40cm；树皮褐色或红褐色，裂成片状脱落；枝条较细长，稍下垂；树冠广圆形。叶排成两列，披针状条形，通常微弯，长4～13（多为5～10）cm，宽3.5～4.5mm，上部渐窄，先端有渐尖的长尖头，基部楔形或宽楔形，上面深绿色，中脉隆起，下面气孔带白色，较绿色边带宽3～5倍，绿色中脉带明显或微明显。雄球花8～10聚生成头状，径约1cm，总花梗粗，通常长6～8mm，基部及总花梗上部有18～24枚苞片，每一雄球花有6～16枚雄蕊，花药3，花丝短；雌球花的胚珠3～8枚发育成种子，总梗长1.5～2cm。种子椭圆状卵形或近圆球形，长约2.5cm，假种皮成熟时紫色或红紫色，顶端有小尖头；子叶2枚，条形，长2.2～3.8cm，宽约2mm，先端钝圆或微凹，下面中脉隆起，无气孔线，上面有凹槽，内有一窄的白粉带；初生叶镰状条形，最初5～8片，形小，长4～8mm，下面有白色气孔带。花期4月，种子8～10月成熟。

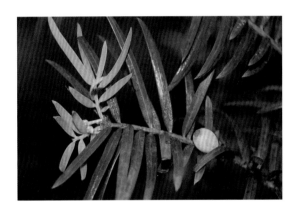

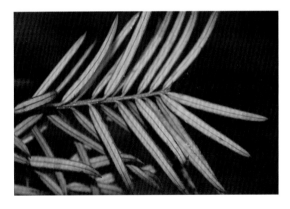

【采收加工】全年均可采收，晒干。

【性状鉴别】本品小枝对生，基部有宿芽鳞。叶螺旋状排成2列，常水平展开，披针状条形，长4～13cm，宽3～4mm。先端尖，基部楔形成短柄，上面深绿色，中脉隆起，下面中脉两侧有白色气孔带。气微，味微涩。

【药性】味苦，性冷。

【功能主治】收敛止血，驱虫消积，清热解毒，抗癌。用于内脏出血，恶性淋巴瘤，白血病，肺癌，胃癌，食道癌，直肠癌。

【用法用量】内服：煎汤，10～15g。

中国常用苗药彩色图谱

三角风
Sanjiaofeng

为五加科常春藤属植物中华常春藤 *Hedera nepalensis* K.Koch var.*sinensis*（Tobl.）Rehd. 的茎叶。

【苗族药名】jab hxend yut 加枪幼。

【俗名】爬崖藤、三角藤、山葡萄、牛一枫、爬墙虎、爬树藤。

【原植物】多年生常绿攀援灌木，茎长 3～20cm，灰棕色或黑棕色，有气生根，幼枝被鳞片状柔毛，鳞片通常有 10～20 条辐射脉。单叶互生；叶柄长 29cm，有鳞片，无托叶；叶二型，不育枝上的叶为三角状卵形或戟形，长 5～12cm，宽 3～10cm，全缘或三裂；花枝上的叶椭圆状披针形，长椭圆状卵形披针形，全缘；先端长尖或渐尖，基部楔形、宽圆形、心形；叶上表面深绿色或淡黄色，无毛或疏生鳞片；侧脉和网脉两面均明显。伞形花序单个顶生，或 2～7 个总状排列或伞房状排列成圆锥花序，直径 1.5～2.5cm，有花数朵；花萼密生棕色鳞片，长约 2mm，边缘近全缘；花瓣 5，三角状卵形，长 33.5mm，

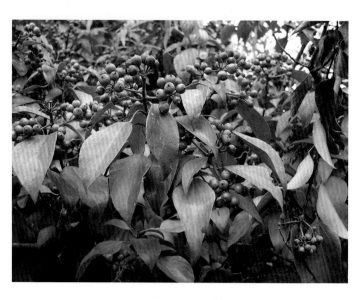

淡黄白色或淡绿白色，外面有鳞片；雄蕊 5，花丝长 23mm，花药紫色；子房下位，5 室，花柱全部合生成柱状；花盘隆起，黄色。果实圆球形，直径 7～13mm，红色或黄色，宿存花柱长 11.5mm。花期 9～11 月，果期翌年 3～5 月。

【采收加工】夏、秋季采收，切段晒干；鲜用可随采随用。

【性状鉴别】本品茎呈圆柱形，长短不一，切段晒干，直径 0.3～1.2cm。表面淡黄棕色或灰褐色，有纵皱纹，嫩叶有鳞片状柔毛；质坚脆，易折断，断面裂片状，黄白色。木部宽大，髓部细小，呈圆点状，叶互生，革质，灰绿色；叶三角状卵形、椭圆状卵形、椭圆状披针形，全缘或裂。气微，味苦。

【性味与归经】味苦，性冷。

【功能主治】祛风解毒，活血止血，消肿止痛。用于风湿疼痛，瘫痪麻木，吐血，咯血，衄血，便血，皮肤瘙痒，湿疹，跌打损伤，无名肿毒。

【用法用量】内服：煎汤，6～15g。外用：适量，捣烂外敷或煎汤洗。

三颗针
Sankezhen

为小檗科小檗属植物豪猪刺 *Berberis julianae* Schneid. 的根。

【苗族药名】nbox qeub zhent 薄秋正。

【俗名】熊胆草、血风草、土黄连、刺黄连。

【原植物】常绿灌木，高 1～3m。老枝黄褐色或灰褐色，幼枝淡黄色，具条棱和稀疏黑色疣点；茎刺粗壮，三分叉，腹面具槽，与枝同色，长 1～4cm。叶革质，椭圆形，披针形或倒披针形，长 3～10cm，宽 1～3cm，先端渐尖，基部楔形，上面深绿色，中脉凹陷，侧脉微显，背面淡绿色，中脉隆起，侧脉微隆起或不显，两面网脉不显，不被白

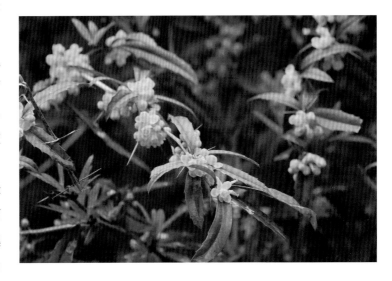

粉，叶缘平展，每边具 10～20 刺齿；叶柄长 1～4mm。花 10～25 朵簇生；花梗长 8～15mm；花黄色；小苞片卵形，长约 2.5mm，宽约 1.5mm，先端急尖；萼片 2 轮，外萼片卵形，长约 5mm，宽约 3mm，先端急尖，内萼片长圆状椭圆形，长约 7mm，宽约 4mm，先端圆钝；花瓣长圆状椭圆形，长约 6mm，宽约 3mm，先端缺裂，基部缢缩呈爪，具 2 枚长圆形腺体；胚珠单生。浆果长圆形，蓝黑色，长 7～8mm，直径 3.5～4mm，顶端具明显宿存花柱，被白粉。花期 3 月，果期 5～11 月。

【采收加工】春、秋二季采挖，除去泥沙和须根，晒干或切片晒干。

【性状鉴别】本品呈类圆柱形，稍扭曲，有少数分枝，长 10～15cm，直径 1～3cm。根头粗大，向下渐细。外皮灰棕色，有细皱纹，易剥落。质坚硬，不易折断，切面不平坦，鲜黄色，切片近圆形或长圆形，稍显放射状纹理，髓部棕黄色。气微，味苦。

【药性归经】味苦，性冷。

【功能主治】清热燥湿，泻火解毒。用于痢疾、肠炎、黄疸、咽炎、结合膜炎、急性中耳炎。

【用法用量】内服：煎汤，9～15g，或泡酒；外用：适量，研末调敷。

土一枝蒿
Tuyizhihao

为菊科蓍属植物云南蓍 *Achillea wilsoniana* Heimerl ex Hand.–Mazz. 的全草。

【苗族药名】jab dliub cot 加新错。

【俗名】蜈蚣草、一支蒿、四乱蒿、千叶蓍。

【原植物】多年生草本，有短的根状茎。茎直立，高 35～100cm，下部变无毛，中部以上被较密的长柔毛，不分枝或有时上部分枝，叶腋常有不育枝。叶无柄，下部叶在花期凋落，中部叶矩圆形，长 4～6.5cm，宽 1～2cm，二回羽状全裂，一回裂片多数，几接近，椭圆状披针形，长 5～10mm，宽 2～4mm，二回裂片少数，下面的较大，披针形，有少数齿，上面的较短小，近无齿或有单齿，齿端具白色软骨质小尖头，叶上面绿色，疏生柔毛和凹入的腺点，下面被较密的柔毛；叶轴宽约 1.5mm，全缘或上部裂片间有单齿。头状花序多数，集成复伞房花序；总苞宽钟形或半球形，直径 4～6mm；总苞片 3 层，覆瓦状排列，外层短，卵状披针形，长 2.3mm，宽约 1.2mm，顶端稍尖，中层卵状椭圆形，长 2.5mm，宽约 1.8mm，内层长椭圆形，长 4mm，宽约 1.8mm，顶端钝或圆形，有褐色膜质边缘，中间绿色，有凸起的中肋，被长柔毛；托片披针形，舟状，长 4.5mm，具稍带褐色的膜质透明边缘，背部稍带绿色，被少数腺点，上部疏生长柔毛。边花 6～8（～16）朵；舌片白色，偶有淡粉红色边缘，长宽各约 2.2mm，顶端具深或浅的 3 齿，管部与舌片近等长，翅状压扁，具少数腺点；管状花淡黄色或白色，长约 3mm，管部压扁具腺点。瘦果矩圆状楔形，长 2.5mm，宽约 1.1mm，具翅。花果期 7～9 月。

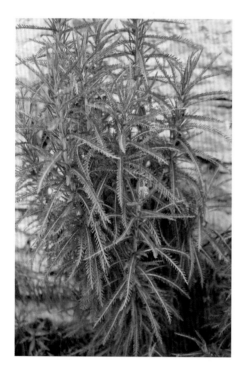

【采收加工】夏、秋季采收，鲜用或切段晒干。

【性状鉴别】本品茎呈圆柱形，上部有分枝，长 30～100cm；表面深灰绿色至浅棕绿色，被白色柔毛，具纵棱。叶互生，无柄；叶片多破碎，完整者展平后呈条状披针形，羽状深裂，长 2～6cm，宽 0.5～1.5cm；暗绿色，两面均被柔毛；叶基半抱茎。头状花序密集成圆锥伞房状。气微，味微辛。

【药性】味麻、辣，性热；有毒。

【功能主治】祛风除湿，散瘀止痛，解毒消肿。用于风湿肿痛，胃痛，牙痛，跌打瘀肿，经闭腹痛，痈肿疮毒，蛇虫咬伤。

【用法用量】内服：煎汤，1.5～3g；或研末；或浸酒。外用：适量，捣敷；或研末撒。

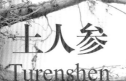

土人参
Turenshen

为马齿苋科土人参属植物土人参 *Talinum paniculatum* （**Jacq.**）**gaertn.** 的根。

【苗族药名】vob eb bens 窝阿笨。

【俗名】煮饭花、栌兰、土高丽参、假人参。

【原植物】一年生或多年生草本，全株无毛，高 30～100cm。主根粗壮，圆锥形，有少数分枝，皮黑褐色，断面乳白色。茎直立，肉质，基部近木质，多少分枝，圆柱形，有时具槽。叶互生或近对生，具短柄或近无柄，叶片稍肉质，倒卵形或倒卵状长椭圆形，长 5～10cm，宽 2.5～5cm，顶端急尖，有时微凹，具短尖头，基部狭楔形，全缘。圆锥花序顶生或腋生，较大形，常二叉状分枝，具长花序梗；花小，直径约 6mm；总苞片绿色或近红色，圆形，顶端圆

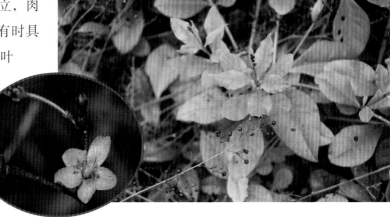

钝，长 3～4mm；苞片 2，膜质，披针形，顶端急尖，长约 1mm；花梗长 5～10mm；萼片卵形，紫红色，早落；花瓣粉红色或淡紫红色，长椭圆形、倒卵形或椭圆形，长 6～12mm，顶端圆钝，稀微凹；雄蕊（10～）15～20，比花瓣短；花柱线形，长约 2mm，基部具关节；柱头 3 裂，稍开展；子房卵球形，长约 2mm。蒴果近球形，直径约 4mm，3 瓣裂，坚纸质；种子多数，扁圆形，直径约 1mm，黑褐色或黑色，有光泽。花期 6～8 月，果期 9～11 月。

【采收加工】8、9 月采，洗净，除去细根，晒干或刮去表皮，蒸熟晒干。

【性状鉴别】本品根圆柱形或长纺锤形，分枝或不分枝，长 2～15cm，直径 0.7～1.7cm，顶端具木质茎残基。表面灰黑色，有纵皱纹及点状突起的须根痕或细长须根。坚硬，易折断，断面类白色或黄白色，有放射状纹理。除去栓皮并经蒸煮后表面为灰黄色半透明状，有点状须根痕及纵皱纹，隐约可见内部纵走的维管束。质坚硬，难折断，断面呈角质状，中央常有大空腔。气特异，味甘苦，嚼之有黏滑感。

【药性】味甜，性热。

【功能主治】补虚健脾，润肺止咳，调经。用于病后、产后虚弱，月经不调，老年多尿，小儿遗尿，虚热咳嗽，盗汗，自汗，带下，产妇乳汁不足，无名毒疮。

【用法用量】内服：煎汤，15～30g。外用：适量，捣烂外敷。

土牛膝
Tuniuxi

为苋科牛膝属植物土牛膝 *Achyranthes aspera* **L.** 的全草或根。

【苗族药名】jex sangx ghut ghut ngeil niub 酒嗓咯咯额牛。

【俗名】倒扣草、倒扣簕、倒钩草。

【原植物】一年或多年生草本植物，高 30 ～ 100cm。茎直立，有柔毛，具 4 棱。单叶对生，叶片倒卵形或椭圆形，长 1.5 ～ 7cm，宽 0.5 ～ 4cm，顶端急尖，基部宽楔形，两面有白色细柔毛。穗状花序顶生，长 10 ～ 15cm，花序轴被白色细柔毛；苞片顶端尖，小苞片顶端刺状，基部两侧具膜刺，全缘；花被片 5，披针形，雄蕊 5 枚，退化雄蕊背面有一流苏状鳞片。胞果卵形。花期秋季，果期秋冬季。

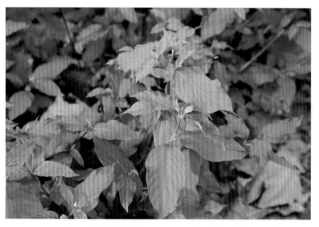

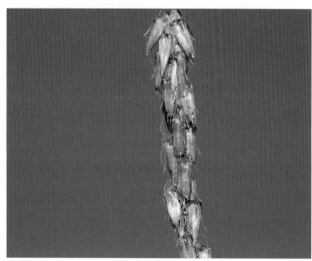

【采收加工】冬季采挖，除去茎、叶及须根，洗净，鲜用或晒干。

【性状鉴别】本品根呈细长圆柱形，长 2 ～ 6cm，直径 1 ～ 1.5cm。根数条，扭曲，长 10 ～ 20cm，直径 0.4 ～ 1.2cm，向下渐细。表面灰黄褐色，具细密的纵皱纹及须根痕。质较硬而稍有弹性，易折断，断面淡灰褐色，有的带有红色，略光亮，可见多数散布的点状维管束。气微，味微酸，略带苦涩。

【药性】味苦、微酸，性冷。

【功能主治】活血祛瘀，清热解毒，利尿通淋。用于闭经，跌打损伤，风湿关节痛，痢疾，白喉，咽喉肿痛，淋证，尿血，疮痈。

【用法用量】内服：煎汤，9 ～ 15g，鲜品 30 ～ 60g；或泡白酒内服。外用：适量，捣烂外敷，或捣汁滴耳；或研末吹喉。

土知母
Tuzhimu

为鸢尾科鸢尾属植物鸢尾 *Iris tectorum* **maxim.** 的根茎。

【苗族药名】vob dak dlangd 窝达尚。

【俗名】蓝蝴蝶、老鸦扇、扁竹叶、九把刀、扁竹兰、扁竹尾。

【原植物】多年生草本，高 35 ～ 80cm。植株基部围有老叶残留的膜质叶鞘及纤维。根茎较短，肥厚，常呈蛇头状，少为不规则的块状，环纹较密。叶基生；叶片剑形，长 15 ～ 50cm，宽 1.5 ～ 3.5cm，先端渐尖，基部鞘状，套叠排成 2 列，有数条不明显的纵脉。花茎高 20 ～ 40cm，中下部有 1 ～ 2 片茎生叶，顶端有 1 ～ 2 个分枝；苞片 2 ～ 3；花梗长 1 ～ 2cm；花蓝紫色，直径达 10cm，花被裂片 6，2 轮排列，外轮裂片倒卵形或近圆形，外折，中脉具不整齐橘黄色的鸡冠状突起，内轮裂片较小，倒卵形，拱形直立，花被管长 3 ～ 4cm，雄蕊 3，长 2.5 ～ 3cm，花药黄色；子房下位，3 室，花柱分枝 3，花瓣状，蓝色，覆盖着雄蕊，先端 2 裂，边缘流苏状。蒴果，椭圆状至倒卵状，长 4 ～ 6cm，直径 2 ～ 2.5cm，有 6 条明显的肋；种子梨形，黑褐色，种皮皱褶。花期 4 ～ 5 月，果期 6 ～ 7 月。

【采收加工】6 ～ 10 月采收，切碎鲜用。

【性状鉴别】本品呈不规则节结状，有分枝，长 2 ～ 5cm，一端膨大，另一端渐细，顶端常有茎的残基，外被膜质叶片。表面棕黄色，皱缩，粗糙，近根头部上侧有横向环纹，下侧有细须根痕，呈圆点下陷。质坚、脆，易折断，断面略平坦，可见黄白色至浅棕色小点状筋脉。气微，味微苦。

【药性】味苦、辛，性冷。

【功能主治】清热解毒，祛风活血。用于咽喉肿痛，肝炎，膀胱炎，风湿骨痛，无名肿毒，跌打肿痛。

【用法用量】内服：煎汤，6 ～ 15g；或绞汁，或研末。外用：捣敷；或煎汤洗。

中国常用苗药彩色图谱

土荆芥
Tujingjie

为藜科藜属植物土荆芥 *Chenopodium ambrosioides* **L.** 的带果穗全草。

【苗族药名】jab zangd dit 加姜给。

【俗名】杀虫芥、臭草、鹅脚草。

【原植物】一年生或多年生草本，高 50～80cm，有强烈气味。茎有棱，多分枝。单叶互生，具短柄；叶片披针形至长圆状披针形，长 3～16cm，宽达 5cm，先端短尖或钝，下部的叶边缘有不规则钝齿或呈波浪形，上部的叶较小，为线状披针形，全缘，上面绿色，下面有腺点，揉之有一种特殊的香气。穗状花序腋生。花小，绿色，两性或雌性，3～5 朵簇生于上部叶腋；花被 5 裂，果时常闭合；雄蕊 5；花柱不明显，柱头通常 3，伸出花被外。胞果扁球形，完全包于花被内。种子黑色或暗红色，平滑，有光泽。花期 8～9 月，果期 9～10 月。

【采收加工】8～9 月收割全草，摊放在通风处，或捆束悬挂阴干，避免日晒及雨淋。

【性状鉴别】本品全草黄绿色，茎上有柔毛。叶皱缩破碎，叶缘常具稀疏不整齐的钝锯齿；上表面光滑，下表面可见散生油点；叶脉有毛。花穗簇生于叶腋。胞果扁球形，外被一薄层囊状而具腺毛的宿萼。种子黑色或暗红色，平滑。直径约 0.7mm。香气特殊而强烈，味辣、苦。

【药性】味辣，性热。

【功能主治】祛风除湿，杀虫止痒，活血消肿。用于钩虫病、蛔虫病、蛲虫病、头虱、皮肤湿疹、疥癣、风湿痹痛、经闭、痛经、口舌生疮、咽喉肿痛、跌打损伤、蛇虫咬伤。

【用法用量】内服：煎汤，3～9g，鲜品 15～24g，或入丸、散；外用：煎水洗或捣敷。

土茵陈
Tuyinchen

为唇形科牛至属植物牛至 *Origanum vulgare* L. 的地上部分。

【苗族药名】rei caol luot 芮操糯。

【俗名】满坡香、土香薷、满山香、小甜草。

【原植物】多年生草本或半灌木，芳香；根茎斜生，其节上具纤细的须根，多少木质。茎直立或近基部伏地，通常高 25 ~ 60cm，多少带紫色，四棱形，具倒向或微蜷曲的短柔毛，多数，从根茎发出，中上部各节有具花的分枝，下部各节有不育的短枝，近基部常无叶。叶具柄，柄长 2 ~ 7mm，腹面具槽，背面近圆形，被柔毛，叶片卵圆形或长圆状卵圆形，长 1 ~ 4cm，宽 0.4 ~ 1.5cm，先端钝或稍钝，基部宽楔形至近圆形或微心形，全缘或有远离的小锯齿，上面亮绿色，常带紫晕，具不明显的柔毛及凹陷的腺点，下面淡绿色，明显被柔毛及凹陷的腺点，侧脉 3 ~ 5 对，与中脉在上面不显著，下面多少突出；苞叶大多无柄，常带紫色。花序呈伞房状圆锥花序，开张，多花密集，由多数长圆状在果时多少伸长的小穗状花序所组成；苞片长圆状倒卵形至倒卵形或倒披针形，锐尖，绿色或带紫晕，长约 5mm，具平行脉，全缘。花萼钟状，连齿长 3mm，外面被小硬毛或近无毛，内面在喉部有白色柔毛环，13 脉，多少显著，萼齿 5，三角

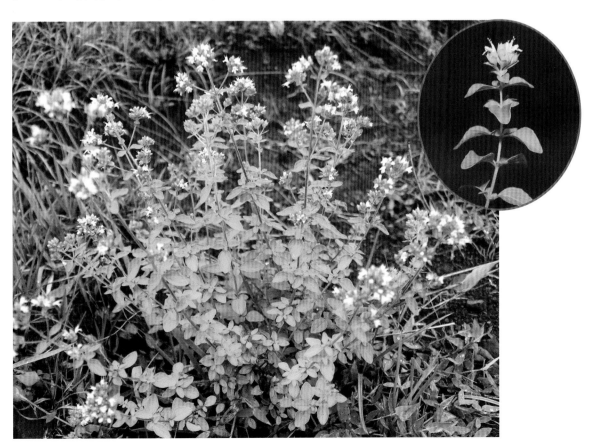

形，等大，长 0.5mm。花冠紫红、淡红至白色，管状钟形，长 7mm，两性花冠筒长 5mm，显著超出花萼，而雌性花冠筒短于花萼，长约 3mm，外面疏被短柔毛，内面在喉部被疏短柔毛，冠檐明显二唇形，上唇直立，卵圆形，长 1.5mm，先端 2 浅裂，下唇开张，长 2mm，3 裂，中裂片较大，侧裂片较小，均长圆状卵圆形。雄蕊 4，在两性花中，后对短于上唇，前对略伸出花冠，在雌性花中，前后对近相等，内藏，花丝丝状，扁平，无毛，花药卵圆形，2 室，两性花由三角状楔形的药隔分隔，室叉开，而雌性花中药隔退化雄蕊的药室近于平行。花盘平顶。花柱略超出雄蕊，先端不相等 2 浅裂，裂片钻形。小坚果卵圆形，长约 0.6mm，先端圆，基部骤狭，微具棱，褐色，无毛。花期 7～9 月，果期 10～12 月。

【采收加工】夏季开花时采割，除去杂质，阴干；或用鲜品。

【性状鉴别】本品茎下部近圆柱形，上部方柱形，少分枝；长 20～60cm，直径 0.3～0.6cm；表面紫棕色或黄棕色，上部灰绿色，密被贴伏的细毛茸；节间明显，长 1.5～4cm；断面中空或具髓部。叶对生，多皱缩，完整叶呈卵形、卵圆形或宽卵形，全缘；上表面暗绿色或黄绿色，下表面颜色稍深，两面密被棕黑色的腺点，叶脉明显。聚伞花序顶生；花萼钟状，5 裂，边缘密生白色细柔毛；花冠多已脱落。小坚果扁卵形，红棕色。气微香，味微苦。

【药性】味微苦，性冷。

【功能主治】消暑解表，利水消肿。用于中暑，伤风感冒，湿滞腹痛，呕吐泄泻，湿热黄疸，水肿，皮肤湿热瘙痒。

【用法用量】内服：煎汤，3～10g。鲜品适量，水煎洗。

中国常用苗药彩色图谱

土党参
Tudangshen

为桔梗科金钱豹属植物金钱豹 *Campanumoea javanica* **Bl.** 或 小 花 金 钱 豹 *Campanumoea javanica* **subsp.** *japonica*（**Makino**）**D. Y. Hong** 的根。

【苗族药名】jab eb wof 加欧屋。

【俗名】野党参果、算盘果、土羊乳。

【原植物】

1. 金钱豹　草质缠绕藤本植物，具乳汁，有胡萝卜状根。茎多分枝，无毛。叶对生，具长柄，叶片心形或卵形，边缘有浅锯齿，长 3 ~ 8cm，宽 2 ~ 7cm。花单朵生于叶腋；花萼与子房分离，5 裂至近基部，裂片披针形；花冠上位，钟形，白色或黄绿色，内面紫色；雄蕊 5 枚；柱头 4 ~ 5 裂；子房 5 室。浆果黑紫色，球形，直径 1 ~ 1.5cm。种子多数。花期 8 ~ 9 月，果期 9 ~ 10 月。

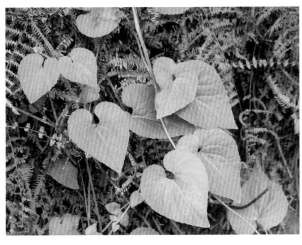 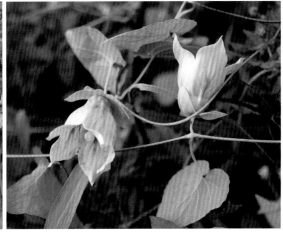

2. 小花金钱豹　花冠长仅 10 ~ 13mm，浆果直径 10 ~ 12（~ 15）mm。花期 8 ~ 9 月。

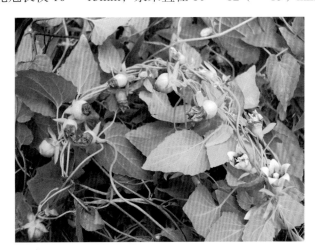

【采收加工】秋季采挖根部，除去须根及杂质，洗净，晒干。

【性状鉴别】本品根长圆柱形或圆锥形，稍弯曲，常分枝，长 7 ～ 15cm，直径 0.5 ～ 2cm。表面淡黄色至土黄色，有明显纵皱纹，下部常扭曲。质柔软，干燥者易折断，断面粗糙，皮部黄色，中柱类白色。气微，味微甜。

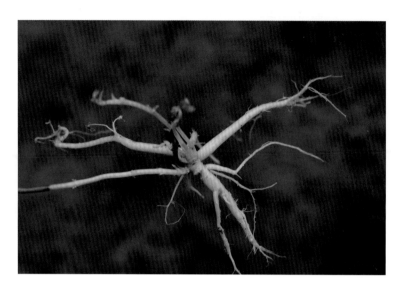

◆ 金钱豹

【药性】味甜，性热。

【功能主治】补中益气，润肺生津，止血，通乳。用于虚劳内伤，肺虚咳嗽，脾虚泄泻，乳汁不多，小儿遗尿，小儿疳积。

【用法用量】内服：煎汤，15 ～ 30g。

大乌泡
Dawupao

为蔷薇科悬钩子属植物大乌泡 *Rubus pluribracteatus* L. T. Lu & Boufford 的叶。

【苗族药名】zend liul gangt 真溜杠。

【俗名】老牛黄泡、乌泡、大红黄泡、倒生根、马莓叶。

【原植物】灌木，高达 3m；茎粗，有黄色绒毛状柔毛和稀疏钩状小皮刺。单叶，近圆形，直径 7～16cm，先端圆钝或急尖，基部心形，上面有柔毛和密集的小凸起，下面密被黄灰色或黄色绒毛，沿叶脉有柔毛，边缘掌状 7～9 浅裂，顶生裂片不明显 3 裂，有不整齐粗锯齿，基部有掌状 5 出脉，网脉明显；叶柄长 3～6cm，密被黄色绒毛状柔毛和疏生小皮刺；托叶较宽，宽椭圆形或宽倒卵形，顶端梳齿状深裂，裂片披针形或线状披针形，不再分裂。顶生狭圆锥花序或总状花序，腋生花序为总状或花团集；总花梗、花梗和花萼密被黄色或黄白色绢状长柔毛；花梗长 1～1.5cm，稀较长；苞片宽大，形状似托叶，掌状条裂；花直径 1.5～2.5cm；萼片宽卵形，顶端渐尖，边缘有时稍具绒毛，通常外萼片较宽大，顶端掌状至羽状分裂，稀不分裂，内萼片较狭长，不分裂或分裂，在果期直立；花瓣倒卵形或匙形，白色，有爪；雄蕊多数，花丝宽扁，花药有少数长柔毛；雌蕊很多，子房无毛。果实球形，直径可达 2cm，红色；核有明显皱纹。花期 4～6 月，果期 8～9 月。

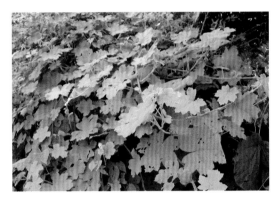

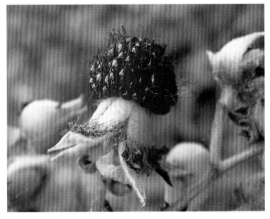

【采收加工】夏、秋二季采收，除去杂质，鲜用或晒干。

【性状鉴别】本品叶片多为破碎或皱缩成团。完整叶片展开后近圆形，直径 4～12cm，掌状 7～9 裂，顶生裂片不明显 3 裂，先端圆钝或锐尖，基部心形，边缘有不整齐的重锯齿。上面黄绿色，具短柔毛，下面灰绿色，密被绒毛。叶柄圆柱形有刺，长 4～6cm，质脆，易破碎。气微，味微苦。

【药性】味苦、涩，性冷。

【功能主治】清热解毒，祛风除湿，凉血止血。用于感冒发热，咳嗽咯血，妇女倒经，月经不调，腹泻，风湿痹痛。

【用法用量】内服：煎汤，15～30g。外用：适量；捣烂外敷或研末敷。

大百部
Dabaibu

为百部科百部属植物对叶百部 *Stemona tuberosa* **Lour.** 的块根。

【苗族药名】vob ghab dail lix 窝噶单里。

【俗名】大春根药、山百部根、九重根、对叶百部、一窝虎。

【原植物】块根通常纺锤状，长达 30cm。茎常具少数分枝，攀援状，下部木质化，分枝表面具纵槽。叶对生或轮生，极少兼有互生，卵状披针形、卵形或宽卵形，长 6～24cm，宽（2～）5～17cm，顶端渐尖至短尖，基部心形，边缘稍波状，纸质或薄革质；叶柄长 3～10cm。花单生或 2～3 朵排成总状花序，生于叶腋或偶尔贴生于叶柄上，花柄或花序柄长 2.5～5（～12）cm；苞片小，披针形，长 5～10mm；花被片黄绿色带紫色脉纹，长 3.5～7.5mm，宽 7～10mm，顶端渐尖，内轮比外轮稍宽，具 7～10 脉；雄蕊紫红色，短于或几等长于花被；花丝粗短，长约 5mm；花药长 1.4cm，其顶端具短钻状附属物；药隔肥厚，向上延伸为长钻状或披针形的附属物；子房小，卵形，花柱近无。蒴果光滑，具多数种子。花期 4～7 月，果期（5～）7～8 月。

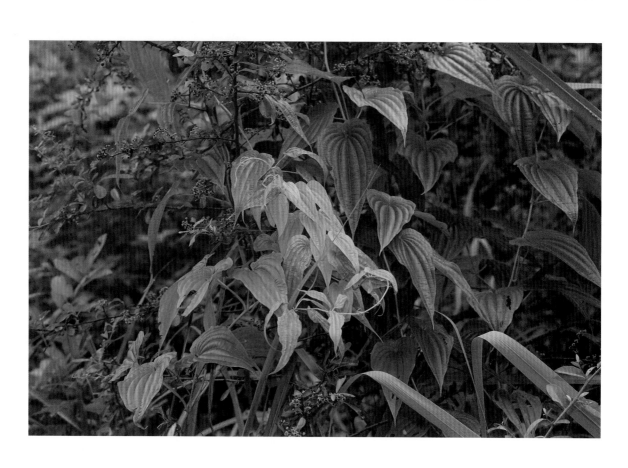

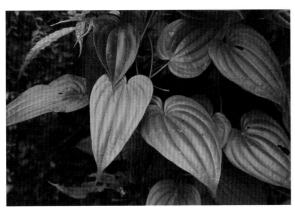 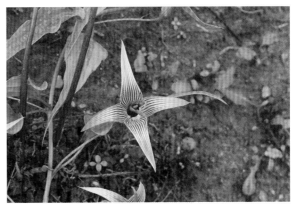

【采收加工】春秋两季采收。洗净，去掉须根，置于沸水中烫或蒸至内无白心即可捞出晒干。

【性状鉴别】本品呈长纺锤形或长条形，长 8 ～ 24cm，直径 0.8 ～ 2cm。表面浅黄棕色至灰棕色，具浅纵皱纹或不规则纵槽。质坚实，断面黄白色至暗棕色，中柱较大，髓部类白色。气微，味甘、苦。

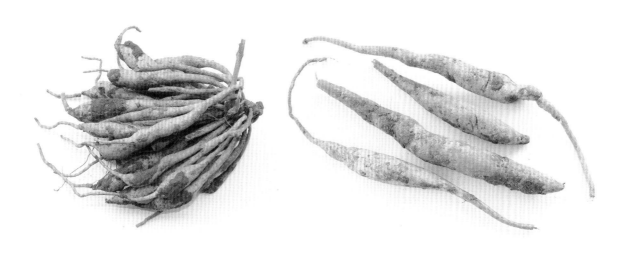

【药性】味苦，性冷。

【功能主治】润肺止咳，杀虫灭虱。用于咳嗽，肺痨，百日咳，体癣，癣疥。

【用法用量】内服：煎汤，3 ～ 9g。外用适量，水煎或酒浸。

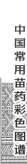

大血藤
Daxueteng

为木通科大血藤属植物大血藤 *Sargeotodoxa cuneata* (Oliv.) Rehd. et Wils. 的藤茎。

【苗族药名】hleat ghab nqent 那嘎青。

【俗名】红藤、五花血藤、赤沙藤、活血藤、穿尖龙、花血藤、五花七、红菊花心。

【原植物】落叶木质藤本，长达到10余米。藤径粗达9cm，全株无毛；当年枝条暗红色，老树皮有时纵裂。三出复叶，或兼具单叶，稀全部为单叶；叶柄长3～12cm；小叶革质，顶生小叶近棱状倒卵圆形，长4～12.5cm，宽3～9cm，先端急尖，基部渐狭成6～15mm的短柄，全缘，侧生小叶斜卵形，先端急尖，基部内面楔形，外面截形或圆形，上面绿色，下面淡绿色，干时常变为红褐色，比顶生小叶略大，无小叶柄。总状花序长6～12cm，雄花与雌花同序或异序，同序时，雄花生于基部；花梗细，长2～5cm；苞片1枚，长卵形，膜质，长约3mm，先端渐尖；萼片6，花瓣状，长圆形，长0.5～1cm，宽0.2～0.4cm，顶端钝；花瓣6，小，圆形，长约1mm，蜜腺性；雄蕊长3～4mm，花丝长仅为花药一半或更短，药隔先端略突出；退化雄蕊长约2mm，先端较突出，不开裂；雌蕊多数，螺旋状生于卵状突起的花托上，子房瓶形，长约2mm，花柱线形，柱头斜；退化雌蕊线形，长1mm。每一

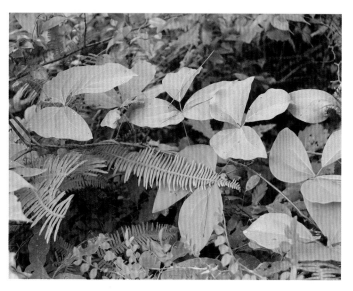

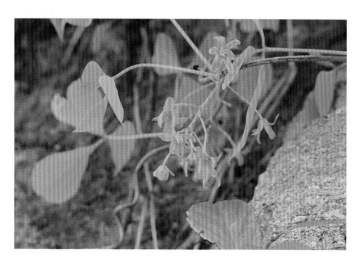

浆果近球形，直径约1cm，成熟时黑蓝色，小果柄长0.6～1.2cm。种子卵球形，长约5mm，基部截形；种皮，黑色，光亮，平滑；种脐显著。花期4～5月，果期6～9月。

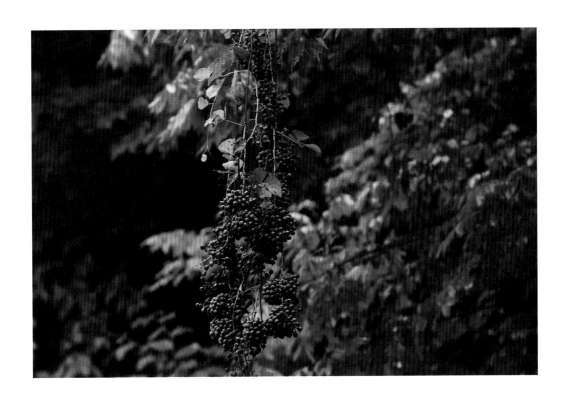

【采收加工】秋、冬二季采收，除去侧枝，截段，干燥。

【性状鉴别】本品呈圆柱形，略弯曲，长 30～60cm，直径 1～3cm。表面灰棕色，粗糙，外皮常呈鳞片状剥落，剥落处显暗红棕色，有的可见膨大的节和略凹陷的枝痕或叶痕。质硬，断面皮部红棕色，有数处向内嵌入木部，木部黄白色，有多数细孔状导管，射线呈放射状排列。气微，味微涩。

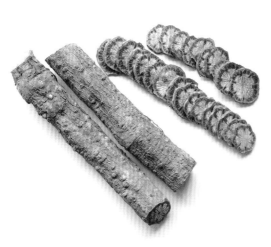 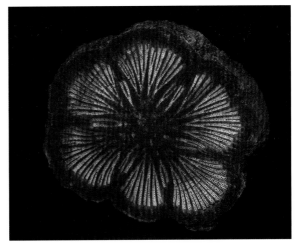

【药性】味苦，性冷。

【功能主治】解毒消痈，活血止痛，祛风除湿，杀虫。用于肠痈，痢疾，乳痈，痛经，经闭，跌仆损伤，风湿痹痛，虫积腹痛。

【用法用量】内服：煎汤，10～30g，或酒煮，浸酒。外用：适量，捣烂敷患处。

大果木姜子
Daguomujiangzi

为樟科樟属植物米槁 *Cinnamomummmigao* **H.W.Li** 的果实。

【苗族药名】mi gao 米槁。

【俗名】麻槁、大果樟。

【原植物】常绿乔木，高达 20m，树皮灰黑色，开裂，具香气。芽小，卵珠形，芽鳞宽卵形，外被灰白微柔毛。老枝近圆柱形，纤细，干时红褐色，有纵向条纹，无毛，幼枝略扁，具棱，淡褐色，被灰白色微毛。叶互生，卵圆形或卵圆状长圆形，长 4.5～16cm，宽 2.5～7cm，先端急尖或短渐尖，基部宽楔形，两侧近相等，坚纸质，干时上面黄绿色，稍光亮，下面灰绿色，晦暗，两面沿中脉及侧脉多少带红色，上面无毛，下面被极细的灰白色微柔毛或老时变无毛，边缘略内卷，羽状脉，中脉直贯叶端，两面凸起，侧脉每边 4～5 条，在上面不明显隆起，下面腺窝不明显，细脉网状，叶柄纤细，长 1.3～3cm，腹凹背凸，近基部被极细的灰白微柔毛。花未见。果序圆锥状，腋生，着生在幼枝中下部，长 3.5～7.5cm，具梗，总梗长 14cm，各级序轴被极细的灰白微柔毛。果球形，直径 1.2～1.3cm，鲜时绿色，干时黄褐色；果托高脚杯状，长约 1.2cm，顶部盘状增大，宽达 1cm，具圆齿，下部突然收缩成柱状，基部宽约 1.5mm，外面被极细灰白色微柔毛和纵向沟纹。果期 11 月。

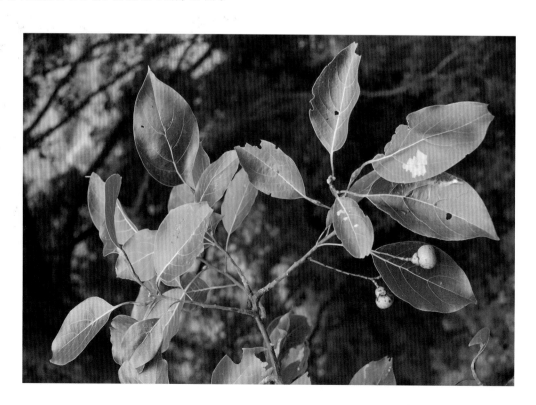

【采收加工】采收季节 8 ～ 11 月，采摘成熟干燥果实。干燥，用时打碎。

【性状鉴别】本品呈球形或类球形，直径 1.2 ～ 1.5cm。外表面棕黄色至深褐色，被灰白色微柔毛，有皱缩纵向沟纹；果顶略扁，基部偶见果柄。外果皮与中果皮愈合，富含油性；内果皮硬。种子 1 枚，球形，质坚硬。气香浓烈，味苦、辛。

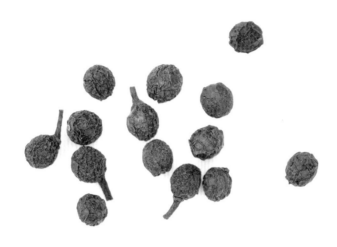

【药性】味辛，性热。

【功能主治】温中散寒，理气止痛。用于胃痛，腹痛，胸痛，以及呕吐，胸闷；外用驱除蚊蝇。

【用法用量】内服：煎汤，3 ～ 9g。外用：适量。

大通草
Datongcao

为五加科通脱木属植物通脱木 *Tetrapanax papyrifer* (Hook.) K. Koch 的茎髓及根。

【苗族药名】mini ghuoux 咪头。

【俗名】天麻子、木通树、通草、五加风。

【原植物】常绿灌木或小乔木，高 1 ～ 3.5m，基部直径 6 ～ 9cm；树皮深棕色，略有皱裂；新枝淡棕色或淡黄棕色，有明显的叶痕和大形皮孔，幼时密生黄色星状厚绒毛，后毛渐脱落。叶大，集生茎顶；叶片纸质或薄革质，长 50 ～ 75cm，宽 50 ～ 70cm，掌状 5 ～ 11 裂，裂片通常为叶片全长的 1/3 或 1/2，稀至 2/3，倒卵状长圆形或卵状长圆形，通常再分裂为 2 ～ 3 小裂片，先端渐尖，上面深绿色，无毛，下面密生白色厚绒毛，边缘全缘或疏生粗齿，侧脉和网脉不明显；叶柄粗壮，长 30 ～ 50cm，无毛；托叶和叶柄基部合生，锥形，长 7.5cm，密生淡棕色或白色厚绒毛。圆锥花序长 50cm 或更长；分枝多，长 15 ～ 25cm；苞片披针形，长 1 ～ 3.5cm，密生白色或淡棕色星状绒毛；伞形花序直径 1 ～ 1.5cm，有花多数；总花梗长 1 ～ 1.5cm，花梗长 3 ～ 5mm，均密生白色星状绒毛；小苞片线形，长 2 ～ 6mm；花淡黄白色；萼长 1mm，边缘全缘或近全缘，密生白色星状绒毛；花瓣 4，稀 5，三角状卵形，长 2mm，外面密生星状厚绒毛；雄蕊和花瓣同数，花丝长约 3mm；子房 2 室；花柱 2，离生，先端反曲。果实直径约 4mm，球形，紫黑色。花期 10 ～ 12 月，果期次年 1 ～ 2 月。

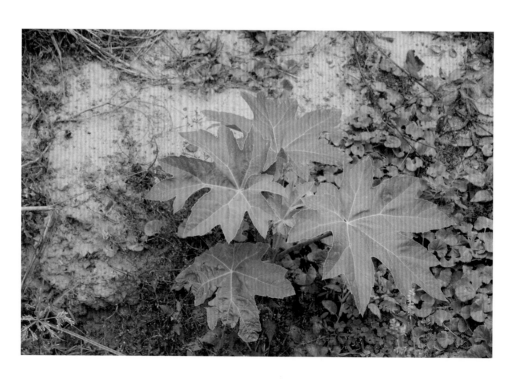

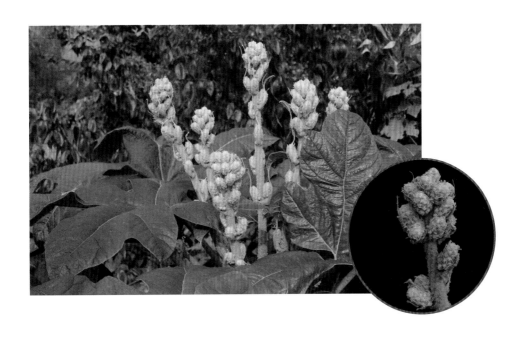

【采收加工】秋季割取茎，截成段，趁鲜取出髓部，理直，晒干。

【性状鉴别】本品呈圆柱形，长 20～40cm，直径 1～2.5cm。表面白色或淡黄色，有浅纵沟纹。体轻，质松软，稍有弹性，易折断，断面平坦，显银白色光泽，中部有直径 0.3～1.5cm 的空心或半透明的薄膜，纵剖面呈梯状排列，实心者少见。气微，味淡。

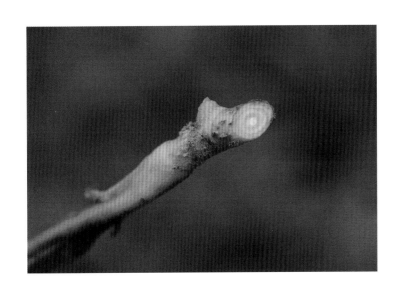

【药性】味甜、淡，性微冷。

【功能主治】清热利尿，通气下乳。用于湿热尿赤，淋病涩痛，水肿尿少，乳汁不下。

【用法用量】内服：煎汤，3～5g。

大蓟
Daji

为菊科蓟属植物蓟 *Cirsium japonicum* **Fisch. ex DC.** 的地上部分。

【苗族药名】vob bel bat hlieb 窝布坝溜。

【俗名】恶鸡婆、大刺介芽、地萝卜、山萝卜、条叶蓟、大蓟草。

【原植物】多年生草本，块根纺锤状或萝卜状，直径达7mm。茎直立，30（100）～80（150）cm，分枝或不分枝，全部茎枝有条棱，被稠密或稀疏的多细胞长节毛，接头状花序下部灰白色，被稠密绒毛及多细胞节毛。基生叶较大，全形卵形、长倒卵形、椭圆形或长椭圆形，长8～20cm，宽2.5～8cm，羽状深裂或几全裂，基部渐狭成短或长翼柄，柄翼边缘有针刺及刺齿；侧裂片6～12对，中部侧裂片较大，向上及向下的侧裂片渐小，全部侧裂片排列稀疏或紧密，卵状披针形、半椭圆形、斜三角形、长三角形或三角状披针形，宽狭变化极大，或宽达3cm，或狭至0.5cm，边缘有稀疏大小不等小锯齿，或锯齿较大而使整个叶片呈现较为明显的二回状分裂状态，齿顶针刺长可达6mm，短可至2mm，齿缘针刺小而密或几无针刺；顶裂片披针形或长三角形。自基部向上的叶渐小，与基生叶同形并等样分裂，但无柄，基部扩大半抱茎。全部茎叶两面同色，绿色，两面沿脉有稀疏的多细胞长或短节毛或几无毛。头状花序直立，少有下垂的，少数生茎端而花序极短，不呈明显的花序式排列，少有头状花序单生茎端的。总苞钟状，直径3cm。总苞片约6层，覆瓦状排列，向内层渐长，外层与中层卵状三角形至长三角形，长0.8～1.3cm，宽3～3.5mm，顶端长渐尖，有长1～2mm的针刺；内层披针形或线状披针形，

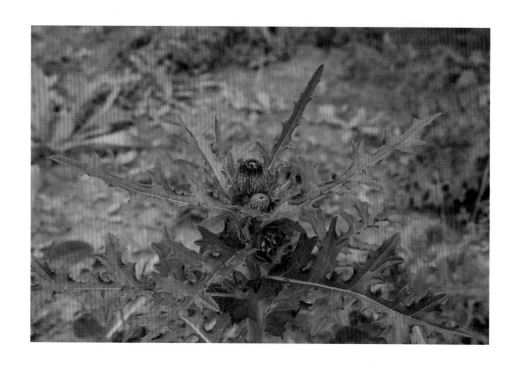

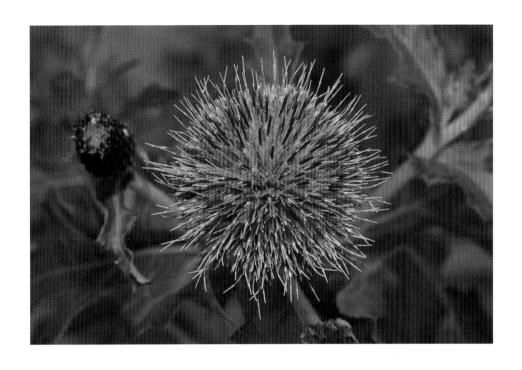

长 1.5 ～ 2cm，宽 2 ～ 3mm，顶端渐尖呈软针刺状。全部苞片外面有微糙毛并沿中肋有黏腺。瘦果扁，偏斜楔状倒披针状，长 4mm，宽 2.5mm，顶端斜截形。小花红色或紫色，长 2.1cm，檐部长 1.2cm，不等 5 浅裂，细管部长 9mm。冠毛浅褐色，多层，基部联合成环，整体脱落；冠毛刚毛长羽毛状，长达 2cm，内层向顶端纺锤状扩大或渐细。花果期 4 ～ 11 月。

【采收加工】夏、秋二季花开时采割地上部分，除去杂质，晒干。

【性状鉴别】本品茎呈圆柱形，基部直径可达 1.2cm；表面绿褐色或棕褐色，有数条纵棱，被丝状毛；断面灰白色，髓部疏松或中空。叶皱缩，多破碎，完整叶片展平后呈倒披针形或倒卵状椭圆形，羽状深裂，边缘具不等长的针刺；上表面灰绿色或黄棕色，下表面色较浅，两面均具灰白色丝状毛。头状花序顶生，球形或椭圆形，总苞黄褐色羽状冠毛灰白色。气微，味淡。

【药性】味苦，性冷。

【功能主治】凉血止血，行瘀消肿。用于吐血，咯血，衄血，便血，尿血，妇女崩漏，外伤出血，疮疡肿痛，瘰疬，湿疹，肝炎，肾炎。

【用法用量】内服：煎汤，5 ～ 10g；鲜品可用 30 ～ 60g。外用：适量，捣烂外敷。

万寿竹
Wanshouzhu

为百合科万寿竹属植物万寿竹 *Disporum cantoniense* （Lour.）Merr. 的根及根茎。

【苗族药名】reib nux hlod 锐绿罗。

【俗名】百尾笋、黄牛尾巴、竹林霄。

【原植物】根状茎横出，质地硬，呈结节状；根粗长，肉质。茎高 50～150cm，直径约 1cm，上部有较多的叉状分枝。叶纸质，披针形至狭椭圆状披针形，长 5～12cm，宽 1～5cm，先端渐尖至长渐尖，基部近圆形，有明显的 3～7 脉，下面脉上和边缘有乳头状突起，叶柄短。伞形花序有花 3～10 朵，着生在与上部叶对生的短枝顶端；花梗长（1～）2～4cm，稍粗糙；花紫色；花被片斜出，倒披针形，长 1.5～2.8cm，宽 4～5mm，先端尖，边缘有乳头状突起，基部有长 2～3mm 的距；雄蕊内藏，花药长 3～4mm，花丝长 8～11mm；子房长约 3mm，花柱连同柱头长为子房的 3～4 倍。浆果直径 8～10mm，具 2～3（～5）颗种子。种子暗棕色，直径约 5mm。花期 5～7 月，果期 8～10 月。

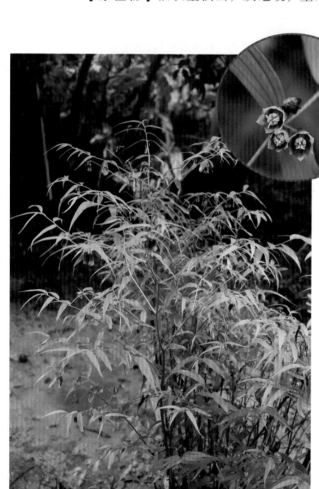

【采收加工】夏、秋季采挖，洗净，鲜用或晒干。

【性状鉴别】本品根茎曲折横走，呈结节状，表面红棕色至红褐色，有的残存棕褐色的鳞片及纤维状叶鞘。根圆柱形，稍弯曲，长 6～20cm，直径 1～3.5cm，表面灰黄色，断面皮部黄白色至淡棕色，中间有细小木心。气微，味淡，嚼之发黏。

【药性】味苦，性冷。

【功能主治】益气养阴，润肺止咳，养血活络。用于肺燥咳嗽，阴虚潮热，盗汗，痛经，产后体虚，风湿疼痛。

【用法用量】内服：煎汤，9～30g；或浸酒。外用：适量，捣烂外敷；或根熬膏涂。

小叶三点金
Xiaoyesandianjin

为豆科山蚂蝗属植物小叶三点金草 *Desmodium microphyllum*（**Thunb.**）**DC.** 的根及全草。

【苗族药名】vob ghand hxangd 窝干抢。

【俗名】斑鸠窝、碎米柴、鸡骨草、辫子草、哮灵草、小叶山绿豆。

【原植物】多年生草本，具长大木质根。茎平卧，分枝多，纤细，无毛。三出复叶互生，叶柄细弱，长约 3mm，基部有 1 对钻形托叶；小叶片椭圆形或矩圆形，以中间 1 片较大，长 2～9mm，宽约 4mm，先端浑圆，有时微凹，基部宽楔形或稍心形，全缘。花期甚长，自春至秋均可见花，疏散的总状花序顶生或腋生，有花约 10 朵，总梗被短毛，花梗纤弱细长，蝶形花冠浅红紫色，甚小，长约 4mm，花萼浅钟状，被有白色柔毛；旗瓣近圆形，凹头；二体雄蕊。荚果具 2～4 荚节，稍弯，节间明显，每节有矩形种子 1 粒。

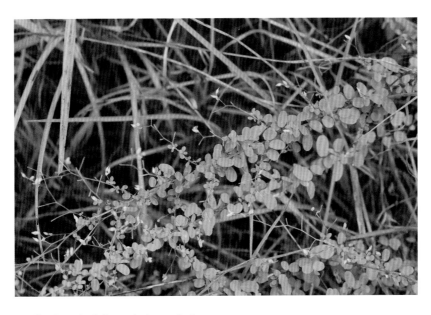

【采收加工】夏、秋采集，洗净，晒干。

【性状鉴别】本品小草多缠绕成团。根粗壮有分枝，木化。茎较细，小叶 3，顶端小叶较大，2～9mm，可达 17mm，宽约 4mm，椭圆形，先端圆形具短尖，基部圆形，全缘，绿色，下表面具柔毛，两侧小叶很小。有时可见总状花序或荚果，荚果长 8～16mm，直径约 3mm，有荚节 2～4，节处有缢缩，表面被短毛。

【药性】味甜，性冷。

【功能主治】健脾利湿，止咳平喘，解毒消肿。用于小儿疳积，黄疸，痢疾，咳嗽，哮喘，支气管炎；外用治毒蛇咬伤，痈疮溃烂，漆疮，痔疮。

【用法用量】内服：煎汤，9～15g，鲜品 30～60g。外用：适量，鲜品捣敷；或煎水熏洗。

小叶金丝桃
Xiaoyejinsitao

为藤黄科金丝桃属植物贯叶连翘 *Hypericum perforatum* L. 的全草。

【苗族药名】det bangx fangx 豆榜仿。

【俗名】小对叶草、小过路黄、千层楼、上天梯、小对月草。

【原植物】多年生草本，高 20 ～ 60cm，全体无毛。茎直立，多分枝，茎及分枝两侧各有 1 纵线棱。叶无柄，彼此靠近密集，椭圆形至线形，长 1 ～ 2cm，宽 0.3 ～ 0.7cm，先端钝形，基部近心形而抱茎，边缘全缘，背卷，坚纸质，上面绿色，下面白绿色，全面散布淡色但有时黑色腺点，侧脉每边约 2 条，自中脉基部 1/3 以下生出，斜升，至叶缘连结，与中脉两面明显，脉网稀疏，不明显。花序为 5 ～ 7 花两歧状的聚伞花序，生于茎及分枝顶端，多个再组成顶生圆锥花序；苞片及小苞片线形，长达 4mm。萼片长圆形或披针形，长 3 ～ 4mm，宽 1 ～ 1.2mm，先端渐尖至锐尖，边缘有黑色腺点，全面有 2 行腺条和腺斑，果时直立，略增大，长达 4.5mm。花瓣黄色，长圆形或长圆状椭圆形，两侧不相等，长约 1.2mm，宽 0.5mm，边

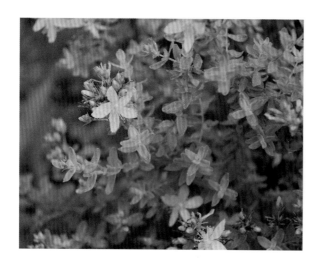

缘及上部常有黑色腺点。雄蕊多数，3 束，每束有雄蕊约 15 枚，花丝长短不一，长达 8mm，花药黄色，具黑腺点。子房卵珠形，长 3mm，花柱 3，自基部极少开，长 4.5mm。蒴果长圆状卵珠形，长约 5mm，宽 3mm，具背生腺条及侧生黄褐色囊状腺体。种子黑褐色，圆柱形，长约 1mm，具纵向条棱，两侧无龙骨状突起，表面有细蜂窝纹。花期 7 ～ 8 月，果期 9 ～ 10 月。

【采收加工】秋季采收。7 ～ 10 月采收全草，洗净，晒干。

【性状鉴别】本品茎略呈圆柱形，多分枝，具纵脉，无毛，淡黄色。单叶对生，叶无柄，完整叶片展平后呈椭圆形至条形，长 1 ～ 2cm，宽 0.3 ～ 0.7cm，先端钝，基部微抱茎，全缘，密被透明腺点。聚伞花序顶生；花较大，黄色；萼片 5，披针形，边缘有稀疏黑色腺点；花瓣 5，较萼片长，边缘有褐色腺点。雄蕊多数，合生呈 3 束，花药上有黑色腺点；子房上位，花柱 3 裂。蒴果长圆形，具背生的腺条及侧生的囊状腺体。气微，味微苦、涩。

【药性】味微苦、涩，性和。

【功能主治】清热解毒，收敛止血，调经通乳，利湿。用于各种出血，崩漏，月经不调，产妇乳汁不下，黄疸，咽喉疼痛，目赤肿痛，小便淋沥，口鼻生疮，痈疖肿毒，烫火伤。

【用法用量】内服：煎汤，9 ～ 15g。外用：适量，鲜品捣烂敷或干品研末调敷。

小血藤
Xiaoxueteng

为茜草科茜草属植物茜草 *Rubia cordifolia* L. 的根。

【苗族药名】minl sead 咪沙。

【俗名】小血藤、四轮草、拉拉蔓、小活血、过山藤。

【原植物】草质攀援藤木，长通常 1.5 ～ 3.5m；根状茎和其节上的须根均红色；茎数至多条，从根状茎的节上发出，细长，方柱形，有 4 棱，棱上生倒生皮刺，中部以上多分枝。叶通常 4 片轮生，纸质，披针形或长圆状披针形，长 0.7 ～ 3.5cm，顶端渐尖，有时钝尖，基部心形，边缘有齿状皮刺，两面粗糙，脉上有微小皮刺；基出脉 3 条，极少外侧有 1 对很小的基出脉。叶柄长通常 1 ～ 2.5cm，有倒生皮刺。聚伞花序腋生和顶生，多回分枝，有花 10 余朵至数十朵，花序和分枝均细瘦，有微小皮刺；花冠淡黄色，干时淡褐色，盛开时花冠檐部直径 3 ～ 3.5mm，花冠裂片近卵形，微伸展，长约 1.5mm，外面无毛。果球形，直径通常 4 ～ 5mm，成熟时橘黄色。花期 8 ～ 9 月，果期 10 ～ 11 月。

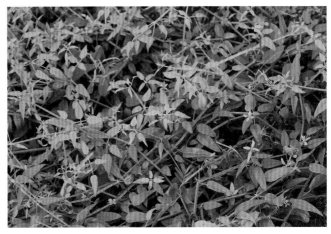

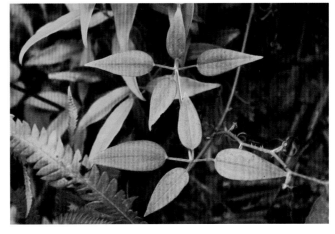

【采收加工】春、秋二季采挖，洗净，晒干。

【性状鉴别】本品根圆柱形，有的弯曲，完整的老根留有根头。根 10 ～ 30cm，直径 0.1 ～ 0.5cm；表面红棕色，有细纵纹及少数须根痕；皮、木部较易分离，皮部脱落后呈黄红色。质脆，易断，断面平坦，皮部狭窄，红棕色，木部宽，粉红色，有众多细孔气微。无臭，味微苦，久嚼刺舌。

【药性】味酸涩，性冷。

【功能主治】凉血止血，活血化瘀。用于血热咯血，吐血，衄血，尿血，便血，崩漏，经闭，产后瘀阻腹痛，跌打损伤，风湿痹痛，黄疸，疮痛，痔肿。

【用法用量】内服：煎汤，10 ～ 15g；或入丸、散；或浸酒。

小夜关门
Xiaoyeguanmen

为豆科胡枝子属植物截叶铁扫帚 *Lespedeza cuneata*(Dum.–Cours.)G. Don 的全草或带根全草。

【苗族药名】ol bax shex 喔八色。

【俗名】关门草、马尾草、夜闭草。

【原植物】小灌木，高达 1m。茎直立或斜升，被毛，上部分枝；分枝斜上举。叶密集，柄短；小叶楔形或线状楔形，长 1 ~ 3cm，宽 2 ~ 5（~ 7）mm，先端截形成近截形，具小刺尖，基部楔形，上面近无毛，下面密被伏毛。总状花序腋生，具 2 ~ 4 朵花；总花梗极短；小苞片卵形或狭卵形，长 1 ~ 1.5mm，先端渐尖，背面被白色伏毛，边具缘毛；花萼狭钟形，密被伏毛，5 深裂，裂片披针形；花冠淡黄色或白色，旗瓣基部有紫斑，有时龙骨瓣先端带紫色，冀瓣与旗瓣近等长，龙骨瓣稍长；闭锁花簇生于叶腋。荚果宽卵形或近球形，被伏毛，长 2.5 ~ 3.5mm，宽约 2.5mm。花期 7 ~ 8 月，果期 9 ~ 10 月。

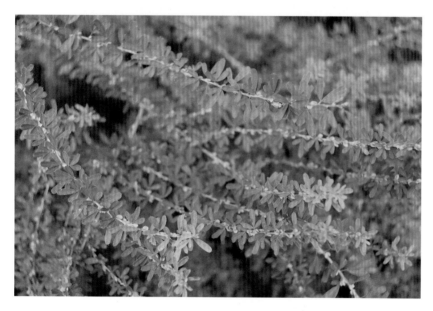

【采收加工】9 ~ 10 月采收，鲜用或晒干用。

【性状鉴别】本品长 40 ~ 100cm。茎圆柱形，浅棕褐色或棕黄色，直径 5 ~ 8cm，有纵棱，多分枝。质硬，易折断，折断面浅黄色，中央具黄色髓。三出复叶，互生，总柄长 1cm，小叶 3 枚，完整叶片矩圆形，长 1 ~ 2cm，宽 2 ~ 4mm，先端截形，有短头尖，基部楔形，全缘，暗绿色或灰绿色；上面无毛，斜向平行脉，下面被白色长柔毛，侧生叶较小，叶柄长约 1mm，有柔毛。托叶针状，棕褐色。气微，味淡。

【药性】味甜、涩，性冷。

【功能主治】补肝肾，益肺阴，散瘀消肿。用于遗精，遗尿，白浊，白带，哮喘，胃痛，劳伤，小儿疳积，泻痢，跌打损伤，视力减退，目赤，乳痈。

【用法用量】内服：煎汤，15 ~ 30g，鲜品 30 ~ 60g；或炖肉。外用：适量，煎水熏洗，或捣敷。

小茴香
Xiaohuixiang

为伞形科茴香属植物茴香 *Foeniculum vulgare* **Mill.** 的成熟果实。

【苗族药名】bid reib jid daobmex 比芮叽导猸。

【俗名】谷茴香、谷茴、怀香、松梢菜。

【原植物】多年生草本，高 0.4 ～ 2m。具强烈香气。茎直立，光滑无毛，灰绿色或苍白色，上部分枝开展，表面细纵沟纹。茎生叶互生；较下部的茎生叶叶柄长5 ～ 15cm，中部或上部叶的叶柄部或全部皮鞘状，叶鞘边缘膜质；叶片轮廓为阔三角形，长约 30cm，宽约 40cm，四至五回羽状全裂；末回裂片丝状，长 0.5 ～ 5cm，宽 0.5 ～ 1cm。复伞形花序顶生或侧生，径

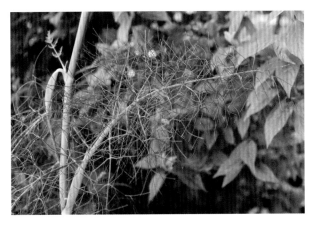

3 ～ 15cm；小伞形花序有花 14 ～ 30 朵，花柄纤细，不等长，长 0.3 ～ 1.2cm；花小，无萼齿；花瓣黄色，倒卵形或近倒卵形，淡黄色，长约 1.5mm，宽约 1mm，中部以上向内卷曲，先端微凹；雄蕊 5，花丝略长于花瓣，花药卵圆形，淡黄色，纵裂；子房下位，2 室，花柱基圆锥形，花柱极短，向外叉开或贴伏在花柱基上。双悬果长圆形，长 3.5 ～ 6mm，宽 1.5 ～ 2mm，主棱 5条，尖锐；每棱槽内有油管 1，合生面有油管 2，胚乳腹面近平直或微凹。花期 5 ～ 6 月，果期7 ～ 9 月。

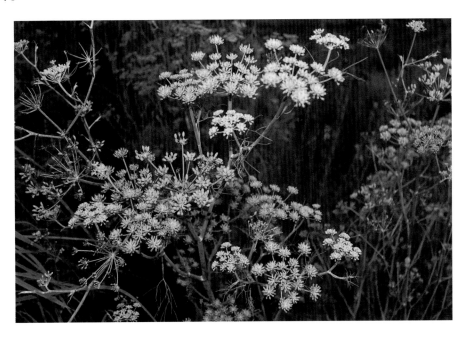

【采收加工】秋季果实初熟时采割植株，晒干，打下果实，除去杂质。

【性状鉴别】本品为双悬果，呈圆柱形，有的稍弯曲，长4～8mm，直径1.5～2.5mm。表面黄绿色或淡黄色，两端略尖，顶端残留有黄棕色突起的柱基，基部有时有细小的果梗。分果呈长椭圆形，背面有纵棱5条，接合面平坦而较宽。横切面略呈五边形，背面的四边约等长。有特异香气，味微甜、辛。

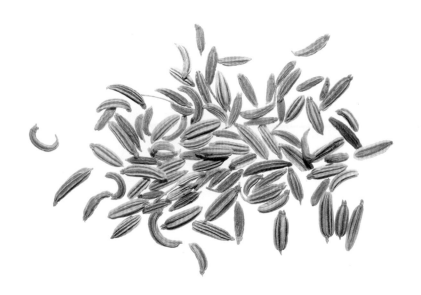

【药性】味苦，性热。

【功能主治】温肾散寒，和胃理气。用于寒疝，少腹冷痛，肾虚腰痛，胃痛，呕吐，干、湿脚气。

【用法用量】内服：煎汤，3～6g；或入丸、散。外用：适量，研末调敷；或炒热温熨。

小通草
Xiaotongcao

为旌节花科旌节花属植物西域旌节花 *Stachyurus himalaicus* Hook f. et Thoms.、中国旌节花 *Stachyurus chinensis* Franch. 或山茱萸科青荚叶属植物青荚叶 *Helwingia japonica*（Thunb.）Dietr. 的茎髓。

【苗族药名】ndrifn baox 的薄。

【俗名】旌节花、小通花、鱼泡桐、山通草、通条树、通草树。

【原植物】

1. 西域旌节花　灌木或小乔木，枝梢呈蔓状，高达 4m，树皮棕色，光滑。单叶互生，厚纸质，倒卵形或椭圆形，长 7～10cm，宽 3.5～5.5cm，先端尾状渐尖，基部圆形或略心形，边缘具细而密的锯齿，齿端向前，有增厚的小圆头。穗状花序腋生，长 6～10cm，多下垂，2 枚小苞片卵形；花小，黄色；萼片 4 枚，长卵形；花瓣 4 枚，分离、椭圆形；雄蕊 8 枚，略短于花瓣，花药黄色；子房上位，花柱单生，柱头浅裂或呈头状，中轴胎座，4 室，胚珠多数。浆果黑褐色，圆球形，先端有尖头，直径 5～8mm。花期 3～4 月。

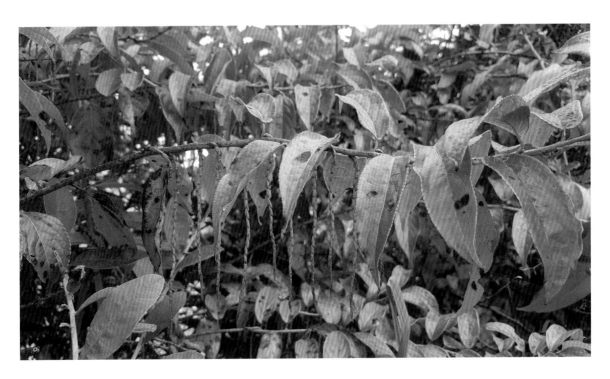

2. 中国旌节花　落叶灌木，高 1.2～4m，树皮深棕色。单叶互生，纸质，倒卵形，长 6～11cm，宽 4～6.5cm，先端渐尖，基部圆形或近平截，具细锯齿，背面中脉上微被毛。穗状花序腋生，长 4～9cm，下垂；花黄色，萼片 4 枚，三角形；花瓣 4 枚，卵形，长 5～7cm；雄蕊8枚，与花瓣几等长；子房上位，有胚珠多枚生于中轴胎座上，花柱单生，柱头盾状。浆果褐色，球形，直径6～7mm。花期4～5月，果期5～6月。

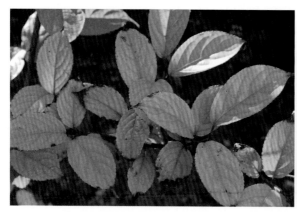
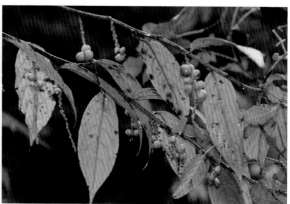

3.青荚叶　落叶灌木，高2～4.5m，树皮灰褐色。单叶互生，纸质，椭圆形或卵形，长8～12cm，宽3～7cm，先端渐尖，基部宽楔形，边缘有细锯齿，托叶钻形，边缘有睫毛，早落。单性花、雌雄异株；雄花5～12朵排成密聚伞花序，雄花花瓣3～5，卵形，具雄蕊3～5；雌花具梗，单生或2～3朵簇生于叶上面中脉的中部或近基部，花瓣3～5，三

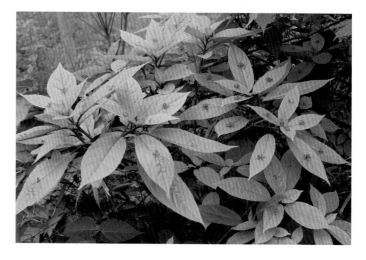

角状卵形；子房下位，3～5室，花柱3～5裂，胚珠单生。浆果状核果黑色，球形，具3～5棱。花期4～5月，果期6～8月。

【采收加工】秋季采收。割取地上茎，除去叶片，趁鲜用细圆木棍通出茎髓，理直，晒干或阴干。

【性状鉴别】

1.旌节花　呈圆柱形，长30～50cm，直径0.5～1cm。表面白色或淡黄色，无纹理。体轻，质松软，捏之能变形，有弹性，易折断，断面平坦，无空心，显银白色光泽。水浸后有黏滑感。无臭，无味。

2.青荚叶　表面有浅纵条纹。质较硬，捏之不易变形。水浸后无黏滑感。

【药性】味甜、淡，性冷。

【功能主治】清热，利水，渗湿，祛风，通乳。用于热病烦渴，小便赤黄，尿少或尿闭，水肿，急性肾炎，膀胱炎，跌打损伤，风湿麻木，乳汁不通。

【用法用量】内服：煎汤，3～6g。

小蓟
Xiaoji

为菊科蓟属植物刺儿菜 *Cirsium setosum* (Willd) **MB.** 的地上部分。

【苗族药名】vob bel bat niab 窝布坝那。

【俗名】刺杀草、荠荠毛、刺萝卜、刺尖头草。

【原植物】多年生草本植物。根状茎长。茎直立，高30～80cm，茎无毛或被蛛丝状毛。基生叶花期枯萎；下部叶和中部叶椭圆形或椭圆状披针形，长7～15cm，宽1.5～10cm，先端钝或圆形，通常无叶柄，上部茎叶渐小，叶缘有细密的针刺或刺齿，全部茎叶两面同色，无毛。头状花序单生于茎端，雌雄异株；雄花序总苞长约18mm，雌花序总苞长约25mm；总苞片6层，外层甚短，长椭圆状披针形，内层披针形，先端长尖，具刺；雄花花冠长17～20mm，裂片长9～10mm，

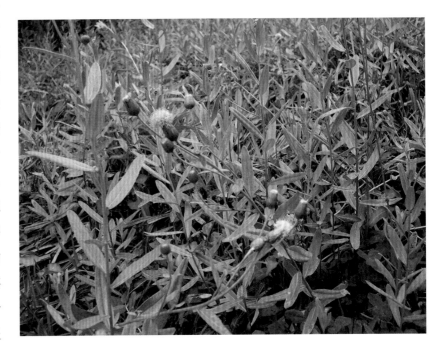

花药紫红色，长约6mm；雌花花冠紫红色，长约26mm，裂片长约5mm，退化花药长约2mm。瘦果椭圆形或长卵形，略扁平；冠毛羽状。花期～6月，果期5～7月。

【采收加工】夏、秋二季花开时采割除去杂质，晒干。

【性状鉴别】本品呈不规则的段。茎呈圆柱形，表面灰绿色或带紫色，具纵棱和白色柔毛。切面中空。叶片多皱缩或破碎，叶齿尖具针刺；两面均具白色柔毛。头状花序，总苞钟状；花紫红色。气微，味苦。

【药性】味苦，性冷。

【功能主治】凉血止血，清热消肿。用于咳血，吐血，衄血，尿血，血淋，便血，血痢，崩中漏下，外伤出血，痈疽肿毒。

【用法用量】内服：煎汤，干品5～10g；鲜品可用30～60g，或捣汁。外用：适量，捣烂外敷。

中国常用苗药彩色图谱

小槐花

Xiaohuaihua

为豆科小槐花属植物小槐花 *Ohwia caudata*（Thunberg）H. Ohashi 的根或全株。

【苗族药名】hmongb niu bin 孟刘笔。

【俗名】逢人打、扁草子、山蚂蟥、粘叶草、旱蚂蟥。

【原植物】直立灌木或亚灌木，高 1～2m。树皮灰褐色，分枝多，上部分枝略被柔毛。叶为羽状三出复叶，小叶 3；托叶披针状线形，长 5～10mm，基部宽约 1mm，具条纹，宿存，叶

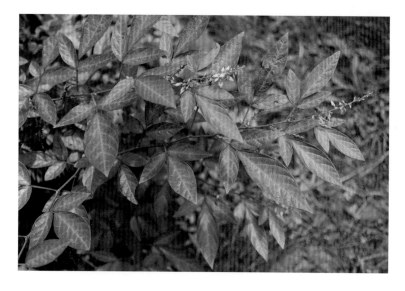

柄长 1.5～4cm，扁平，较厚，上面具深沟，多少被柔毛，两侧具极窄的翅；小叶近革质或纸质，顶生小叶披针形或长圆形，长 5～9cm，宽 1.5～2.5cm，侧生小叶较小，先端渐尖，急尖或短渐尖，基部楔形，全缘，上面绿色，有光泽，疏被极短柔毛，老时渐变无毛，下面疏被贴伏短柔毛，中脉上毛较密，侧脉每边 10～12 条，不达叶缘；小托叶丝状，长 2～5mm；小叶柄长达 14mm，总状花序顶生或腋生，长 5～30cm，

花序轴密被柔毛并混生小钩状毛，每节生 2 花；苞片钻形，长约 3mm；花梗长 3～4mm，密被贴伏柔毛；花萼窄钟形，长 3.5～4mm，被贴伏柔毛和钩状毛，裂片披针形，上部裂片先端微 2 裂；花冠绿白或黄白色，长约 5mm，具明显脉纹，旗瓣椭圆形，瓣柄极短，翼瓣狭长圆形，具瓣柄，龙骨瓣长圆形，具瓣柄；雄蕊二体；雌蕊长约 7mm，子房在缝线上密被贴伏柔毛。荚果线形，扁平，长 5～7cm，稍弯曲，被伸展的钩状毛，腹背缝线浅缢缩，有荚节 4～8，荚节长椭圆形，长 9～12mm，宽约 3mm。花期 7～9 月，果期 9～11 月。

【采收加工】夏秋采，洗净晒干。

【性状鉴别】本品根圆柱形，有分枝，表面棕褐色，具纵皱及瘤状突起，头部有残留茎基，可见类圆形皮孔。质坚硬，不易折断，断面黄白色。气微，味淡。

【药性】味苦、涩，性冷。

【功能主治】祛风活络，解毒消肿。用于跌打损伤，风湿性关节炎，腰痛，乳腺炎，毒蛇咬伤。

【用法用量】内服：煎汤，15～30g。外用：适量，煎水洗，捣敷或研末撒敷。

山豆根
Shandougen

为豆科苦参属植物越南槐 *Sophora tonkinensis* **Gagnep.** 的根及根茎。

【苗族药名】sanb dub get 山都勾。

【俗名】山大豆根、苦豆根、广豆根、柔村槐。

【原植物】灌木，茎纤细，有时攀援状。根粗壮。枝绿色，无毛，圆柱形，分枝多，小枝被灰色柔毛或短柔毛。羽状复叶长 10 ～ 15cm；叶柄长 1 ～ 2cm，基部稍膨大；托叶极小或近于消失；小叶 5 ～ 9 对，革质或近革质，对生或近互生，椭圆形、长圆形或卵状长圆形，长 15 ～ 25mm，宽 10 ～ 15mm，叶轴下部的叶明显渐小，顶生小叶大，长达 30 ～ 40mm，宽约 20mm，先端钝，骤尖，基部圆形或微凹成浅心形，上面无毛或散生短柔毛，下面被紧贴的灰褐色柔毛，中脉上面微凹，下面明显隆起；小叶柄长 1 ～ 2mm，稍肿胀。总状花序或基部分枝近圆锥状，顶生，长 10 ～ 30cm；总花梗和花序轴被短而紧贴的丝质柔毛，花梗长约 5mm；苞片小，钻状，被毛；花长 10 ～ 12mm；花萼杯状，长约 2mm，宽 3 ～ 4mm，基部有脐状花托，萼齿小，尖齿状，被灰褐色丝质毛；花

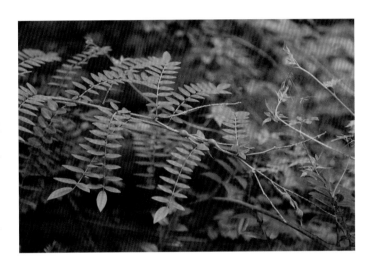

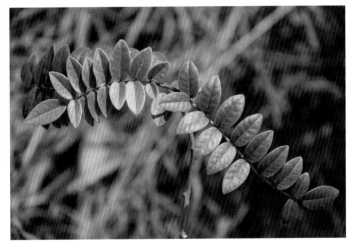

冠黄色，旗瓣近圆形，长 6mm，宽 5mm，先端凹缺，基部圆形或微凹，具短柄，柄长约 1mm，翼瓣比旗瓣稍长，长圆形或卵状长圆形，基部具 1 三角形尖耳，柄内弯，与耳等长，无皱褶，龙骨瓣最大，常呈斜倒卵形或半月形，长 9mm，宽 4mm，背部明显呈龙骨状，基部具 1 斜展的三角形耳；雄蕊 10，基部稍连合；子房被丝质柔毛，胚珠 4 粒，花柱直，无毛，柱头被画笔状绢质

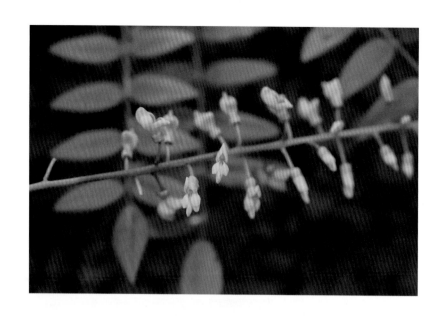

疏长毛。荚果串珠状，稍扭曲，长 3 ～ 5cm，直径约 8mm，疏被短柔毛，沿缝线开裂成 2 瓣，有种子 1 ～ 3 粒；种子卵形，黑色。花期 5 ～ 7 月，果期 8 ～ 12 月。

【采收加工】秋季采挖，除去杂质，洗净，干燥。

【性状鉴别】本品根茎呈不规则的结节状，顶端常残存茎基，其下着生根数条。根呈长圆柱形，常有分枝，长短不等，直径 0.7 ～ 1.5cm。表面棕色至棕褐色，有不规则的纵皱纹及横长皮孔样突起。质坚硬，难折断，断面皮部浅棕色，木部淡黄色。有豆腥气，味极苦。

【药性】味苦，性冷。

【功能主治】清热解毒，利咽消肿。用于咽喉肿痛，牙龈肿痛。

【用法用量】内服：煎汤，3 ～ 6g。

山鸡椒
Shanjijiao

为樟科木姜子属植物山鸡椒 *Litsea cubeba*（ Lour ）Pers. 的果实。

【苗族药名】bid gangl 比杠。

【俗名】山胡椒、木香子、木姜子、山苍子、野胡椒。

【原植物】落叶灌木或小乔木，高 8 ～ 10m。树皮幼时黄绿色，老时灰褐色，无毛。叶互生，纸质，有香气，披针形或长圆状披针形，长 7 ～ 11cm，宽 1.4 ～ 2.4cm，先端渐尖，基部楔形，全缘，上面深绿色，下面粉绿色，苍白色。两面均无毛，羽状脉，侧脉每边 6 ～ 10 条，纤细，中脉、侧脉在两面均突起；叶柄长 6 ～ 20mm，纤细，无毛。伞形花序单生或簇生，总梗细长，长 6 ～ 10mm；苞片边缘有睫毛；每一花序有花 4 ～ 6 朵，先叶开放或与叶同时开放，花被裂片 6，宽卵形；能育雄蕊 9，花丝中下部有毛，第 3 轮基部的腺体具短柄；退化雌蕊无毛；雌花中退化雄蕊中下部具柔毛；子房卵形，花柱短，柱头头状。果近球形，直径约 5mm，无毛，幼时绿色，成熟时黑色，果梗长 2 ～ 4mm，先端稍增粗。花期 2 ～ 3 月，果期 7 ～ 8 月。

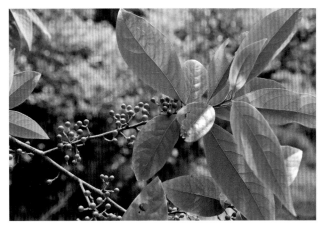

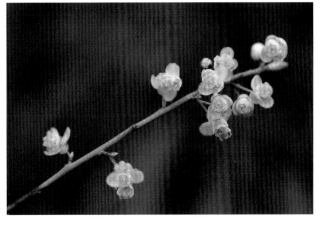

中国常用苗药彩色图谱

【采收加工】7 月下旬至 8 月中旬果实刚成熟时采收，连果枝摘取，除去枝叶，晒干。

【性状鉴别】本品果实圆球形，直径 4 ～ 6cm。表面棕褐色至棕黑色，有网状皱纹，基部常有果柄痕。中果皮剥去，内果皮暗棕红色，果皮坚脆，种子 1 粒，内有肥厚子叶 2 枚，富含油质。具特异强烈窜透性香气，味辛，微苦。

【药性】味辛、微苦，性热。

【功能主治】温中止痛，行气活血，平喘，利尿。用于脘腹冷痛，食积气胀，反胃呕吐，暑湿吐泻，寒疝腹痛，哮喘，寒湿水臌，小便不利，小便浑浊，牙痛，寒湿痹痛，跌打损伤。

【用法用量】内服：煎汤，3 ～ 10g；研末，1 ～ 2g，外用：适量，研末撒或调敷。

山茱萸
Shanzhuyu

为山茱萸科山茱萸属植物山茱萸 *Cornus officinalis* Sieb. et Zucc. 的成熟果肉。

【苗族药名】bid nex ghunb 比耐贵。

【俗名】山萸肉、实枣儿、肉枣、枣皮、药枣、红枣皮。

【原植物】落叶灌木或乔木。枝黑褐色。叶对生；叶柄长 0.6 ~ 1.2cm，上面有浅沟；叶片纸质，卵形至椭圆形，稀卵状披针形，长 5 ~ 12cm，先端渐尖，基部楔形，上面疏生平贴毛，下面毛较密；侧脉 6 ~ 8 对，脉腋具黄褐色髯毛。伞形花序先叶开花，腋生，下具 4 枚小型的苞片，苞片卵圆形，褐色；花黄色；花萼 4 裂，裂片宽三角形；花瓣 4，卵形；花盘环状，肉质；子房下位。核果椭圆形，成熟时红色。花期 3 ~ 4 月，果期 9 ~ 10 月。

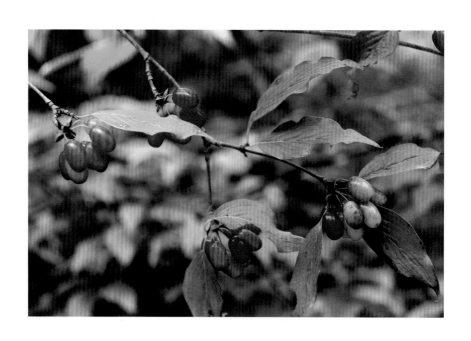

【采收加工】秋季霜降后，果实变红时采摘，用炭火烘焙至适度，去种子，晒干。

【性状鉴别】本品呈不规则的片状或囊状，长 1 ~ 1.5cm，宽 0.5 ~ 1cm。表面紫红色至紫黑色，皱缩，有光泽。顶端有的有圆形宿萼痕，基部有果梗痕。质柔软。气微，味酸、涩、微苦。

【药性】味酸、涩，性微热。

【功能主治】补益肝肾，收涩固脱。用于眩晕耳鸣，腰膝酸痛，阳痿遗精，遗尿尿频，崩漏带下，大汗虚脱，内热消渴。

【用法用量】内服：煎汤，6 ~ 12g；或入丸、散。

山栀茶
Shanzhicha

为海桐花科海桐属植物海金子 *Pittosporum illicioides. makino*、光叶海桐 *Pittosporum glabratum* Lindl. 及狭叶海桐 *Pittosporum glabratum* Lindl.var.*neriifolium* Rehd.et Wils. 的根。

【苗族药名】ghaob reib ndut bid pax 阿锐杜枇杷。

【俗名】鸡骨头、山枝。

【原植物】

1. 海金子　常绿灌木，高达 5m，嫩枝无毛，老枝有皮孔。叶生于枝顶，3～8片簇生呈假轮生状，薄革质，倒卵状披针形或倒披针形，5～10cm，宽 2.5～4.5cm，先端渐尖，基部窄楔形，常向下延，上面深绿色，干后仍发亮，下面浅绿色，无毛；侧脉 6～8 对，在上面不明显，在下面稍突起，网脉在下面明显，边缘平展，或略皱折；叶柄长 7～15mm。伞形花序顶生，有花 2～10 朵，花梗长 1.5～3.5cm，纤细，无毛，常向下弯；苞片细

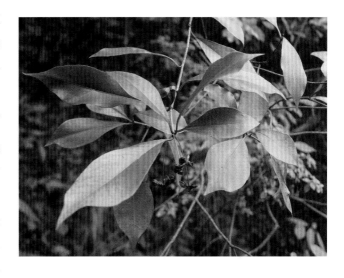

小，早落；萼片卵形，长 2mm，先端钝，无毛；花瓣长 8～9mm；雄蕊长 6mm；子房长卵形，被糠秕或有微毛，子房柄短；侧膜胎座 3 个，每个胎座有胚珠 5～8 个，生于子房内壁的中部。蒴果近圆形，长 9～12mm，多少三角形，或有纵沟 3 条，子房柄长 1.5mm，3 片裂开，果片薄木质；种子 8～15 个，长约 3mm，种柄短而扁平，长 1.5mm；果梗纤细，长 2～4cm，常向下弯。

2. 光叶海桐　常绿灌木，高 2～3m；嫩枝无毛，老枝有皮孔。叶聚生于枝顶，薄革质，二年生，窄矩圆形，或为倒披针形，长 5～10cm，有时更长，宽 2～3.5cm，先端尖锐，基部楔形，上面绿色，发亮，下面淡绿色，无毛，侧脉 5～8 对，与网脉在上面不明显，在下面隐约可见，干后稍突起，网眼宽 1～2mm，边缘平展，有

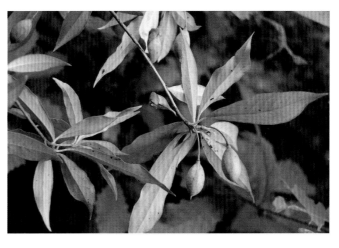

时稍皱折，叶柄长 6 ～ 14mm。花序伞形，1 ～ 4 枝簇生于枝顶叶腋、多花；苞片披针形，长约 3mm；花梗长 4 ～ 12mm，有微毛或秃净；萼片卵形，长约 2mm，通常有睫毛；花瓣分离，倒披针形，长 8 ～ 10mm；雄蕊长 6 ～ 7mm，有时仅 4mm；子房长卵形，绝对无毛，花柱长 3mm，柱头略增大，侧膜胎座 3 个，每个胎座约有胚珠 6 个。蒴果椭圆形，长 2 ～ 2.5cm，有时为长筒形，长达 3.2cm，3 片裂开，果片薄，革质，每片有种子约 6 个，均匀分布于纵长的胎座上；种子大，近圆形，长 5 ～ 6mm，红色，种柄长 3mm；果梗短而粗壮，有宿存花柱。

3. 狭叶海桐　常绿灌木，高 1.5m，嫩枝无毛，叶带状或狭窄披针形，长 6 ～ 18cm，或更长，宽 1 ～ 2cm，无毛，叶柄长 5 ～ 12mm。伞形花序顶生，有花多朵，花梗长约 1cm，有微毛，萼片长 2mm，有睫毛；花瓣长 8 ～ 12mm；雄蕊比花瓣短；子房无毛。蒴果长 2 ～ 2.5cm，子房柄不明显，3 片裂开，种子红色，长 6mm。

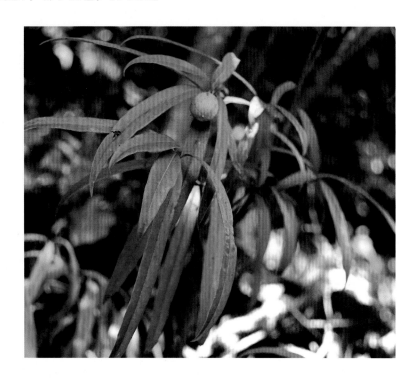

【采收加工】全年可采，除去泥土，切片，晒干；或剥取皮部，切段，晒干或鲜用。

【性状鉴别】本品呈长圆柱形，有的略扭曲，长 10 ～ 20cm，直径 1 ～ 4cm。表面黄棕色至黑棕色，较粗糙，上端可见残留的侧根痕和椭圆形皮孔。栓皮易脱落。质硬，不易折断，切断面木心常偏向一边，木部黄白色，可见环纹。皮部颜色较木部深，且容易剥离。韧皮部呈棕褐色环状。气微，味苦、涩。

【药性】味苦，涩，性冷。

【功能主治】清热利湿，宁心益肾，镇静安神，活血通络，接骨消肿，解毒止痛。用于高血压，神经衰弱，失眠多梦，体虚遗精，肝炎，风湿性关节炎，坐骨神经痛，骨折，牙痛，胃痛，咳嗽，四肢乏力，抑郁。

【用法用量】内服：煎汤，15 ～ 30g；或浸酒。外用：适量，鲜品捣烂外敷。

山慈菇
Shancigu

为兰科杜鹃兰属植物杜鹃兰 *Cremastra appendiculata* （D.Don）**Makino** 或云南独蒜兰 *Pleione yunnanensis* **Rolfe** 的假鳞茎。

【苗族药名】bid yox nbeat 比摇扁。

【俗名】算盘七、人头七、三七笋、大白及。

【原植物】

1. 杜鹃兰　假鳞茎卵球形或近球形，长 1.5～3cm，直径 1～3cm，密接，有关节，外被撕裂成纤维状的残存鞘。叶通常 1 枚，生于假鳞茎顶端，狭椭圆形、近椭圆形或倒披针状狭椭圆形，长 18～34cm，宽 5～8cm，先端渐尖，基部收狭，近楔形；叶柄长 7～17cm，下半部常为残存的鞘所包蔽。花葶从假鳞茎上部节上发出，近直立，长 27～70cm；总状花序长（5～）10～25cm，具 5～22 朵花；花苞片披针形至卵状披针形，长（3～）5～12mm；花梗和子房（3～）5～9mm；花常偏花序一侧，多少下垂，不完全开放，有香气，狭钟形，淡紫褐色；萼片倒披针形，从中部向基部骤然收狭而成近狭线形，全长 2～3cm，上部宽 3.5～5mm，先端急尖或渐尖；侧萼片略斜歪；花瓣倒披针形或狭披针形，向基部收狭成狭线形，长 1.8～2.6cm，上部宽 3～3.5mm，先端渐尖；唇瓣与花瓣近等长，线形，上部 1/4 处 3 裂；侧裂片近

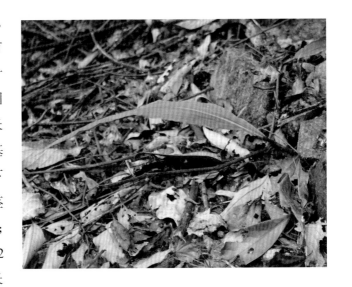

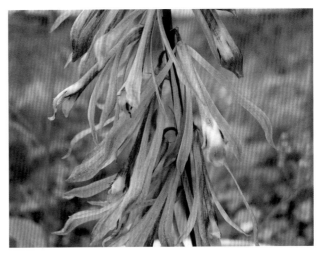

线形，长 4～5mm，宽约 1mm；中裂片卵形至狭长圆形，长 6～8mm，宽 3～5mm，基部在两枚侧裂片之间具 1 枚肉质突起；肉质突起大小变化甚大，上面有时有疣状小突起；蕊柱细长，长 1.8～2.5cm，顶端略扩大，腹面有时有很狭的翅。蒴果近椭圆形，下垂，长 2.5～3cm，宽 1～1.3cm。花期 5～6 月，果期 9～12 月。

中国常用苗药彩色图谱

2.云南独蒜兰 陆生兰，高13～33cm。假鳞茎狭卵形或长颈瓶状，顶有杯状齿环，长2～3.5cm，粗0.8～1cm，顶生花葶和1枚叶。叶披针形，近急尖，长20～30cm，宽2.5～3.5cm。基部收狭成鞘状柄抱花茎。花茎直立，高12～20cm，通常开花时无幼叶，罕有具小的幼叶，顶生1朵花；花苞片狭倒卵形，顶端钝，短于子房；花淡紫色，萼片等大，矩圆状倒卵形，顶端稍钝，长3.5～4cm，宽6～8mm；花瓣和萼片相似，顶端钝，唇瓣基部阔楔形，3裂，侧裂片圆形，中裂片楔形，顶端稍凹缺，边缘具锯齿状撕裂，内面具有2～5条近全缘的褶片；子房连柄长3～4cm。

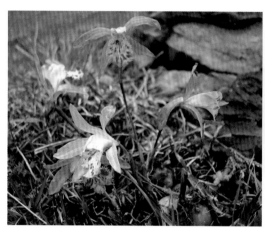 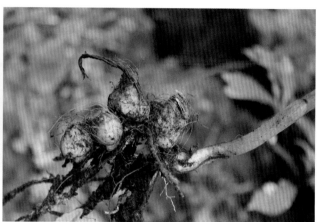

【采收加工】夏、秋季采挖，除去茎叶、须根，洗净，蒸后，晾至半干，再晒干。

【性状鉴别】

1.杜鹃兰 呈不规则扁球形或圆锥形，顶端渐突起，基部有须根痕。长1.8～3cm，膨大部直径1～2cm。表面黄棕色或棕褐色，有纵皱纹或纵沟，中部有2～3条微突起的环节，节上有鳞片叶干枯腐烂后留下的丝状纤维。质坚硬，难折断，断面灰白色或黄白色，略呈角质。气微，味淡，带黏性。

2.云南独蒜兰 呈圆锥形，瓶颈状或不规则团块，直径1～2cm，高1.5～2.5cm。顶端渐尖，尖端断头处呈盘状，基部膨大且圆平，中央凹入，有1～2条环节，多偏向一侧。撞去外皮者表面黄白色，带表皮者浅棕色，光滑，有不规则皱纹。断面浅黄色，角质半透明。

【药性】味甜、微辛，性冷；小毒。

【功能主治】清热解毒，消肿散结。用于痈疽恶疮，瘰疬结核，咽痛喉痹，蛇虫咬伤。

【用法用量】内服：煎汤，3～6g；或磨汁；或入丸、散。外用：适量，磨汁涂，或研末调敷。

千年耗子屎

Qiannianhaozishi

为毛茛科天葵属植物天葵 *Semiaquilegia adoxoides*（**DC.**）**Makino** 的块根。

【苗族药名】bid ghad nenl 比阿能。

【俗名】耗子屎、紫背天葵、千年老鼠屎、麦无踪。

【原植物】块根长 1～2cm，粗 3～6mm，外皮棕黑色。茎 1～5 条，高 10～32cm，直径 1～2mm，被稀疏的白色柔毛，分枝。基生叶多数，为掌状三出复叶；叶片轮廓卵圆形至肾形，长 1.2～3cm；小叶扇状菱形或倒卵状菱形，长 0.6～2.5cm，宽 1～2.8cm，三深裂，深裂片又有 2～3 个小裂片，两面均无毛；叶柄长 3～12cm，基部扩大呈鞘状。茎生叶与基生叶相似，但较小。花小，直径 4～6mm；苞片小，倒披针形至倒卵圆形，不裂或三深裂；花梗纤细，长 1～2.5cm，被伸展的白色短柔毛；萼片白色，常带淡紫色，狭椭圆形，长 4～6mm，宽 1.2～2.5mm，顶端急尖；花瓣匙形，长 2.5～3.5mm，顶端近截形，基部凸起呈囊状；雄蕊退化雄蕊约 2 枚，线状披针形，白膜质，与花丝近等长；心皮无毛。蓇葖卵状长椭圆形，长 6～7mm，宽约 2mm，表面具凸起的横向脉纹，种子卵状椭圆形，褐色至黑褐色，长约 1mm，表面有许多小瘤状突起。花期 3～4月，果期 4～5 月。

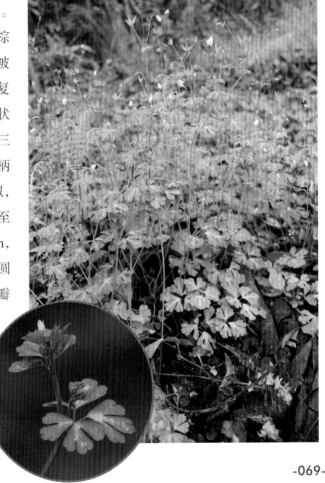

-069-

【采收加工】5～6 月采挖，去掉须根，洗净，晒干。

【性状鉴别】本品块根呈不规则短柱状、纺锤状或块状，略弯曲，有的有 2～3 短分叉，长 1～3cm，直径 0.5～1cm。表面暗褐色至灰黑色，具不规则的皱纹及须根或须根痕；顶端常有茎叶残基，外被数层黄褐色鞘状鳞片；中部通常较膨大。质较软、易折断。断面皮部类白色，木部黄白色或黄棕色，略呈放射状纹理。味甘、微苦辛。

【药性】味甜、苦，性冷。

【功能主治】清热解毒，消肿，活血散瘀，止痛，消痰散结，利水通淋。用于疔疮疖肿，乳腺炎，扁桃体炎，淋巴结结核以及跌打损伤，毒蛇咬伤，小便不利。

【用法用量】内服：煎汤，3～9g。外用：适量。

千里光
Qianliguang

为菊科千里光属植物千里光 *Senecio scandens* Buch.-Ham. ex D. Don 的全草。

【苗族药名】vob wik nax 窝与那。

【俗名】千里及、九里光、九里明、蔓黄菀。

【原植物】多年生攀援草本，根状茎木质，粗，径达1.5cm。茎伸长，弯曲，长2～5m，多分枝，被柔毛或无毛，老时变木质，皮淡色。叶具柄，叶片卵状披针形至长三角形，长2.5～12cm，宽2～4.5cm，顶端渐尖，基部宽楔形、截形、戟形或稀心形，通常具浅或深齿，稀全缘，有时具细裂或羽状浅裂，至少向基部具1～3对较小的侧裂片，两面被短柔毛至无毛；羽状脉，侧脉7～9对，弧状，叶脉明显；叶柄长0.5～1（～2）cm，具柔毛或近无毛，无耳或基部有小耳；上部叶变小，披针形或线状披针形，长渐尖。头状花序有舌状花，多数，在茎枝端排列成顶生复聚伞圆锥花序；分枝和花序梗被密至疏短柔毛；花序梗长1～2cm，具苞片，小苞片通常1～10，线状钻形。总苞圆柱状钟形，长5～8mm，宽3～6mm，具外层苞片；苞片约8，线状钻形，长2～3mm。总苞片12～13，线状披针形，渐尖，上端和上部边缘有缘毛状短柔毛，草质，边缘宽干膜质，背面有短柔毛或无毛，具3脉。舌状花8～10，管部长4.5mm；舌片黄色，长圆形，长9～10mm，宽2mm，钝，具3细齿，具4脉；管状花多数；花冠黄色，长7.5mm，管部长3.5mm，檐部漏斗状；裂片卵状长圆形，尖，上端有乳头状毛。花药长2.3mm，基部有钝耳；耳长约为花药颈部1/7；附片卵状披针形；花药颈部伸长，向基部略膨大；花柱分枝长1.8mm，顶端截形，有乳头状毛。瘦果圆柱形，长3mm，被柔毛；冠毛白色，长7.5mm。

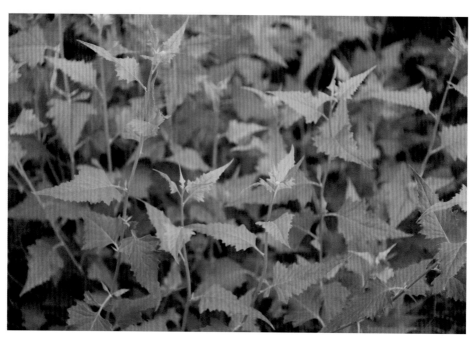

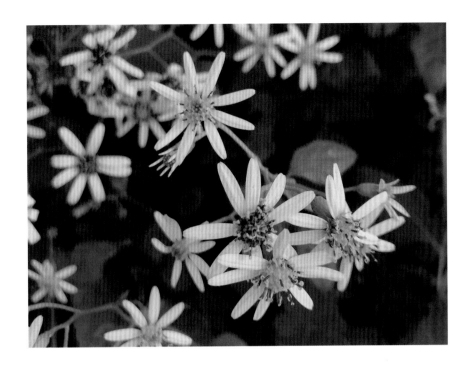

【采收加工】全年均可采收，除去杂质，阴干。

【性状鉴别】本品茎呈细圆柱形，稍弯曲，上部有分枝；表面灰绿色、黄棕色或紫褐色，具纵棱，密被灰白色柔毛。叶互生，多皱缩破碎，完整叶片展平后呈卵状披针形或长三角形，有时具1～6侧裂片，边缘有不规则锯齿，基部戟形或截形，两面有细柔毛。头状花序；总苞钟形；花黄色至棕色，冠毛白色。气微，味苦。

【药性】味苦，性冷。

【功能主治】清热解毒，明目退翳，杀虫止痒。用于上呼吸道感染，扁桃体炎，肺炎，肠炎，急性角膜炎，角膜溃疡，过敏性皮炎，湿疹，滴虫性阴道炎。

【用法用量】内服：煎汤，15～30g，鲜品50g。外用：适量，煎水洗，捣烂外敷或捣汁涂。

千层塔
Qiancengta

为石杉科石杉属植物蛇足石杉 *Huperzia serrata*（Thunb. ex.Murray）Trev. 的全草。

【苗族药名】hsob geit nil niubl 搓格里亚。

【俗名】虱子草、蛇足草、万年杉、宝塔草、救命王草。

【原植物】多年生土生植物。茎直立或斜生，高 10～30cm，中部直径 1.5～3.5mm，枝连叶宽 1.5～4.0cm，2～4 回二叉分枝，枝上部常有芽胞。叶螺旋状排列，疏生，平伸，狭椭圆形，向基部明显变狭，通直，长 1～3cm，宽 1～8mm，基部楔形，下延有柄，先端急尖或渐尖，边缘平直不皱曲，有粗大或略小而不整齐的尖齿，两面光滑，有光泽，中脉突出明显，薄革质。孢子叶与不育叶同形；孢子囊生于孢子叶的叶腋，两端露出，肾形，黄色。

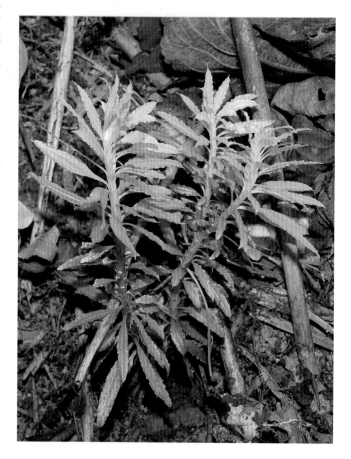

【采收加工】夏末秋初采收全草，拣除杂质，洗净，晒干即可入药。7～8 月采收孢子，干燥即可入药。晾晒过程中注意防止雨淋，避免霉变。

【性状鉴别】本品多年生草本，全体暗绿色，稍有光泽，茎上部有叉状分枝，高 13～16cm，叶椭圆形，水平展开或稍斜向上，叶长 10～12mm，宽 2～4mm，先端渐尖，基部渐狭，边缘有不整齐的锐锯齿，中脉明显，叶薄纸质，孢子囊多生于叶腋处，营养叶与孢子叶同型，孢子囊淡黄色，肾形，光滑，成熟易裂开，孢子同形。气微，味苦。

【药性】味苦、辛，性平。

【功能主治】散瘀消肿，解毒，止痛。用于瘀血肿痛、跌打损伤、内伤吐血、尿血、痔疮下血、白带、肿毒、口腔溃疡、烫火伤等症。

【用法用量】内服：煎汤，5～15g；或捣汁。外用：鲜品适量，煎水洗；研末撒；或捣烂敷患处。

千金子
Qianjinzi

为大戟科大戟属植物续随子 *Euphorbia lathyris* Linnaeus 的成熟种子。

【苗族药名】reib lious ros 锐柳绕。

【俗名】千两金、菩萨豆、九牛糙。

【原植物】二年生草本植物，高可达 1m，全株含白汁。茎粗壮，分枝多。单叶交互对生，无柄；茎下部叶较密，由下而上叶渐增大，线状披针形至阔披针形，长 5 ~ 12cm，宽 0.8 ~ 1.3cm，先端锐尖，基部心形而多抱茎，全缘。杯状聚伞花序顶生，伞梗 24，基部轮生叶状苞片 24，每伞梗再叉状分支；苞叶 2，三角状卵形；花单性，无花被；雄花多数和雌花 1 枚同生于萼状总苞内，总苞顶端 4 ~ 5 裂；雄花仅具雄蕊 1；雌花生于花序中央，雌蕊 1，子房 3 室，花柱 3，先端 2 裂。蒴果近球形。种子长圆状球形，表面有黑褐色相间的斑纹。花期 4 ~ 7 月，果期 6 ~ 9 月。

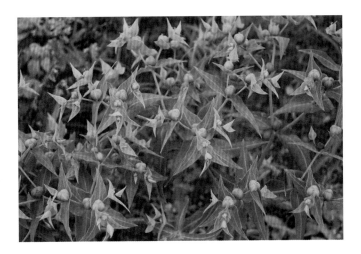

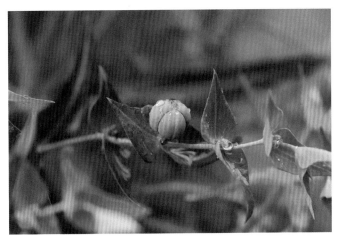

【采收加工】夏、秋二季果实成熟时采收，除去杂质，干燥。

【性状鉴别】本品呈椭圆形或倒卵形，长约 5mm，直径约 4mm。表面灰棕色或灰褐色，具不规则网状皱纹，网孔凹陷处灰黑色，形成细斑点。一侧有纵沟状种脊，顶端为突起的合点，下端为线形种脐，基部有类白色突起的种阜或具脱落后的疤痕。种皮薄脆，种仁白色或黄白色，富油质。气微，味辛。

【药性】味辣，性热；有毒。

【功能主治】逐水退肿，破血消癥，解毒杀虫。用于水肿，腹水，二便不利，癥瘕瘀滞，经闭，疥癣癫疮，痈肿，毒蛇咬伤及疣赘。

【用法用量】内服：制霜入丸、散，1 ~ 2g。外用：适量，捣烂外敷或研末醋调涂。

川芎
Chuanxiong

为伞形科藁本属植物川芎 *Ligusticum chuanxiong* **Hort.** 的根茎。

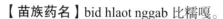

【苗族药名】bid hlaot nggab 比糯嘎。

【俗名】山鞠穷、芎穷。

【原植物】多年生草本，高 40～60cm。根茎发达，形成不规则的结节状拳形团块，具浓烈香气。茎直立，圆柱形，具纵条纹，上部多分枝，下部茎节膨大呈盘状（苓子）。茎下部叶具柄，柄长 3～10cm，基部扩大成鞘；叶片轮廓卵状三角形，长 12～15cm，宽 10～15cm，3～4 回

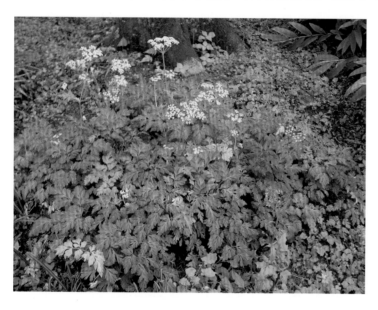

三出式羽状全裂，羽片 4～5 对，卵状披针形，长 6～7cm，宽 5～6cm，末回裂片线状披针形至长卵形，长 2～5mm，宽 1～2mm，具小尖头；茎上部叶渐简化。复伞形花序顶生或侧生；总苞片 3～6，线形，长 0.5～2.5cm；伞辐 7～24，不等长，长 2～4cm，内侧粗糙；小总苞片 4～8，线形，长 3～5mm，粗糙；萼齿不发育；花瓣白色，倒卵形至心形，长 1.5～2mm，先端具内折小尖头；花柱基圆锥状，花柱 2，长 2～3mm，向下反曲。幼果两侧扁压，长 2～3mm，宽约 1mm；背棱槽内油管 1～5，侧棱槽内油管 2～3，合生面油管 6～8。花期 7～8 月，幼果期 9～10 月。

【采收加工】夏季当茎上的节盘显著突出，并略带紫色时采挖，除去泥沙，晒后烘干，再去须根。

【性状鉴别】本品为不规则结节状拳形团块，直径 2～7cm。表面灰褐色或褐色，粗糙皱缩，有多数平行隆起的轮节，顶端有凹陷的类圆形茎痕，下侧及轮节上有多数小瘤状根痕。质坚实，不易折断，断面黄白色或灰黄色，散有黄棕色的油室，形成层环呈波状。气浓香，味苦、辛，微甜。

【药性】味苦，性热。

【功能主治】活血行气，祛风止痛。用于胸痹心痛，胸胁刺痛，跌仆肿痛，月经不调，经闭痛经，癥瘕腹痛，头痛，风湿痹痛。

【用法用量】内服：煎汤，3～10g。外用：适量，研末撒；或煎汤漱口。

川续断
Chuanxuduan

为川续断科川续断属植物川续断 *Dipsacus asper* **Wall.ex Henry** 的根。

【苗族药名】ghob reib god yab 阿锐嘎亚。

【俗名】和尚头、山萝卜、川断。

【原植物】多年生草本，高达 2m；主根 1 条或在根茎上生出数条，圆柱形，黄褐色，稍肉质；茎中空，具 6～8 条棱，棱上疏生下弯粗短的硬刺。基生叶稀疏丛生，叶片琴状羽裂，长 15～25cm，宽 5～20cm，顶端裂片大，卵形，长达 15cm，宽 9cm，两侧裂片 3～4 对，侧裂片一般为倒卵形或匙形，叶面被白色刺毛或乳头状刺毛，背面沿脉密被刺毛；叶柄长可达 25cm；茎生叶在茎之中下部为羽状深裂，中裂片披针形，长 11cm，宽 5cm，先端渐尖，边缘具疏粗锯齿，侧裂片 2～4 对，披针形或长圆形，基生叶和下部的茎生叶具长柄，向上叶柄渐短，上部叶披针形，不裂或基部 3 裂。头状花序球形，径 2～3cm，总花梗长达 55cm；总苞片 5～7 枚，叶状，披针形或线形，被硬毛；小苞片倒卵形，长 7～11mm，先端稍平截，被短柔毛，具长 3～4mm 的喙尖，喙尖两侧密生刺毛或稀疏刺毛，稀被短毛；小总苞四棱倒卵柱状、每个侧面具两条纵沟；花萼四棱、皿状、长约 1mm、不裂或 4 浅裂至深裂，外面被短毛；花冠淡黄色或白色，花冠管长 9～11mm，基部狭缩成细管，顶端 4 裂，1 裂片稍大，外面被短柔毛；雄蕊 4，着生于花冠管上，明显超出花冠，花丝扁平，花药椭圆形，紫色；子房下位，花柱通常短于雄蕊，柱头短棒状。瘦果长倒卵柱状，包藏于小总苞内，长约 4mm，仅顶端外露于小总苞外。花期 7～9 月，果期 9～11 月。

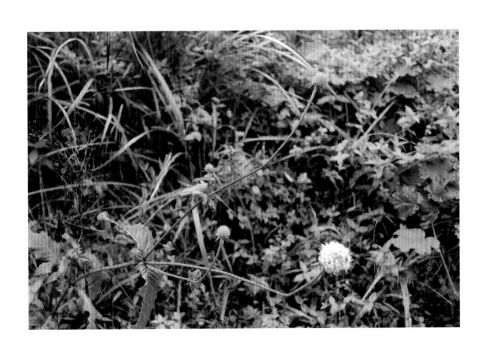

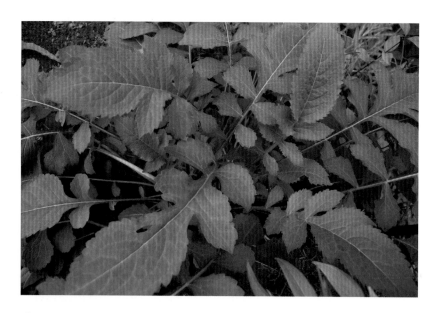

【采收加工】秋季采挖，除去根头和须根，用微火烘至半干，堆置"发汗"至内部变绿色时，再烘干。

【性状鉴别】本品呈圆柱形，略扁，有的微弯曲，长 5～15cm，直径 0.5～2cm。表面灰褐色或黄褐色，有稍扭曲或明显扭曲的纵皱及沟纹，可见横列的皮孔样斑痕和少数须根痕。质软，久置后变硬，易折断，断面不平坦，皮部墨绿色或棕色，外缘褐色或淡褐色，木部黄褐色，导管束呈放射状排列。气微香，味苦、微甜而后涩。

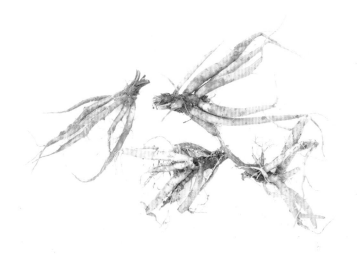

【药性】味苦，性热。

【功能主治】补肝肾，强筋骨，调血脉，止崩漏。用于腰背酸痛，肢节痿痹，跌仆创伤，损筋折骨，胎动漏红，血崩，遗精，带下，痈疽疮肿。

【用法用量】内服：煎汤，6～15g；或入丸、散。外用：鲜品适量，捣烂外敷。

川楝子
Chuanlianzi

为楝科楝属植物楝 *Melia toosendan* Sieb. et Zucc. 的成熟果实。

【苗族药名】det zend ib 豆正衣。

【俗名】苦楝树、金铃子、森树、紫花树、楝树、苦楝、川楝。

【原植物】落叶乔木，高达 10 余米；树皮灰褐色，纵裂。分枝广展，小枝有叶痕。叶为 2 ～ 3 回奇数羽状复叶，长 20 ～ 40cm；小叶对生，卵形、椭圆形至披针形，顶生一片通常略大，长 3 ～ 7cm，宽 2 ～ 3cm，先端短渐尖，基部楔形或宽楔形，多少偏斜，边缘有钝锯齿，幼时被星状毛，后两面均无毛，侧脉每边 12 ～ 16 条，广展，向上斜举。圆锥花序约与叶等长，无毛或幼时被鳞片状短柔毛；花芳香；花萼 5 深裂，裂片卵形或长圆状卵形，先端急尖，外面被微柔毛；花瓣淡紫色，倒卵状匙形，长约 1cm，两面均被微柔毛，通常外面较密；雄蕊管紫色，无毛或近无毛，长 7 ～ 8mm，有纵细脉，管口有钻形、2 ～ 3 齿裂的狭裂片 10 枚，花药 10 枚，着生于裂片内侧，且与裂片互生，长椭圆形，顶端微凸尖；子房近球形，5 ～ 6 室，无毛，每室有胚珠 2 颗，花柱细长，柱头头状，顶端具 5 齿，不伸出雄蕊管。核果球形至椭圆形，长 1 ～ 2cm，宽 8 ～ 15mm，内果皮木质，4 ～ 5 室，每室有种子 1 颗；种子椭圆形。花期 4 ～ 5 月，果期 10 ～ 12 月。

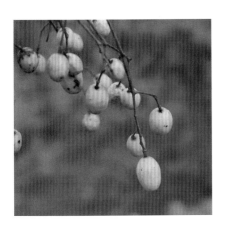

【采收加工】冬季果实成熟时采收，除去杂质，干燥。

【性状鉴别】本品呈类球形，直径 2 ～ 3.2cm。表面金黄色至棕黄色，微有光泽，少数四陷或皱缩，具深棕色小点。顶端有花柱残痕，基部凹陷，有果梗痕。外果皮革质，与果肉间常成空隙，果肉松软，淡黄色，遇水润湿显黏性。果核球形或卵圆形，质坚硬，两端平截，有 6 ～ 8 条纵棱，内分 6 ～ 8 室，每室含黑棕色长圆形的种子 1 粒。气焦香，味酸、苦。

【药性】味苦，性冷；有小毒。

【功能主治】疏肝泄热，行气止痛，杀虫。用于肝郁化火，胸胁、脘腹胀痛，疝气疼痛，虫积腹痛。

【用法用量】内服：煎汤，5 ～ 10 g。外用适量，研末调涂。

马齿苋
Machixian

为马齿苋科马齿苋属植物马齿苋 *Portulaca oleracea* L. 的全草。

【苗族药名】vob hmid nangx 窝咪仰。

【俗名】五方草、长命菜、五行草、马耳菜。

【原植物】一年生草本，全株无毛。茎平卧或斜倚，伏地铺散，多分枝，圆柱形，长10～15cm淡绿色或带暗红色。叶互生，有时近对生，叶片扁平，肥厚，倒卵形，似马齿状，长1～3cm，宽0.6～1.5cm，顶端圆钝或平截，有时微凹，基部楔形，全缘，上面暗绿色，下面淡绿色或带暗红色，中脉微隆起；叶柄粗短。花无梗，直径4～5mm，常3～5朵簇生枝端，午时盛开；苞片2～6，叶状，膜质，近轮生；萼片2，对生，绿色，盔形，左右压扁，长约4mm，顶端急尖，背部具龙骨状凸起，基部合生；花瓣5，稀4，黄色，倒卵形，长3～5mm，顶端微凹，基部合生；雄蕊通常8，或更多，长约12mm，花药黄色；子房无毛，花柱比雄蕊稍长，柱头4～6裂，线形。蒴果卵球形，长约5mm，盖裂；种子细小，多数，偏斜球形，黑褐色，有光泽，直径不及1mm，具小疣状凸起。花期5～8月，果期6～9月。

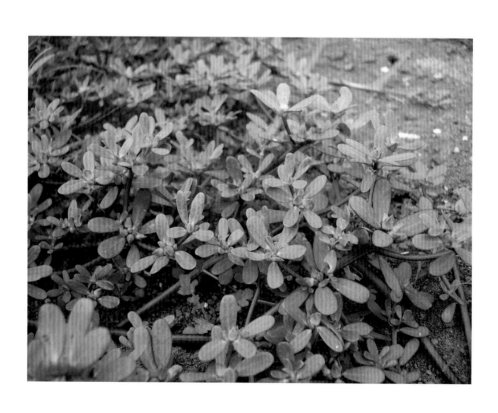

【采收加工】8～9月割取全草，洗净泥土，拣去杂质，再用开水稍烫（煮）一次或蒸，上气后，取出晒或炕干；亦可鲜用。

【性状鉴别】本品全草多皱缩蜷曲成团。茎圆柱形，长 10～25cm，直径 1～3mm，表面黄棕色至棕褐色，有明显扭曲的纵沟纹。叶易破碎或脱落，完整叶片倒卵形，绿褐色，长 1～2.5cm，宽 0.5～1.5cm，先端钝平或微缺，全缘。花少见，黄色，生于枝端。蒴果圆锥形，长约 5mm，帽状盖裂，内含多数黑色细小种子。气微，味微酸，带有黏性。

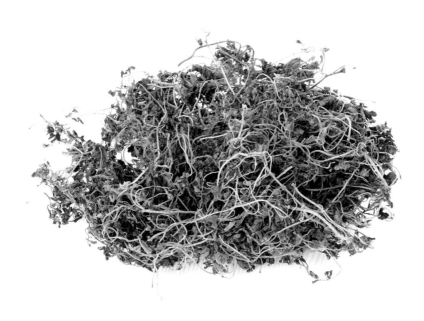

【药性】味酸，性冷。

【功能主治】清热解毒，凉血止痢，除湿通淋。用于热毒泻痢，湿热淋证，尿闭，赤白带下，崩漏，痔血，疮疡痈疖，丹毒，瘰疬，湿癣，白秃。

【用法用量】内服：煎汤，10～15g，鲜品 30～60g；或绞汁。外用：适量，捣烂外敷；烧灰研末调敷；或煎水洗。

马桑
Masang

为马桑科马桑属植物马桑 *Coriaria nepalensis* **Wall.** 的根。

【苗族药名】det wik 豆雨。

【俗名】乌龙须、马桑柴、野马桑、马鞍子。

【原植物】灌木，高 1.5～2.5m，分枝水平开展，小枝四棱形或成四狭翅，幼枝疏被微柔毛，后变无毛，常带紫色，老枝紫褐色，具显著圆形突起的皮孔；芽鳞膜质，卵形或卵状三角形，长 1～2mm，紫红色，无毛。叶对生，纸质至薄革质，椭圆形或阔椭圆形，长 2.5～8cm，宽 1.5～4cm，先端急尖，基部圆形，全缘，两面无毛或沿脉上疏被毛，基出 3 脉，弧形伸至顶端，在叶面微凹，叶背突起；叶短柄，长 2～3mm，疏被毛，紫色，基部具垫状突起物。总状花序生于二年生的枝条上，雄花序先叶开放，长 1.5～2.5cm，多花密集，序轴被腺状微柔毛；苞片和小苞片卵圆形，长约 2.5mm，宽约 2mm，膜质，半透明，内凹，上部边缘具流苏状细齿；花梗长约 1mm，无毛；萼片卵形，长 1.5～2mm，宽 1～1.5mm，边缘半透明，上部具流苏状细齿；花瓣极小，卵形，长约 0.3mm，里面龙骨状；雄蕊 10，花丝线形，长约 1mm，开花时伸长，长 3～3.5mm，花药长圆形，长约 2mm，具细小疣状体，药隔伸出，花药基部短尾状；不育雌蕊存在；雌花序与叶同出，长 4～6cm，序轴被腺状微柔毛；苞片稍大，长约 4mm，带紫色；花梗长 1.5～2.5mm；萼片与雄花同；花瓣肉质，较小，龙骨状；雄蕊较短，花丝长约

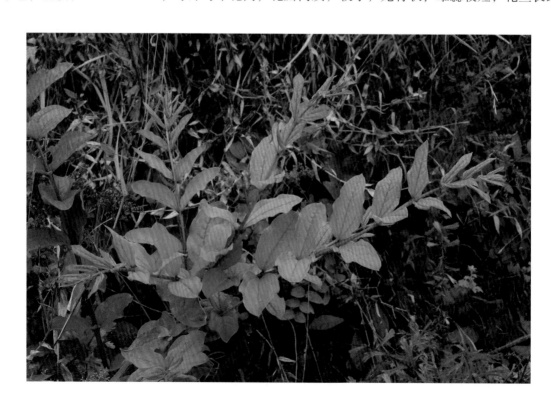

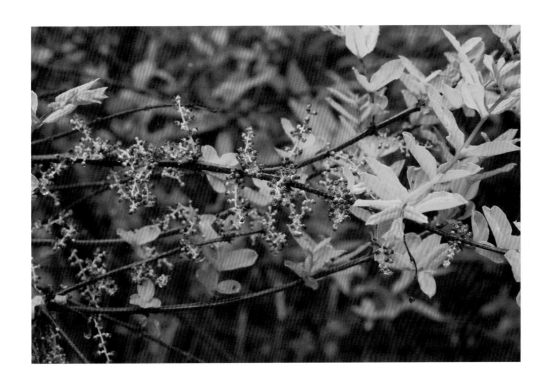

0.5mm，花药长约 0.8mm，心皮 5，耳形，长约 0.7mm，宽约 0.5mm，侧向压扁，花柱长约 1mm，具小疣体，柱头上部外弯，紫红色，具多数小疣体。果球形，果期花瓣肉质增大包于果外，成熟时由红色变紫黑色，径 4～6mm；种子卵状长圆形。

【采收加工】夏、秋季采挖，洗净、晒干。

【性状鉴别】本品根肥大粗糙，附有部分残茎，多结节皱纹。表面灰棕色，凹凸不平。断面木质坚实。气微香，味淡而涩。

【药性】味涩，性冷；有毒。

【功能主治】清热解毒，消肿止痛，散瘀生肌。用于风湿痹痛，牙痛，痰饮，瘰疬，急性结合膜炎，淋巴结核，狂犬咬伤，跌仆损伤，烧烫伤。

【用法用量】内服：煎汤，3～9g。外用：适量，煎水洗或研末调敷。

马鞭草
Mabiancao

为马鞭草科马鞭草属植物马鞭草 *Verbena officinalis* **L.** 的全草。

【苗族药名】jab lob gheib 加洛根。

【俗名】土马鞭、马鞭稍、马鞭子、铁马鞭。

【原植物】多年生草本植物，高 30～120cm。茎直立，多分枝，四棱形，支、节上具硬毛。叶对生；叶片卵圆形至长椭圆形，长 38cm，宽 15cm，基生叶羽状分裂，茎生叶多为 3 深裂，裂片圆披针形，裂片边缘具粗齿状裂缺，两面被硬毛。穗状花序顶生或腋生，花小，紫蓝色，花间距随花轴生长由密而疏；苞片 1，披针形，花萼筒状，先端 5 齿，被硬毛；花冠唇形，裂片 5，类圆形；雄蕊 4，不外露；雌蕊 1，子房上位。蒴果柱形，成熟时裂开，内存小坚果 4。花期 6～8 月，果期 7～10 月。

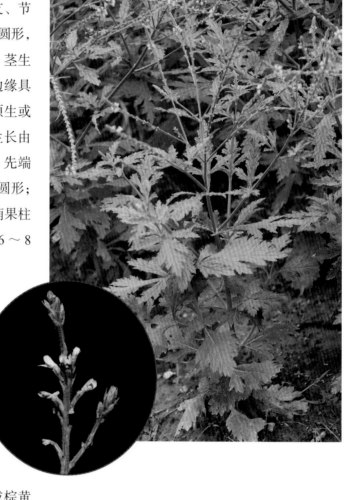

【采收加工】6～9 月开花时采收，挖取全草，除净泥土和杂质，晒干。

【性状鉴别】本品根茎圆柱形，着生须根多数，土黄色。茎四棱柱形，表面黄绿色或灰绿色，有纵沟，具疏毛；质硬，易折断，断面纤维状，中空或留存白色茎髓。叶对生，多残破，两面具毛，灰绿色或棕黄色。花序穗状，花小密排，花瓣棕色；果序穗状，果实稀排，宿萼灰绿色，内有小坚果 4，棕色。气微，味苦。

【药性】味苦，涩，性冷。

【功能主治】清热解毒，活血止痛，利水消肿，截疟。用于外感发热，湿热黄疸，肝炎，泌尿道感染，水肿，咽喉肿痛，月经不调，经闭，腹痛，疟疾，痈肿疮毒，跌打损伤，骨折。

【用法用量】内服：煎汤，10～30g。外用：适量，捣烂外敷或水洗。

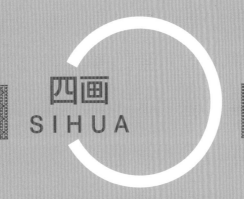

四画
SIHUA

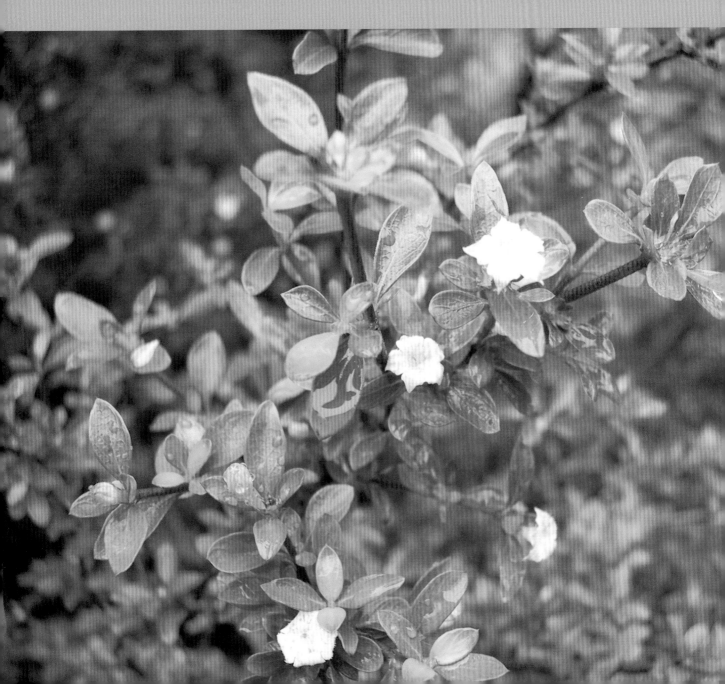

天丁
Tianding

为豆科皂荚属植物皂荚 *Gleditsia sinensis* **Lam.** 的棘刺。

【苗族药名】bel def def sad bil 波豆豆沙碧。

【俗名】皂角刺、皂针、皂刺。

【原植物】落叶乔木或小乔木，高可达 30m；枝灰色至深褐色；刺粗壮，圆柱形，常分枝，多呈圆锥状，长达 16cm。叶为一回羽状复叶，长 10 ～ 18（～ 26）cm；小叶（2 ～）3 ～ 9 对，纸质，卵状披针形至长圆形，长 2 ～ 8.5（～ 12.5）cm，宽 1 ～ 4（～ 6）cm，先端急尖或渐尖，顶端圆钝，具小尖头，基部圆形或楔形，有时稍歪斜，边缘具细锯齿，上面被短柔毛，下面中脉上稍被柔毛；网脉明显，在两面凸起；小叶柄长 1 ～ 2（～ 5）mm，被短柔毛。花杂性，黄白色，组成总状花序；花序腋生或顶生，长 5 ～ 14cm，被短柔毛；雄花：直径 9 ～ 10mm；花梗长 2 ～ 8（～ 10）mm；花托长 2.5 ～ 3mm，深棕色，外面被柔毛；萼片 4，三角状披针形，长约 3mm，两面被柔毛；花瓣 4，长圆形，长 4 ～ 5mm，被微柔毛；雄蕊 8（6）；退化雌蕊长 2 ～ 5mm；两性花：直径 10 ～ 12mm；花梗长 2 ～ 5mm；

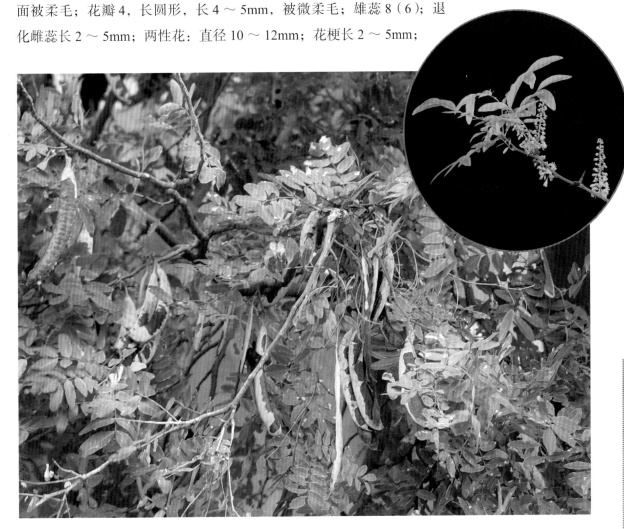

萼、花瓣与雄花的相似，唯萼片长 4～5mm，花瓣长 5～6mm；雄蕊 8；子房缝线上及基部被毛，柱头浅 2 裂；胚珠多数。荚果带状，长 12～37cm，宽 2～4cm，劲直或扭曲，果肉稍厚，两面鼓起，或有的荚果短小，多少呈柱形，长 5～13cm，宽 1～1.5cm，弯曲作新月形，通常称猪牙皂，内无种子；果颈长 1～3.5cm；果瓣革质，褐棕色或红褐色，常被白色粉霜；种子多颗，长圆形或椭圆形，长 11～13mm，宽 8～9mm，棕色，光亮。花期 3～5 月；果期 5～12 月。

【采收加工】全年均可采收，干燥，或趁鲜切片，干燥。

【性状鉴别】本品完整的棘刺有多数分枝，主刺圆柱形，长 5～15cm，基部粗 8～12mm，末端尖锐；分枝刺一般长 1.5～7cm，有时再分歧成小刺。表面棕紫色，尖部红棕色，光滑或有细皱纹。质坚硬，难折断。气微，味淡。

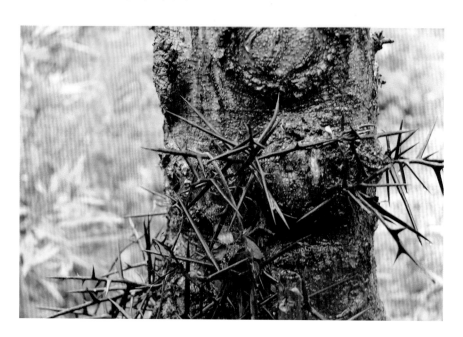

【药性】味辛，性热。

【功能主治】消肿托毒，排脓，杀虫。用于痈疽初起或脓成不溃；外治疥癣麻风。

【用法用量】内服：煎汤，3～9g；或入丸、散。外用：适量，醋煎涂，或研末撒，或调敷。

天冬
Tiandong

为百合科天冬属植物天冬 *Asparagus cochinchinensis*（**Lour.**）**Merr.** 的块根。

【苗族药名】zend jab ngol yut 基加欧幼。

【俗名】小叶青、三百棒、大当门根、多儿母、野鸡食。

【原植物】攀援植物。根在中部或近末端成纺锤状膨大，膨大部分长 3 ～ 5cm，粗 1 ～ 2cm。茎平滑，常弯曲或扭曲，长可达 1 ～ 2m，分枝具棱或狭翅。叶状枝通常每 3 枚成簇，扁平或由于中脉龙骨状而略呈锐三棱形，稍镰刀状，长 0.5 ～ 8cm，宽 1 ～ 2mm；茎上的鳞片状叶基部延伸为长 2.5 ～ 3.5mm 的硬刺，在分枝上的刺较短或不明显。花通常每 2 朵腋生，淡绿色；花梗长 2 ～ 6mm，关节一般位于中部，有时位置有变化；雄花：花被长 2.5 ～ 3mm；花丝不贴生于花被片上；雌花大小和雄花相似。浆果直径 6 ～ 7mm，熟时红色，有 1 颗种子。花期 5 ～ 6 月，果期 8 ～ 10 月。

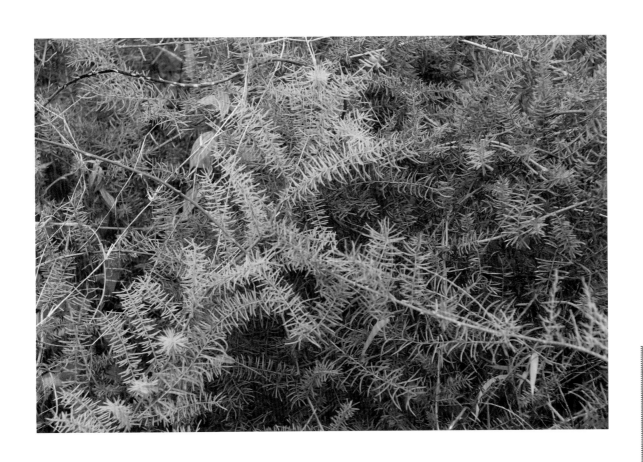

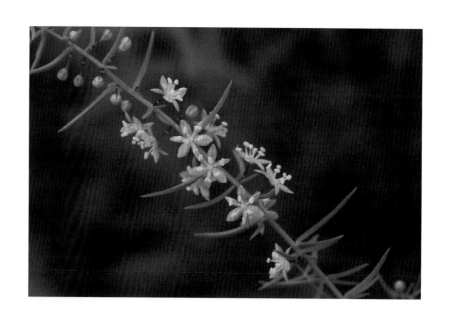

【采收加工】立秋后采挖，洗净，除去须根，用水煮至皮裂，剥去外皮，切段，晒干。

【性状鉴别】本品呈长纺锤形，略弯曲，长 5～18cm，直径 0.5～2cm。表面黄白色至淡黄棕色，半透明，光滑或具深浅不等的纵皱纹，偶有残存的灰棕色外皮。质硬或柔润，有黏性，断面角质样，中柱黄白色。气微，味甜、微苦。

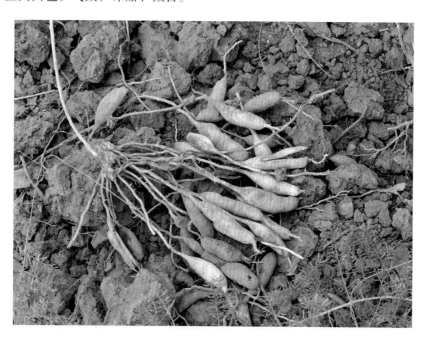

【药性】味苦、微甜，性冷。

【功能主治】养阴润燥，清肺生津。用于肺燥干咳，顿咳痰黏，腰膝酸痛，骨蒸潮热，内热消渴，热病津伤，咽干口渴，肠燥便秘。

【用法用量】内服：煎汤，6～12g；熬膏或入丸、散。外用：适量，鲜品捣敷或捣烂绞汁涂搽。

天名精
Tianmingjing

为菊科天名精属植物天名精 *Carpesium abrotanoides* **L.** 的全草。

【苗族药名】ghob bad yanb 喔巴烟。

【俗名】地菘、天蔓青、鹤虱、野烟叶、野烟、野叶子烟。

【原植物】多年生粗壮草本。茎高 60～100cm，圆柱状，下部木质，近于无毛，上部密被短柔毛，有明显的纵条纹，多分枝。基叶于开花前凋萎，茎下部叶广椭圆形或长椭圆形，长 8～16cm，宽 4～7cm，先端钝或锐尖，基部楔形，三面深绿色，被短柔毛，老时脱落，几无毛，叶面粗糙，下面淡绿色，密被短柔毛，有细小腺点，边缘具不规整的钝齿，齿端有腺体状胼胝体；叶柄长 5～15mm，密被短柔毛；茎上部节间长 1～2.5cm，叶较密，长椭圆形或椭圆状披针形，先端渐尖或锐尖，基部阔楔形，无柄或具短柄。头状花序多数，生茎端及沿茎、枝生于叶腋，近无梗，成穗状花序式排列，着生于茎端及枝端者具椭圆形或披针形长 6～15mm 的苞叶 2～4 枚，腋生头状花序无苞叶或有时具 1～2 枚甚小的苞叶。总苞钟球形，基部宽，上端稍收缩，成熟时开展成扁球形，直径 6～8mm；苞片 3 层，外层较短，卵圆形，先端钝或短渐尖，膜质或先端草质，具缘毛，背面被短柔毛，内层长圆形，先端圆钝或具不明显的啮蚀状小齿。外围雌花花冠丝状，3～5 齿裂，中央两性花冠筒状，长 2～2.5mm，向上渐宽，冠檐 5 齿裂。瘦果长约 3.5mm。

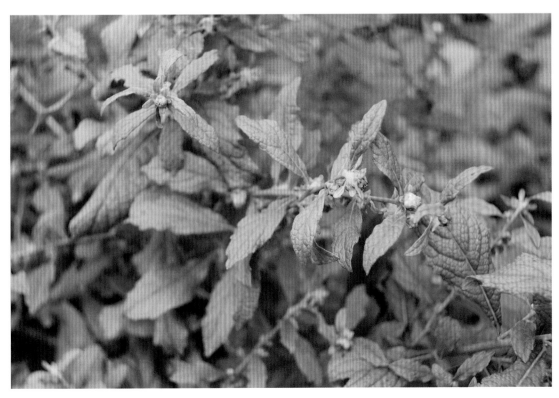

中国常用苗药彩色图谱

【采收加工】7～8月采收，洗净，鲜用或晒干。

【性状鉴别】本品长60～100cm。根多条，圆柱形，有分枝，棕黄色；质柔软，不易折断。茎圆柱形，长60～90cm，直径2～4mm，上部多分枝，表面黄绿色或绿褐色，有纵条纹；嫩枝上被短柔毛；质脆，易折断，断面中空或具类白色髓部。单叶互生，叶片多卷曲而皱缩，易碎，灰绿色或褐绿色；展平后呈宽椭圆形或长椭圆形，长8～16cm，宽3～7cm，顶端尖或钝，基部渐狭，成具翅的柄，边缘有不规则的锯齿或全缘，两面被白色短柔毛，下表面对光照视有细小的腺点。头状花序单生于枝顶和叶腋，有短梗或无梗，总苞片3层，外层苞片卵圆形，中、内层苞片长圆形；花棕黄色，外围雌花狭筒状，3～5齿裂，中央两性花筒状，顶端5齿裂。气微，味微苦、涩。

【药性】味苦，性冷。

【功能主治】清热化痰，解毒杀虫，破瘀止血。用于乳蛾喉痹，急、慢惊风，牙痛，疔疮肿毒，痔瘘，皮肤痒疹，毒蛇咬伤，虫积，血瘀，吐血，衄血，血淋，创伤出血。

【用法用量】内服：煎汤，9～15g；或研末，3～6g；或捣汁；或入丸、散。外用：适量，捣敷；或煎水熏洗及含漱。

天南星
Tiannanxing

为天南星科天南星属植物天南星 *Arisaema heterophyllum* Blume 或一把伞南星 *Arisaema erubescens*（Wall.）Schott 的块茎。

【苗族药名】kuad bed vud 垮败有。

【俗名】蛇棒头、天凉伞、蛇六谷、南星。

【原植物】

1. 天南星　块茎扁球形，直径 2～4cm，顶部扁平，周围生根，常有若干侧生芽眼。鳞芽 4～5，膜质。叶常单 1，叶柄圆柱形，粉绿色，长 30～50cm，下部 3/4 鞘筒状，鞘端斜截形；叶片鸟足状分裂，裂片 13～19，有时更少或更多，倒披针形、长圆形、线状长圆形，基部楔形，先端骤狭渐尖，全缘，暗绿色，背面淡绿色，中裂片无柄或具长 15mm 的短柄，长 3～15cm，宽 0.7～5.8cm，比侧裂片几短 1/2；侧裂片长 7.7～24.2(～31) cm，宽（0.7～）2～6.5cm，向外渐小，排列成蝎尾状，间距 0.5～1.5cm。花序柄长 30～55cm，从叶柄鞘筒内抽出。佛焰苞管部圆柱形，长 3.2～8cm，粗 1～2.5cm，粉绿色，内面绿白色，喉部截形，外缘稍外卷；檐部卵形或卵状披针形，宽 2.5～8cm，长 4～9cm，下弯几

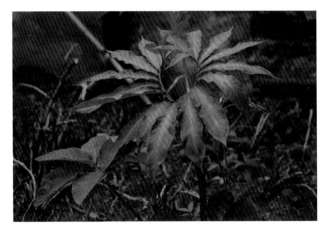

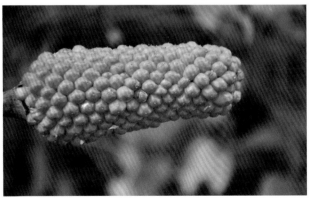

成盔状，背面深绿色、淡绿色至淡黄色，先端骤狭渐尖。肉穗花序两性和雄花序单性。两性花序：下部雌花序长 1～2.2cm，上部雄花序长 1.5～3.2cm，此中雄花疏，大部分不育，有的退化为钻形中性花，稀为仅有钻形中性花的雌花序。单性雄花序长 3～5cm，粗 3～5mm，各种花序附属器基部粗 5～11mm，苍白色，向上细狭，长 10～20cm，至佛焰苞喉部以外之字形上升（稀下弯）。雌花球形，花柱明显，柱头小，胚珠 3～4，直立于基底胎座上。雄花具柄，花药 2～4，白色，顶孔横裂。浆果黄红色、红色，圆柱形，长约 5mm，内有棒头状种子 1 枚，不育胚珠 2～3 枚，种子黄色，具红色斑点。花期 4～5 月，果期 7～9 月。

2. 一把伞南星　块茎扁球形，直径可达6cm，表皮黄色，有时淡红紫色。鳞叶绿白色、粉红色、有紫褐色斑纹。叶1，极稀2，叶柄长40～80cm，中部以下具鞘，鞘部粉绿色，上部绿色，有时具褐色斑块；叶片放射状分裂，裂片无定数；幼株少则3～4枚，多年生植株有多至20枚的，常1枚上举，余放射状平展，披针形、长圆形至椭圆形，无柄，长（6～）8～24cm，宽6～35mm，长渐尖，具线形长尾（长可达7cm）或否。花序柄比叶柄短，直立，果时下弯或否。佛焰苞绿色，背面有清晰的白色条纹，或淡紫色至深紫色而无条纹，管部圆筒形，长4～8mm，粗9～20mm；喉部边缘截形或稍外卷；檐部通常颜色较深，三角状卵形至长圆状卵形，有时为倒卵形，长4～7cm，宽2.2～6cm，先端渐狭，略

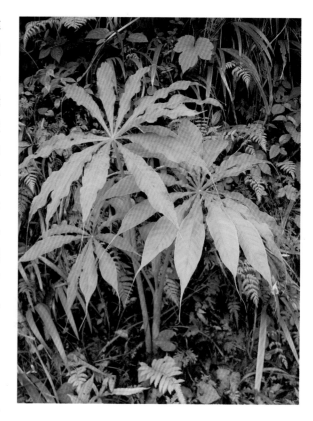

下弯，有长5～15cm的线形尾尖或否。肉穗花序单性，雄花序长2～2.5cm，花密；雌花序长约2cm，粗6～7mm；各附属器棒状、圆柱形，中部稍膨大或否，直立，长2～4.5cm，中部粗2.5～5mm，先端钝，光滑，基部渐狭；雄花序的附属器下部光滑或有少数中性花；雌花序上的具多数中性花。雄花具短柄，淡绿色、紫色至暗褐色，雄蕊2～4，药室近球形，顶孔开裂成圆形。雌花：子房卵圆形，柱头无柄。果序柄下弯或直立，浆果红色，种子1～2，球形，淡褐色。花期5～7月，果9月成熟。

【采收加工】秋、冬二季茎叶枯萎时采挖，除去须根及外皮，干燥。

【性状鉴别】本品呈扁球形，高1～2cm，直径1.5～6.5cm。表面类白色或淡棕色，较光滑，顶端有凹陷的茎痕，周围有麻点状根痕，有的块茎周边有小扁球状侧芽。质坚硬，不易破碎，断面不平坦，白色，粉性。气微辛，味麻辣。

【药性】味麻、辣，性热；有毒。

【功能主治】祛风止痉，化痰散结。用于中风痰壅，口眼㖞斜，半身不遂，手足麻痹，风痰眩晕，癫痫，惊风，破伤风，咳嗽，痈肿，瘰疬，跌仆损伤，毒蛇咬伤。

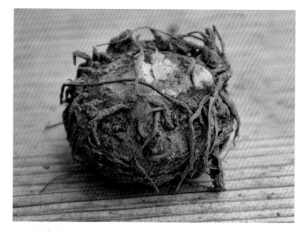

◆ 天南星

【用法用量】内服：煎汤，3～9g，一般制后用；或入丸、散。外用：生品适量，研末或酒调敷。

天麻
Tianma

为兰科天麻属植物天麻 *Gastrodia elata* **Bl.** 的块茎。

【苗族药名】yangf wid vud 洋芋有。

【俗名】赤箭、山萝卜、鹦哥嘴。

【原植物】植株高 30 ~ 100cm，有时可达 2m；根状茎肥厚，块茎状，椭圆形至近哑铃形，肉质，长 8 ~ 12cm，直径 3 ~ 5（~ 7）cm，有时更大，具较密的节，节上被许多三角状宽卵形的鞘。茎直立，橙黄色、黄色、灰棕色或蓝绿色，无绿叶，下部被数枚膜质鞘。总状花序长 5 ~ 30（~ 50）cm，通常具 30 ~ 50 朵花；花苞片长圆状披针形，长 1 ~ 1.5cm，膜质；花梗和子房长 7 ~ 12mm，略短于花苞片；花扭转，橙黄、淡黄、蓝绿或黄白色，近直立；萼片和花瓣合生成的花被筒长约 1cm，直径 5 ~ 7mm，近斜卵状圆筒形，顶端具 5 枚裂片，但前方亦即两枚侧萼片合生处的裂口深达 5mm，筒的基部向前方凸出；外轮裂片（萼片离生部分）卵状三角形，先端钝；内轮裂片（花瓣离生部分）近长圆形，较小；唇瓣长圆状卵圆形，长 6 ~ 7mm，宽 3 ~ 4mm，3 裂，基部贴生于蕊柱足末端与花被筒内壁上

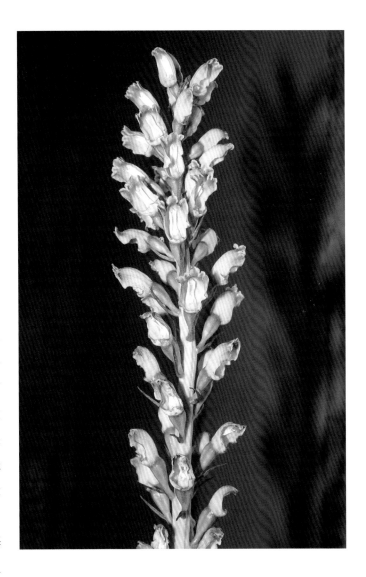

并有一对肉质胼胝体，上部离生，上面具乳突，边缘有不规则短流苏；蕊柱长 5 ~ 7mm，有短的蕊柱足。蒴果倒卵状椭圆形，长 1.4 ~ 1.8cm，宽 8 ~ 9mm。花果期 5 ~ 7 月。

【采收加工】冬、春季采挖，冬采质量较好。除去地上茎和须根，洗净，用清水泡，及时擦去粗皮，用水煮透至中心无白点，取出晾干、晒干或烘干。

【性状鉴别】本品块茎长椭圆形，扁缩而稍弯曲，长 5～13cm，宽 2～6cm，厚 1～3cm。表面黄色或淡黄色，微透明，有纵皱纹及由潜伏芽排列而成的横环多轮，顶端有红棕色至深棕色鹦嘴状的芽或残留茎基，另端有圆脐形疤痕。质坚硬，不易折断，断面较平坦，角质样，米白色或淡棕色，有光泽，内心有裂隙。气微，味甘。

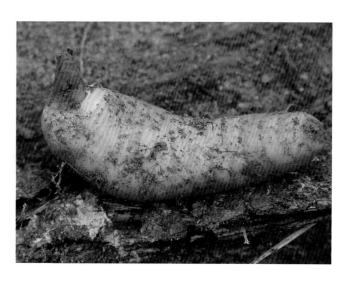

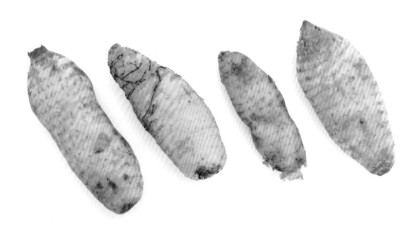

【药性】味苦，性冷。

【功能主治】息风止痉，平肝，定惊，祛风通络。用于急慢惊风，抽搐拘挛，破伤风，眩晕，头痛，半身不遂，肢麻，风湿痹痛。

【用法用量】内服：煎汤，10～30g；或入丸、散，研末吞服，每次 2～5g。

元宝草

Yuanbaocao

为藤黄科金丝桃属植物元宝草 *Hypericum sampsonii* Hance 的全草。

【苗族药名】reib deib nux 锐对努。

【俗名】双月莲、对叶草、对月草、宝心草、蛇开口、莽子草。

【原植物】多年生草本，高 0.2～0.8m，全体无毛。茎单一或少数，圆柱形，无腺点，上部分枝。叶对生，无柄，其基部完全合生为一体而茎贯穿其中心，或宽或狭的披针形至长圆形或倒披针形，长（2～）2.5～7（～8）cm，宽（0.7～）1～3.5cm，先端钝形或圆形，基部较宽，全缘，坚纸质，上面绿色，下面淡绿色，边缘密生有黑色腺点，全面散生透明或间有黑色腺点，中脉直贯叶端，侧脉每边约4条，斜上升，近边缘弧状连结，与中脉两面明显，脉网细而稀疏。花序顶生，多花，伞房状，连同其下方常多达6个腋生花枝整体形成一个庞大的疏松伞房状至圆柱状圆锥花序；苞片及小苞片线状披针形或线形，长达4mm，先端渐尖。花直径6～10（～15）mm，近扁平，基部为盃状；花蕾卵珠形，先端钝形；花梗长2～3mm。萼片长圆形或长圆状匙形或长圆状线形，长3～7（～10）mm，宽1～3mm，先端图形，全缘，边缘疏生黑腺点，全面散布淡色稀为黑色腺

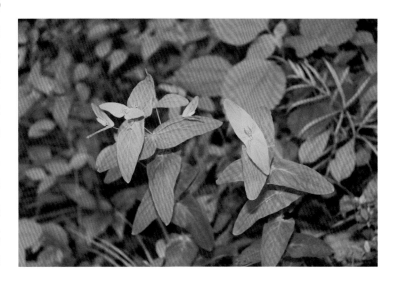

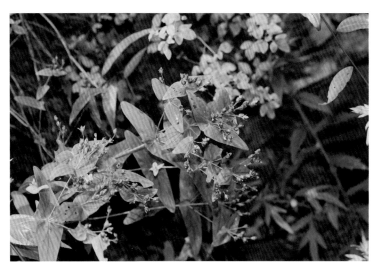

点及腺斑，果时直伸。花瓣淡黄色，椭圆状长圆形，长4～8（～13）mm，宽1.5～4（～7）mm，宿存，边缘有无柄或近无柄的黑腺体，全面散布淡色或稀为黑色腺点和腺条纹。雄蕊3束，宿存，每束具雄蕊10～14枚，花药淡黄色，具黑腺点。子房卵珠形至狭圆锥形，长约3mm，3

室；花柱 3，长约 2mm，自基部分离。蒴果宽卵珠形至或宽或狭的卵珠状圆锥形，长 6～9mm，宽 4～5mm，散布有卵珠状黄褐色囊状腺体。种子黄褐色，长卵柱形，长约 1mm，两侧无龙骨状突起，顶端无附属物，表面有明显的细蜂窝纹。花期 5～6 月，果期 7～8 月。

【采收加工】8～9 月种子成熟时，收割全草，晒干。

【性状鉴别】本品全草长 30～80cm。根细圆柱形，稍弯曲，长 5～15cm，淡棕色。茎圆柱形，直径 0.2～0.5cm，表面棕黄色至深棕色，断面中空。叶对生，两叶基部完全合生，棕褐色，多皱缩破碎，完整者两叶长 7～13cm，宽 0.5～2cm，全缘，茎自中部贯穿，下表面有多数黑色腺点。蒴果卵圆形，种子细小，多数。气微，味淡。

【药性】味苦、辛，性冷。

【功能主治】通经活血，止血生肌，清热解毒，祛风通络。用于吐血、尿血，跌打损伤，月经不调，蛇咬伤，小儿高热，痢疾，肠炎，风湿痹痛。外用治乳腺炎、烧烫伤、痈肿疮毒。

【用法用量】内服：煎汤，干品 9～15g，鲜品 30～60g。外用：适量，鲜品洗净捣敷，或干品研末外敷。

无花果
Wuhuaguo

为桑科榕属植物无花果 *Ficus carica* L. 的肉质花序托。

【苗族药名】ax niangb bangx zend yex 阿娘本整有。

【俗名】奶浆果、品仙果、天生子。

【原植物】落叶灌木，高 3 ～ 10m，多分枝；树皮灰褐色，皮孔明显；小枝直立，粗壮。叶互生，厚纸质，广卵圆形，长宽近相等，10 ～ 20cm，通常 3 ～ 5 裂，小裂片卵形，边缘具不规则钝齿，表面粗糙，背面密生细小钟乳体及灰色短柔毛，基部浅心形，基生侧脉 3 ～ 5 条，侧脉 5 ～ 7 对；叶柄长 2 ～ 5cm，粗壮；托叶卵状披针形，长约 1cm，红色。雌雄异株，雄花和瘿花同生于一榕果内壁，雄花生内壁口部，花被片 4 ～ 5，雄蕊 3，有时 1 或 5，瘿花花柱侧生，短；雌花花被与雄花同，子房

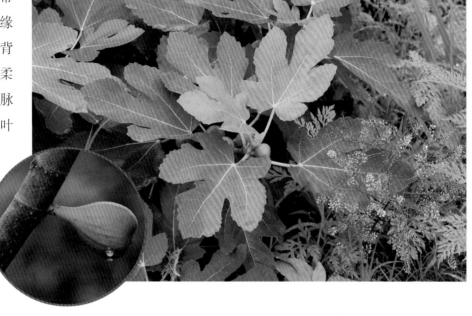

卵圆形，光滑，花柱侧生，柱头 2 裂，线形。榕果单生叶腋，大而梨形，直径 3 ～ 5cm，顶部下陷，成熟时紫红色或黄色，基生苞片 3，卵形；瘦果透镜状。花果期 5 ～ 7 月。

【采收加工】7 ～ 10 月花序托呈绿色时，分批采摘，用开水烫后，晒干或烘干。

【性状鉴别】本品干燥的花托呈倒圆锥形或类球形，长约 2cm，直径 1.5 ～ 2.5cm；表面淡黄棕色至暗棕色、青黑色，有波状弯曲的纵棱线；顶端稍平截，中央有圆形突起，基部较狭，带有果柄及残存的苞片。质坚硬，横切面黄白色，内壁着生众多细小瘦果，有时上部尚见枯萎的雄花。瘦果卵形或三棱状卵形，长 1 ～ 2mm，淡黄色，外有宿萼包被。气微，味甜、略酸。

【药性】味甜，性冷。

【功能主治】润肺止咳，健脾开胃，解毒消肿。用于咳嗽，便秘，乳汁稀少，食欲不振，脘腹胀痛，咽喉肿痛，带下，痔疮。

【用法用量】内服：煎汤，15 ～ 30g；或鲜用 1 ～ 2 枚。

木瓜
Mugua

为蔷薇科木瓜海棠属植物皱皮木瓜 *Chaenomeles speciosa*（Sweet）Nakai 的近成熟果实。

【苗族药名】zend fab hxub 正发秋。

【俗名】铁脚梨、贴梗木瓜、贴梗海棠。

【原植物】落叶灌木，高达 2m，枝条直立开展，有刺；小枝圆柱形，微屈曲，无毛，紫褐色或黑褐色，有疏生浅褐色皮孔；冬芽三角卵形，先端急尖，近于无毛或在鳞片边缘具短柔毛，紫褐色。叶片卵形至椭圆形，稀长椭圆形，长 3～9cm，宽 1.5～5cm，先端急尖稀圆钝，基部楔形至宽楔形，边缘具有尖锐锯齿，齿尖开展，无毛或在萌蘖上沿下面叶脉有短柔毛；叶柄长约 1cm；托叶大形，草质，肾形或半圆形，稀卵形，长 5～10mm，宽 12～20mm，边缘有尖锐重锯齿，无毛。花先叶开放，3～5 朵簇生于二年生老枝上；花梗短粗，长约 3mm 或近于无柄；花直径 3～5cm；萼筒钟状，外面无毛；萼片直立，半圆形稀卵形，长 3～4mm。

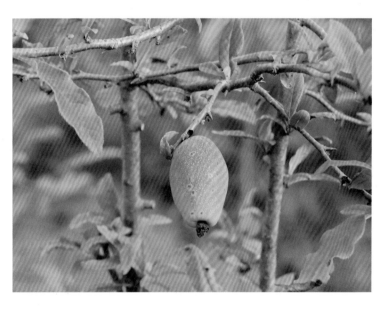

宽 4～5mm，长约萼筒之半，先端圆钝，全缘或有波状齿，及黄褐色睫毛；花瓣倒卵形或近圆形，基部延伸成短爪，长 10～15mm，宽 8～13mm，猩红色，稀淡红色或白色；雄蕊 45～50，长约花瓣之半；花柱 5，基部合生，无毛或稍有毛，柱头头状，有不明显分裂，约与雄蕊等长。果实球形或卵球形，直径 4～6cm，黄色或带黄绿色，有稀疏不明显斑点，味芳香；萼片脱落，果梗短或近于无梗。花期 3～5 月，果期 9～10 月。

【采收加工】夏、秋二季果实绿黄时采收，置沸水中烫至外皮灰白色，对半纵剖，晒干。

【性状鉴别】本品长圆形，多纵剖成两半，长 4～9cm，宽 2～5cm，厚 1～2.5cm。外表面紫红色或红棕色，有不规则的深皱纹；剖面边缘向内卷曲，果肉红棕色，中心部分凹陷，棕黄色；种子扁长三角形，多脱落。质坚硬。气微清香，味酸。

【药性】味酸、涩，性冷。

【功能主治】平肝和胃，去湿舒筋。用于吐泻转筋，风湿痹痛，脚气水肿，腰膝关节酸重疼痛，痢疾。

【用法用量】内服：煎汤，5～10g；或入丸、散。外用：适量，煎水熏洗。

木鳖
Mubie

为葫芦科苦瓜属植物木鳖 *Momordica cochinchinensis*（Lour.）Spreng. 的成熟种子。

【苗族药名】zend weif wub 正维污。

【俗名】老鼠拉冬瓜、糯饭果、番木鳖。

【原植物】粗壮大藤本；全株近无毛或稍被柔毛；叶柄长 5～10cm，基部或中部有 2～4 腺体。叶卵状心形或宽卵状圆形，3～5中裂至深裂或不裂，卷须不分歧雌雄异株；雄花单生叶腋或 3～4 朵着生极短总状花序轴；花梗顶端生兜状苞片，圆肾形，长 3～5cm，宽 5～8cm；花萼裂片宽披针形或长圆形，长 1.2～2cm，先端渐尖或尖；花冠黄色，裂片卵状长圆形，长 5～6cm；雄蕊 3，药室 1 回折曲；雌花单生；花梗近中部生一苞片；子房密生刺毛；果卵球形，顶端有短喙，长 12～15cm，成熟时红色，肉质，密生长 3～4mm 具刺尖突起。种子卵形或方形，干后黑褐色，长 2.6～2.8cm。

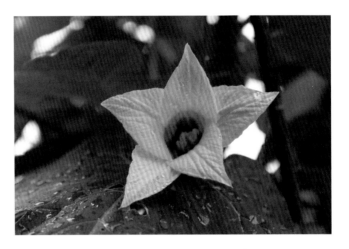

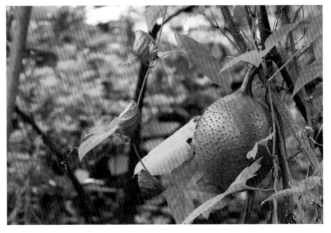

【采收加工】冬季采收成熟果实，剖开，晒至半干，除去果肉，取出种子，干燥。

【性状鉴别】本品呈扁平圆板状，中间稍隆起或微凹陷，直径 2～4cm，厚约 0.5cm。表面灰棕色至黑褐色，有网状花纹，在边缘较大的一个齿状突起上有浅黄色种脐。外种皮质硬而脆，内种皮灰绿色，绒毛样。子叶 2，黄白色，富油性。有特殊的油腻气，味苦。

【药性】味苦，性冷；有毒。

【功能主治】散结消肿，攻毒疗疮。用于疮疡肿毒，乳痈，瘰疬，痔漏，干癣，秃疮。

【用法用量】内服：煎汤，0.6～1.2g。外用：适量，研末，用油或醋调涂患处。

五匹风
Wupifeng

为蔷薇科委陵菜属植物蛇含委陵菜 *Potentilla kleiniana Wight et Arn.* 的全草。

【苗族药名】jab eb wal nangb 加欧凹郎。

【俗名】蛇含、五皮草、五皮风、五爪龙。

【原植物】一年生、二年生或多年生宿根草本。多须根。花茎上升或匍匐，常于节处生根并

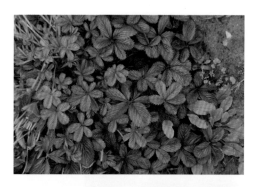

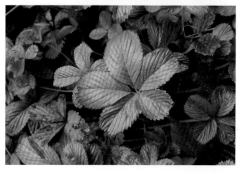

发育出新植株，长 10 ～ 50cm，被疏柔毛或开展长柔毛。基生叶为近于鸟足状 5 小叶，连叶柄长 3 ～ 20cm，叶柄被疏柔毛或开展长柔毛；小叶几无柄稀有短柄，小叶片倒卵形或长圆倒卵形，长 0.5 ～ 4cm，宽 0.4 ～ 2cm，顶端圆钝，基部楔形，边缘有多数急尖或圆钝锯齿，两面绿色，被疏柔毛，有时上面脱落几无毛，或下面沿脉密被伏生长柔毛，下部茎生叶有 5 小叶，上部茎生叶有 3 小叶，小叶与基生小叶相似，唯叶柄较短；基生叶托叶膜质，淡褐色，外面被疏柔毛或脱落几无毛，茎生叶托叶草质，绿色，卵形至卵状披针形，全缘，稀有 1 ～ 2 齿，顶端急尖或渐尖，外被稀疏长柔毛。聚伞花序密集枝顶如假伞形，花梗长 1 ～ 1.5cm，密被开展长柔毛，下有茎生叶如苞片状；花直径 0.8 ～ 1cm；萼片三角卵圆形，顶端急尖或渐尖，副萼片披针形或椭圆披针形，顶端急尖或渐尖，花时比萼片短，果时略长或近等长，外被稀疏长柔毛；花瓣黄色，倒卵形，顶端微凹，长于萼片；花柱近顶生，圆锥形，基部膨

大，柱头扩大。瘦果近圆形，一面稍平，直径约 0.5mm，具皱纹。花果期 4 ～ 9 月。

【采收加工】夏、秋季采收，挖出全草，除净泥沙、杂质，洗净，晒干。

【性状鉴别】本品全草长 40cm 左右。主根粗短，侧根丛生，须状。茎多分枝，细长，被柔毛。掌状复叶：基生叶 5 小叶，叶柄长；茎生叶 3 ～ 5 小叶，柄短；叶倒卵形或近椭圆形，先端钝圆，基部楔形，边缘粗锯齿状，下面叶脉间被茸毛；长 1.5 ～ 5cm，宽 0.5 ～ 1.7cm。花金黄色。瘦果，椭圆形，表面有浅皱。气微，味苦、微涩。

【药性】味苦，性冷。

【功能主治】清热解毒，止咳化痰，消肿止痛，截疟。用于外感咳嗽，百日咳，高热惊风，咽喉肿痛，疟疾，痢疾；外用治毒蛇咬伤，腮腺炎，乳腺炎，角膜溃疡，带状疱疹，外伤出血，疔疮，痔疮

【用法用量】内服：煎汤，9 ～ 30g，鲜品 30 ～ 60g。外用：适量，煎水洗或含漱；取鲜品捣烂外敷或捣汁搽涂。

五加皮
Wujiapi

为五加科五加属植物细柱五加 *Acanthopanax gracilistylus* W.W.Smithde 的根皮。

【苗族药名】dol bub chad 多布叉。

【俗名】南五加皮、五花、小五爪风、五皮风、鸡脚风。

【原植物】落叶灌木，高 2～3m；枝灰棕色，软弱而下垂，蔓生状，无毛，节上通常疏生反曲扁刺。叶有小叶 5，稀 3～4，在长枝上互生，在短枝上簇生；叶柄长 3～8cm，无毛，常有细刺；小叶片膜质至纸质，倒卵形至倒披针形，长 3～8cm，宽 1～3.5cm，先端尖至短渐尖，基部楔形，两面无毛或沿脉疏生刚毛，边缘有细钝齿，侧脉 4～5 对，两面均明显，下面脉腋间有淡棕色簇毛，网脉不明显；几无小叶柄。伞形花序单个稀 2 个腋生，或顶生在短枝上，直径约 2cm，有花多数；总花梗长 1～2cm，结实后延长，无毛；花梗细长，长 6～10mm，无毛；花黄绿色；萼边缘近全缘或有 5 小齿；花瓣 5，长圆状卵形，先端尖，长 2mm；雄蕊 5，花丝长 2mm；子房 2 室；花柱 2，细长，离生或基部合生。果实扁球形，长约 6mm，宽约 5mm，黑色；宿存花柱长 2mm，反曲。花期 4～8 月，果期 6～10 月。

【采收加工】夏、秋季采挖，剥取根皮，晒干。

【性状鉴别】本品呈不规则卷筒状，长 5～15cm，直径 0.4～1.4cm，厚约 0.2cm。外表面灰褐色，有稍扭曲的纵皱纹和横长皮孔样斑痕；内表面淡黄色或灰黄色，有细纵纹。体轻，质脆，易折断，断面不整齐，灰白色。气微香，味微辣而苦。

【药性】味麻，性热。

【功能主治】祛风除湿，补益肝肾，强筋壮骨，利水消肿。用于风湿痹病，筋骨痿软，小儿行迟，体虚乏力，水肿，脚气。

【用法用量】内服：煎汤，5～10g，鲜品加倍；浸酒或入丸、散。外用：适量，煎水熏洗或为末敷。

五朵云
Wuduoyun

为大戟科大戟属植物泽漆 *Euphorbia helioscopia* L. 的全草。

【苗族药名】Reib jad xil 芮唊西。

【俗名】猫儿眼草、五凤草、五灯草、眼疼花、鹅脚板、五凤草。

【原植物】一年生草本。根纤细，长 7 ～ 10cm，直径 3 ～ 5mm，下部分枝。茎直立，单一或自基部多分枝，分枝斜展向上，高 10 ～ 30（～ 50）cm，直径 3 ～ 5（～ 7）mm，光滑无毛。叶互生，倒卵形或匙形，长 1 ～ 3.5cm，宽 5 ～ 15mm，先端具牙齿，中部以下渐狭或呈楔形；总苞叶 5 枚，倒卵状长圆形，长 3 ～ 4cm，宽 8 ～ 14mm，先端具牙齿，基部略渐狭，无柄；总伞幅 5 枚，长 2 ～ 4cm；苞叶 2 枚，卵圆形，先端具牙齿，基部呈圆形。花序单生，有柄或近无柄；总苞钟状，高约 2.5mm，直径约 2mm，光滑无毛，边缘 5 裂，裂片半圆形，边缘和内侧具柔毛；腺体 4，盘状，中部内凹，基部具短柄，淡褐色。雄花数枚，明显伸出总苞外；雌花 1 枚，子房柄略伸出总苞边缘。蒴果三棱状阔圆形，光滑，无毛；具明显的三纵沟，长 2.5 ～ 3.0mm，直径 3 ～ 4.5mm；成熟时分裂为 3 个分果爿。种子卵状，长约 2mm，直径约 1.5mm，暗褐色，具明显的脊网；种阜扁平状，无柄。花果期 4 ～ 10 月。

【采收加工】4、5 月开花时采收，除去泥沙，晒干。

【性状鉴别】本品全草长约 30cm，茎光滑无毛，多分枝，表面黄绿色，基部呈紫红色，具纵纹，质脆。叶互生，无柄，完整叶片展平后呈倒卵形或匙形，长 1 ～ 3cm，宽 0.5 ～ 1.8cm，先端钝圆或微凹，基部 广楔形或突然狭窄，边缘在中部以上具锯齿；茎顶部具 5 片轮生叶状苞，与下部叶相似。多歧聚伞花序顶生，有伞梗；杯状花序钟形，黄绿色。蒴果无毛。种子卵形，表面有凸起网纹。气酸而特异，味淡。

【药性】味苦，性冷；有毒。

【功能主治】逐水消肿，散结解毒。用于腹水胀满，疟疾，瘰疬，癣疮。

【用法用量】内服：煎汤，3 ～ 9g。外用：适量，煎水洗、熬膏涂或研末调敷。

五香血藤
Wuxiangxueteng

为五味子科冷饭藤属植物南五味子 *Kadsura lon-gipedunculata* **Finet et Gagnep.** 的根或根皮。

【苗族药名】hleat xenb nqent 那信定。

【俗名】大活血、紫金藤、风沙藤、钻骨凤、血藤、冷饭团、猴儿拳。

【原植物】常绿木质藤本；全株无毛。小枝圆柱形褐色或紫褐色。单叶互生，叶片纸质，长圆状披针形或椭圆形，长 6～13cm，宽 2～5cm，先端渐尖，基部楔形，边缘疏生腺头细锯齿；表面深绿色，有光泽，背面淡绿色，无毛，侧脉每边 5～7 条；叶柄长 1～2.5cm。花单性，雌雄异株，单生于叶腋，淡黄色，花被片 8～17，雄蕊柱近球形，雄蕊 30～70，排列成 5～9 轮，花丝极短；雌蕊群椭圆形，心皮 40～60，5～6 轮。柱头白色。聚合果球形，成熟时红色至暗蓝色；小浆果倒卵圆形，肉质。种子 2～3，肾形。花期 5～6 月，果期 8～10 月。

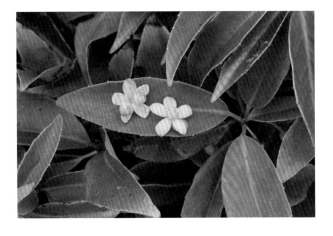

【采收加工】立冬前后采挖，鲜用：或剥取根皮，晒干。

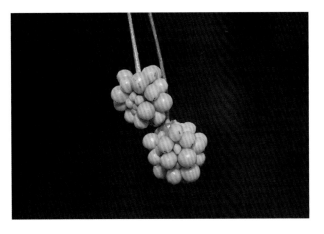

【性状鉴别】本品根圆柱形，常不规则弯曲，长 10～15cm 或更长，直径 1～2.5cm。表面灰棕色至棕紫色，略粗糙，有细纵皱纹及横裂沟，并有残断支根和支根痕。质坚硬，不易折断，断面粗纤维性，皮部与木部易分离。皮部宽厚，棕色，木部浅棕色，密布导管小孔。气微香而特异，味苦，辛。根皮为卷筒状或不规则的块片，厚 1～4mm。外表面栓皮大都脱落而露出紫色内皮。表面暗棕色至灰棕色，质坚而脆。气微香而特异，味微甜、后苦而辛。

【药性】味苦，性热。

【功能主治】理气止痛，祛风通络，活血消肿。用于胃痛，腹痛，风湿麻木疼痛，经闭腹痛，月经不调，跌打损伤。

【用法用量】内服：煎汤，9～15 g；或研末，1～1.5 g。外用：适量，煎汤洗，或研粉调敷。

中国常用苗药彩色图谱

五倍子
Wubeizi

为漆树科盐肤木属植物盐肤木 *Rhus chinensis* mill.、青麸杨 *Rhus potaninii maxim.* 或红麸杨 *Rhus punjabensisStew.var. sinica*（Diels）Rehd.et Wils. 叶上的虫瘿。

【苗族药名】zend ghob pab dlid 正哥爬细。

【俗名】百虫仓、桔子。

【原动物】

1. **盐肤木** 落叶小乔木或灌木，高 2～10m；小枝棕褐色，被锈色柔毛，具圆形小皮孔。奇数羽状复叶有小叶（2～）3～6对，叶轴具宽的叶状翅，小叶自下而上逐渐增大，叶轴和叶柄密被锈色柔毛；小叶多形，卵形或椭圆状卵形或长圆形，长6～12cm，宽3～7cm，先端急尖，基部圆形，顶生小叶基部楔形，边缘具粗锯齿或圆齿，叶面暗绿色，叶背粉绿色，被白粉，叶面沿中脉疏被柔毛或近无毛，叶背被锈色柔毛，脉

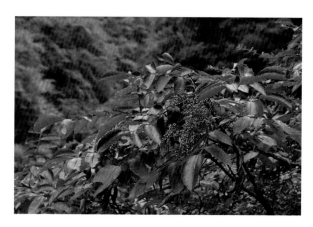

◆ 盐肤木

上较密，侧脉和细脉在叶面凹陷，在叶背突起；小叶无柄。圆锥花序宽大，多分枝，雄花序长30～40cm，雌花序较短，密被锈色柔毛；苞片披针形，长约1mm，被微柔毛，小苞片极小，花白色，花梗长约1mm，被微柔毛；雄花：花萼外面被微柔毛，裂片长卵形，长约1mm，边缘具细睫毛；花瓣倒卵状长圆形，长约2mm，开花时外卷；雄蕊伸出，花丝线形，长约2mm，无毛，花药卵形，长约0.7mm；子房不育；雌花：花萼裂片较短，长约0.6mm，外面被微柔毛，边缘具细睫毛；花瓣椭圆状卵形，长约1.6mm，边缘具细睫毛，里面下部被柔毛；雄蕊极短；花盘无毛；子房卵形，长约1mm，密被白色微柔毛，花柱3，柱头头状。核果球形，略压扁，径4～5mm，被具节柔毛和腺毛，成熟时红色，果核径3～4mm。花期8～9月，果期10月。

2. **青麸杨** 落叶乔木，高5～8m；树皮灰褐色，小枝无毛。奇数羽状复叶有小叶3～5对，叶轴无翅，被微柔毛；小叶卵状长圆形或长圆状披针形，长5～10cm，宽2～4cm，先端渐尖，基部多少偏斜，近回

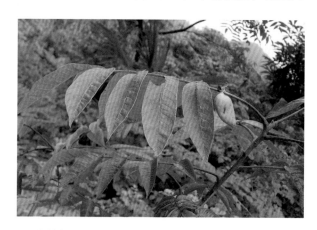

◆ 青麸杨

形，全缘，两面沿中脉被微柔毛或近无毛，小叶具短柄。圆锥花序长 10 ～ 20cm，被微柔毛；苞片钻形，长约 1mm，被微柔毛；花白色，径 2.5 ～ 3mm；花梗长约 1mm，被微柔毛；花萼外面被微柔毛，裂片卵形，长约 1mm，边缘具细睫毛；花瓣卵形或卵状长圆形，长 1.5 ～ 2mm，宽约 1mm，两面被微柔毛，边缘具细睫毛，开花时先端外卷；花丝线形，长约 2mm，在雌花中较短，花药卵形；花盘厚，无毛；子房球形，径约 0.7mm，密被白色绒毛。核果近球形，略压扁，径 3 ～ 4mm，密被具节柔毛和腺毛，成熟时红色。

3. 红麸杨　落叶乔木或小乔木，高 4 ～ 15m，树皮灰褐色，小枝被微柔毛。奇数羽状复叶有小叶 3 ～ 6 对，叶轴上部具狭翅，极稀不明显；叶卵状长圆形或长圆形，长 5 ～ 12cm，宽 2 ～ 4.5cm，先端渐尖或长渐尖，基部圆形或近心形，全缘，叶背疏被微柔毛或仅脉上被毛，侧脉较密，约 20 对，不达边缘，在叶背明显突起；叶无柄或近无柄。圆锥花序长 15 ～ 20cm，密被微绒毛；苞片钻形，长 1 ～ 2cm，被微绒毛；花小，

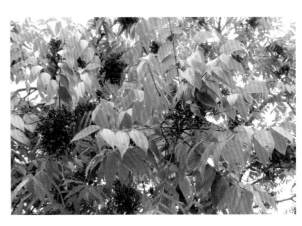

◆ 红麸杨

径约 3mm，白色；花梗短，长约 1mm；花萼外面疏被微柔毛，裂片狭三角形，长约 1mm，宽约 0.5mm，边缘具细睫毛，花瓣长圆形，长约 2mm，宽约 1cm，两面被微柔毛，边缘具细睫毛，开花时先端外卷；花丝线形，长约 2mm，中下部被微柔毛，在雌花中较短，长约 1mm，花药卵形；花盘厚，紫红色，无毛；子房球形，密被白色柔毛，径约 1mm，雄花中有不育子房。核果近球形，略压扁，径约 4mm，成熟时暗紫红色，被具节柔毛和腺毛；种子小。

【采收加工】秋季采摘，置沸水中略煮或蒸至表面呈灰色，杀死蚜虫，取出，干燥。

【性状鉴别】

1. 肚倍　呈长圆形或纺锤形囊状，长 2.5 ～ 9cm，直径 1.5 ～ 4cm。表面灰褐色或灰棕色，微有柔毛。质硬面脆，易破碎，断面角质样，有光泽，壁厚 0.2 ～ 0.3cm，内壁平滑，有黑褐色死蚜虫及灰色粉状排泄物。气特异，味涩。

2. 角倍　呈菱形，具不规则的钝角状分枝，柔毛较明显，壁较薄。

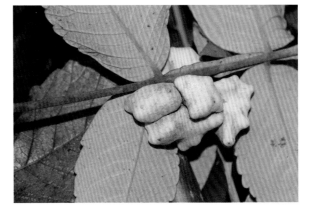

◆ 角倍

【药性】味酸、苦，性冷。

【功能主治】敛肺降火，涩肠止泻，敛汗止血，收湿敛疮，固精，解毒。用于肺虚久咳，久泻久痢，盗汗，消渴，脱肛，遗精，便血痔血，外伤出血，痈肿疮毒。

【用法用量】内服：煎汤，3 ～ 10 g；研末，1.5 ～ 6 g；或入丸、散。外用：适量，煎汤熏洗；研末撒或调敷。

太子参
Taizishen

为石竹科孩儿参属植物孩儿参 *Pseudostellaria heterophylla* (Miq.) Pax 的块根。

【苗族药名】teib zix shenb 退子色。

【俗名】四叶参、米参。

【原植物】多年生草本；高达 20cm；块根长纺锤形，白色，稍带灰黄。茎单生，被 2 列短毛；茎下部叶 1～2 对，叶匙形或披针形，先端钝尖，基部渐窄成柄，中部叶披针形，长 3～4cm，上部叶 2～3 对，近轮生状，宽卵形，长 3～6cm，基部窄楔形，下面沿脉疏被柔毛；

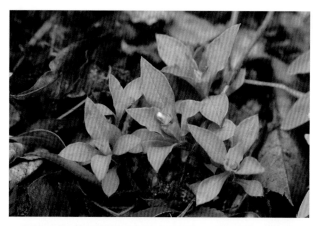

花近轮生状，开花受精花腋生，单生或成聚伞花序，花梗长 1～2（～4）cm，被柔毛；萼片 5，披针形，长约 5mm，疏被柔毛，具缘毛；花瓣 5，白色，长圆形或倒卵形，长 7～8mm，全缘、微具齿或微凹；雄蕊 10；花柱 3，柱头头状；闭花受精花具短梗；萼片 4，疏被柔毛；无花瓣；雄蕊 2，花柱 3。蒴果卵圆形，不裂或 3 瓣裂。种子褐色，长圆状肾形或扁圆形，长约 1.5mm，具疣体。

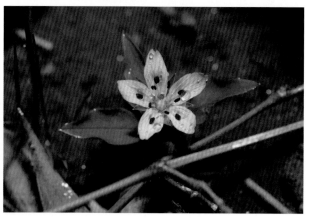

【采收加工】夏季茎叶大部分枯萎时采挖，洗净，除去须根，置沸水中略烫后晒干或直接晒干。

【性状鉴别】本品呈细长纺锤形或细长条形，稍弯曲，长 3～10cm，直径 0.2～0.6cm。表面黄白色，较光滑，微有纵皱纹，凹陷处有须根痕。顶端有茎痕。质硬而脆，断面平坦，淡黄白色，角质样；或类白色，有粉性。气微，味微甘。

【药性】味甜，性和。

【功能主治】益气健脾，生津润肺。用于脾虚体倦，食欲不振，病后虚弱，气阴不足，自汗口渴，肺燥干咳。

【用法用量】内服：煎汤，9～30g。

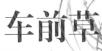

车前草
Cheqiancao

为车前草科车前属植物车前 *Plantago asiatica* L. 的全草。

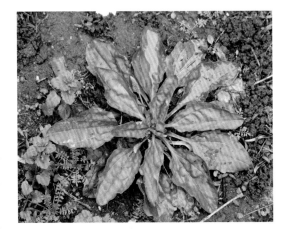

【苗族药名】Vob naix bat dliangt 窝乃八降。

【俗名】蛤蟆草、饭匙草、车轱辘菜、蛤蟆叶、猪耳朵。

【原植物】二年生或多年生草本。须根多数。根茎短，稍粗。叶基生呈莲座状，平卧、斜展或直立；叶片薄纸质或纸质，宽卵形至宽椭圆形，长 4～12cm，宽 2.5～6.5cm，先端钝圆至急尖，边缘波状、全缘或中部以下有锯齿、牙齿或裂齿，基部宽楔形或近圆形，多少下延，两面疏生短柔毛；脉 5～7 条；叶柄长 2～15（～27）cm，基部扩大成鞘，疏生短柔毛。花序 3～10 个，直立或弓曲上升；花序梗长 5～30cm，有纵条纹，疏生白色短柔毛；穗状花序细圆柱状，长 3～40cm，紧密或稀疏，下部常间断；苞片狭卵状三角形或三角状披针形，长 2～3mm，长过于宽，龙骨突宽厚，无毛或先端疏生短毛。花具短梗；花萼长 2～3mm，萼片先端钝圆或钝尖，龙骨突不延至顶端，前对萼片椭圆形，龙骨突较宽，两侧片稍不对称，后对萼片宽倒卵状椭圆形或宽倒卵形。花冠白色，无毛，冠筒与萼片约等长，裂片狭三角形，长约 1.5mm，先端渐尖或急尖，具明显的中脉，于花后反折。雄蕊着生于冠筒内面近基部，与花柱明显外伸，花药卵状椭圆形，长 1～1.2mm，顶端具宽三角形突起，白色，干后变淡褐色。胚珠 7～15（～18）。蒴果纺锤状卵形、卵球形或圆锥状卵形，长 3～4.5mm，于基部上方周裂。种子 5～6（～12），卵状椭圆形或椭圆形，长（1.2～）1.5～2mm，具角，黑褐色至黑色，背腹面微隆起；子叶背腹向排列。花期 4～8 月，果期 6～9 月。

【采收加工】秋季采挖，洗净泥沙，晒干或鲜用。

【性状鉴别】本品须根丛生。叶在基部密生，具长柄；叶呈现灰绿色面蜷曲，展平后为卵形或宽卵形，长 4～12cm，宽 2～5cm，先端钝或短尖，基部宽楔形，边缘近全缘，波状或有疏钝齿，具纵脉 5～7 条。穗状花序数个，顶部常留存蒴瓣及宿萼，有时尚有未开放的花。蒴果椭圆形。气微，味微苦。

【药性】味苦，涩，性冷。

【功能主治】利尿利湿，清肝明目，凉血解毒。用于小便不利，淋浊带下，目赤肿痛，湿热下痢，衄血，尿血，创伤出血，咽喉肿痛，痈肿疮毒。

【用法用量】内服：煎汤，15～30 g，鲜品 30～60 g；或捣汁服。外用：适量，煎水洗；捣烂敷或绞汁涂搽。

水芹
Shuiqin

为伞形科水芹属植物水芹 *Oenanthe javanica*（Bl.）DC. 的全草。

【苗族药名】vob juex 窝久。

【俗名】野芹菜、水芹菜。

【原植物】多年生草本植物，高 15～80cm。全株光滑无毛。茎圆形中空，直立或基部匍匐，节上生根。基生叶叶柄长 10cm，基部有叶鞘；1～2 回羽状复叶或分裂，互生；末回裂片卵形或菱状披针形，长 2～5cm，宽 1～2cm，边缘有不整齐的尖齿或圆齿；茎上部叶几无柄。复伞形花序顶生；花序梗长达 2～16cm；无总苞；伞辐 6～20cm，长 1～3cm；小总苞片 2～8，线形；小伞形花序有花 10～25；萼齿 5，短尖；花瓣 5，白色，倒卵形，长约 1mm，顶端内折成小舌片；雄蕊 5，花丝长而微弯，花药短；子房下位，2 室。双悬果椭圆形或近圆锥形，长约 3mm，宽约 2mm。花期 6～7 月，果期 9～10 月。

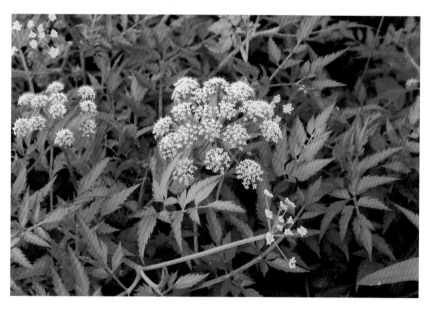

【采收加工】9～10 月采割地上部分，洗净，鲜用或晒干。

【性状鉴别】本品多皱缩成团，茎细而弯曲。匍匐茎节处有须状根。叶皱缩，展平后，基生叶三角形或三角状卵形，1～2 回羽状分裂，最终裂片卵形至菱状披针形，长 2～5cm，宽 1～2cm，边缘有不整齐尖齿或圆锯齿，叶柄长 7～15cm，质脆易碎。气微香，味微辛、苦。

【药性】味甜，性冷。

【功能主治】清热解毒，利尿，止血。用于烦渴，浮肿，小便不利，尿血，便血，吐血，衄血。

【用法用量】内服：煎汤，30～60g；或捣汁饮 50mL。外用：捣烂敷。

水杨梅
Shuiyangmei

为茜草科水团花属植物细叶水团花 *Adina rubellu* **Hance** 的带花果序。

【苗族药名】nus ngoud qad 努秋洽。

【俗名】水石榴、小叶团花、白消木、鱼串鳃。

【原植物】多年生草本，高 60 ～ 100cm，全株密被白色柔毛。年老的根丛中常有短而大的根茎，须根多。根生叶具长柄，叶片羽状分裂，裂片大小不一，顶裂片特大，卵状圆形或心形，先端钝，多 3 裂，基部心形至广楔形，边缘有圆锯齿，上面绿色，下面略淡，两面散生短柔毛；茎生叶卵形至广卵形，浅 3 裂或深 3 裂；托叶叶状，有粗齿牙。花 1 至数朵，生于枝端；萼 5 片，与副萼片间生，萼片三角状披针形，外面密被毛，副萼片极小，线形；花瓣 5 片，黄色，圆形或广椭圆形，平展，与萼片等长；雄蕊、雌蕊均多数。瘦果，散生淡黄色粗毛，具长而先端钩曲的宿存花柱。花期 4 ～ 6 月。果期 9 ～ 11 月。

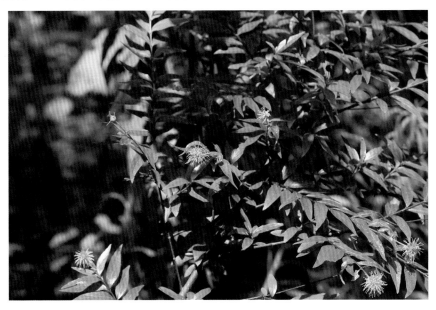

【采收加工】9 ～ 10 月果实未完全成熟时采摘，除去枝叶及杂质。干燥。

【性状鉴别】本品由多数小花果密集而成，呈球形，形似杨梅，直径 0.3 ～ 1cm。表面棕黄色，至棕褐色，粗糙，细刺状。轻搓小蒴果即脱落，露出球形坚硬的果序轴。小蒴果楔形，长 0.3 ～ 0.4cm，淡黄色，顶端有棕色的花弯，5 裂，裂片突出成刺状，内有种子数粒。气微，味微苦涩。

【药性】味淡，性冷。

【功能主治】清热解毒。用于细菌性痢疾，肝炎，阴道滴虫病。

【用法用量】内服：煎汤，9 ～ 15g。

水黄连
Shuihuanglian

为毛茛科唐松草属植物盾叶唐松草 *Thalictrum ichangense* Lecoyer ex Oliv. 的全草或根。

【苗族药名】ghaob reib bid deudmel 阿锐毕多埋。

【俗名】连钱草、倒地挡、龙眼草、岩扫把。

【原植物】植株全部无毛。根状茎斜，密生须根；须根有纺锤形小块根。茎高 14 ～ 32cm，不分枝或上部分枝。基生叶长 8 ～ 25cm，有长柄，为一至三回三出复叶；叶片长 4 ～ 14cm；小叶草质，顶生小叶卵形、宽卵形、宽椭圆形或近圆形，长 2 ～ 4cm，宽 1.5 ～ 4cm，顶端微钝至圆形，基部圆形或近截形，三浅裂，边缘有疏齿，两面脉平，小叶柄盾状着生，长 1.5 ～ 2.5cm；叶柄长 5 ～ 12cm。茎生叶 1 ～ 3 个，渐

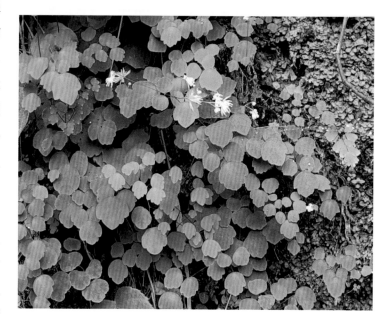

变小。复单歧聚伞花序有稀疏分枝；花梗丝形，长 0.3 ～ 2cm；萼片白色，卵形，长约 3mm，早落；雄蕊长 4 ～ 6mm，花药椭圆形，长约 0.6mm，花丝上部倒披针形，比花药宽，下部丝形；心皮 5 ～ 12（～ 16），有细子房柄，柱头近球形，无柄。瘦果近镰刀形，长约 4.5mm，有约 8 条细纵肋，柄长约 1.5mm。

【采收加工】秋季采根和全草，分别晒干。

【性状鉴别】本品须根细如发丝，长 5 ～ 10cm，直径 0.3 ～ 0.5mm；表面棕褐色；质脆，易折断；味微涩。茎紫褐色，有细皱纹。羽状复叶，多皱缩，展平后小叶片宽椭圆形至近圆，盾状着生；叶面绿色，叶背暗红色或淡绿色。花序梗细长，无花瓣。气微，味苦。

【药性】味苦，性寒。

【功能主治】清热解毒，燥湿。用于湿热黄疸，湿热痢疾，小儿惊风，目赤肿痛，丹毒游风，鹅口疮，跌仆损伤。

【用法用量】内服：煎汤，10 ～ 15g；或浸酒；或入丸、散。

水蛭
Shuizhi

为水蛭科蚂蟥属动物蚂蟥 *Whitmania pigra* Whitman 或水蛭 *Hirudo nipponica* Whitman 的全体。

【苗族药名】gangb ninl 岗岭。

【俗名】蚂蟥、马鳖、肉钻子。

【原动物】

1. 蚂蟥 体大型，成体长 60 ～ 120mm，宽 13 ～ 40mm。背面通常暗绿色，有 5 条纵纹，纵纹由黑色和淡黄色 2 种斑纹间杂排列组成。腹面两侧各有 1 条淡黄色纵纹，其余部分灰白色，杂有茶褐色斑点。体环数 107，前吸盘小。颚齿不发达，不吸血。雄、雌生殖孔各位于 33/34、38/39 环沟间。

2. 水蛭 体长 30 ～ 50mm，宽 4 ～ 6mm。背部呈黄绿色或黄褐色，有 5 条黄白色的纵纹，但背部和纵纹的色泽变化很大。背中线的 1 条纵纹延伸至吸盘上。腹面暗灰色，无斑纹。体环数 103。雄性和雌性生殖孔分别位于 31/32、36/37 环沟，两孔相间 5 环。阴茎露出时呈细线状。眼 5 对，排列成马蹄形。前吸盘较大，口内有 3 个颚，颚脊上有 1 列细齿。后吸盘呈碗状，朝向腹面。

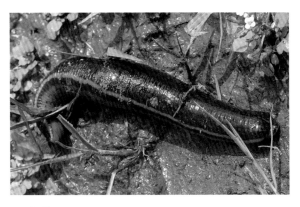
◆ 蚂蟥

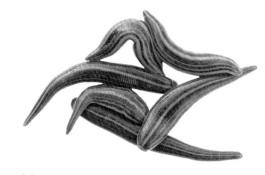
◆ 水蛭

【采收加工】夏、秋二季捕捉，用沸水烫死，晒干。

【性状鉴别】

1. 蚂蟥 本品呈扁平纺锤形，有多数环节，长 4 ～ 10cm，宽 0.5 ～ 2cm。背部黑褐色或黑棕色，稍隆起，用水浸后，可见黑色斑点排成 5 条纵纹；腹面平坦，棕黄色。两侧棕黄色，前端略尖，后端钝圆，两端各具 1 吸盘，前吸盘不显著，后吸盘较大。质脆，易折断，断面胶质状。气微腥。

2. 水蛭 扁长圆柱形，体多弯曲扭转，长 2 ～ 5cm，宽 0.2 ～ 0.3cm。

【药性】味咸、微腥，性冷；有小毒。

【功能主治】破血通经，逐瘀消癥。用于血瘀经闭，癥瘕痞块，中风偏瘫，跌仆损伤。

【用法用量】内服：入丸、散，1 ～ 3g。外用：置病处吮吸；或浸取液滴。

见血飞
Jianxuefei

为芸香科飞龙掌血属植物飞龙掌血 *Toddalia asiatica*（L.）Lam. 的根或根皮。

【苗族药名】ghab jongx bel sob xok gax bas 嘎龚布梭学嘎八。

【俗名】白苦木、大救驾、八大王。

【原植物】常绿木质藤本植物，蔓生，长 5～10m。根粗壮，圆柱形，外皮褐黄色，内部赤红色。枝干密被下钩皮刺，小枝具白色圆形皮孔、常被褐锈色短柔毛。三出掌状复叶，互生，总叶柄长 3～5cm，小叶革质，卵状椭圆形至披针形，长 4～9cm，宽 1.5～2.5cm，先端急尖，基部楔形，叶面无毛，有多数透明腺点，边缘具细圆钝锯齿。花单性，白色、青色或淡黄色；萼片和花瓣均为 4～5；雄花腋生成伞状圆锥花序，雄蕊 4～5；雌花成聚伞状圆锥花序，不育雄蕊 4～5，子房上位，被毛。核果近球形，橙黄色至浅红色。种子肾形，黑色。花期 10～12 月，果期 12 月至翌年 2 月。

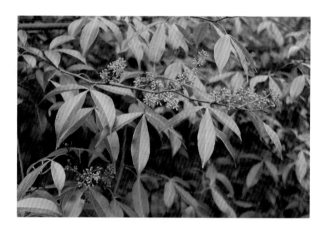

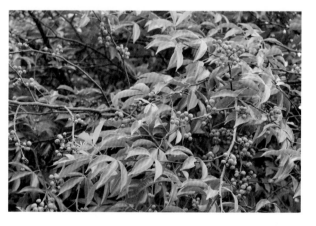

【采收加工】全年可采，挖根，洗净，切段，晒干或鲜用。

【性状鉴别】本品根呈圆柱形，长约 30cm，直径 0.5～3.5cm。表面灰棕色至灰黄色，有细纵纹及斑纹，粗糙，具多数疣状突起，栓皮易脱落，露出棕色或棕红色的皮部。质坚，不易折断，断面平坦，皮部与木部界线明显，木部淡黄色，年轮显著。根皮呈不规则块状，厚 0.5～1cm，外表灰棕色至黄棕色，内表面淡褐色，具纵向纹路，质坚硬，不易折断。断面呈颗粒状。气微，味辛、苦、有辛凉感。

【药性】味苦，性冷。

【功能主治】散瘀止血，祛风除湿，消肿解毒，止痛，接骨，解表。用于感冒，胃气痛，胸胁痛，风湿性关节炎，跌打损伤，月经不调，腰腿痛，牙痛，痢疾，疟疾，劳伤吐血，疮疖肿痛，毒蛇咬伤，外伤出血。

【用法用量】内服：煎汤，10～30g，或泡酒。外用：适量，研末撒敷或调敷。

牛肉
Niurou

为牛科牛属动物牛 *Bos taurus domesticus* **Gmelin** 的肉。

【苗族药名】ghue flud 刮览。

【原动物】体长 1.5～2m，体重一般在 250kg 左右。体格强壮结实。头大，额广，鼻阔，口大。上唇上部有 2 个大鼻孔，其间皮肤硬而光滑，无毛，称为鼻镜。眼、耳都较大。头上有角 1 对，左右分开，角之长短、大小随品种而异，弯曲，无分支，中空，内有骨质角髓。四肢匀称，4 趾，均有蹄甲，其后方 2 趾不着地，称悬蹄。尾较长，尾端具丛毛；毛色大部为黄色，无杂毛掺混。

【采收加工】宰牛时取肉，鲜用或冷藏。

【药性】味甜，性温。

【功能主治】补脾胃，益气血，强筋骨。用于脾胃虚弱，气血不足，虚劳羸瘦，腰膝酸软，消渴，吐泻，痞积，水肿。

【用法用量】内服：煮食、煎汁，适量，或入丸剂。外用：适量，生裹或作丸摩。

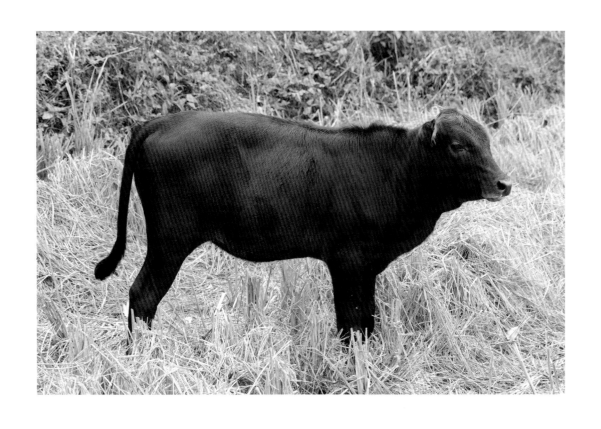

牛蒡子
Niubangzi

为菊科牛蒡属植物牛蒡 *Arctium lappa* **L.** 的成熟果实。

【苗族药名】vob dlian gb dliek 窝相学。

【俗名】大力子、恶实。

【原植物】二年生草本，具粗大的肉质直根，长达 15cm，径可达 2cm，有分枝支根。茎直立，高达 2m，粗壮，基部直径达 2cm，通常带紫红或淡紫红色，有多数高起的条棱，分枝斜升，多数，全部茎枝被稀疏的乳突状短毛及长蛛丝毛并混杂以棕黄色的小腺点。基生叶宽卵形，长达 30cm，宽达 21cm，边缘稀疏的浅波状凹齿或齿尖，基部心形，有长达 32cm 的叶柄，两面异色，上面绿色，有稀疏的短糙毛及黄色小腺点，下面灰白色或淡绿色，被薄绒毛或绒毛稀疏，有黄色小腺点，叶柄灰白色，被稠密的蛛丝状绒毛及黄色小腺点，但中下部常脱毛。茎生叶与基生叶同形或近同形，具等样的及等量的毛被，接花序下部的叶小，基部平截或浅心形。头状花序多数或少数在茎枝顶端排成疏松的伞房花序或圆锥状伞房花序，花序梗粗壮。总苞卵形或卵球形，直径 1.5～2cm。总苞片多层，多数，外层三角状或披针状钻形，宽约 1mm，中内层披针状或线状钻形，宽 1.5～3mm；全部苞近等长，长约 1.5cm，顶端有软骨质钩刺。小花紫红色，花冠长 1.4cm，细管部长 8mm，檐部长 6mm，外面无腺点，花冠裂片长约 2mm。瘦果倒长卵形或偏斜倒长卵形，长 5～7mm，宽 2～3mm，两侧压扁，浅褐色，有多数细脉纹，有深褐色的色斑或无色斑。冠毛多层，浅褐色；冠毛刚毛糙毛状，不等长，长达 3.8mm，基部不连合成环，分散脱落。花果期 6～9 月。

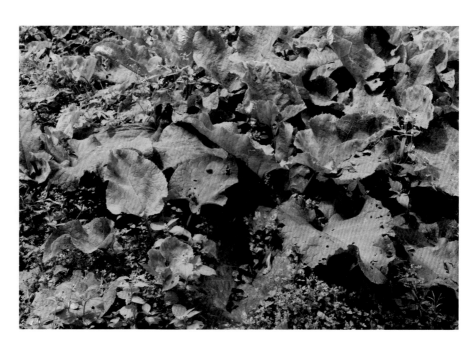

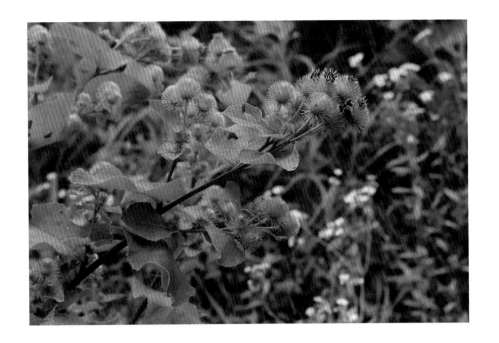

【采收加工】秋季果实成熟时采收果序，晒干，打下果实，除去杂质，再晒干。

【性状鉴别】本品呈长倒卵形，略扁，微弯曲，长 5 ～ 7mm，宽 2 ～ 3mm。表面灰褐色，带紫黑色斑点，有数条纵棱，通常中间 1 ～ 2 条较明显。顶端钝圆，稍宽，顶面有圆环，中间具点状花柱残迹；基部略窄，着生面色较淡。果皮较硬，子叶 2，淡黄白色，富油性。气微，味苦后微辛而稍麻舌。

【药性】味苦，性冷。

【功能主治】疏散风热，宣肺透疹，散结解毒。用于风热感冒，头痛，咽喉肿痛，流行性腮腺炎，斑疹不透，疮疡肿毒。

【用法用量】内服：煎汤，10 ～ 15g；或入散剂。外用：适量，煎水含漱。

毛大丁草
Maodadingcao

为菊科大丁草属植物毛大丁草 *Gerbera piloselloides*（L.）Cass. 的全草。

【苗族药名】jab bat nex jongx jud 加八喽龚旧。

【俗名】兔耳一枝箭、一炷香、头顶一枝香、贴地风、锁地虎。

【原植物】多年生草本植物，高 30～60cm，全株密生白色绵毛，根状茎粗壮，附生多数须根，暗褐色。叶基生；有短柄；叶片质软而厚，长圆形或倒卵形，长 5～12cm，宽 2.5～4.5cm，顶端钝圆，基部楔形，全缘，幼时上面具柔毛，老时脱落，下面密生白色绵毛。花茎直立，高 15～40cm，被白色绵毛；头状花序单生于花茎顶端，直径约 3.5cm；总苞片 2～4 层，条状披针形，背面密被淡褐色绵毛；舌状花位于头状花序四周，雌性，白色，花冠近中部作 2 唇状；管状花两性，近花冠上端亦作 2 唇状，裂片较短；瘦果条状披针形，长约 5mm，稍扁，有纵肋和细柔毛，喙在花时极短，成熟时则与瘦果等长；冠毛长约 1cm，淡红色，有光泽。花期 5～6 月，果期 8～9 月。

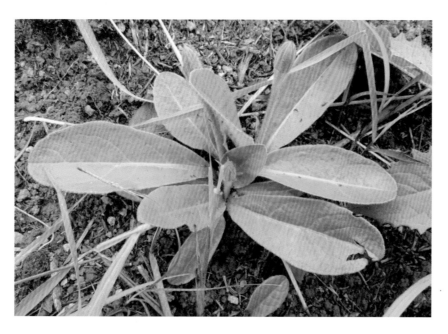

【采收加工】夏季采收，洗净，晒干或鲜用。

【性状鉴别】根茎粗短，其下丛生多数须根。根细长弯曲不直，长可达 3～11cm，表面棕褐色；质脆，断面黄白色。嗅之有类似煤油的气味。叶簇生于根茎上，多皱缩，完整叶片展平后矩圆形或卵形，长 3～10cm，宽 1.5～4cm，先端钝圆，基部渐狭呈楔形，全缘；叶上面黑褐色，下面棕褐色，被黄白色绒毛；质脆，有的叶丛中留有一棕黄色花梗，中空，头状花序顶生。气微，味涩。

【药性】味苦，性冷。

【功能主治】清热解毒，宣肺止咳，行气活血。用于伤风咳嗽，胃脘胀痛，泄泻，痢疾，水肿，淋浊，疮疖肿毒，跌仆肿痛，毒蛇咬伤。

【用法用量】内服：煎汤，10～20g，鲜品 30～60g。外用：适量，捣烂外敷。

毛茛
Maogen

为毛茛科毛茛属植物毛茛 *Ranunculus japonicus* Thunb. 的带根全草。

【苗族药名】jabmongb hfud seil 加蒙付谁。

【俗名】鸭脚板、摆子药、烂肺草、老虎须、三脚虎。

【原植物】多年生草本。须根多数簇生。茎直立，高 30 ～ 70cm，中空，有槽，具分枝，生开展或贴伏的柔毛。基生叶多数；叶片圆心形或五角形，长及宽为 3 ～ 10cm，基部心形或截形，通常 3 深裂不达基部，中裂片倒卵状楔形或宽卵圆形或菱形，3 浅裂，边缘有粗齿或缺刻，侧裂片不等地 2 裂，两面贴生柔毛，下面或幼时的毛较密；叶柄长达 15cm，生开展柔毛。下部叶与基生叶相似，渐向上叶柄变短，叶片较小，3 深裂，裂片披针形，有尖齿牙或再分裂；最上部叶线形，全缘，无柄。聚伞花序有多数花，疏散；花直径 1.5 ～ 2.2cm；花梗长达 8cm，贴生柔毛；萼片椭圆形，长 4 ～ 6mm，生白柔毛；花瓣 5，倒卵状圆形，长 6 ～ 11mm，宽 4 ～ 8mm，基部有长约 0.5mm 的爪，蜜槽鳞片长 1 ～ 2mm；花药长约 1.5mm；花托短小，无毛。聚合果近球形，直径 6 ～ 8mm；瘦果扁平，长 2 ～ 2.5mm，上部最宽处与长近相等，约为厚的 5 倍以上，边缘有宽约 0.2mm 的棱，无毛，喙短直或外弯，长约 0.5mm。花果期 4 ～ 9 月。

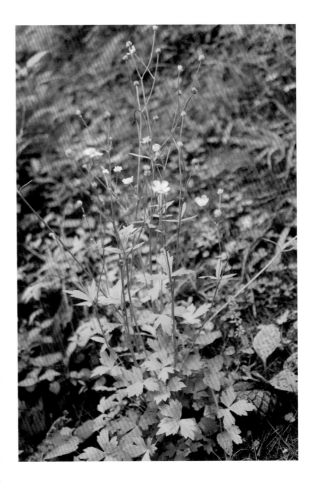

【采收加工】夏秋采集，切段，鲜用或晒干用。

【性状鉴别】本品茎与叶柄均有伸展的柔毛。叶片五角形，长达 6cm，宽达 7cm，基部心形。萼片 5，船状椭圆形，长 4 ～ 6mm，有白柔毛；花瓣 5，倒卵形，长 6 ～ 11mm。聚合果近球形，直径 4 ～ 5mm。味辛、微苦。

【药性】味苦、辛，性热；有毒。

【功能主治】利湿，消肿，止痛，截疟。用于疟疾，黄疸，偏头痛，胃痛，牙痛，风湿关节痛，痈肿。

【用法用量】外用：适量，捣敷患处或穴位，使局部发赤起泡时取去；或煎水洗。

中国常用苗药彩色图谱

月季花
Yuejihua

为蔷薇科蔷薇属植物月季 *Rosa chinensis* **Jacq.** 的花。

【苗族药名】bangx bel liangx 榜布仰。

【俗名】月月红、月月花。

【原植物】直立灌木，高 1～2m；小枝粗壮，圆柱形，近无毛，有短粗的钩状皮刺或无刺。小叶 3～5，稀 7，连叶柄长 5～11cm，小叶片宽卵形至卵状长圆形，长 2.5～6cm，宽 1～3cm，先端长渐尖或渐尖，基部近圆形或宽楔形，边缘有锐锯齿，两面近无毛，上面暗绿色，常带光泽，下面颜色较浅，顶生小叶片有柄，侧生小叶片近无柄，总叶柄较长，有散生皮刺和腺毛；托叶大部贴生于叶柄，仅顶端分离部分成耳状，边缘常有腺毛。花几朵集生，稀单生，直径 4～5cm；花梗长 2.5～6cm，近无毛或有腺毛，萼片卵形，先端尾状渐尖，有时呈叶

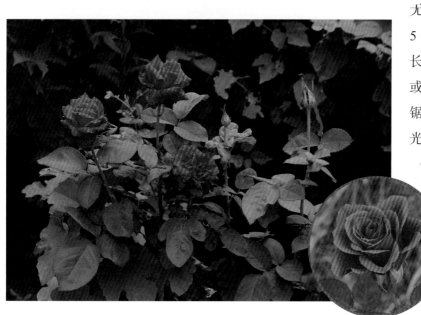

状，边缘常有羽状裂片，稀全缘，外面无毛，内面密被长柔毛；花瓣重瓣至半重瓣，红色、粉红色至白色，倒卵形，先端有凹缺，基部楔形；花柱离生，伸出萼筒口外，约与雄蕊等长。果卵球形或梨形，长 1～2cm，红色，萼片脱落。花期 4～9 月，果期 6～11 月。

【采收加工】全年均可采收，花微开时采摘，阴干或低温干燥。

【性状鉴别】本品呈类球形，直径 1.5～2.5cm。花托长圆形，萼片暗绿色，先端尾尖；花瓣呈覆瓦状排列，有的散落，长圆形，紫红色或淡紫红色；雄蕊多数，黄色。体轻，质脆。气清香，味淡、微苦。

【药性】味甜，性热。

【功能主治】活血调经，解毒消肿，涩精止带，止血。用于月经不调，痛经，闭经，跌仆损伤，外伤出血，瘀血肿痛，瘰疬，痈肿，烫伤，遗精带下。

【用法用量】内服：煎汤或开水泡服 3～6g，鲜品 9～15g。外用：适量，鲜品捣烂外敷患处，或干品研末调搽患处。

风轮菜
Fengluncai

为唇形科风轮菜属植物风轮菜 *Clinopodium chinensis* (Benth.) O.Ktze. 的全草。

【苗族药名】jab gangb xongx hlieb 加给雄确。

【俗名】断血流、蜂窝草、山薄荷、九层塔。

【原植物】多年生草本。茎基部匍匐生根，上部上升，多分枝，高可达1m，四棱形，具细条纹，密被短柔毛及腺微柔毛。叶卵圆形，不偏斜，长2～4cm，宽1.3～2.6m，先端急尖或钝，基部圆形呈阔楔形，边缘具大小均匀的圆齿状锯齿，坚纸质，上面榄绿色，密被平伏短硬毛，下面灰白色，被疏柔毛，脉上尤密，侧脉5～7对，与中肋在上面微凹陷下面隆起，网脉在下面清晰可见；叶柄长3～8mm，腹凹背凸，密被疏柔毛。轮伞花序多花密集，半球状，位于下部者径达3m，最上部者径1.5cm，彼此远隔；苞叶叶状，向上渐小至苞片状，苞片针状，极细，无明显中肋，长3～6mm，多数，被柔毛状缘毛及微柔毛；总梗长1～2mm，分枝多数；花梗长约2.5mm，与总梗及序轴被柔毛状缘毛及微柔毛。花萼狭管状，常染紫红色，长约6mm，13脉，外面主要沿脉上被疏柔毛及腺微柔毛，内面在齿上被疏柔毛，果时基部稍一边膨胀，上唇3齿，齿近外翻，长三角形，先端具硬尖，下唇2齿，齿稍长，直伸，先端芒尖。花冠紫红色，长约9mm，外面被微柔毛，内面在下唇下方喉部具2列毛茸，冠筒伸出，向上渐扩大，至喉部宽近

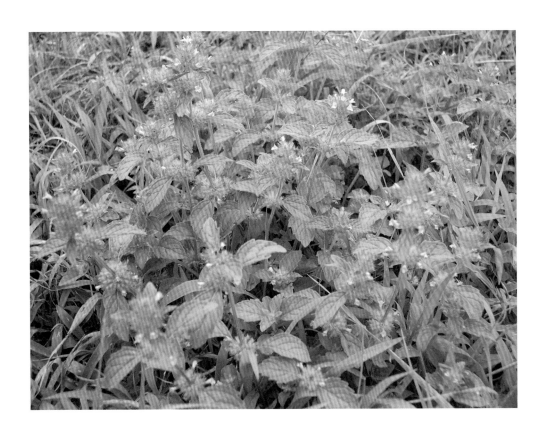

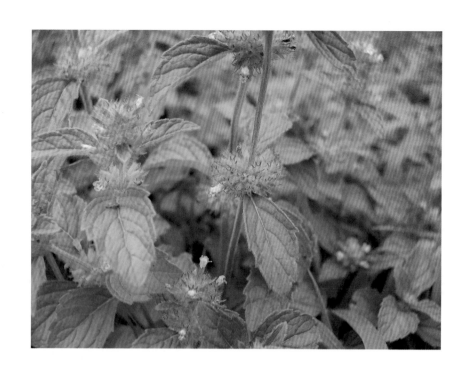

2mm，冠檐二唇形，上唇直伸，先端微缺，下唇3裂，中裂片稍大。雄蕊4，前对稍长，均内藏或前对微露出，花药2室，室近水平叉开。花柱微露出，先端不相等2浅裂，裂片扁平。花盘平顶。子房无毛。小坚果倒卵形，长约1.2mm，宽约0.9mm，黄褐色。花期5～8月，果期8～10月。

【采收加工】7～8月开花期采收，洗净，切段鲜用或晒干。

【性状鉴别】本品茎呈方柱形，四面凹下呈槽状。有对生分枝，直径25mm，长30～90cm，节间长3～8cm；表面灰绿色或棕绿色，上部密被灰白色柔毛，四棱处尤多，质脆，易折断与破碎，茎断面淡黄白色。中央有髓或中空。叶对生，有柄，多蜷缩或破碎；完整者展平或呈卵圆形，长15cm，宽1.5～3.2cm，边缘具疏锯齿，上面褐绿色，下面灰绿色，均被柔毛。轮伞花序具残存的花萼，外被毛绒。小坚果倒卵形，棕黄色。气微香，味微辛。

【药性】味苦，性冷。

【功能主治】疏风清热，解毒消肿，止血。用于感冒发热，中暑，咽喉肿痛，白喉，急性胆囊炎，肝炎，肠炎，痢疾，腮腺炎，乳腺炎，疔疮肿毒，过敏性皮炎，急性结膜炎，尿血，崩漏，牙龈出血，外伤出血。

【用法用量】内服：煎汤，10～15g，或捣汁。外用：适量，捣烂外敷或煎水洗。

乌头
Wutou

为毛茛科乌头属植物乌头 *Aconitum carmichaelii* Debx. 的块根。

【苗族药名】ghob gend 各耿。

【俗名】五毒根、乌喙、草乌头、土附子。

【原植物】块根倒圆锥形，长 2 ～ 4cm，粗 1 ～ 1.6cm。茎高 60 ～ 150（～ 200）cm，中部之上疏被反曲的短柔毛，等距离生叶，分枝。茎下部叶在开花时枯萎。茎中部叶有长柄；叶片薄革质或纸质，五角形，长 6 ～ 11cm，宽 9 ～ 15cm，基部浅心形三裂达或近基部，中央全裂片宽菱形，有时倒卵状菱形或菱形，急尖，有时短渐尖近羽状分裂，二回裂片约 2 对，斜三角形，生 1 ～ 3 枚牙齿，间或全缘，侧全裂片不等二深裂，表面疏被短伏毛，背面通常只沿脉疏被短柔毛；叶柄长 1 ～ 2.5cm，疏被短柔毛。顶生总状花序长 6 ～ 10（25）cm；轴及花梗多少密被反曲而紧贴的短柔毛；下部苞片三裂，其他的狭卵形至披针形；花梗长 1.5 ～ 3（～ 5.5）cm；小苞片生花梗中部或下部，长 3 ～ 5（～ 10）mm，宽 0.5 ～ 0.8（～ 2）mm；萼片蓝紫色，外面被短柔

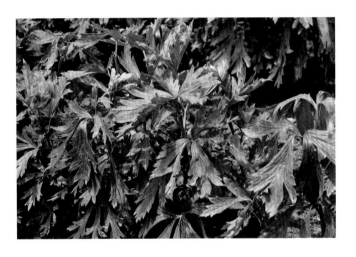

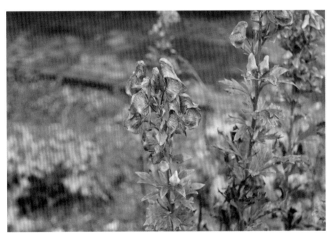

毛，上萼片高盔形，高 2 ～ 2.6cm，自基部至喙长 1.7 ～ 2.2cm，下缘稍凹，喙不明显，侧萼片长 1.5 ～ 2cm；花瓣无毛，瓣片长约 1.1cm，唇长约 6mm，微凹，距长（1 ～）2 ～ 2.5mm，通常拳卷；雄蕊无毛或疏被短毛，花丝有 2 小齿或全缘；心皮 3 ～ 5，子房疏或密被短柔毛，稀无毛。蓇葖长 1.5 ～ 1.8cm；种子长 3 ～ 3.2mm，三棱形，只在二面密生横膜翅。9 ～ 10 月开花。

【采收加工】秋季茎叶枯萎时采挖，除去须根及泥沙，干燥。

【性状鉴别】本品呈倒圆锥形，略弯曲，形如乌鸦头，长 2 ～ 6cm，直径 1 ～ 3cm，顶端常有茎基或茎痕。表面暗棕色或灰褐色，皱缩不平，有纵皱纹，有的具突起的支根（习称"钉

角"）。质硬，不易折断，断面类白色或暗灰色，可见一波状多角形环纹（形成层），中心（髓部）有时形成空隙。气微，久闻有刺鼻感，味辛辣、麻舌。

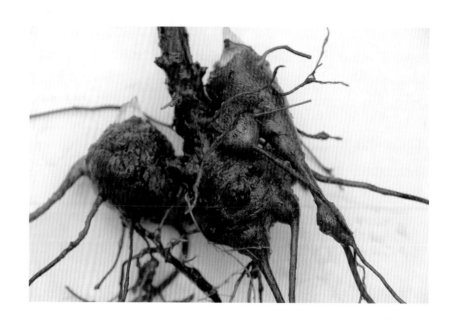

【药性】味麻、辣，性热；大毒。

【功能主治】祛风除湿，温经，散寒止痛。用于风寒湿痹，关节疼痛，肢体麻木，半身不遂，头风头痛，心腹冷痛，寒疝腹痛，跌打瘀痛，阴疽肿毒；并可用于麻醉止痛。

【用法用量】内服：煎汤，3～9 g；或研末，12 g；或入丸、散。内服须炮制后用；入汤剂应先煎 12 小时，以减低其毒性。外用：适量，研末撒或调敷。

乌药
Wuyao

为樟科山胡椒属植物乌药 *Lindera aggregata*（Sims）Kos–term. 的块根。

【苗族药名】ndut box ghunb 杜箥贵。

【俗名】土木香、矮樟、铜钱树、矮樟根。

【原植物】常绿灌木或小乔木，高可达 5m；树皮灰绿色；根有纺锤状或结节状膨胀，一般长 3.5 ～ 8cm，直径 0.7 ～ 2.5cm，外面棕黄色至棕黑色，表面有细皱纹，有香味，微苦，有刺激性清凉感。幼枝青绿色，具纵向细条纹，密被金黄色绢毛，后渐脱落，老时无毛，干时褐色。顶芽长椭圆形。叶互生，卵形，椭圆形至近圆形，通常长 2.7 ～ 5cm，宽 1.5 ～ 4cm，有时可长达 7cm，先端长渐尖或尾尖，基部圆形，革质或有时近革质，上面绿色，有光泽，下面苍白色，幼时密被棕褐色柔毛，后渐脱落，偶见残存斑块状黑褐色毛片，两面有小凹窝，三出脉，中脉及第一对侧脉上面通常凹下，少有凸出，下面明显凸出；叶柄长 0.5 ～ 1cm，有褐色柔毛，后毛被渐脱落。伞形花序腋生，无总梗，常 6 ～ 8 花序集生于 1 ～ 2mm 长的短枝上，每花序有一苞片，一般有花 7 朵；花被片 6，近等长，外面被白色柔毛，内面无毛，黄色或黄绿色，偶有外乳白内紫红色；花梗长约 0.4mm，被柔毛。雄花花被片长约 4mm，宽约 2mm；雄蕊长 3 ～ 4mm，花丝被疏柔毛，第三轮的有 2 宽肾形具柄腺体，着生花丝基部，有时第二轮的也有腺体 1 ～ 2 枚；退化雌蕊坛状。雌花花被片长约 2.5mm，宽约 2mm，退化雄蕊长条片状，被疏柔毛，长约 1.5mm，第三轮基部着生 2 具柄腺体；子房椭圆形，长约 1.5mm，被褐色短柔毛，柱头头状。果卵形或有时近圆形，长 0.6 ～ 1cm，直径 4 ～ 7mm。花期 3 ～ 4 月，果期 5 ～ 11 月。

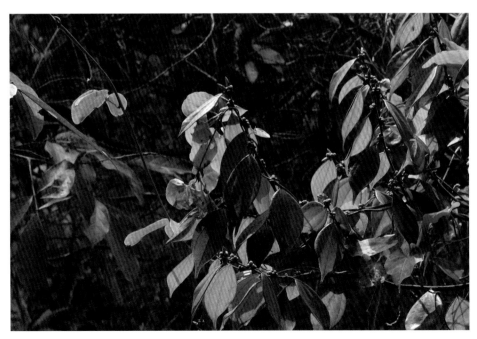

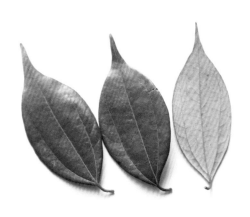
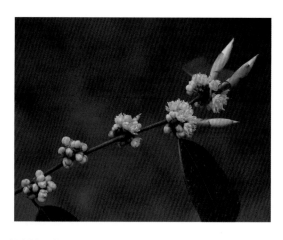

【采收加工】全年均可采挖，除去细根，洗净，趁鲜切片，晒干，或直接晒干。

【性状鉴别】本品多呈纺锤状，略弯曲，有的中部收缩成连珠状，长 6 ～ 15cm，直径 1 ～ 3cm。表面黄棕色或黄褐色，有纵皱纹及稀疏的细根痕。质坚硬。切片厚 0.2 ～ 2mm，切面黄白色或淡黄棕色，射线放射状，可见年轮环纹，中心颜色较深。气香，味微苦、辛，有清凉感。

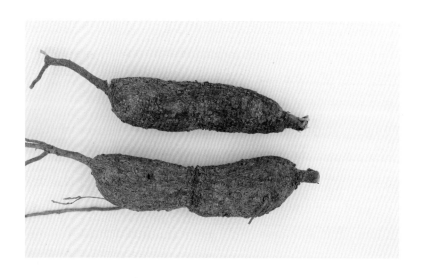

【药性】味微苦，性热。

【功能主治】行气止痛，温肾散寒。用于寒凝气滞，胸腹胀痛，气逆喘急，膀胱虚冷，遗尿尿频，疝气疼痛，经寒腹痛。

【用法用量】内服：煎汤，5 ～ 10 g，或入丸、散。外用：适量，研末调敷。

乌韭
Wujiu

为鳞始蕨科乌蕨属植物乌蕨 *Sphenomeris chinensis*（L.）Maxon 的叶及全草。

【苗族药名】ndutmongx youx 都木油。

【俗名】牙齿芒、擎天蕨、扫雪花、青蕨、大金花草。

【原植物】植株高达 65cm。根状茎短而横走，粗壮，密被赤褐色的钻状鳞片。叶近生，叶柄长达 25cm，禾秆色至褐禾秆色，有光泽，直径 2mm，圆，上面有沟，除基部外，通体光滑；叶片披针形，长 20～40cm，宽 5～12cm，先端渐尖，基部不变狭，四回羽状；羽片 15～20 对，互生，密接，下部的相距 4～5cm，有短柄，斜展，卵状披针形，长 5～10cm，宽 2～5cm，先端渐尖，基部楔形，下部三回羽状；一回小羽片在一回羽状的顶部下有 10～15 对，连接，有短柄，近菱形，长 1.5～3cm，先端钝，基部不对称，楔形，上先出，一回羽状或基部二回羽状；二回（或末回）小羽片小，倒披针形，先端截形，有齿牙，基部楔形，下延，其下部小羽片常再分裂成具有一二条细脉的短而同形的裂片。叶脉上面不显，下面明显，在小裂片上为二又分枝。

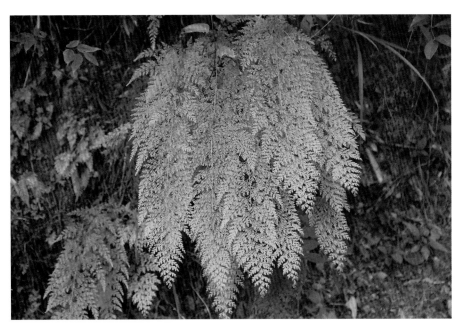

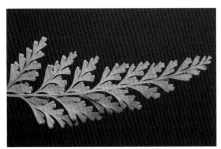
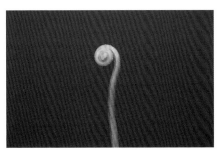

叶坚草质，干后棕褐色，通体光滑。孢子囊群边缘着生，每裂片上一枚或二枚，顶生 1～2 条细脉上；囊群盖灰棕色，革质，半杯形，宽，与叶缘等长，近全缘或多少啮蚀，宿存。

【采收加工】夏，秋季挖取带根茎的全草；去杂质，洗净，鲜用或晒干。

【性状鉴别】本品根茎粗壮，长 2～7cm，表面密被赤褐色钻状鳞片，上方近生多数叶，下方众多紫褐色须根。叶柄长 10～25cm，直径约 2mm，呈不规则的细圆柱形，表面光滑，禾秆色或基部红棕色，有数条角棱及 1 凹沟；叶片披针形，三至四回羽状分裂，略皱折，棕褐色至深褐色，小裂片楔形，先端平截或 1～2 浅裂；孢子囊群 1～2 个着生于每个小裂片先端边缘。气微，味苦。

【药性】味苦、性冷。

【功能主治】清热解毒，利湿，止血。用于风热感冒，中暑发痧，泄泻，痢疾，肝炎，白浊，白带，吐血，便血，尿血。

【用法用量】内服：煎汤，30～60 g，鲜品 90～150 g；或绞汁。外用：适量，捣烂外敷，或研末外敷；或煎汤洗。

中国常用苗药彩色图谱

乌桕
Wujiu

为大戟科乌桕属植物乌桕 *Sapium sebiferum* [L.] Roxb. 的种子、叶及去掉栓皮的根皮或茎皮。

【苗族药名】detmangs hsangb 豆麻昌。

【俗名】桕树、木蜡树、木梓树、蜡烛树。

【原植物】乔木，高 5～10m，各部均无毛；枝带灰褐色，具细纵棱，有皮孔。叶互生，纸质，叶片阔卵形，长 2～10cm，宽 5～9cm，顶端短渐尖，基部阔而圆、截平或有时微凹，全缘，近叶柄处常向腹面微卷；中脉两面微凸起，侧脉 7～9 对，互生或罕有近对生，平展或略斜上升，离缘 2～5mm 弯拱网结，网脉明显；叶柄纤弱，长 2～6cm，顶端具 2 腺体；托叶三角形，长 1～1.5mm。花单性，雌雄同株，聚集成顶生、长 3～12mm 的总状花序，雌花生于花序轴下部，雄花生于花序轴上部或有时整个花序全为雄花。雄花：花梗纤细，长 1～3mm；苞片卵形或阔卵形，长 1.5～2mm，宽 1.5～1.8mm，顶端短尖至渐尖，基部两侧各具一肾形的腺体，每一苞片内有 5～10 朵花；小苞片长圆形，蕾期紧抱花梗，长 1～1.5mm，顶端浅裂或具齿；花萼杯状，具不整齐的小齿；雄蕊 2 枚，罕有 3 枚，伸出于花萼之外，花丝分离，与近球形的花药近等长。雌花：花梗圆柱形，粗壮，长 2～5mm；苞片和小苞片与雄花的相似；花萼 3 深裂几达基部，裂片三角形，长约 2mm，宽近 1mm；子房卵状球形，3 室，花柱合生部分与子房近等长，柱头 3，外卷。蒴果近球形，成熟时黑色，横切面呈三角形，直径 3～5mm，外薄被白色、蜡质的假种皮。花期 5～7 月。

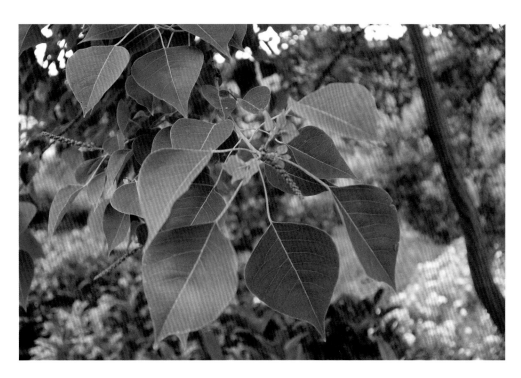

中国常用苗药彩色图谱

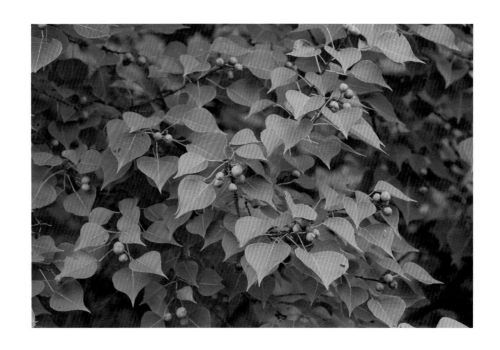

【采收加工】果熟时采摘种子，鲜用或晒干。根、茎皮全年均可采，将皮割下，除去栓皮，晒干。

【性状鉴别】本品叶多破碎或皱缩。完整叶片为卵状菱形，长宽 3～8cm。先端长渐尖，基部阔楔形，全缘。表面茶绿色或茶褐色。叶柄长，顶端有干缩的小腺体 2 枚。叶片纸质，易碎。气微，味微苦。根皮外表面浅黄棕色，有细纵皱纹，栓皮薄，易剥落；内表面黄白色或浅黄棕色，具细密纵直纹理；切面显纤维性。质硬而韧。气微，味微苦，涩。

【药性】味苦，性冷。

【功能主治】泻下逐水，消肿散结，解蛇虫毒。用于水肿，膨胀，大、小便不通，湿疹，毒蛇咬伤。

【用法用量】内服：煎汤，9～12g；或入丸、散。外用：适量，煎水洗或研末调敷。

乌梢蛇
Wushaoshe

为游蛇科乌梢蛇属动物乌梢蛇 *Zaocys dhumnades*（Cantor）的全体。

【苗族药名】nenb giebmlob 能格冒。

【俗名】乌蛇、乌风蛇。

【原动物】形体较粗大，头、颈区分不明显，全长可达 200cm 左右，一般雌蛇较短。眼大鼻孔大而椭圆，位于两鼻鳞间。背面灰褐色或黑褐色，其上有 2 条黑线纵贯全身，老年个体后段色深，黑线不明显，背脊黄褐色纵线较为醒目，幼蛇背面灰绿色，其上有 4 条黑线纵贯全身。颊鳞 1 枚，眶前鳞 2 ～ 3 枚，眶后鳞 2 枚；颞鳞 2（1）+2，上唇鳞 3 ～ 2 ～ 3 式。背鳞 16 ～ 16（14）～ 14，中央 2 ～ 4（～ 6）行起棱。正脊两行棱极强，腹鳞 192 ～ 205；肛鳞 2 分，尾下鳞 101 ～ 128 对。

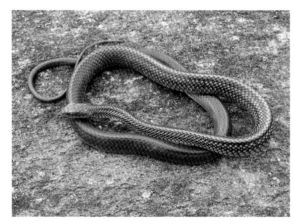 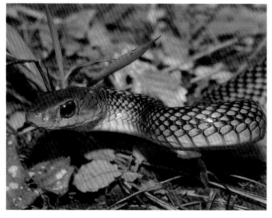

【采收加工】多于夏、秋二季捕捉，剖开腹部或先剥皮留头尾，除去内脏，盘成圆盘状，干燥。

【性状鉴别】本品呈圆盘状，盘径约 16cm。表面黑褐色或绿黑色，密被菱形鳞片；背鳞行数成双，背中央 2 ～ 4 行鳞片强烈起棱，形成两条纵贯全体的黑线。头盘在中间，扁圆形，眼大而下凹陷，有光泽。上唇鳞 8 枚，第 4、5 枚入眶，颊鳞 1 枚，眼前下鳞 1 枚，较小，眼后鳞 2 枚。脊部高耸成屋脊状。腹部剖开边缘向内卷曲，脊肌肉厚，黄白色或淡棕色，可见排列整齐的肋骨。尾部渐细而长，尾下鳞双行。剥皮者仅留头尾之皮鳞，中段较光滑。气腥，味淡。

【药性】味咸，性微热。

【功能主治】祛风，通络，止痉。用于风湿顽痹，麻木拘挛，中风口眼㖞斜，半身不遂，抽搐痉挛，破伤风，麻风，疥癣。

【用法用量】内服：煎汤，9 ～ 12 g；研末，1.5 ～ 3 g；或入丸，泡酒服。外用：适量，烧灰研末调敷。

中国常用苗药彩色图谱

凤仙透骨草
FengxianTougucao

为凤仙花科凤仙花属植物凤仙花 *Impatiens balsamina* **L.** 的全草。

【苗族药名】reib bot zheit doul 锐保腿儿。

【俗名】指甲花、好女儿花、金凤花、海莲花。

【原植物】一年生草本植物，高约80cm。
茎粗壮，肉质，直立。叶互生，披针形，长
4～6cm，宽3～4cm，先端长渐尖，基部渐狭，
边缘有锐锯齿，侧脉5～9对；叶柄长1～3cm，
两侧有数个腺体。花单生或数枚簇生叶腋，密生
短柔毛；花大，粉红色或杂色，单瓣或重瓣；萼
片2，宽卵形，有疏短柔毛；旗瓣圆，先端凹，有
小尖头，背面中肋有龙骨突；翼瓣宽大，有短柄，
2裂，基部裂片近圆形，上部裂片宽斧形，先端2
浅裂；唇瓣舟形，被疏短柔毛，基部突然延长成

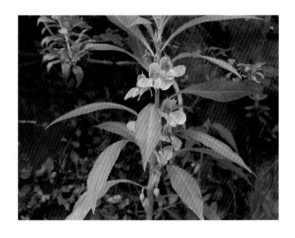

细而内弯的距；花药钝。蒴果椭圆形，熟时一触即裂，密被粗毛。种子多数，球形，黑色。

【采收加工】夏、秋季割取地上部分，去掉花果，洗净，晒干。

【性状鉴别】本品茎长柱形，有少数分枝，长30～60cm，直径3～8mm，下端直径可达
2cm。表明黄棕色至红棕色，干瘪皱缩，具明显的纵沟，节部膨大，叶痕深棕色，体轻质脆，易
折断，断面中空，或有白色、膜质髓部。气微，味微酸。

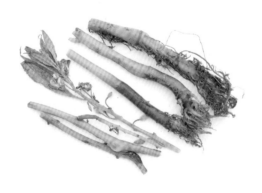

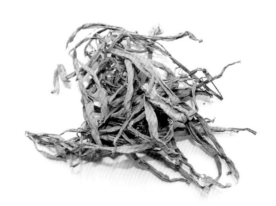

【药性】味麻、辣，性热。

【功能主治】祛风除湿，活血通经，接骨。用于风湿疼痛，经闭腹痛，跌仆损伤，骨折。

【用法用量】内服：煎汤，10～50g。外用：适量，鲜品捣烂涂；或煎水洗。

凤尾草
Fengweicao

为凤尾蕨科凤尾蕨属植物井栏边草 *Pteris multifida* Poir. 的根或全草。

【苗族药名】Minl ndad zanl 咪大专。

【俗名】井口边草、铁脚鸡、凤凰草、石长生。

【原植物】植株高 30 ～ 45cm。根状茎短而直立，粗 1 ～ 1.5cm，先端被黑褐色鳞片。叶多数，密而簇生，明显二型；不育叶柄长 15 ～ 25cm，粗 1.5 ～ 2mm，禾秆色或暗褐色而有禾秆色的边，稍有光泽，光滑；叶片卵状长圆形，长 20 ～ 40cm，宽 15 ～ 20cm，一回羽状，羽片通常 3 对，对生，斜向上，无柄，线状披针形，长 8 ～ 15cm，宽 6 ～ 10mm，先端渐尖，叶缘有不整齐的尖锯齿并有软骨质的边，下部 1 ～ 2 对通常分叉，有时近羽状，顶生三叉羽片及上部羽片的基部显著下延，在叶轴两侧形成宽 3 ～ 5mm 的狭翅（翅的下部渐狭）；能育叶有较长的柄，羽片 4 ～ 6 对，狭线形，长 10 ～ 15cm，宽 4 ～ 7mm，仅不育部分具锯齿，余均全缘，

基部一对有时近羽状，有长约 1cm 的柄，余均无柄，下部 2 ～ 3 对通常 2 ～ 3 叉，上部几对的基部长下延，在叶轴两侧形成宽 3 ～ 4mm 的翅。主脉两面均隆起，禾秆色，侧脉明显，稀疏，单一或分叉，有时在侧脉间具有或多或少的与侧脉平行的细条纹（脉状异形细胞）。叶干后草质，暗绿色，遍体无毛；叶轴禾秆色，稍有光泽。

【采收加工】全年均可采收，鲜用；或洗净切段，晒干。

【性状鉴别】本品全草长 25 ～ 70cm，根茎短，棕褐色，下面丛生须根，上面有簇生叶，叶柄细，有棱，棕黄色或黄绿色，长 4 ～ 30cm，易折断，叶片草质。叶羽状，灰绿色或黄绿色，不育叶羽片宽 4 ～ 8cm，边缘有不整齐锯齿，能有叶长条形，宽 3 ～ 6cm，边缘反卷，孢子囊群生于羽片下面边缘。气微，味淡或稍涩。

【药性】味苦，性冷。

【功能主治】清热利湿，凉血止血，解毒消肿。用于黄疸型肝炎，肠炎，菌痢，淋浊，带下，吐血，衄血，便血，尿痛，扁桃体炎，腮腺炎，痈肿疮毒，湿疹。

【用法用量】内服：煎汤，15 ～ 30g。外用：适量，研末撒；煎水洗；或鲜品捣烂外敷。

六月雪
Liuyuexue

为茜草科白马骨属植物六月雪 *Serissa japonica*（Thunb.）Thunb. Nov. Gen. 的全株。

【苗族药名】nggab beil 嘎北。

【俗名】满天星、路边荆。

【原植物】小灌木，高 60～90cm，有臭气。叶革质，卵形至倒披针形，长 0.06～0.22cm，宽 0.3～0.6cm，顶端短尖至长尖，边全缘，无毛；叶柄短。花单生或数朵丛生于小枝顶部或腋生，有被毛、边缘浅波状的苞片；萼檐裂片细小，锥形，被毛；花冠淡红色或白色，长 0.06～0.12cm，裂片扩展，顶端 3 裂；雄蕊突出冠管喉部外；花柱长突出，柱头 2，直，略分开。花期 5～7 月。

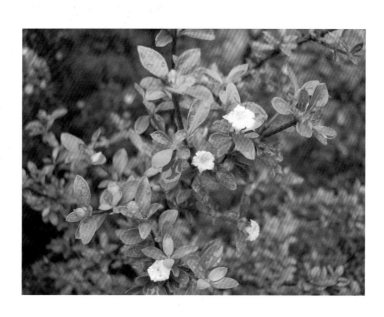

【采收加工】全年可采。洗净鲜用或切段晒干。

【性状鉴别】本品根细长圆柱形，有分枝，长短不一，直径 0.3～0.8cm，表面深灰色、灰白色或黄褐色，有纵裂隙，栓皮易剥落。粗枝深灰色，表面有纵裂纹，栓皮易剥落；嫩枝浅灰色，微被毛；质坚硬，断面纤维性。叶对生或簇生，薄革质，黄绿色，卷缩或者脱落。完整叶展平后呈卵形或长圆状卵形，长 1.5～3cm，宽 0.5～1.2cm，先端短尖或钝，基部渐狭成断柄，全缘，两面羽状网脉突出。枝端叶间有时可见黄白色花，花萼裂片几与冠筒等长。气微，味微苦。

【药性】味苦，性冷。

【功能主治】疏风解表，清热利湿，舒筋活络。用于感冒，咳嗽，牙痛，急性扁桃体炎，咽喉炎，急、慢性肝炎，肠炎，痢疾，小儿疳积，高血压头痛，偏头痛，风湿性关节痛。

【用法用量】内服：煎汤，15～30g。

火炭母
Huotanmu

为蓼科蓼属植物火炭母 *Polygonum chinense* L. 的全草。

【苗族药名】bid reib shed nzal 闭芮色扎。

【俗名】毛辣蓼、乌炭子、山荞麦草、黄鳝藤、火炭星、乌饭藤。

【原植物】多年生草本，基部近木质。根状茎粗壮。茎直立，高70～100cm，通常无毛，具纵棱，多分枝，斜上。叶卵形或长卵形，长4～10cm，宽2～4cm，顶端短渐尖，基部截形或宽心形，边缘全缘，两面无毛，有时下面沿叶脉疏生短柔毛，下部叶具叶柄，叶柄长1～2cm，通常基部具叶耳，上部叶近无柄或抱茎；托叶鞘膜质，无毛，长1.5～2.5cm，具脉纹，顶端偏斜，无缘毛。花序头状，通常数个排成圆锥状，顶生或腋生，花序梗被腺毛；苞片宽卵形，每苞内具1～3花；花被5深裂，白色或淡红色，裂片卵形，果时增大，呈肉质，蓝黑色；雄蕊8，比花被短；花柱3，中下部合生。瘦果宽卵形，具3棱，长3～4mm，黑色，无光泽，包于宿存的花被。花期7～9月，果期8～10月。

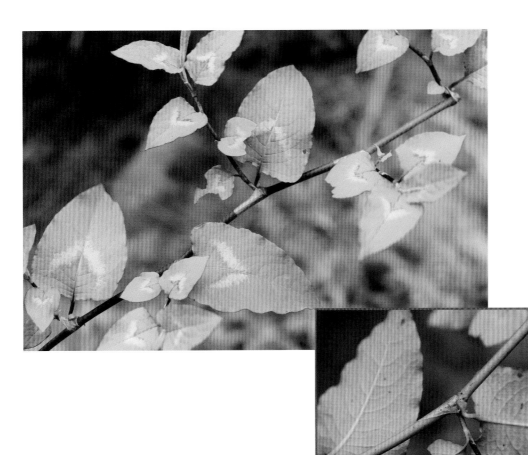

中国常用苗药彩色图谱

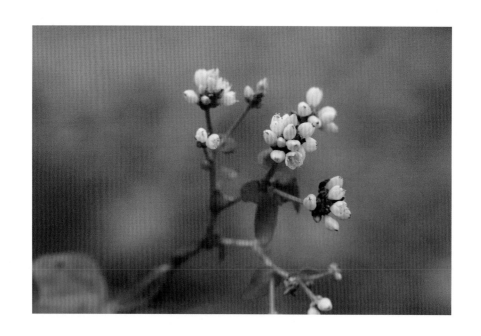

【采收加工】夏、秋二季采收，除去泥沙，干燥。

【性状鉴别】本品根茎圆柱形，有多数向上的簇状分枝，表面棕褐色或灰棕色，有较密而稍隆起的轮状环节，具多数须根。茎扁圆柱形，有分枝，长 30～100cm，表面绿褐色或紫褐色，无毛，有细棱；节稍膨大，节间长 5～18cm，下部节上有须根；茎质脆，易折断，断面灰黄色或灰绿色，有时中空。叶互生，多皱缩或卷缩，破碎，完整叶片展平后呈卵状长圆形或卵状长三角形，长 5～12cm，宽 2～5cm，先端渐尖，基部截形或稍圆，全缘；上表面暗绿色或淡黄褐色，下表面色稍浅，两面近无毛；托叶鞘筒状，膜质，先端偏斜。花序呈头状，数个排成圆锥状，顶生或腋生。气微，味苦涩。

【药性】味酸、麻。性冷。

【功能主治】清热解毒，利湿止痒，活血消肿。用于肠炎，痢疾，咽喉肿痛，腮部红肿，赤白带下，跌打损伤，风湿骨痛等；外用治角膜云翳，湿热带下，皮炎湿疹。

【用法用量】内服：煎汤，15～30g。外用适量，捣敷或煎水洗。

火棘
Huoji

为蔷薇科火棘属植物火棘 *Rosa Pyracantha fortuneana (Maxin.) Li* 的果实。

【苗族药名】ghob nux bid dol rex 各腈比多热。

【俗名】赤阳子、红子、救命粮、救军粮、救兵粮、火把果。

【原植物】常绿灌木，高达3m；侧枝短，先端成刺状，嫩枝外被锈色短柔毛，老枝暗褐色，无毛；芽小，外被短柔毛。叶片倒卵形或倒卵状长圆形，长1.5～6cm，宽0.5～2cm，先端圆钝或微凹，有时具短尖头，基部楔形，下延连于叶柄，边缘有钝锯齿，齿尖向内弯，近基部全缘，两面皆无毛；叶柄短，无毛或嫩时有柔毛。花集成复伞房花序，直径3～4cm，花梗和总花梗近于无毛，花梗长约1cm；花直径约1cm；萼筒钟状，无毛；萼片三角卵形，先端钝；花瓣白色，近圆形，长约4mm，宽约3mm；雄蕊20，花丝长3～4mm，药黄色；花柱5，离生，与雄蕊等长，子房上部密生白色柔毛。果实近球形，直径约5mm，橘红色或深红色。花期3～5月，果期8～11月。

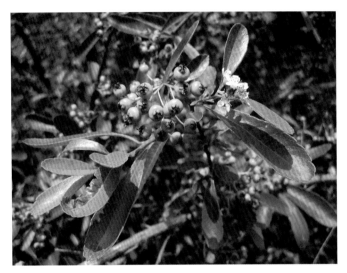

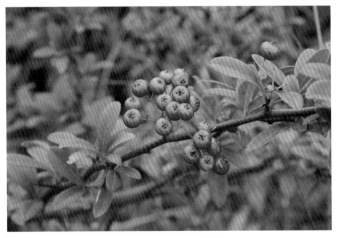

【采收加工】秋季果实成熟时采摘，晒干。

【性状鉴别】本品梨果近球形，直径约5mm。表面红色，顶端有宿存萼片，基部有残留果柄，果肉棕黄色，内有5个小坚果。气微，味酸涩。

【药性】味甜、酸，性平。

【功能主治】健脾消积，收敛止痢，止痛。用于痞块，食积停滞，脘腹胀满，泄泻，痢疾，崩漏，带下，跌打损伤。

【用法用量】内服：煎汤，15～30g；或浸酒。外用：适量，捣敷。

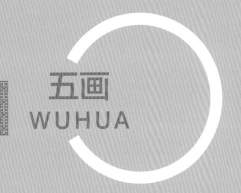

五画
WUHUA

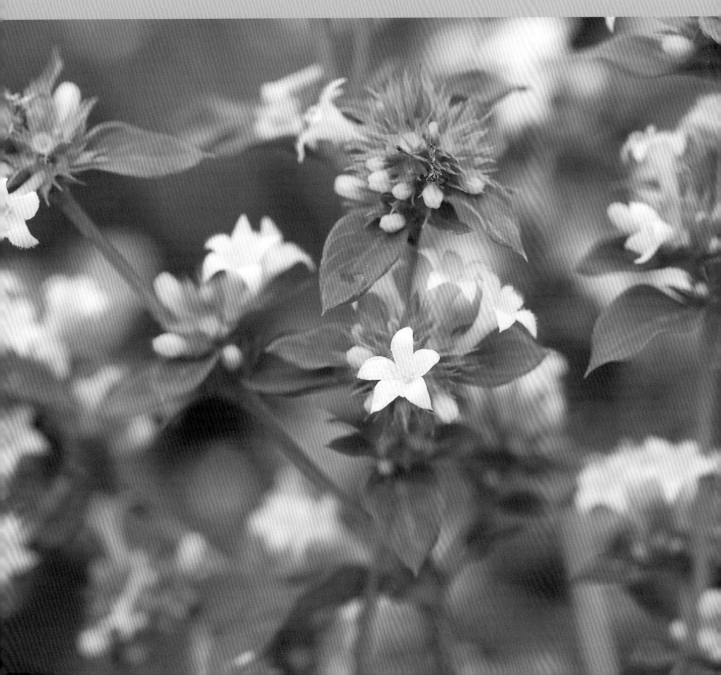

玉叶金花
Yuyejinhua

为茜草科玉叶金花属植物玉叶金花 *Mussaenda pubescens* **Ait.f.** 的地上部分。

【苗族药名】ab gangb luf 阿岗奴。

【俗名】良口茶、野白纸扇、白蝴蝶。

【原植物】攀援灌木，嫩枝被贴伏短柔毛。叶对生或轮生，膜质或薄纸质，卵状长圆形或卵状披针形，长 5～8cm，宽 2～2.5cm，顶端渐尖，基部楔形，上面近无毛或疏被毛，下面密被短柔毛；叶柄长 3～8mm，被柔毛；托叶三角形，长 5～7mm，深 2 裂，裂片钻形，长 4～6mm。聚伞花序顶生，密花；苞片线形，有硬毛，长约 4mm；花梗极短或无梗；花萼管陀螺形，长 3～4mm，被柔毛，萼裂片线形，通常比花萼管长 2 倍以上，基部密被柔毛，向上毛渐稀疏；花叶阔椭圆形，长 2.5～5cm，宽 2～3.5cm，有纵脉 5～7 条，顶端钝或短尖，基部狭窄，柄长 1～2.8cm，两面被柔毛；花冠黄色，花冠管长约 2cm，外面被贴伏短柔

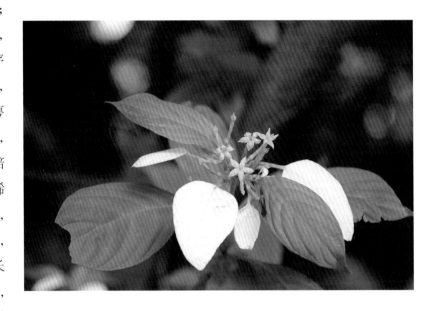

毛，内面喉部密被棒形毛，花冠裂片长圆状披针形，长约 4mm，渐尖，内面密生金黄色小疣突；花柱短，内藏。浆果近球形，长 8～10mm，直径 6～7.5mm，疏被柔毛，顶部有萼檐脱落后的环状疤痕，干时黑色，果柄长 4～5mm，疏被毛。花期 6～7 月。

【采收加工】夏、秋季采收，晒干。

【性状鉴别】本品茎呈圆柱形，直径 3～10mm。表面棕色或棕褐色，具细纵皱纹、点状皮孔及叶柄痕，质坚硬，不易折断，断面黄白色或淡黄绿色，髓部明显，白色。叶对生或轮生，多缩皱、破碎，完整叶片展平后呈卵状矩圆形，顶端渐尖，基部楔形，上表面近无毛或被疏毛，下表面密被短柔毛，有时稍疏。气微，味淡。

【药性】味苦，性冷。

【功能主治】清热利湿，解毒消肿。用于感冒，咳嗽，咽喉肿痛，泄泻，痢疾，水肿，疮疡脓肿，毒蛇咬伤。

【用法用量】内服：煎汤，15～30g。研末调服。外用适量，捣敷或煎水洗。

玉米须
Yumixu

为禾本科玉蜀黍属植物玉蜀黍 *Zea mays* L. 的花柱。

【苗族药名】ghaob nis beud reud 阿女包儿。

【俗名】包谷须。

【原植物】一年生高大草本。秆直立，通常不分枝，高 1～4m，基部各节具气生支柱根。叶鞘具横脉；叶舌膜质，长约 2mm；叶片扁平宽大，线状披针形，基部圆形呈耳状，无毛或具疣柔毛，中脉粗壮，边缘微粗糙。顶生雄性圆锥花序大型，主轴与总状花序轴及其腋间均被细柔毛；雄性小穗孪生，长达 1cm，小穗柄一长一短，分别长 1～2mm 及 2～4mm，被细柔毛；两颖近等长，膜质，约具 10 脉，被纤毛；外稃及内稃透明膜质，稍短于颖；花药橙黄色；长约 5mm。雌花序被多数宽大的鞘状苞片所包藏；雌小穗孪生，成 16～30 纵行排列于粗壮之序轴上，两颖等长，宽大，无脉，具纤毛；外稃及内稃透明膜质，雌蕊具极长而细弱的线形花柱。花果期秋季。

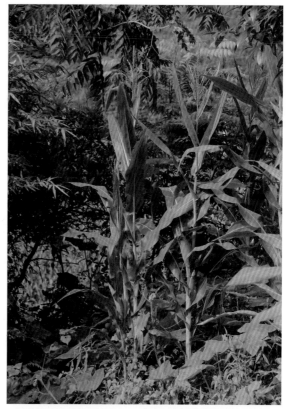

【采收加工】秋果实成熟时收集，除去杂质。鲜用或晒干生用。

【性状鉴别】本品常集结成疏松团簇，花柱线状或须状，完整者长至 30mm，直径约 0.5mm，淡绿色、黄绿色至棕红色，有光泽，略透明，柱头 2 裂，叉开，长至 3mm，质柔软。气微，味淡。

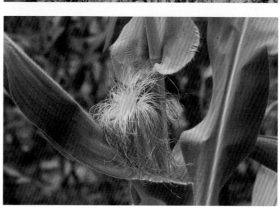

【药性】味甜、淡，性微冷。

【功能主治】利尿消肿，清肝利胆。用于水肿，小便淋沥，黄疸，胆囊炎，胆结石，高血压，糖尿病，乳汁不通。

【用法用量】内服：煎汤，15～30g；大剂量 60～90g；或烧炭存性研末。外用：适量，烧烟吸入。

中国常用苗药彩色图谱

玉簪
Yuzan

为百合科玉簪属植物玉簪 *Hosta plantaginea*（Lam.）Aschers. 的花。

【苗族药名】ghob nux reib wangl shant 各腈芮王伞。

【俗名】内消花、白鹤花。

【原植物】根状茎粗厚，粗1.5～3cm。叶卵状心形、卵形或卵圆形，长14～24cm，宽8～16cm，先端近渐尖，基部心形，具6～10对侧脉；叶柄长20～40cm。花葶高40～80cm，具几朵至十几朵花；花的外苞片卵形或披针形，长2.5～7cm，宽1～1.5cm；内苞片很小；花单生或2～3朵簇生，长10～13cm，白色，芳香；花梗长约1cm；雄蕊与花被近等长或略短，基部15～20mm贴生于花被管上。蒴果圆柱状，有三棱，长约6cm，直径约1cm。花果期8～10月。

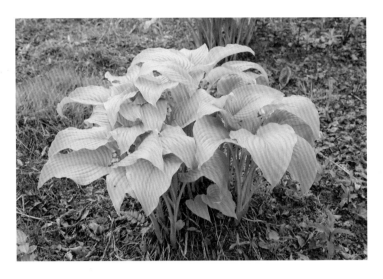

【采收加工】在7～8月份花似开非开时采摘，晒干。

【性状鉴别】本品多皱缩呈条状，完整者长8～12.5cm。花被漏斗状，黄白色或褐色；花被6裂，裂片椭圆形，先端渐尖。雄蕊

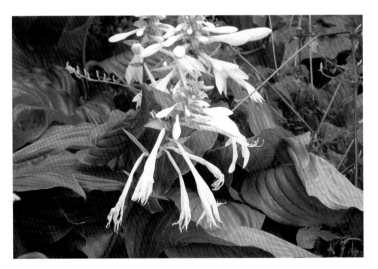

6，与花被等长，下部与花筒贴生。花柱细长，超出雄蕊。体轻，质软。

【药性】味苦、甘，性冷；小毒。

【功能主治】消肿，解毒，止咳，利咽喉。用于肺热，咽喉肿痛，嘶哑。

【用法用量】内服：煎汤，6～9g。

艾叶
Aiye

为菊科蒿属植物艾 *Artemisia argyi* Levl.et Vant. 的叶。

【苗族药名】reib shed jentmangl 芮舍绞莽。

【俗名】艾蒿、家艾。

【原植物】多年生草本，高 45～120cm。茎直立，圆形，质硬，基部木质化，被灰白色软毛，从中部以上分枝。单叶，互生；茎下部的叶在开花时即枯萎；中部叶具短柄，叶片卵状椭圆形，羽状深裂，裂片椭圆状披针形，边缘具粗锯齿，上面暗绿色，稀被白色软毛，并密布腺点，下面灰绿色，密被灰白色绒毛；近茎顶端的叶无柄，叶片有时全缘完全不分裂，披针形或线状披针形。花序总状，顶生，由多数头状花序集合而成；总苞片 4～5 层，外层较小，卵状披针形，中层及内层较大，广椭圆形，边缘膜质，密被绵毛；花托扁平，半球形，上生雌花及两性花 10 余朵；雌花不甚发育，长约 1cm，无明显的花冠；两性花与雌花等长，花冠筒状，红色，顶端 5 裂；雄蕊 5 枚，聚药，花丝短，着生于花冠基部；花柱细长，顶端 2 分叉，子房下位，1 室。瘦果长圆形。花期 7～10 月。

【采收加工】夏季花未开时采摘，除去杂质，晒干。

【性状鉴别】本品多皱缩、破碎，有短柄。完整叶片展平后呈卵状椭圆形，羽状深裂，裂片椭圆状披针形，边缘有不规则的粗锯齿；上表面灰绿色或深黄绿色，有稀疏的柔毛和腺点；下表面密生灰白色绒毛。质柔软。气清香，味苦。

【药性】味麻、苦，性热。

【功能主治】散寒止痛，温经止血。用于少腹冷痛，经寒不调，宫冷不孕，吐血，衄血，崩漏经多，妊娠下血；外用祛湿止痒。用于吐血，衄血，崩漏，月经过多，胎漏下血，少腹冷痛，经寒不调，宫冷不孕；外治皮肤瘙痒。

【用法用量】内服：煎汤，3～9g。外用适量，灸治或熏洗用。

艾纳香
Ainaxiang

为菊科艾纳香属植物艾纳香 *Blumea balsamifera*（L.）DC. 的地上部分。

【苗族药名】dingx vob hvid 档窝凯。

【俗名】大风艾、牛耳艾、大风叶、再风艾。

【原植物】多年生木质草本，高1～3m，全体密被黄色绒毛或绢毛，揉碎时有冰片香气。叶互生；叶片椭圆形或矩圆状披针形，长10～17cm，宽1.2～2.5cm，先端尖，基部狭窄，下延呈叶柄状，或近深裂，边缘具不规则锯齿，两面密被茸毛。头状花序顶生，伞房状；总苞片数轮，外轮较内轮短；管状花黄色，异形，缘花雌性，盘花两性，先端5裂；聚药雄蕊5；雌蕊1，子房下位，柱头2裂，线状。瘦果具10棱，冠毛淡白色。花期3～5月。果期9～10月。

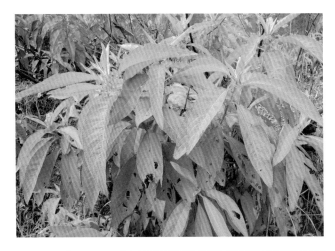

【采收加工】于12月采收，先把落叶集中，再把带叶的地上茎割下，鲜用或晒干。

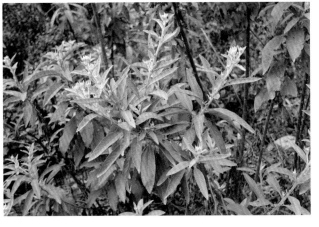

【性状鉴别】本品茎呈圆柱形，粗细不等。表面灰褐色或棕色，有纵条棱，节间明显，具分枝，密生黄褐色柔毛。质稍硬，断面木质部松软，黄白色，中央有白色的髓，老茎木部呈放射状。干燥的叶略皱缩或破碎，完整叶片展平后呈宽椭圆形或长圆状披针形，长22～25cm，宽8～10cm，边缘具细锯齿，上表面灰绿色或黄绿色，被短毛，下表面密被白色长柔毛，中脉在下面凸起，侧脉10～15对；叶柄短，两侧有2～4对狭线形的裂片。叶质脆，易碎。气清凉、香，味苦、辛。

【药性】味辣，性热。

【功能主治】祛风除湿，温中止泻，活血解毒。用于风寒感冒，头风头痛，风湿痹痛，寒湿泻痢，跌仆伤痛。

【用法用量】内服：煎汤，10～15g，鲜品加倍。外用：适量，煎水洗；或捣敷。

中国常用苗药彩色图谱

石韦
Shiwei

为水龙骨科石韦属植物庐山石韦 *Pyrrosia sheareri*（Baker）Ching、石韦 *Pyrrosia lingua*（Thunb.）Farwell、有柄石韦 *Pyrrosia petiolosa*（Christ）Ching 的叶。

【苗族药名】ghaob nghed nioul 啊咳知。

【俗名】金星草、石兰、石剑、虹霓剑草、金汤匙、石耳朵、蛇舌风。

【原植物】

1. 庐山石韦　多年生草本，高 30～60cm。根茎粗壮，横走，密生披针形鳞片，鳞片边缘有睫毛。叶同型，簇生，坚革质，上面仅沿叶脉有毛或无毛，有细密而不整齐的凹点，下面有分叉、短阔的黄色星状毛；叶柄粗壮，以关节着生于根茎上；叶片宽披针形，长 20～40cm，宽 3～5cm，向顶端渐尖，向基部稍变宽，为不等的圆耳形；侧脉在两面略下凹。孢子囊群小，在侧脉间排列成多行，无盖。

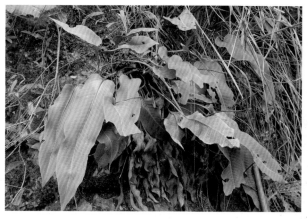
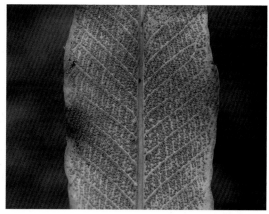

2. 石韦　植株通常高 10～30cm。根状茎长而横走，密被鳞片；鳞片披针形，长渐尖头，淡棕色，边缘有睫毛。叶远生，近二型；叶柄与叶片大小和长短变化很大，能育叶通常远比不育叶长得高而较狭窄，两者的叶片略比叶柄长，少为等长，罕有短过叶柄的。不育叶片近长圆形，或长圆披针形，下部 1/3 处为最宽，向上渐狭，短渐尖头，基部楔形，宽一般为 1.5～5cm，长（5～）10～（20）cm，全

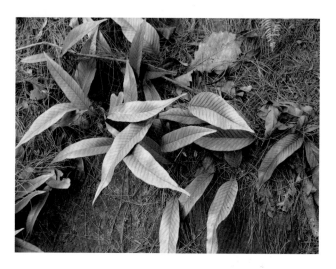

缘，干后革质，上面灰绿色，近光滑无毛，下面淡棕色或砖红色，被星状毛；能育叶约长过不育叶 1/3，而较狭 1/3 ～ 2/3。主脉下面稍隆起，上面不明显下凹，侧脉在下面明显隆起，清晰可见，小脉不显。孢子囊群近椭圆形，在侧脉间整齐成多行排列，布满整个叶片下面，或聚生于叶片的大上半部，初时为星状毛覆盖而呈淡棕色，成熟后孢子囊开裂外露而呈砖红色。

3. 有柄石韦　植株高 5 ～ 15cm。根状茎细长横走，幼时密被披针形棕色鳞片；鳞片长尾状渐尖头，边缘具睫毛。叶远生，一型；具长柄，通常等于叶片长度的 1/2 ～ 2 倍长，基部被鳞片，向上被星状毛，棕色或灰棕色；叶片椭圆形，急尖短钝头，基部楔形，下延，干后厚革质，全缘，上面灰淡棕色，有洼点，疏被星状毛，下面被厚层星状毛，初为淡棕色，后为砖红色。主脉下面稍隆起，上面凹陷，侧脉和小脉均不显。孢子囊群布满叶片下面，成熟时扩散并汇合。

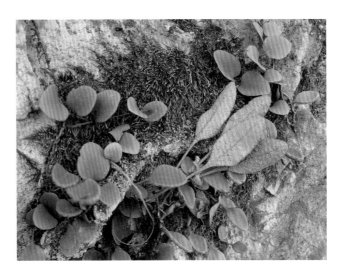

【采收加工】全年均可采收，除去根茎及须根，洗净，晒干。

【性状鉴别】

1. 庐山石韦　叶片略皱缩，展平后呈披针形，长 10 ～ 20cm，宽 3 ～ 5cm。先端渐尖，基部耳状偏斜，全缘，边缘常向内卷曲；上表面黄绿色或灰绿色，散布有黑色圆形小凹点；下表面密生红棕色星状毛，有的侧脉间布满棕色圆点状的孢子囊群。叶柄具四棱，长 10 ～ 20cm，直径 1.5 ～ 3mm，略扭曲，有纵槽。叶片革质。气微，味微涩苦。

2. 石韦　叶片披针形或长圆披针形，长 8 ～ 12cm，宽 1 ～ 3cm。基部楔形，对称。孢子囊群在侧脉间，排列紧密而整齐。叶柄长 5 ～ 10cm，直径约 1.5mm。

3. 有柄石韦　叶片多卷曲呈筒状，展平后呈长圆形或卵状长圆形，长 3 ～ 8cm，宽 1 ～ 2.5cm。基部楔形，对称；下表面侧脉不明显，布满孢子囊群。叶柄长 3 ～ 12cm，直径约 1mm。

【药性】味苦，性冷。

【功能主治】利尿通淋，清肺止咳，凉血止血。用于热淋，血淋，石淋，小便不通，淋沥涩痛，肺热喘咳，吐血，衄血，尿血，崩漏。

【用法用量】内服：煎汤，6 ～ 12g；或入散剂。

石见穿
Shijianchuan

为唇形科鼠尾草属植物华鼠尾草 *Salvia chinensis* **Benth.** 的地上部分。

【苗族药名】reib nenl nqint 芮能起。

【俗名】石打穿、月下红、小红参、紫参。

【原植物】一年生草本，直立或在基部下倾，高 20～70cm。茎单一或分枝，全株被有倒生的短柔毛或长柔毛。叶为完全单叶，或上部为单叶，下部为复叶；复叶由 3 小叶组成，小叶片卵形或披针形，先端钝或急尖，基部心脏形或楔形，边缘有圆锯齿，下面脉上有短柔毛；单叶为卵形至披针形，先端钝或急尖，基部心脏形或楔形，边缘有圆锯齿或全缘，长 13～70mm，宽 8～45mm，两面均有短柔毛；叶柄长 1～30mm。轮伞花序有 6 花，集成多轮顶生或腋生的总状花序，花序长 6 吨 4cm；苞片披针形，长于小花梗；花萼钟状，长 4.5～6mm，有 11 条脉纹，外面脉上和喉部均有长柔毛，上唇紫色，全缘，顶端有 3 短尖，两侧有狭翅，下唇有 2 齿；花冠紫色，长 10mm，外面有长柔毛，冠筒内面基部有毛环，上唇倒心形，先端凹，长 3.5mm，宽 3.3mm，下唇长 5mm，宽 7mm，有 3 裂片；雄蕊着生于下唇的基部，花丝短，花药 1 室。小坚果椭圆状卵形，褐色，光滑。花期 7～8 月。果期 9～10 月。

【采收加工】夏、秋季开花时割取地上部分，除去杂质，晒干。

【性状鉴别】本品茎方形，长 20～70cm，直径 1～4mm；表面灰绿色或暗紫色，被白色长柔毛；质脆，易折断，断面髓部类白色。叶对生，单叶或下部的为三出复叶，叶片多卷曲破碎，两面被白色长柔毛。轮伞花序集成假总状花序，花冠二唇形，蓝紫色，常已脱落，仅留宿萼。小坚果椭圆状卵状，褐色。气微，味微苦涩。

【药性】味微苦，性冷。

【功能主治】清热解毒，活血利气，止痛。用于脘胁胀痛，疖肿。

【用法用量】内服：煎汤，9～15g。

石胡荽
Shihusui

为菊科石胡荽属植物鹅不食草 *Centipeda minima* (L.) A. Br. et Aschers. 的全草。

【苗族药名】sheid doub 赊豆。

【俗名】球子草、地胡椒、三牙戟。

【原植物】一年生小草本。茎多分枝，高 5 ～ 20cm，匍匐状，微被蛛丝状毛或无毛。叶互生，楔状倒披针形，长 7 ～ 18mm，顶端钝，基部楔形，边缘有少数锯齿，无毛或背面微被蛛丝状毛。头状花序小，扁球形，直径约 3mm，单生于叶腋，无花序梗或极短；总苞半球形；总苞片 2 层，椭圆状披针形，绿色，边缘透明膜质，外层较大；边缘花雌性，多层，花冠细管状，长约 0.2mm，淡绿黄色，顶端 2 ～ 3 微裂；盘花两性，花冠管状，长约 0.5mm，顶端 4 深裂，淡紫红色，下部有明显的狭管。瘦果椭圆形，长约 1mm，具 4 棱，棱上有长毛，无冠状冠毛。花果期 6 ～ 10 月。

【采收加工】9 ～ 11 月花开时采收，鲜用或晒干。

【性状鉴别】本品全草扭集成团。须根纤细，淡黄色；茎细，多分枝，质脆，易折断，断面黄白色。叶小，近无柄；叶片多皱缩或破碎，完整者展平后呈匙形，表面灰绿色或棕褐色，边缘有 3 ～ 5 个齿。头状花序黄色或黄褐色。气微香，久闻有刺激感，味苦；微辛。

【药性】味辛，性热。

【功能主治】祛风通窍，解毒消肿。用于感冒，头痛，鼻渊，鼻息肉，咳嗽，哮喘，喉痹，耳聋，目赤翳膜，疟疾，风湿痹痛，跌打损伤，肿毒，疥癣。

【用法用量】内服：煎汤，5 ～ 9g；或捣汁。外用：适量，捣敷；或捣烂塞鼻。

石菖蒲
Shichangpu

为天南星科菖蒲属植物石菖蒲 *Acorus tatarinowii* **Schott** 的根茎。

【苗族药名】ghaob xangb kheab 阿尚兴。

【俗名】菖蒲、石蜈蚣。

【原植物】多年生草本植物。根茎横卧，多分枝，芳香，粗 5～8mm，外皮黄褐色，节间长 3～5mm，根肉质，具多数须根。叶片薄，线形，长 20～50cm，宽 2～10mm，基部对折，中部以上平展，先端渐狭，基部两侧膜质，暗绿色，无中脉，平行脉多数，稍隆起。花序腋生，长 4～15cm，三棱形；叶状佛焰苞长 13～25cm；肉穗花序圆柱状，长 2.5～8.5cm，粗 4～7mm，上部渐尖，直立或稍弯；花两性，淡黄绿色；花被 6，倒卵形；雄蕊 6，花丝扁线形；子房长椭圆形。浆果肉质，倒卵形，长、宽约 2mm。花期 5～7月，果期 8月。

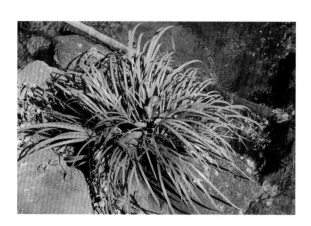

【采收加工】秋、冬二季采挖，除去须根和泥沙，晒干。

【性状鉴别】本品呈扁圆柱形，多弯曲，常有分枝，长 3～20cm，直径 0.3～1cm。表面棕褐色或灰棕色，粗糙，有疏密不匀的环节，节间长 0.2～0.8cm，具细纵纹，一面残留须根或圆点状根痕；叶痕呈三角形，左右交互排列，有的其上有毛鳞状的叶基残余。质硬，断面纤维性，类白色或微红色，内皮层环明显，可见多数维管束小点及棕色油细胞。气芳香，味苦、微辛。

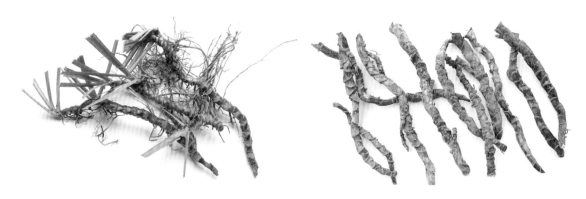

【药性】味麻、辣，性热。

【功能主治】化痰开窍，化湿行气，祛风利痹，消肿止痛。用于热病神昏，痰厥，健忘，耳鸣，脘腹胀痛，噤口痢，风湿痹痛，跌仆损伤，痈疽疥癣。

【用法用量】内服：煎汤，3～6g，鲜品加倍；或入丸、散。外用：适量，煎水洗；或研末调敷。

石斛
Shihu

为兰科石斛属植物金钗石斛 *Dendrobium nobile* Lindl. 的茎。

【苗族药名】nangx ghab zat fangx 陇嘎宰访。

【俗名】扁草、扁金钗、扁黄草。

【原植物】茎直立，肉质状肥厚，稍扁的圆柱形，长10～60cm，粗达1.3cm，上部多少回折状弯曲，基部明显收狭，不分枝，具多节，节有时稍肿大；节间多少呈倒圆锥形，长2～4cm，干后金黄色。叶革质，长圆形，长6～11cm，宽1～3cm，先端钝并且不等侧2裂，基部具抱茎的鞘。总状花序从具叶或落了叶的老茎中部以上部分发出，长2～4cm，具1～4朵花；花序柄长5～15mm，基部被数枚筒状鞘；花苞片膜质，卵状披针形，长6～13mm，先端渐尖；花梗和子房淡紫色，长3～6mm；花大，白色带淡紫色先端，有时全体淡紫红色或除唇盘上具1个紫红色斑块外，其余均为白色；中萼片长圆形，长2.5～3.5cm，宽1～1.4cm，先端钝，具5条脉；侧萼片相似于中萼片，先端锐尖，基部歪斜，具5条脉；萼囊圆锥形，长6mm；花瓣多少斜宽卵形，长2.5～3.5cm，宽1.8～2.5cm，先端钝，基部具短爪，全缘，具3条主脉和许多支脉；唇瓣宽卵形，长2.5～3.5cm，宽2.2～3.2cm，

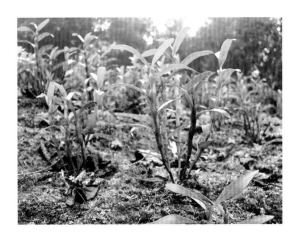

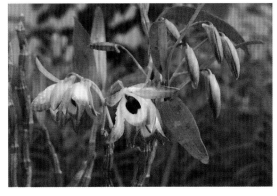

先端钝，基部两侧具紫红色条纹并且收狭为短爪，中部以下两侧围抱蕊柱，边缘具短的睫毛，两面密布短绒毛，唇盘中央具1个紫红色大斑块；蕊柱绿色，长5mm，基部稍扩大，具绿色的蕊柱足；药帽紫红色，圆锥形，密布细乳突，前端边缘具不整齐的尖齿。花期4～5月。

【采收加工】全年均可采收，鲜用者除去根和泥沙；干用者采收后，除去杂质，用开水略烫或烘软，再边搓边烘晒，至叶鞘搓净，干燥。

【性状鉴别】本品呈扁圆柱形，长20～40cm，直径0.4～0.6cm，节间长2.5～3cm。表面金黄色或黄中带绿色，有深纵沟。质硬而脆，断面较平坦。气微，味苦。

【药性】味苦，性冷。

【功能主治】益胃生津，滋阴清热。用于热病津伤，口干烦渴，胃阴不足，食少干呕，病后虚热不退，阴虚火旺，骨蒸劳热，目暗不明，筋骨痿软。

【用法用量】内服：煎汤，6～12g；鲜品15～30g。

石榴皮
Shiliupi

为石榴科石榴属植物石榴 *Punica granatum* **L.** 的果皮。

【苗族药名】ghaob jongx shix lious 阿龚石榴。

【俗名】石榴壳、酸石榴皮、酸榴皮、酸实壳。

【原植物】落叶灌木或乔木，高 2～5m。树皮青灰色。幼枝略呈四棱形，枝端通常呈刺状，无毛。叶对生或簇生；叶片倒卵形至长椭圆形，先端尖或微凹，基部渐狭，全缘，上面有光泽，无毛，下面有隆起的主脉，叶柄长 5～7cm。花两性，1 至数朵生于小枝顶端或腋生，花梗短；萼筒钟状，肉质而厚，红色，裂片 6；花瓣 6，红色，与裂片互生，倒卵形，有皱纹；雄蕊多数，花药球形；雌蕊 1，子房下位或半下位，上部 6 室，下部 3 室，柱头头状。浆果球形，果皮肥厚，革质，顶端宿存花萼。花期 5～6 月，果期 8～10 月。

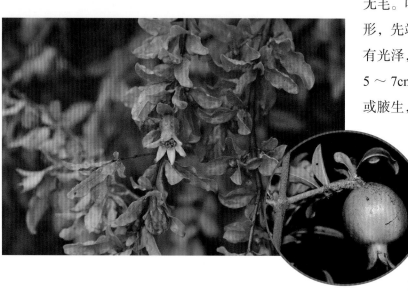

【采收加工】秋季果实成熟后收集果皮，晒干。

【性状鉴别】本品呈不规则的片状或瓢状，大小不一，厚 1.5～3mm。外表面红棕色、棕黄色或暗棕色，略有光泽，粗糙，有多数疣状突起，有的有突起的筒状宿萼及粗短果梗或果梗痕。内表面黄色或红棕色，有隆起呈网状的果蒂残痕。质硬而脆，断面黄色，略显颗粒状。气微，味涩。

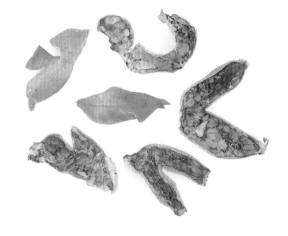

【药性】味涩、微苦，性热。

【功能主治】涩肠止泻，止血，驱虫。用于久泻，久痢，便血，脱肛，崩漏，带下，虫积腹痛。

【用法用量】内服：煎汤，3～9g；或入散剂。外用：煎水熏洗或研末调涂。

石膏
Shigao

为硫酸盐类石膏族矿物石膏。

【苗族药名】vib hxub 衣修。

【俗名】细石、软石膏。

【原矿物】晶体结构属单斜晶系。完好晶体呈板块状、柱状，并常呈燕尾状双晶。集合体呈块状、片状、纤维状或粉末状。无色透明、白色半透明，或因含杂质而染成灰白、浅红、浅黄色等。玻璃光泽，解理面呈珍珠光泽，纤维状集合体呈绢丝光泽。解理薄片具挠性。

【采收加工】一般于冬季采挖，去净泥土及杂石。

【性状鉴别】本品为纤维状集合体。呈长块状、板块状或不规则块状。白色、灰色或淡黄色，透明或半透明。上下两面较平坦，无纹理及光泽；纵面通常呈纵向纤维状纹理，具绢丝样光泽。重，相对密度 2.3 ～ 2.37。质软，硬度 1.5 ～ 2，指甲可刻划成痕，条痕白色。

【药性】味甜、淡，性冷。

【功能主治】清热泻火，除烦止渴。用于热病壮热不退，烦渴，神昏谵语，发狂，发斑，肺热喘咳，中暑，胃火头痛，牙痛，口舌生疮。

【用法用量】内服：煎汤，15 ～ 60g，打碎先煎；或入丸、散。外用：适量，多煅过用，研末撒；或调敷。

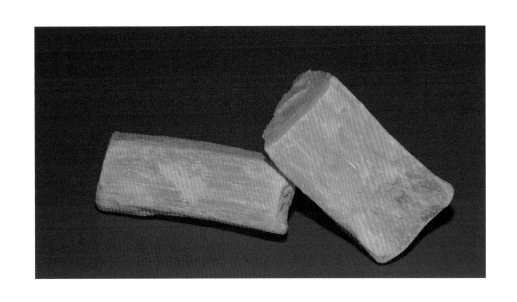

龙葵
Longkui

为茄科茄属植物龙葵 *Solanum nigrum* **L.** 的全草。

【苗族药名】wok sob ub 乌索欧。

【俗名】假灯龙草、山海椒、小果果、天茄菜。

【原植物】一年生直立草本，高 0.25～1m，茎无棱或棱不明显，绿色或紫色，近无毛或被微柔毛。叶卵形，长 2.5～10cm，宽 1.5～5.5cm，先端短尖，基部楔形至阔楔形而下延至叶柄，全缘或每边具不规则的波状粗齿，光滑或两面均被稀疏短柔毛，叶脉每边 5～6 条，叶柄长 1～2cm。蝎尾状花序腋外生，由 3～6～（10）花组成，总花梗长 1～2.5cm，花梗长 5mm，近无毛或具短柔毛；萼小，浅杯状，直径约 1.5～2mm，齿卵圆形，先端圆，基部两齿间连接处成角度；花冠白色，筒部隐于萼内，长不及 1mm，冠檐长约 2.5mm，5 深裂，裂片卵圆形，长约 2mm；花丝短，花药黄色，长约 1.2mm，约为花丝长度的 4 倍，顶孔向内；子房卵形，直径约 0.5mm，花柱长约 1.5mm，中部以下被白色绒毛，柱头小，头状。浆果球形，直径约 8mm，熟时黑色。种子多数，近卵形，直径 1.5～2mm，两侧压扁。

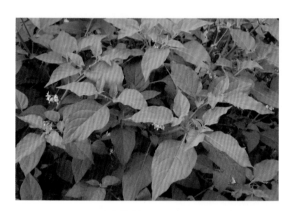

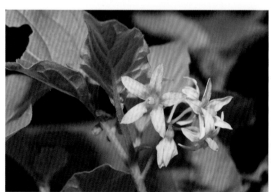

【采收加工】夏、秋季采收，鲜用或晒干。

【性状鉴别】本品茎圆柱形，多分枝，长 30～70cm，直径 2～10mm，表面黄绿色，具纵皱纹。质硬而脆，断面黄白色，中空。叶皱缩或破碎，完整者呈卵形或椭圆形，长 2～12cm，宽 2～6cm，先端锐尖或钝，全缘或有不规则波状锯齿，暗绿色，两面光滑或疏被短柔毛。聚伞花序蝎尾状，花多脱落，花萼棕褐色，花冠棕黄色。浆果球形，黑色或绿色，皱缩。种子多数，棕色。气微，味淡。

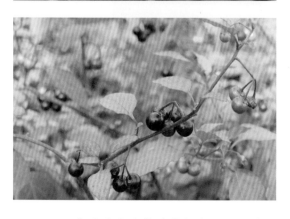

【药性】味苦，性冷；有小毒。

【功能主治】清热解毒，活血消肿。用于疔疮，痈肿，丹毒，跌仆扭伤，慢性气管炎，肾炎水肿。

【用法用量】内服：煎汤，15～30g。外用：适量，捣烂外敷或水煎洗。

叶下珠
Yexiazhu

为大戟科叶下珠属植物叶下珠 *Phyllanthus urinaria* **L.** 的带根全草。

【苗族药名】Vob ghab hxangd 莴嘎襄。

【俗名】珍珠草、叶下珍珠、叶后珠、十字珍珠草、夜合草。

【原植物】一年生草本，高 10 ～ 60cm，茎直立，分枝侧卧而后上升，通常带紫色，具翅状纵棱，单叶互生，排成 2 列；几无柄；托叶小，披针形或刚毛状；叶片长椭圆形，长 5 ～ 15mm，宽 2 ～ 5mm，先端斜或有小凸尖，基部偏斜或圆形，下面灰绿色，两面无毛；下面叶缘处有 1 ～ 3 列短粗毛。花小，单性，雌雄同株；无花瓣；雄花 2 ～ 3 朵簇生于叶腋，通常仅上面 1 朵开花，萼片 6，雄蕊 3，花丝合生成柱状，花盘腺体 6，卵状披针形，结果后中部紫红色，花盘圆盘状，子房近球形，花柱顶端 2 裂。蒴果无柄，扁圆形，径约 3mm，赤褐色，表面有鳞状凸起物；种子三角状卵形，浅褐色，有横纹。花期 5 ～ 10 月，果期 7 ～ 11 月。

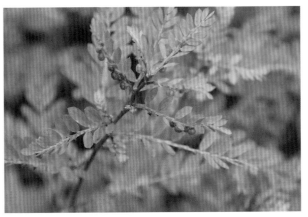

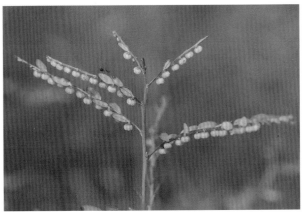

【采收加工】春、夏、秋季采收，除去杂质，晒干。

【性状鉴别】本品长 15 ～ 40cm。主根不发达，须根多，呈灰棕色。茎类圆柱形，多分枝，直径 0.15 ～ 0.3cm，具总棱；嫩枝微具毛茸。单叶互生，排成 2 列，形似羽状复叶；叶片卵状椭圆形至长椭圆形，长 0.7 ～ 1.3cm，宽 0.2 ～ 0.5cm，先端圆或有小尖头，基部偏斜或近圆形，全缘，叶片上表面绿色，下表面灰绿色，易脱落，叶缘处有短毛；叶柄极短；托叶小，2 枚，披针形。偶见花，花小，几乎无花梗。蒴果扁圆球形，黄色，直径 0.2 ～ 0.25cm，近无柄，在叶下成 2 列着生，表面有瘤状凸起物。气微香，味微苦。

【药性】味微苦，性冷。

【功能主治】清热解毒，利水消肿，明目，消积。用于痢疾、泄泻、黄疸、水肿、热淋、石淋、目赤、夜盲、疳积、痈肿、毒蛇咬伤。

【用法用量】内服：煎汤，15 ～ 30g。外用：适量，捣敷。

叶上珠
Yeshangzhu

为青荚叶科青荚叶属植物青荚叶 *Helwingia japonica*（Thunb.）Dietr. 的叶或果实。

【苗族药名】deb hlod box 代落薄。

【俗名】叶上子，青通、叶上花。

【原植物】落叶灌木，高 1～2m；幼枝绿色，无毛，叶痕显著。叶纸质，卵形、卵圆形，稀椭圆形，长 3.5～9（～18）cm，宽 2～6（～8.5）cm，先端渐尖，极稀尾状渐尖，基部阔楔形或近于圆形，边缘具刺状细锯齿；叶上面亮绿色，下面淡绿色；中脉及侧脉在上面微凹陷，下面

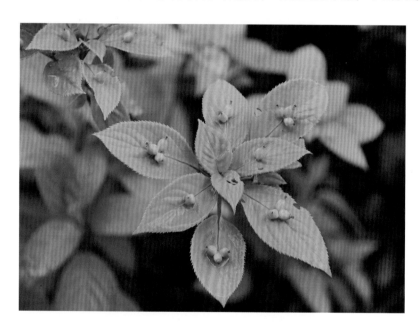

微突出；叶柄长 1～5（～6）cm；托叶线状分裂。花淡绿色，3～5 数，花萼小，花瓣长 1～2mm，镊合状排列；雄花 4～12，呈伞形或密伞花序，常着生于叶上面中脉的 1/2～1/3 处，稀着生于幼枝上部；花梗长 1～2.5mm；雄蕊 3～5，生于花盘内侧；雌花 1～3 枚，着生于叶上面中脉的 1/2～1/3 处；花梗长 1～5mm；子房卵圆形或球形，柱头 3～5 裂。浆果幼时绿色，成熟后黑色，分核 3～5 枚。花期 4～5 月；果期 8～9 月。

【采收加工】夏季或初秋叶片未枯黄前，将果实连叶采摘，鲜用或晒干。

【性状鉴别】本品呈叶卵状或卵状椭圆形，长 3～12cm，宽 1.5～8cm。先端渐尖，基部楔形，边缘有细锯齿，上表面主脉处，有的可见球形黑褐色的果实，具 3～5 棱；下表面主脉明显。质较脆。气微，味微涩。

【药性】味苦，性冷。

【功能主治】祛风除湿，活血解毒。用于感冒咳嗽，风湿痹痛，胃痛，痢疾，便血，月经不调，跌打瘀肿，骨折，痈疽疮毒，毒蛇咬伤。

【用法用量】内服：煎汤，9～15g。外用：适量，鲜品捣敷。

甲鱼
Jiayu

为鳖科中华鳖属动物中华鳖 *Trionyx sinensis* **Wiegmann** 的背甲。

【苗族药名】dab jib 大基。

【俗名】团鱼盖、脚鱼壳。

【原动物】体呈椭圆形或近卵圆形，成体全长 30～40cm。头尖，吻长，形成吻突呈短管状；鼻孔位于吻突前端，上下颌缘覆有角质硬鞘，无齿，眼小；瞳孔圆表，鼓膜不明显，颈部可长达70mm 以上，颈基部无颗粒状疣，头、颈可完全缩入甲内。背腹甲均无角质板而被有革质软皮，边缘具柔软的较厚的结缔组织，俗称裙边。背面皮肤有突起小疣，成纵行棱起，背部中央稍凸起，椎板 8 对、肋板 8 对，无臀板，边缘无缘板相连。背部骨片没有完全骨质化，肋骨与肋板愈合，其末端突出于肋板外侧。四肢较扁平，前肢 5 指；内侧三指有外露的爪；外侧二指的爪全被皮肤包裹而不外露，后肢趾爪生长情况亦同，指、趾间具蹼而发达。雄性体较扁而尾较长，末端露出于裙边；雌性尾粗短，不露出裙边。泄殖肛孔纵裂。头颈部上面橄榄绿色，下面黄色，下颌至喉部有黄色斑纹，两眼前后有黑纹，眼后头顶部有 10 余个黑点。体背橄榄绿色或黑棕色，具黑斑，腹部肉黄色，两侧裙边处有绿色大斑纹，近尾部有两团豌豆大的绿色斑纹。前肢上面橄榄绿色；下面淡黄色，后肢上面色较浅。尾部正中为橄榄绿色，余皆为淡黄色。

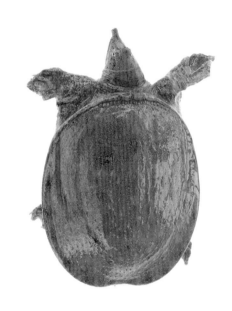

【采收加工】全年均可捕捉，以秋、冬二季为多，捕捉后杀死，置沸水中烫至背甲上的硬皮能剥落时，取出，剥取背甲，除去残肉，晒干。

【性状鉴别】本品呈椭圆形或卵圆形，背面隆起，长 10～15cm，宽 9～14cm。外表面黑褐色或墨绿色，略有光泽，具细网状皱纹和灰黄色或灰白色斑点，中间有一条纵棱，两侧各有左右对称的横凹纹 8 条，外皮脱落后，可见锯齿状嵌接缝。内表面类白色，中部有突起的脊椎骨，颈骨向内卷曲，两侧各有肋骨 8 条，伸出边缘。质坚硬。气微腥，味淡。

【药性】味咸，性微寒。

【功能主治】滋阴潜阳，退热除蒸，软坚散结。用于阴虚发热，骨蒸劳热，阴虚阳亢，头晕目眩，虚风内动，手足瘛疭，经闭，癥瘕，久疟疟母。

【用法用量】内服：煎汤，15～30g。

号筒杆
Haotonggan

为罂粟科博落回属植物博落回 *Macleaya cordata*（Willd.）R.Br. 的带根全草。

【苗族药名】reib plead lieal 锐偏连。

【俗名】三钱三、山火筒、野麻杆。

【原植物】直立草本，基部木质化，具乳黄色浆汁。茎高 1～4m，绿色，光滑，多白粉，中空，上部多分枝。叶片宽卵形或近圆形，长 5～27cm，宽 5～25cm，先端急尖、渐尖、钝或圆形，通常 7 或 9 深裂或浅裂，裂片半圆形、方形、三角形或其他，边缘波状、缺刻状、粗齿或多细齿，表面绿色，无毛，背面多白粉，被易脱落的细绒毛，基出脉通常 5，侧脉 2 对，稀 3 对，细脉网状，常呈淡红色；叶柄长 1～12cm，上面具浅沟槽。大型圆锥花序多花，长 15～40cm，顶生和腋生；花梗长 2～7mm；苞片狭披针形。花芽棒状，近白色，长约 1cm；萼片倒卵状长圆形，长约 1cm，舟状，黄白色；花瓣无；雄蕊 24～30，花丝丝状，长约 5mm，花药条形，与花丝等长；子房倒卵形至狭倒卵形，长 2～4mm，先端圆，基部渐狭，花柱长约 1mm，柱头 2 裂，下延于花柱上。蒴果狭倒卵形或倒披针形，长 1.3～3cm. 粗 5～7mm，先端圆或钝，基部渐狭，无毛。种子 4～6（～8）枚，卵珠形，长 1.5～2mm，生于缝线两侧，无柄，种皮具排成行的整齐的蜂窝状孔穴，有狭的种阜。花果期 6～11 月。

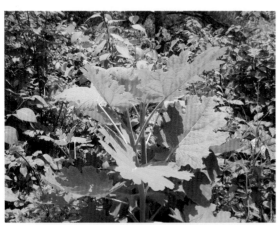

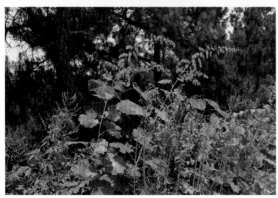

【采收加工】夏、秋季采收，除去杂质，鲜用或晒干。

【性状鉴别】本品根及根茎肥壮。茎圆柱形，中空，表面有白粉，易折断。单叶互生，有柄，柄基部略抱茎；完整叶片广卵形或近圆形，7～9 掌状浅裂，裂片边缘波状或具波状牙齿。花序圆锥状，花小，白色或淡红色，易脱落。蒴果狭倒卵形或倒披针形，扁平；种子 4～6 粒。气微，味苦。

【药性】味苦，性冷；大毒。

【功能主治】活血散瘀，清热解毒，杀虫止痒。用于痈疮疔肿，痔疮，湿疹，蛇虫咬伤，跌打肿痛，风湿关节痛，滴虫性阴道炎，烧烫伤。

【用法用量】外用：适量，捣烂外敷；或煎水熏洗；或研末调敷。

四块瓦
Sikuaiwa

为金粟兰科金粟兰属植物宽叶金粟兰 *Chloranthus henryi hemsl.* 的根。

【苗族药名】jab jex liux 加九留。

【俗名】四大天王、四儿风、四匹瓦、银线草。

【原植物】多年生草本，高
40～65cm；根状茎粗壮，黑
褐色，具多数细长的棕色须
根；茎直立，单生或数个丛生，
有6～7个明显的节，节间长
0.5～3cm，下部节上生一对鳞
状叶。叶对生，通常4片生于茎
上部，纸质，宽椭圆形、卵状
椭圆形或倒卵形，长9～18cm，
宽5～9cm，顶端渐尖，基部楔
形至宽楔形，边缘具锯齿，齿端
有一腺体，背面中脉、侧脉有鳞
屑状毛；叶脉6～8对；叶柄长

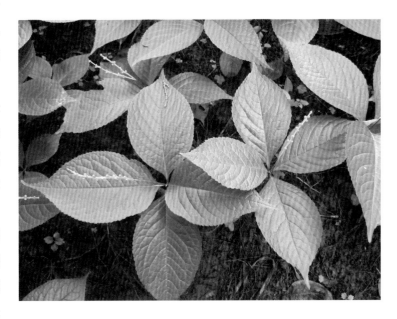

0.5～1.2cm；鳞状叶卵状三角形，膜质。托叶小，钻形。穗状花序顶生，通常两歧或总状分枝，
连总花梗长10～16cm，总花梗长5～8cm；苞片通常宽卵状三角形或近半圆形；花白色；雄蕊
3枚，基部几分离，仅内侧稍相连，中央药隔长3mm，有1个2室的花药，两侧药隔稍短，各有
1个1室的花药，药室在药隔的基部；子房卵形，无花柱，柱头近头状。核果球形，长约3mm，
具短柄。花期4～6月，果期7～8月。

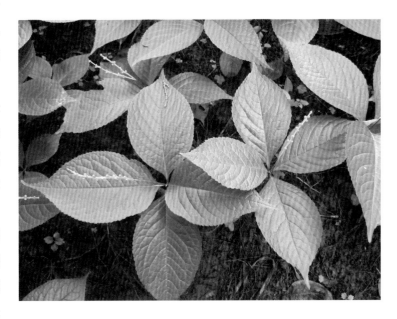

【采收加工】夏、秋季采集，除去杂质及地上部分，鲜用或晒干。

【性状鉴别】本品根茎粗短，呈不规则短圆柱形。顶端有多数圆形凹窝状茎痕或残留茎基；
四周密生弯曲的须根。根直径约1mm；表面灰褐色或灰黄色。质脆而易折断，断面可见黄白色木
心。气微，味微辛。

【药性】味苦，性冷；有毒。

【功能主治】舒筋活络，祛风止痛，清热解毒，消肿。用于肺结核，无名肿毒，跌打损伤，
风湿痹痛。

【用法用量】内服：煎汤，5～10g；或浸酒。外用：适量，捣烂外敷。

仙人掌
Xianrenzhang

为仙人掌科仙人掌属植物仙人掌 *Opuntia dillenii* （Ker Gawl.）Haw. 或梨果仙人掌 *Opuntia ficus-indica* （L.）mill. 的根及茎。

【苗族药名】det ghab nex niul 豆嘎脑牛。

【俗名】仙巴掌、霸王树、火焰、火掌、玉芙蓉、观音掌。

【原植物】

1. 仙人掌　丛生肉质灌木，高（1～)1.5～3m。上部分枝宽倒卵形、倒卵状椭圆形或近圆形，长 10～35(～40）cm，宽 7.5～20(～25）cm，厚达 1.2～2cm，先端圆形，边缘通常不规则波状，基部楔形或渐狭，绿色至蓝绿色，无毛；小窠疏生，直径 0.2～0.9cm，明显突出，成长后刺常增粗并增多，每小窠具（1～)3～10(～20）根刺，密生短绵毛和倒刺刚毛；刺黄色，有淡褐色横纹，粗钻形，多少开展并内弯，基部扁，坚硬，长 1.2～4（～6）cm，宽 1～1.5mm；倒刺

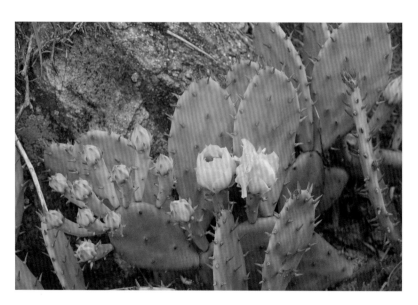

刚毛暗褐色，长 2～5mm，直立，多少宿存；短绵毛灰色，短于倒刺刚毛，宿存。叶钻形，长 4～6mm，绿色，早落。花辐状，直径 5～6.5cm；花托倒卵形，长 3.3～3.5cm，直径 1.7～2.2cm，顶端截形并凹陷，基部渐狭，绿色，疏生突出的小窠，小窠具短绵毛、倒刺刚毛和钻形刺；萼状花被片宽倒卵形至狭倒卵形，长 10～25mm，宽 6～12mm，先端急尖或圆形，具小尖头，黄色，具绿色中肋；瓣状花被片倒卵形或匙状倒卵形，长 25～30mm，宽 12～23mm，先端圆形、截形或微凹，边缘全缘或浅啮蚀状；花丝淡黄色，长 9～11mm；花药长约 1.5mm，黄色；花柱长 11～18mm，直径 1.5～2mm，淡黄色；柱头 5，长 4.5～5mm，黄白色。浆果倒卵球形，顶端凹陷，基部多少狭缩成柄状，长 4～6mm，直径 2.5～4cm，表面平滑无毛，紫红色，每侧具 5～10 个突起的小窠，小窠具短绵毛、倒刺刚毛和钻形刺。种子多数，扁圆形，长 4～6mm，宽 4～4.5mm，厚约 2mm，边缘稍不规则，无毛，淡黄褐色。花期 6～10（～12）月。

2. 梨果仙人掌　肉质灌木或小乔木，高 1.5 ～ 5m，有时基部具圆柱状主干。分枝多数，淡绿色至灰绿色，无光泽，宽椭圆形、倒卵状椭圆形至长圆形，长（20 ～）25 ～ 60cm，宽 7 ～ 20cm，厚达 2 ～ 2.5cm，先端圆形，边缘全缘，基部圆形至宽楔形，表面平坦，无毛，具多数小窠；小窠圆形至椭圆形，长 2 ～ 4mm，略呈垫状，具早落的短绵毛和少数倒刺刚毛，通常无刺，有时具 1 ～ 6 根开展的白色刺；刺针状，基部略背腹扁，稍弯曲，长 0.3 ～ 3.2cm，宽 0.2 ～ 1mm；短绵毛淡灰褐色，早落；倒刺刚毛黄色，易脱落。叶锥形，长 3 ～ 4mm，绿色，早落。花辐状，直径 7 ～ 8（～ 10）

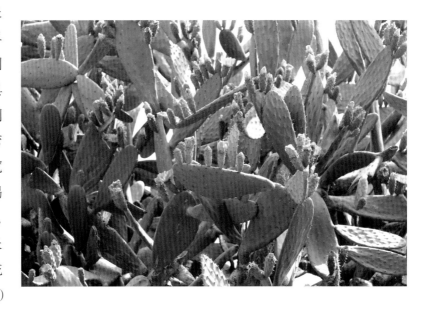

cm；花托长圆形至长圆状倒卵形，长 4 ～ 5.3cm，先端截形并凹陷，直径 1.6 ～ 2.1mm，绿色，具多数垫状小窠，小窠密被短绵毛和黄色的倒刺刚毛，无刺或具少数刚毛状细刺；萼状花被片深黄色或橙黄色，具橙黄色或橙红色中肋，宽卵圆形或倒卵形，长 0.6 ～ 2cm，宽 0.6 ～ 1.5cm，先端圆形或截形，有时具骤尖头，边缘全缘或有小牙齿；瓣状花被片深黄色、橙黄色或橙红色，倒卵形至长圆状倒卵形，长 2.5 ～ 3.5cm，宽 1.5 ～ 2cm，先端截形至圆形，有时具小尖头或微凹，边缘全缘或啮蚀状；花丝长约 6mm，淡黄色；花药黄色，长 1.2 ～ 1.5mm；花柱长 15mm，直径 2.5mm，淡绿色至黄白色；柱头（6 ～）7 ～ 10，长 3 ～ 4mm，黄白色。浆果椭圆球形至梨形，长 5 ～ 10cm，直径 4 ～ 9cm，顶端凹陷，表面平滑无毛，橙黄色（有些品种呈紫红色、白色或黄色，或兼有黄色或淡红色条纹），每侧有 25 ～ 35 个小窠，小窠有少数倒刺刚毛，无刺或有少数细刺。种子多数，肾状椭圆形，长 4 ～ 5mm，宽 3 ～ 4mm，厚 1.5 ～ 2mm，边缘较薄，无毛，淡黄褐色。花期 5 ～ 6 月。

【采收加工】四季均可采集，鲜用或晒干。

【性状鉴别】本品近基部老茎呈圆柱形，其余均呈掌状，扁平，每节呈倒卵形至椭圆形，每节长 6 ～ 25cm 或更长，直径 4 ～ 15cm，厚 0.2 ～ 0.6cm，表面灰绿色至黄棕色，具多数因削除小瘤体上的利刺和刺毛而残留的痕迹。质松脆，易折断，断面略呈粉性，灰绿色、黄绿色至黄棕色。气微，味酸。

【药性】味苦，性冷；有小毒。

【功能主治】行气活血，凉血止血，清热解毒，散瘀消肿。用于胃痛，痞块，痢疾，喉痛，肺热咳嗽，肺痨咯血，痔血，乳痈，疔疮，烫伤，蛇虫咬伤。

【用法用量】内服：煎汤，10 ～ 50 g；或焙干研末，3 ～ 6 g。外用：适量，鲜品捣烂外敷。

仙茅
Xianmao

为仙茅科仙茅属植物仙茅 *Curculigo orchioides Gaertn.* 的根茎。

【苗族药名】Jab hsod yut 加超幼。

【俗名】仙茅参、山党参、独茅、地棕。

【原植物】根状茎近圆柱状，粗厚，直生，直径约1cm，长可达10cm。叶线形、线状披针形或披针形，大小变化甚大，长10～45（～90）cm，宽0.5～2.5cm，顶端长渐尖，基部渐狭成短柄或近无柄，两面散生疏柔毛或无毛。花茎甚短，长6～7cm，大部分藏于鞘状叶柄基部之内，亦被毛；苞片披针形，长2.5～5cm，具缘毛；总状花序多少呈伞房状，通常具4～6朵花；花黄色；花梗长约0.2cm；花被裂片长圆状披针形，长0.8～1.2cm，宽0.25～0.3cm，外轮的背面有时散生长柔毛；雄蕊长约为花被裂片的1/2，花丝长0.15～0.25cm，花药长0.2～0.4cm；柱头3裂，分裂部分较花柱为长；子房狭长，顶端具长喙，连喙长达0.75cm（喙约占1/3），被疏毛。浆果近纺锤状，长1.2～1.5cm，宽约0.6cm，顶端有长喙。种子表面具纵凸纹。花果期4～9月。

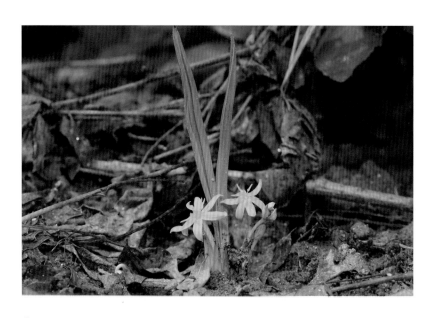

【采收加工】秋、冬二季采挖，除去根头和须根，洗净，干燥。

【性状鉴别】本品呈圆柱形，略弯曲，长3～10cm，直径0.4～1.2cm。表面黑褐色、棕色至褐色，粗糙，有细孔状的须根痕和横皱纹。质硬而脆，易折断，断面不平坦，灰白色至棕褐色，近中心处色较深。气微香，味微苦、辛。

【药性】味辛，性热。

【功能主治】补肾阳，强筋骨，祛寒湿。用于阳痿精冷，筋骨痿软，腰膝冷痛，阳虚冷泻。

【用法用量】内服：煎汤，3～10g，或入丸、散。

仙鹤草
Xianhecao

为蔷薇科龙牙草属植物龙芽草 *Agrimonia pilosa* **Ldb.** 的地上部分。

【苗族药名】reib npad 锐巴。

【俗名】路边黄、金顶龙芽、石打穿、毛脚茵、老鹳嘴、瓜香草。

【原植物】多年生草本植物，高30～150cm，全株被毛。单数羽状复叶，互生，小叶3～4对，无柄或有短柄，倒卵形，倒卵披针形至倒卵椭圆形，长1.5～5cm，宽1～2.5cm，先端急尖或圆钝，基部楔形至宽楔形，边缘有锯齿，上面被稀疏柔毛，下面脉上伏生柔毛，腺点明显；托叶近卵形或卵状披针形，边缘有锯齿或裂片，茎下部托叶常全缘。总状花序顶生，花序轴被毛，花梗长15mm；花直径6～9mm；萼片5；花瓣5，长圆形，黄色；雄蕊5～15枚；花柱2，丝状，柱头头状。瘦果倒圆锥形，被疏柔毛，具宿存萼片。花、果期5～12月。

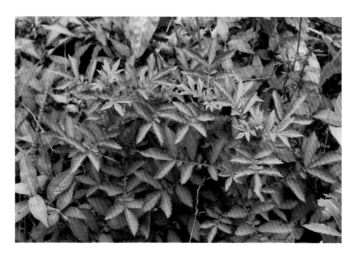

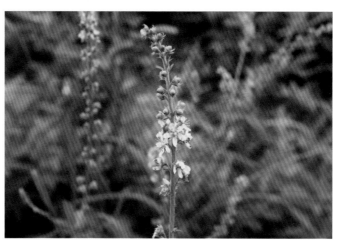

【采收加工】夏、秋二季茎叶茂盛时采割，除去杂质，干燥。

【性状鉴别】本品为不规则的段，茎多数方柱形，有纵沟和棱线，有节。切面中空。叶多破碎，暗绿色，边缘有锯齿；托叶抱茎。有时可见黄色花或带钩刺的果实。气微，味微苦。

【药性】味苦、涩，性冷。

【功能主治】收敛止血，截疟，止痢，解毒，补虚。用于咯血，吐血，崩漏下血，疟疾，血痢，痈肿疮毒，阴痒带下，脱力劳伤。

【用法用量】内服：煎汤，10～30 g。外用：适量，捣烂外敷。

中国常用苗药彩色图谱

白及
Baiji

为兰科白及属植物白及 *Bletilla striata* （Thunb.）Reichb. f. 的块茎。

【苗族药名】bid nggout 比苟。

【俗名】紫兰、连及草、苞舌兰。

【原植物】植株高 18 ～ 60cm。假鳞茎扁球形，上面具荸荠似的环带，富黏性。茎粗壮，劲直。叶 4 ～ 6 枚，狭长圆形或披针形，长 8 ～ 29cm，宽 1.5 ～ 4cm，先端渐尖，基部收狭成鞘并

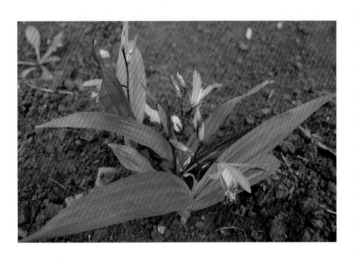

抱茎。花序具 3 ～ 10 朵花，常不分枝或极罕分枝；花序轴或多或少呈"之"字状曲折；花苞片长圆状披针形，长 2 ～ 2.5cm，开花时常凋落；花大，紫红色或粉红色；萼片和花瓣近等长，狭长圆形，长 25 ～ 30mm，宽 6 ～ 8mm，先端急尖；花瓣较萼片稍宽；唇瓣较萼片和花瓣稍短，倒卵状椭圆形，长 23 ～ 28mm，白色带紫红色，具紫色脉；唇盘上面具 5 条纵褶片，从基部伸至中

裂片近顶部，仅在中裂片上面为波状；蕊柱长 18 ～ 20mm，柱状，具狭翅，稍弓曲。花期 4 ～ 5 月。

【采收加工】夏、秋二季采挖，除去须根，洗净，置沸水中煮或蒸至无白心，晒至半干，除去外皮，晒干。

【性状鉴别】本品呈不规则扁圆形，多有 2 ～ 3 个爪状分枝，长 1.5 ～ 5cm，厚 0.5 ～ 1.5cm。表面灰白色或黄白色，有数圈同心环节和棕色点状须根痕，上面有突起的茎痕，下面有连接另一块茎的痕迹。质坚硬，不易折断，断面类白色，角质样。气微，味苦，嚼之有黏性。

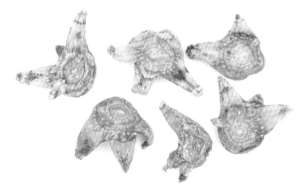

【药性】味苦，性冷。

【功能主治】收敛止血，消肿生肌。用于咯血，吐血，外伤出血，疮疡肿毒，皮肤皲裂。

【用法用量】内服：煎汤，6 ～ 15g；研末吞服 3 ～ 6g。外用适量。

白马骨
Baimagu

为茜草科白马骨属植物白马骨 *Serissa serissoides*（DC.）Druce 的全草。

【苗族药名】reib ghueubmes 锐过买。

【俗名】路边鸡、白金条、鸡骨柴、千年矮。

【原植物】小灌木，通常高达 1m；枝粗壮；灰色，被短毛，后毛脱落变无毛，嫩枝被微柔毛。叶通常丛生，薄纸质，倒卵形或倒披针形，长 1.5～4cm，宽 0.7～1.3cm，顶端短尖或近短尖，基部收狭成一短柄，除下面被疏毛外，其余无毛；侧脉每边 2～3 条，上举，在叶片两面均凸起，小脉疏散不明显；托叶具锥形裂片，长 2mm，基部阔，膜质，被疏毛。花无梗，生于小枝顶部，有苞片；苞片膜质，斜方状椭圆形，长渐尖，长约 6mm，具疏散小缘毛；花托无毛；萼檐裂片 5，坚挺延伸呈披针状锥形，极尖锐，长 4mm，具缘毛；花冠管长 4mm，外面无毛，喉部被毛，裂片 5，长圆状披针形，长 2.5mm；花药内藏，长 1.3mm；花柱柔弱，长约 7mm，2 裂，裂片长 1.5mm。花期 4～6月。

【采收加工】全年均可采挖，除去泥沙，干燥。

【性状鉴别】本品根细长圆柱形，有分枝，表面深灰、白灰或黄褐色，表面有皱纹，栓皮易脱落，嫩枝浅灰色，微被毛。断面纤维性，木质而坚硬。叶对生或簇生，薄革质，黄绿色，蜷缩或脱落。枝端叶间时可见黄白色花，花萼裂片几与冠筒等长，膜质。偶见近球形核果。气微，味淡。

【药性】味苦、微辛，性冷。

【功能主治】清热解毒，祛风利湿。用于感冒，小儿疳积，肠炎，风湿，腰腿疼痛。

【用法用量】内服：煎汤，10～15g，鲜品 30～60g。外用：适量，捣烂外敷或煎水洗。

白龙须
Bailongxu

为八角枫科八角枫属植物八角枫 *Alangium chinense* (Lour.) Harms 或瓜木 *Alangium platanifolium* (Sieb. et Zucc.) Harms 的细须根。

【苗族药名】ghab jongx deus diek naob dub 嘎龚丢劳读。

【俗名】八角枫根。

【原植物】

1. 八角枫　落叶小乔木或灌木，高 4～5m，有时可达 15m。树皮平滑，灰褐色。单叶互生，形状不一，常卵形至圆形，长 8～20cm，宽 5～12cm，先端长尖，全缘或有 2～3 裂，裂片大小不一，基部偏斜，幼时两面均有毛，后仅脉腋处有丛毛和沿叶脉有短柔毛；主脉 4～6 条。聚伞花序腋生，具小花 8～30 朵；苞片 1，线形；萼钟状，有纤毛，萼齿 6～8；花瓣与萼齿同数，白色，线形，反卷，长约 12mm；雄蕊 6～8；雌蕊 1，子房下位，2 室，花柱细圆筒形，有稀细毛，柱头 3 裂。核果黑色，卵形，长 6～7mm。花期 6～7 月。果期 9～10 月。

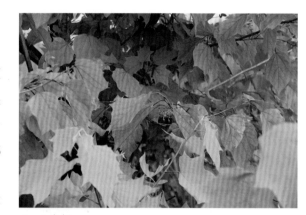
◆　八角枫

2. 瓜木　形态与上种相似，叶近圆形，长 7～17cm，宽 6～14cm，常 3～6 裂，稀 7 裂，先端渐尖，基部近心形或宽楔形，幼时两面均有柔毛；后仅下面叶脉及叶腋有柔毛；主脉常 3～5 条。花 1～7 朵组成腋生的聚伞花序，花萼 6～7 裂，

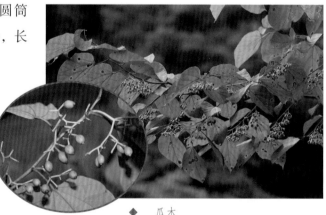
◆　瓜木

花瓣白色或黄白色，芳香，线形，长 2.5～3.6cm；核果卵形，长 9～15mm。

【采收加工】全年均可采挖，洗净，晒干。

【性状鉴别】本品细须根纤长，略弯曲，有分支，长 10～30cm，直径 0.04～0.15cm。表面黄棕色或灰褐色，具细纵纹，有的外皮纵裂。质硬而脆，断面黄白色。气微，味淡或微甘辛。

【性味与归经】味辛、麻，性热；有毒。

【功能主治】祛风除湿，舒筋活络，散瘀止痛。用于风湿痹痛，四肢麻木，跌打损伤。

【用法用量】内服：煎汤，1～3g；或浸酒。外用：适量，捣敷或煎汤洗。

白花蛇舌草
Baihuasheshecao

为茜草科耳草属植物白花蛇舌草 *Hedyotis diffusa* Willd. 的全草。

【苗族药名】vob hsongd ghangd 窝冲岗。

【俗名】羊须草、蛇总管、龙舌草、蛇脷草、鹤舌草。

【原植物】一年生草本植物，高 15 ～ 50cm，全部无毛；茎纤弱，略带方形或扁圆柱形，从基部发出多分枝。叶对生，具短柄或无柄；叶片线形至线状披针形，长 13mm，顶端急尖，上面光滑，下面有时稍粗糙，无侧脉；托叶膜质，基部合生，长 12mm，顶部芒尖。花白色，单生或成对生于叶腋，常具短而粗的花梗；花萼筒状，4 裂，裂片矩圆状披针形，长 1.5 ～ 2mm，边缘具睫毛；花冠漏斗状，长约 3mm，先端 4 深裂；雌蕊 4，着生于冠管喉部，花丝扁，花药矩形；子房下位，2 室，柱头 2 浅裂呈半球形。蒴果，扁球形，直径 2 ～ 3mm，室背开裂，花萼宿存。种子棕黄色，细小，有棱。花期 7 ～ 9 月，果期 8 ～ 10 月。

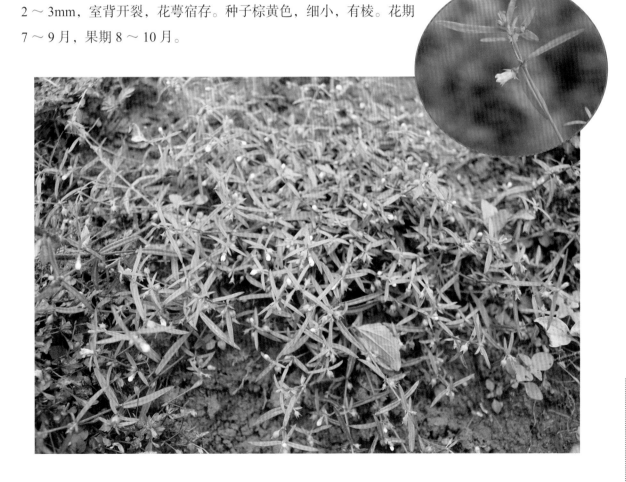

中国常用苗药彩色图谱

【采收加工】夏、秋采集，洗净，鲜用或晒干。

【性状鉴别】本品交错成团，长短不一，灰绿色或灰棕色。主根单一，略弯曲，直径

0.1 ～ 0.3cm，须根多。茎纤细，圆柱形或类方形，具纵棱，基部多分枝。叶对生，无柄，多破碎，完整叶片展平后呈条形或条状披针形，长 1 ～ 3cm，宽 0.1 ～ 0.3cm，顶端渐尖，边缘略反卷。花偶见，细小，单生或双生于叶腋，具短柄。蒴果扁球形，直径 0.2 ～ 0.3cm，两侧各有 1 条纵沟，宿萼顶端 4 齿裂，边缘具短刺毛。气微，味淡。

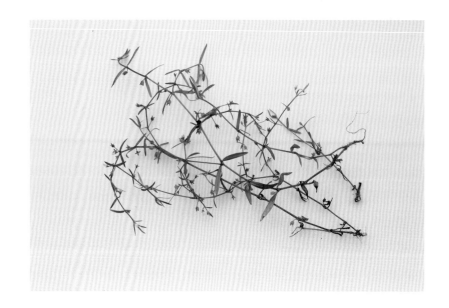

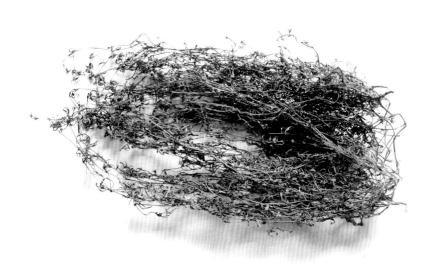

【药性】味微苦、微甜，性冷。

【功能主治】清热解毒，利湿消痈。用于肺热喘嗽，咽喉肿痛，肠痈，湿热黄疸，小便不利，疮疖肿毒，毒蛇咬伤，癌肿。

【用法用量】内服：煎汤，15 ～ 60 g；外用，适量，捣烂外敷。

白茅根
Baimaogen

为禾本科白茅属植物白茅 *Imperata cylindrica* Beauv.var. *major*（Nees）C.E.Hubb. 的根茎。

【苗族药名】ghob jongx ncoud 各腈抽。

【俗名】茅根、白茅草根、地节根、茅草根。

【原植物】多年生草本，具横走多节被鳞片的长根状茎。秆直立，高 25 ～ 90cm，具 2 ～ 4 节，节具长 2 ～ 10mm 的白柔毛。叶鞘无毛或上部及边缘具柔毛，鞘口具疣基柔毛，鞘常麇集于秆基，老时破碎呈纤维状；叶舌干膜质，长约 1mm，顶端具细纤毛；叶片线形或线状披针形，长 10 ～ 40cm，宽 2 ～ 8mm，顶端渐尖，中脉在下面明显隆起并渐向基部增粗或成柄，边缘粗糙，上面被细柔毛；顶生叶短小，长 1 ～ 3cm。圆锥花序穗状，长 6 ～ 15cm，宽 1 ～ 2cm，分枝短缩而密集，有时基部较稀疏；小穗柄顶端膨大成棒状，无毛或疏生丝状柔毛，长柄长 3 ～ 4mm，短柄长 1 ～ 2mm；小穗披针形，长 2.5 ～ 3.5（～ 4）mm，基部密生长 12 ～ 15mm 的丝状柔毛；两颖几

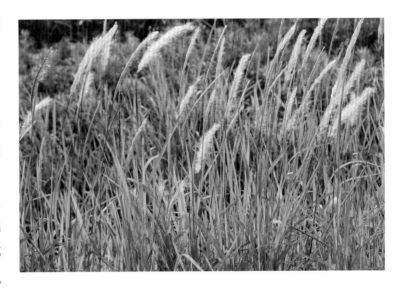

相等，膜质或下部质地较厚，顶端渐尖，具 5 脉，中脉延伸至上部，背部脉间疏生长于小穗本身 3 ～ 4 倍的丝状柔毛，边缘稍具纤毛；第一外稃卵状长圆形，长为颖之半或更短，顶端尖，具齿裂及少数纤毛；第二外稃长约 1.5mm；内稃宽约 1.5mm，大于其长度，顶端截平，无芒，具微小的齿裂；雄蕊 2 枚，花药黄色，长 2 ～ 3mm，先雌蕊而成熟；柱头 2 枚，紫黑色，自小穗顶端伸出。颖果椭圆形，长约 1mm。染色体 2n=20。花果期 5 ～ 8 月。

【采收加工】春、秋二季采挖，洗净，晒干，除去须根和膜质叶鞘，捆成小把。

【性状鉴别】本品呈长圆柱形，长 30 ～ 60cm，直径 0.2 ～ 0.4cm。表面黄白色或淡黄色，微有光泽，具纵皱纹，节明显，稍突起，节间长短不等，通常长 1.5 ～ 3cm。体轻，质略脆，断面皮部白色，多有裂隙，放射状排列，中柱淡黄色，易与皮部剥离。气微，味微甜。

【药性】味甜，性冷。

【功能主治】凉血止血，清热利尿。用于血热吐血，尿血，热病烦渴，肺热咳嗽，胃热呕吐，湿热黄疸，水肿尿少，热淋涩痛等。

【用法用量】内服：煎汤，9 ～ 30g。鲜品加倍。

白果
Baiguo

为银杏科银杏属植物银杏 *Ginkgo biloba* **L.** 的成熟种子。

【苗族药名】ndot bid guaos 杜比告。

【俗名】鸭脚子、灵眼、佛指柑、公孙树子。

【原植物】乔木，高达40m，胸径可达4m；幼树树皮浅纵裂，大树之皮呈灰褐色，深纵裂，粗糙；幼年及壮年树冠圆锥形，老则广卵形；枝近轮生，斜上伸展（雌株的大枝常较雄株开展）；一年生的长枝淡褐黄色，二年生以上变为灰色，并有细纵裂纹；短枝密被叶痕，黑灰色，短枝上亦可长出长枝；冬芽黄褐色，常为卵圆形，先端钝尖。叶扇形，有长柄，淡绿色，无毛，有多数叉状并列细脉，顶端宽5～8cm，在短枝上常具波状缺刻，在长枝上常2裂，基部宽楔形，柄长3～10（多为5～8）cm，幼树及萌生枝上的叶常较大而深裂，叶片长达13cm，宽15cm，有时裂片再分裂，叶在一年生长枝上螺旋状散生，在短枝上3～8叶呈簇生状，秋季落叶前变为黄色。球花雌雄异株，单性，生于短枝顶端的鳞片状叶的腋内，呈簇生状；雄球花葇荑花序状，下垂，雄蕊排列疏松，具短梗，花药常2个，长椭圆形，药室纵裂，药隔不发；雌球花具长梗，梗端常分两叉，稀3～5叉或不分叉，每叉顶生一盘状珠座，胚珠着生其上，通常仅一个叉

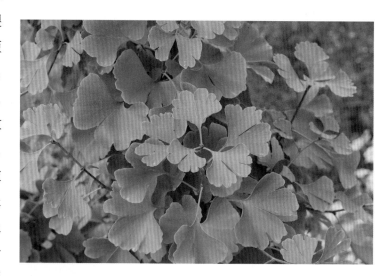

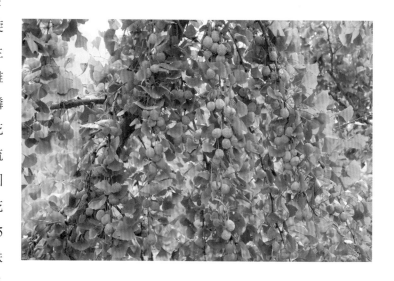

端的胚珠发育成种子，风媒传粉。种子具长梗，下垂，常为椭圆形、长倒卵形、卵圆形或近圆球形，长2.5～3.5cm，径为2cm，外种皮肉质，熟时黄色或橙黄色，外被白粉，有臭味；中种皮白

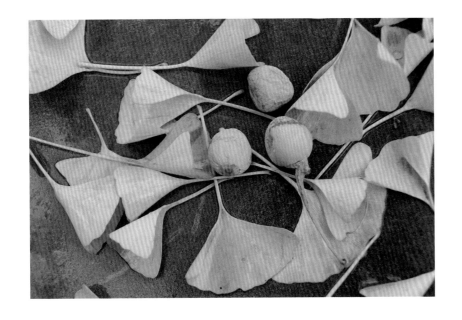

色，骨质，具2～3条纵脊；内种皮膜质，淡红褐色；胚乳肉质，味甘略苦；子叶2枚，稀3枚，发芽时不出土，初生叶2～5片，宽条形，长约5mm，宽约2mm，先端微凹，第4或第5片起之后生叶扇形，先端具一深裂及不规则的波状缺刻，叶柄长0.9～2.5cm；有主根。花期3～4月，种子9～10月成熟。

【采收加工】秋季种子成熟时采收，除去肉质外种皮，洗净，稍蒸或略煮后，烘干。

【性状鉴别】本品略呈椭圆形，一端稍尖，另端钝，长1.5～2.5cm，宽1～2cm，厚约1cm。表面黄白色或淡棕黄色，平滑，具2～3条棱线。中种皮（壳）骨质，坚硬。内种皮膜质，种仁宽卵球形或椭圆形，一端淡棕色，另一端金黄色，横断面外层黄色，胶质样，内层淡黄色或淡绿色，粉性，中间有空隙。气微，味甘、微苦。

【药性】味苦、涩，性冷；有小毒。

【功能主治】敛肺定喘，止带缩尿。用于痰多喘咳，带下白浊，遗尿尿频。

【用法用量】内服：煎汤，3～9g；或捣汁；外用：适量，捣敷；或切片涂。

白蔹
Bailian

为葡萄科蛇葡萄属植物白蔹 *Ampelopsis japonica*（Thunb.）Makino 的块根。

【苗族药名】sangx sangx hxangt 常常象。

【俗名】山地瓜、野红薯、山葡萄秧、白根、五爪藤、黄狗蛋。

【原植物】木质藤本。小枝圆柱形，有纵棱纹，无毛。卷须不分枝或卷须顶端有短的分叉，相隔3节以上间断与叶对生。叶为掌状3～5小叶，小叶片羽状深裂或小叶边缘有深锯齿而不分裂，羽状分裂者裂片宽0.5～3.5cm，顶端渐尖或急尖，掌状5小叶者中央小叶深裂至基部并有1～3个关节，关节间有翅，翅宽2～6mm，侧小叶无关节或有1个关节，3小叶者中央小叶有1个或无关节，基部狭窄呈翅状，翅宽2～3mm，上面绿色，无毛，下面浅绿色，无毛或有时在脉上被稀疏短柔毛；叶柄长1～4cm，无毛；托叶早落。聚伞花序通常集生于花序梗顶端，直径1～2cm，通常与叶对生；花序梗长1.5～5cm，常呈卷须状卷曲，无毛；花梗极短或几无梗，无毛；花蕾卵球形，高1.5～2mm，顶端圆形；萼碟形，边缘呈波状浅裂，无毛；花瓣5，卵圆形，高1.2～2.2mm，无毛；雄蕊5，花药卵圆形，长宽近相等；花盘发达，边缘波状浅裂；子房下部与花盘合生，花柱短棒状，柱头不明显扩大。果实球形，直径0.8～1cm，成熟后带白色，有种子1～3颗；种子倒卵形，顶端圆形，基部喙短钝，种脐在种子背面中部呈带状椭圆形，向上渐狭，表面无肋纹，背部种脊突出，腹部中棱脊突出，两侧洼穴呈沟状，从基部向上达种子上部1/3处。花期5～6月，果期7～9月。

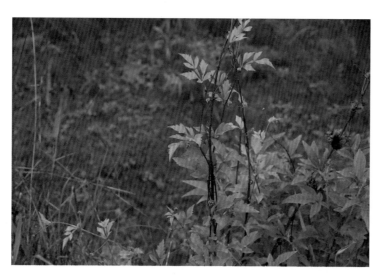

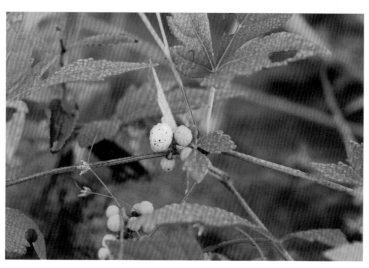

【采收加工】春、秋二季采挖，除去泥沙和细根，切成纵瓣或斜片，晒干。

【性状鉴别】本品呈长圆形或近纺锤形，长 4～10cm，直径 1～2cm。切面周边常向内卷曲，中部有 1 突起的棱线。外皮红棕色或红褐色，有纵皱纹、细横纹及横长皮孔，易层层脱落，脱落处呈淡红棕色。斜片呈卵圆形，长 2.5～5cm，宽 2～3cm。切面类白色或浅红棕色，可见放射状纹理，周边较厚，微翘起或略弯曲。体轻，质硬脆，易折断，折断时，有粉尘飞出。气微，味甘。

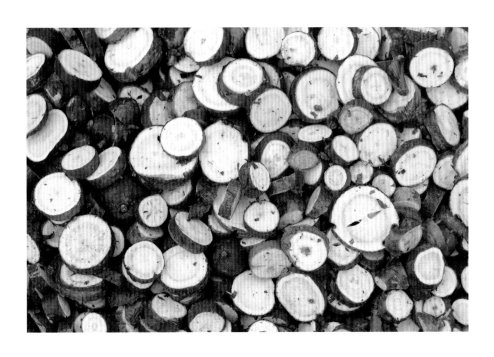

【药性】味甜，性冷。

【功能主治】清热解毒，消痈散结，敛疮生肌。用于痈疽发背，疔疮，瘰疬，烧烫伤。

【用法用量】内服：煎汤，5～10g；外用适量，煎汤洗或研成极细。

白薇
Baiwei

为萝藦科鹅绒藤属植物白薇 *Cynanchum atratum* **Bunge** 的根和根茎。

【苗族药名】guab gob nyox 挂桂俄。

【俗名】知微老、百荡草、白马薇、老瓜瓢根、山烟根子、老君须。

【原植物】直立多年生草本，高达50cm；根须状，有香气。叶卵形或卵状长圆形，长 5～8cm，宽 3～4cm，顶端渐尖或急尖，基部圆形，两面均被有白色绒毛，特别以叶背及脉上为密；侧脉 6～7 对。伞形状聚伞花序，无总花梗，生在茎的四周，着花 8～10 朵；花深紫色，直径约 10mm；花萼外面有绒毛，内面基部有小腺体 5 个；花冠辐状，外面有短柔毛，并具缘毛；副花冠 5 裂，裂片盾状，圆形，与合蕊柱等长，花药顶端具 1 圆形的膜片；花粉块每室 1 个，下垂，长圆状膨胀；柱头扁平。蓇葖单生，向端部渐尖，基部钝形，中间膨大，长 9cm，直径 5～10mm；种子扁平；种毛白色，长约 3cm。花期 4～8 月，果期 6～8 月。

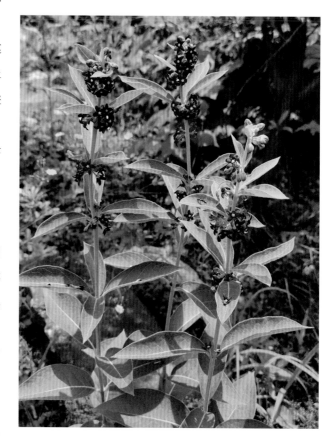

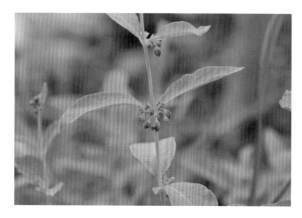

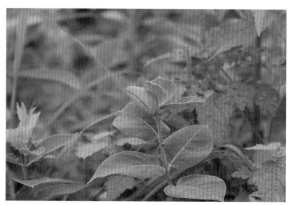

【采收加工】春、秋二季采挖，洗净，干燥。

【性状鉴别】本品根茎粗短，有结节，多弯曲。上面有圆形的茎痕，下面及两侧簇生多数细长的根，根长 10～25cm，直径 0.1～0.2cm。表面棕黄色。质脆，易折断，断面皮部黄白色，木部黄色。气微，味微苦。

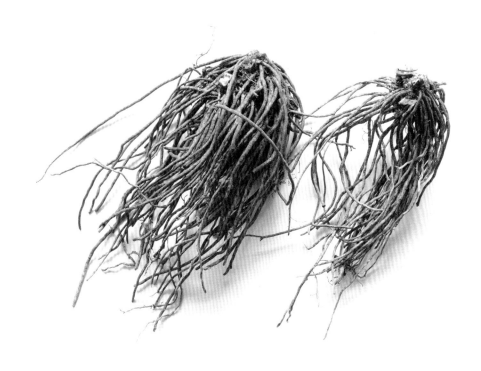

【药性】味苦、咸，性冷。

【功能主治】清热益阴，利尿通淋，解毒疗疮。用于温热病发热，身热斑疹，潮热骨蒸，肺热咳嗽，产后虚烦，热淋，血淋，咽喉肿痛，疮痈肿毒，毒蛇咬伤。

【用法用量】内服：煎汤，3～15g；或入丸、散。外用：适量，研末贴；或用鲜品捣烂敷。

瓜子金
Guazijin

为远志科远志属植物瓜子金 *Polygala japonica* Houtt. 的全草。

【苗族药名】reib ncot lianx 锐草莲。

【俗名】苦草、辰砂草、竹叶地丁、小金不换。

【原植物】多年生草本，高 15 ~ 20cm；茎、枝直立或外倾，绿褐色或绿色，具纵棱，被卷曲短柔毛。单叶互生，叶片厚纸质或亚革质。卵形或卵状披针形，稀狭披针形，长 1 ~ 2.3（~ 3）cm，宽（3 ~）5 ~ 9mm，先端钝，具短尖头，基部阔楔形至圆形，全缘，叶面绿色，背面淡绿色，两面无毛或被短柔毛，主脉上面凹陷，背面隆起，侧脉 3 ~ 5 对，两面凸起，并被短柔毛；叶柄长约 1mm，被短柔毛。总状花序与叶对生，或腋外生，最上 1 个花序低于茎顶。花梗细，长约 7mm，被短柔毛，基部具 1 披针形、早落的苞片；萼片 5，宿存，外面 3 枚披针形，长 4mm，外面被短柔毛，里面 2 枚花瓣状，卵形至长圆形，长约 6.5mm，宽约 3mm，先端圆形，具短尖头，基部具爪；花瓣 3，白色至紫色，基部合生，侧瓣长圆形，长约 6mm，基部内侧被短柔毛，龙骨瓣舟状，具流苏状鸡冠状附属物；雄蕊 8，花丝长 6mm，全部合生成鞘，鞘 1/2 以下与花瓣贴生，且具缘毛，花药无柄，顶孔开裂；子房倒卵形，径约 2mm，具翅，花柱长约 5mm，弯曲，柱头 2，间隔排列。蒴果圆形，径约 6mm，短于内萼片，顶端凹陷，具喙状突尖，边缘具有横脉的阔翅，无缘毛。种子 2 粒，卵形，长约 3mm，径约 1.5mm，黑色，密被白色短柔毛，种阜 2 裂下延，疏被短柔毛。花期 4 ~ 5 月，果期 5 ~ 8 月。

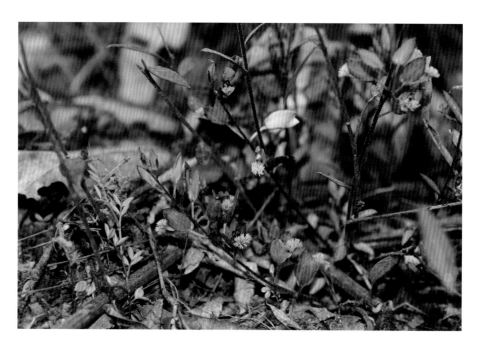

【采收加工】春末花开时采挖，除去泥沙，晒干。

【性状鉴别】本品干燥带根全草，长约20cm。根圆柱形而弯曲，长短不一，多折断，粗约2～3mm，外表灰褐色、暗黄棕色，有纵皱纹、横裂纹及结节，支根纤细。茎细，径不及1mm，自基部丛生，灰褐色或稍带紫色，质脆易断。叶上面绿褐色，下面色浅或稍带红褐色，稍有毛茸。气微，味微辛苦。

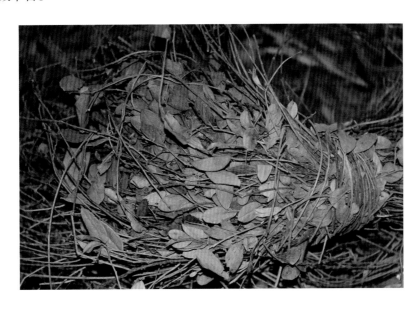

【药性】味苦，性冷。

【功能主治】祛痰止咳，活血消肿，解毒止痛。用于咳嗽痰多，咽喉肿痛；外治跌打损伤，疔疮疖肿，蛇虫咬伤。

【用法用量】内服：煎汤，15～30g；捣汁或研末。外用：捣敷。

-175-

瓜蒌

Gualou

为葫芦科栝楼属植物栝楼 *Trichosanthes kirilowii* maxim. 或中华栝楼 *Trichosanthes rosthornii* Harms 的成熟果实。

【苗族药名】zend fab hvub 真花休。

【俗名】药瓜、山金匏、药瓜皮。

【原植物】

1. 栝楼　攀援藤本，长达 10m；块根圆柱状，粗大肥厚，富含淀粉，淡黄褐色。茎较粗，多分枝，具纵棱及槽，被白色伸展柔毛。叶片纸质，轮廓近圆形，长宽均约 5 ～ 20cm，常 3 ～ 5（～ 7）浅裂至中裂，稀深裂或不分裂而仅有不等大的粗齿，裂片菱状倒卵形、长圆形，先端钝，急尖，边缘常再浅裂，叶基心形，弯缺深 2 ～ 4cm，上表面深绿色，粗糙，背面淡绿色，两面沿脉被长柔毛状硬毛，基出掌状脉 5 条，细脉网状；叶柄长 3 ～ 10cm，具纵条纹，被长柔毛。卷须 3 ～ 7 歧，被柔毛。花雌雄异株。雄总状花序单生，或与一单花并生，或在枝条上部者单生，总状花序长 10 ～ 20cm，粗壮，具纵棱与槽，被微柔毛，顶端有 5 ～ 8 花，单花花梗长约 15cm，花梗长约 3mm，小苞片倒卵形或阔卵形，长 1.5 ～ 2.5（～ 3）cm，宽 1 ～ 2cm，中上部具粗齿，基部具柄，被短柔毛；花萼筒筒状，长 2 ～ 4cm，顶端扩大，径约 10mm，中、下部径约 5mm，被短柔毛，裂片披针形，长 10 ～ 15mm，宽 3 ～ 5mm，全缘；花冠白色，裂片倒卵形，长 20mm，宽 18mm，顶端中央具 1 绿色尖头，两侧具丝状流苏，被柔毛；花药靠合，长约 6mm，径约 4mm，花丝分离，粗壮，被长柔毛。雌花单生，花梗长 7.5cm，被短柔毛；花萼筒圆筒形，长 2.5cm，径 1.2cm，裂片和花冠同雄花；子房椭圆形，绿色，长 2cm，径 1cm，花柱长 2cm，柱头 3。果梗粗壮，长 4 ～ 11cm；果实椭圆形或圆形，长 7 ～ 10.5cm，成熟时黄褐色或橙黄色；种子卵状椭圆形，压扁，长 11 ～ 16mm，宽 7 ～ 12mm，淡黄褐色，近边缘处具棱线。花期 5 ～ 8 月，果期 8 ～ 10 月。

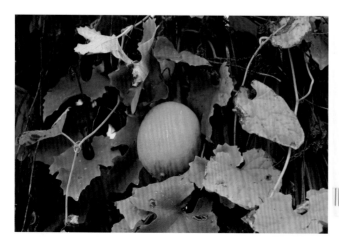
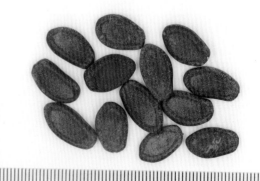

2.中华栝楼　本种的叶形、雄花或单生、总状花序或两者并生，以及小苞片等性状均似栝楼；但后者的叶常掌状3～7浅裂或中裂，裂片菱状倒卵形，常常再分裂，稀不分裂；小苞片较大，长15～25（～30）mm，宽10～20mm；花萼裂片披针形；种子棱线近边缘。

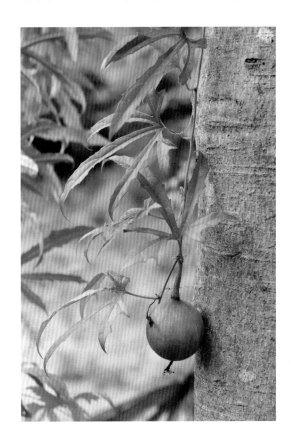

【采收加工】霜降至冬至果实成熟，果皮挂有白粉时采收，连果柄摘下果实，悬挂通风干燥处晾干。

【性状鉴别】本品果实类球形或宽椭圆形，长7～15cm，直径6～10cm。表面橙红色或橙黄色，皱缩或光滑，顶端有圆形的花柱残基，基部尖，具残存果梗。质脆，易剖开，内表面黄白色，有红黄色丝络，果瓤橙黄色，黏稠，与多数种子粘结成团。具焦糖气，味微酸、甜。

【药性】味甜，性冷。

【功能主治】清热化痰，宽胸散结，润燥滑肠。用于肺热咳嗽，胸痹，便秘，痈肿疮毒。

【用法用量】内服：煎汤，9～20g；或入丸、散。外用：适量，捣敷。

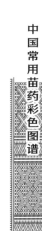

冬瓜
Donggua

为葫芦科冬瓜属植物冬瓜 *Benincasa hispida*（Thunb.）Cogn. 的外层果皮。

【苗族药名】ghob jeut daob pul xid 各绞柁卜席。

【俗名】广瓜、枕瓜、白瓜、大瓠子、瓠子瓜、蒲瓜、葫芦瓜。

【原植物】一年生蔓生或架生草本；茎被黄褐色硬毛及长柔毛，有棱沟。叶柄粗壮，长5～20cm，被黄褐色的硬毛和长柔毛；叶片肾状近圆形，宽15～30cm，5～7浅裂或有时中裂，

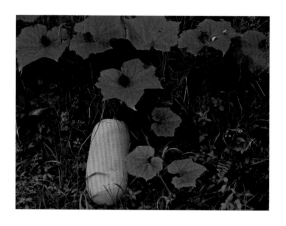

裂片宽三角形或卵形，先端急尖，边缘有小齿，基部深心形，弯缺张开，近圆形，深、宽均为2.5～3.5cm，表面深绿色，稍粗糙，有疏柔毛，老后渐脱落，变近无毛；背面粗糙，灰白色，有粗硬毛，叶脉在叶背面稍隆起，密被毛。卷须2～3歧，被粗硬毛和长柔毛。雌雄同株；花单生。雄花梗长5～15cm，密被黄褐色短刚毛和长柔毛，常在花梗的基部具一苞片，苞片卵形或宽长圆形，长6～10mm，先端急尖，有短柔毛；花萼筒宽钟形，宽12～15mm，密生刚毛状长柔毛，裂片披针形，长8～12mm，有锯齿，反折；花冠黄色，辐状，裂片宽倒卵形，长3～6cm，宽2.5～3.5cm，两面有稀疏的柔毛，先端钝圆，具5脉；雄蕊3，离生，花丝长2～3mm，基部膨大，被毛，花药长5mm，宽7～10mm，药室3回折曲，雌花梗长不及

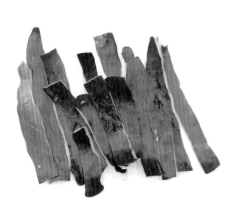

5cm，密生黄褐色硬毛和长柔毛；子房卵形或圆筒形，密生黄褐色茸毛状硬毛，长2～4cm；花柱长2～3mm，柱头3，长12～15mm，2裂。果实长圆柱状或近球状，大型，有硬毛和白霜，长25～60cm，径10～25cm。种子卵形，白色或淡黄色，压扁，有边缘，长10～11mm，宽5～7mm，厚2mm。

【采收加工】食用冬瓜时，洗净，削取外层果皮，晒干。

【性状鉴别】本品为不规则的碎片，常向内卷曲，大小不一。外表面灰绿色或黄白色，被有白霜，有的较光滑不被白霜；内表面较粗糙，有的可见筋脉状维管束。体轻，质脆。气微，味淡。

【药性】味甜，性冷。

【功能主治】利尿消肿。用于水肿胀满，小便不利，暑热口渴，小便短赤。

【用法用量】内服：煎汤，9～30g。

冬葵子
Dongkuizi

为锦葵科苘麻属植物苘麻 *Abutilon theophrastimedic.* 的成熟种子。

【苗族药名】vob tad hxend 莴它信。

【俗名】车轮草、磨盘草、青麻子、野棉花子、白麻子。

【原植物】一年生亚灌木状草本，高达 1～2m，茎枝被柔毛。叶互生，圆心形，长 5～10cm，先端长渐尖，基部心形，边缘具细圆锯齿，两面均密被星状柔毛；叶柄长 3～12cm，被星状细柔毛；托叶早落。花单生于叶腋，

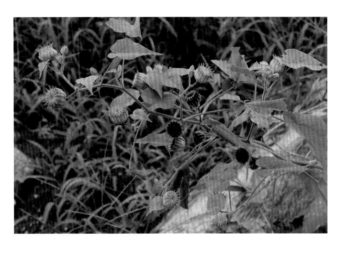

花梗长 1～13cm，被柔毛，近顶端具节；花萼杯状，密被短绒毛，裂片 5，卵形，长约 6mm；花黄色，花瓣倒卵形，长约 1cm；雄蕊柱平滑无毛，心皮 15～20，长 1～1.5cm，顶端平截，具扩展、被毛的长芒 2，排列成轮状，密被软毛。蒴果半球形，直径约 2cm，长约 1.2cm，分果片 15～20，被粗毛，顶端具长芒 2；种子肾形，褐色，被星状柔毛。花期 7～8 月。

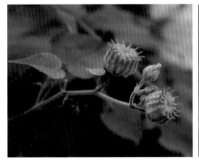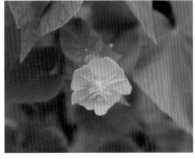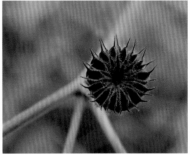

【采收加工】秋季采收成熟果实，晒干，打下种子，除去杂质。

【性状鉴别】本品呈三角状肾形，长 3.5～6mm，宽 2.5～4.5mm，厚 1～2mm。表面灰黑色或暗褐色，有白色稀疏绒毛，凹陷处有类椭圆状种脐，淡棕色，四周有放射状细纹。种皮坚硬，子叶 2，重叠折曲，富油性。

【药性】味苦，性淡。

【功能主治】清热利湿，解毒，退翳。用于赤白痢疾，淋病涩痛，痈肿，目翳。

【用法用量】内服：煎汤，6～12g；或入散剂。

冬葵果
Dongkuiguo

为锦葵科锦葵属植物冬葵 *Malva verticillata var. crispa Linnaeus* 的成熟果实。

【苗族药名】ghob nhub reib bid zunb 各柱芮比枕。

【俗名】冬苋菜子、葵子、青麻、白麻。

【原植物】一年生草本，高 1m；不分枝，茎被柔毛。叶圆形，常 5～7 裂或角裂，径 5～8cm，基部心形，裂片三角状圆形，边缘具细锯齿，并极皱缩扭曲，两面无毛至疏被糙伏毛或星状毛，在脉上尤为明显；叶柄瘦弱，长 4～7cm，疏被柔毛。花小，白色，直径约 6mm，单生或几个簇生于叶腋，近无花梗至具极短梗；小苞片 3，披针形，长 4～5mm，宽 1mm，疏被糙伏毛；萼浅杯状，5 裂，长 8～10mm，裂片三角形，疏被星状柔毛；花瓣 5，较萼片略长。果扁球形，径约 8mm，分果爿 11，网状，具细柔毛；种子肾形，径约 1mm，暗黑色。花期 6～9 月。

【采收加工】夏、秋二季果实成熟时采收，除去杂质，阴干。

【性状鉴别】本品呈扁球状盘形，直径 4～7mm，外被膜质宿萼。宿萼钟状，黄绿色或黄棕色，有的微带紫色，先端 5 齿裂，裂片内卷，其外有条状披针形的小苞片 3 片。果梗细短。果实由分果瓣 10～12 枚组成，在圆锥形中轴周围排成 1 轮，分果类扁圆形，直径 1.4～2.5mm，表面黄白色或黄棕色，具隆起的环向细脉纹。种子肾形，棕黄色或黑褐色。气微，味涩。

【药性】味甜、涩，性冷。

【功能主治】清热利尿，消肿。用于尿闭，水肿，口渴，尿路感染。

【用法用量】内服：煎汤，6～15g；或入散剂。

半边莲
Banbianl...

为桔梗科半边莲属植物半边莲 *Lobelia chinensis* **Lour.** 的全草。

【苗族药名】ghob reib jib gieas 阿锐借改。

【俗名】半边菊、半边花、顺风旗、小莲花草、金鸡舌、片花莲。

【原植物】多年生草本。茎细弱，匍匐，节上生根，分枝直立，高 6～15cm，无毛。叶互生，无柄或近无柄，椭圆状披针形至条形，长 8～25cm，宽 2～6cm，先端急尖，基部圆形至阔楔形，全缘或顶部有明显的锯齿，无毛。花通常 1 朵，生分枝的上部叶腋；花梗细，长 1.2～2.5（～3.5）cm，基部有长约 1mm 的小苞片 2 枚、1 枚或者没有，小苞片无毛；花萼筒倒长锥状，基部渐细而与花梗无明显区分，长 3～5mm，无毛，裂片披针形，约与萼筒等长，全缘或下部有 1 对小齿；花冠粉红色或白色，长 10～15mm，背面裂至基部，喉部以下生白色柔毛，裂片全部平展于下方，呈一个平面，2 侧裂片披针形，较长，中间 3 枚裂片椭圆状披针形，较短；雄蕊长约 8mm，花丝中部以上连合，花丝筒无毛，未连合部分的花丝侧面生柔毛，花药管长约 2mm，背部无毛或疏生柔毛。蒴果倒锥状，长约 6mm。种子椭圆状，稍扁压，近肉色。花果期 5～10 月。

【采收加工】夏季采收，除去泥沙，洗净，晒干。

【性状鉴别】本品常缠结成团。根茎极短，直径 1～2mm；表面淡棕黄色，平滑或有细纵纹。根细小，黄色，侧生纤细须根。茎细长，有分枝，灰绿色，节明显，有的可见附生的细根。叶互生，无柄，叶片多皱缩，绿褐色，展平后叶片呈狭披针形，长 1～2.5cm，宽 0.2～0.5cm，边缘具疏而浅的齿或全缘。花梗细长，花小，单生于叶腋，花冠基部筒状，上部 5 裂，偏向一边，浅紫红色，花冠筒内有白色茸毛。气微特异，味微甘而辛。

【药性】味苦，性冷。

【功能主治】清热解毒，利尿消肿。用于痈肿疔疮，蛇虫咬伤，鼓胀水肿，湿热黄疸，湿疹湿疮。

【用法用量】内服：煎汤，15～30g，或捣汁。外用：适量，捣敷，或捣汁调涂。

中国常用苗药彩色图谱

半枝莲
Banzhilian

为唇形科黄芩属植物半枝莲 *Scutellaria barbata* **D. Don.** 的全草。

【苗族药名】rieb qab joux 芮洽究。

【俗名】并头草、韩信草、牙刷草、水黄芩、瘦黄芩、赶山鞭。

【原植物】根茎短粗,生出簇生的须状根。茎直立,高 12 ～ 35(55)cm,四棱形,基部组 1 ～ 2mm,无毛或在序轴上部疏被紧贴的小毛,不分枝或具或多或少的分枝。叶具短柄或近无柄,柄长 1 ～ 3mm,腹凹背凸,疏被小毛;叶片三角状卵圆形或卵圆状披针形,有时卵圆形,长 1.3 ～ 3.2cm,宽 0.5 ～ 1(～ 1.4)cm,先端急尖,基部宽楔形或近截形,边缘生有疏而钝的浅牙齿,上面橄榄绿色,下面淡绿有时带紫色,两面沿脉上疏被紧贴的小毛或几无毛,侧脉 2 ～ 3 对,与中脉在上面凹陷下面凸起。花单生于茎或分枝上部叶腋内,具花的茎部长 4 ～ 11cm;苞叶下部者似叶,但较小,长达 8mm,上部者更变小,长 2 ～ 4.5mm,椭圆形至长椭圆形,全缘,上面散布下面沿脉疏被小毛;花梗长 1 ～ 2mm,被微柔毛,中部有一对长约 0.5mm 具纤毛的针状小苞片。花萼开花时长约 2mm,外面沿脉被微柔毛,边缘具短缘毛,盾片高约 1mm,果时花萼长 4.5mm,盾片高 2mm。花冠紫蓝色,长 9 ～ 13mm,外被短柔毛,内在喉部疏被疏柔毛;冠筒基部囊大,宽 1.5mm,向上渐宽,至喉部宽达 3.5mm;冠檐 2 唇形,上唇盔状,半圆形,长 1.5mm,先端

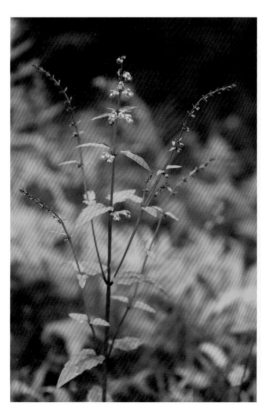
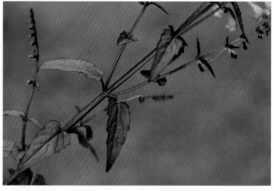
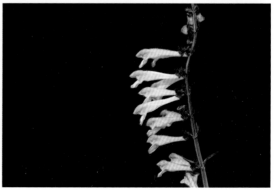

圆，下唇中裂片梯形，全缘，长 2.5mm，宽 4mm，2 侧裂片三角状卵圆形，宽 1.5mm，先端急尖。雄蕊 4，前对较长，微露出，具能育半药，退化半药不明显，后对较短，内藏，具全药，药室裂口具髯毛；花丝扁平，前对内侧后对两侧下部被小疏柔毛。花柱细长，先端锐尖，微裂。花盘盘状，前方隆起，后方延伸成短子房柄。子房 4 裂，裂片等大。小坚果褐色，扁球形，径约 1mm，具小疣状突起。花果期 4 ～ 7 月。

【采收加工】夏、秋二季茎叶茂盛时采挖，洗净，晒干。

【性状鉴别】本品长 15 ～ 35cm，无毛或花轴上疏被毛。根纤细。茎丛生，较细，方柱形；表面暗紫色或棕绿色。叶对生，有短柄；叶片多皱缩，展平后呈三角状卵形或披针形，长 1.5 ～ 3cm，宽 0.5 ～ 1cm；先端钝，基部宽楔形，全缘或有少数不明显的钝齿；上表面暗绿色，下表面灰绿色。花单生于茎枝上部叶腋，花萼裂片钝或较圆；花冠二唇形，棕黄色或浅蓝紫色，长约 1.2cm，被毛。果实扁球形，浅棕色。气微，味微苦。

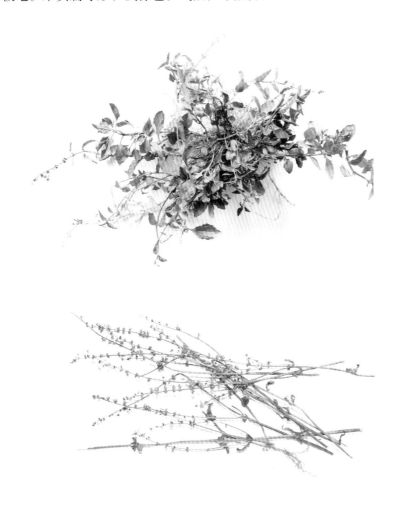

【药性】味苦，性冷。

【功能主治】清热解毒，化瘀利尿。用于疔疮肿毒，咽喉肿痛，跌仆伤痛，水肿，黄疸，蛇虫咬伤。

【用法用量】内服：煎汤，15 ～ 30g，鲜品 30 ～ 60g，或捣汁服。外用：捣敷。

半枫荷
Banfenghe

为金缕梅科半枫荷属植物半枫荷 *Semiliquidambar cathay-ensis* **Chang.** 的树皮。

【苗族药名】jab yut 加幼。

【俗名】金缕半枫荷、木荷树。

【原植物】常绿乔木，高约 17m，胸径达 60cm，树皮灰色，稍粗糙；芽体长卵形，略有短柔毛；当年枝干后暗褐色，无毛；老枝灰色，有皮孔。叶簇生于枝顶，革质，异型，不分裂的叶片卵状椭圆形，长 8～13cm，宽 3.5～6cm；先端渐尖，尾部长 1～1.5cm；基部阔楔形或近圆形，稍不等侧；上面深绿色，发亮，下面浅绿色，无毛；或为掌状 3 裂，中央裂片长 3～5cm，两侧裂片卵状三角形，长 2～2.5cm，斜行向上，有时为单侧叉状分裂；边缘有具腺锯齿；掌状脉 3 条，两侧的较纤细，在不分裂的叶上常离基 5～8mm，中央的主脉还有侧脉 4～5 对，与网状小脉在上面很明显，在下面突起；叶柄长 3～4cm，较粗壮，上部有槽，无毛。雄花的短穗状花序常数个排成总状，长 6cm，花被全缺，雄蕊多数，花丝极短，花药先端凹入，长 1.2mm。雌花的头状花序单生，萼齿针形，长 2～5mm，有短柔毛，花柱长 6～8mm，先端卷曲，有柔毛，花序柄长 4.5cm，无毛。头状果序直径 2.5cm，有蒴果 22～28 个，宿存萼齿比花柱短。

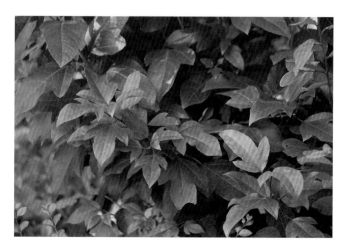

【采收加工】全年均可采挖，洗净，晒干。

【性状鉴别】本品为不规则片状或半卷筒状，厚 2～6mm，外表皮灰白色，粗糙，有大小不等类圆形皮孔，内表皮灰黑色或黑褐色，有纵向皱纹，平坦。质坚硬，易折断，断面棕红色，略显纤维性。气微，味涩。

【药性】味苦，性热。

【功能主治】祛风止痛，除湿，通络。用于风湿痹痛，脚气，腰腿痛，偏头痛，半身不遂，跌仆损伤。

【用法用量】内服：煎汤，10～30 g；或浸酒。外用：适量，煎汤熏洗。

半夏
Banxia

为天南星科半夏属植物半夏 *Pinellia ternata*（Thunb.）Breit. 的块茎。

【苗族药名】kod las 科辣。

【俗名】地珠半夏、三片叶、三叶头草、老和尚扣、老鸦眼。

【原植物】块茎圆球形，直径 1～2cm，具须根。叶 2～5 枚，有时 1 枚。叶柄长 15～20cm，基部具鞘，鞘内、鞘部以上或叶片基部（叶柄顶头）有直径 3～5mm 的珠芽，珠芽在母株上萌发或落地后萌发；幼苗叶片卵状心形至戟形，为全缘单叶，长 2～3cm，宽 2～2.5cm；老株叶片 3 全裂，裂片绿色，背淡，长圆状椭圆形或披针形，两头锐尖，中裂片长 3～10cm，宽 1～3cm；侧裂片稍短；全

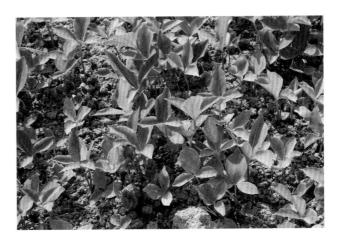

缘或具不明显的浅波状圆齿，侧脉 8～10 对，细弱，细脉网状，密集，集合脉 2 圈。花序柄长 25～30（～35）cm，长于叶柄。佛焰苞绿色或绿白色，管部狭圆柱形，长 1.5～2cm；檐部长圆形，绿色，有时边缘青紫色，长 4～5cm，宽 1.5cm，钝或锐尖。肉穗花序：雌花序长 2cm，雄花序长 5～7mm，其中间隔 3mm；附属器绿色变青紫色，长 6～10cm，直立，有时"S"形弯曲。浆果卵圆形，黄绿色，先端渐狭为明显的花柱。花期 5～7 月，果 8 月成熟。

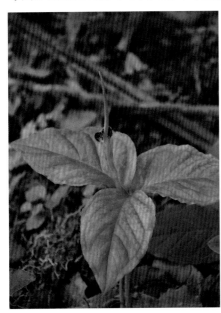

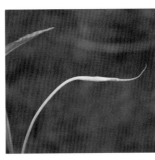

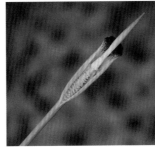

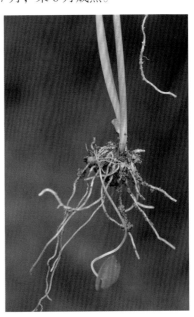

【采收加工】夏、秋二季采挖，洗净，除去外皮和须根，晒干。

【性状鉴别】本品呈类球形，有的稍偏斜，直径 1 ～ 1.5cm，表面白色或浅黄色，顶端有凹陷的茎痕，周围密布麻点状根痕；下面钝圆，较光滑。质坚实，断面洁白，富粉性。气微，味辛辣、麻舌而刺喉。

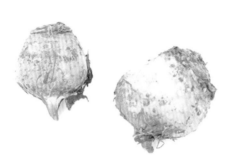

【药性】味麻、辣，性热；有毒。

【功能主治】燥湿化痰，降逆止呕，消痞散结。用于咳喘痰多，呕吐反胃，胸脘痞满，头痛眩晕，夜卧不安，瘿瘤痰核，痈疽肿毒。

【用法用量】内服：煎汤，3 ～ 9g；或入丸、散。外用：适量，生品研末，水调敷；或用酒、醋调敷。

中国常用苗药彩色图谱

头花蓼
Touhualiao

为蓼科蓼属植物头花蓼 *Polygonum capitatum* Buch.–Ham. ex D.Don 的全草。

【苗族药名】dlob dongd xok 搜档索。

【俗名】四季红、石莽草、草石椒。

【原植物】多年生草本植物，长 15 ～ 25cm。根茎粗大；茎横走或斜上升，分枝紫红色，节处着生柔毛。叶互生，卵圆形至椭圆形，长 1 ～ 3cm，宽 0.5 ～ 1.5cm，先端钝尖，基部宽楔形，全缘，有红色缘毛，边缘叶脉常带红色；叶柄短或近于无柄；头状花序顶生或腋生，花序轴有腺毛；花小，粉红色，花被 5 深裂；雄蕊 8 枚，基部有黄绿色腺体；子房上位，花柱上部 3 深裂，柱头球形。瘦果卵形，3 棱，包于宿存花被内；黑色，光泽。花期 6 ～ 10 月，果期 9 ～ 11 月。

【采收加工】全年均可采收，鲜用或晒干。

【性状鉴别】本品茎呈圆柱形，红褐色，节处着生柔毛，断面中空。叶互生，平展后为椭圆形，长 13cm，宽 0.5 ～ 1.5cm，先端钝尖，基部楔形，全缘，具红色缘毛，上面绿色，常有人字形红晕，下面绿色带紫色，两面均被褐色疏柔毛；叶柄短或近无柄，基部有草质耳状片，托叶鞘筒状，膜质。花序头状，顶生或腋生，花被 5 裂，雄蕊 8。瘦果卵形，具 3 棱，黑色。气微，味微苦、涩。

【药性】味苦，性冷。

【功能主治】清热解毒，利尿通淋，活血止痛。用于膀胱炎，痢疾，肾盂肾炎，风湿痛，尿路结石，跌仆损伤，疮疡湿疹，黄水疮，石淋，水肿。

【用法用量】内服：煎汤，15 ～ 30g；外用：适量，煎水或熬膏。

中国常用苗药彩色图谱

丝瓜
Sigua

为葫芦科丝瓜属植物丝瓜 *Luffa aegyptiaca* **Miller** 成熟果实的维管束。

【苗族药名】fab hsab 花沙。

【俗名】瓜络、天罗线、千层楼。

【原植物】一年生攀援草本，幼时全株密被柔毛，老时近于无毛。茎长可达 7～10m，圆形，常有角棱，幼茎绿色，被稀疏柔毛，卷须通常 3 歧。叶互生；叶柄多角形，具柔毛，长 4～9cm；叶片圆心形，长 8～25cm，宽 15～25cm，掌状 3～7 裂，裂片常呈三角形，先端渐尖或锐尖，边缘具细齿，上面深绿色，下面淡绿色，幼时具有刺毛，老时粗糙无毛，主脉 3～7 条。花单性，雌雄同株。雌花单生，具柄，雄花为总状花序；花萼 5 深裂，裂片绿色，卵状披针形，外面被细柔毛；花冠黄色、淡黄色或近白色，呈 5 深裂，裂片阔倒卵形，长 3～5cm，宽 2.4～4.5cm，边缘波状；雄蕊 3～5，花药 2 室，多弯曲似 "S" 形，花丝分离。基部膨大，被柔毛；子房下位，圆柱形，3 室，胚珠多数，柱头 3，肥厚，各 2 裂而外展。瓠果常下垂，长圆柱形，长 18～60cm；幼时绿带粉白色，有深绿色纵纹，老熟时成黄绿色或绿褐色；果肉内生坚韧的网状纤维。种子长方卵形而扁，黑色，边缘有翅。花期 5～7 月。果期 6～9 月。

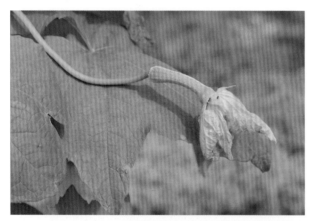

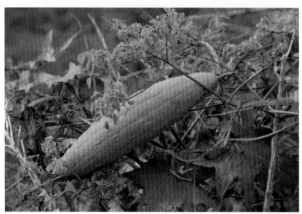

【采收加工】秋季果皮变黄，内部干枯时采摘，搓去外皮及果肉；或用水浸泡至果皮和果肉腐烂，取出洗净，除去种子，晒干。

【性状鉴别】本品为丝状维管束交织而成，多呈长棱形或长圆筒形，略弯曲，长 30～70cm，直径 7～10cm。表面淡黄白色。体轻，质韧，有弹性，不能折断。横切面可见子房 3 室，呈空洞状。

【药性】味甜，性冷。

【功能主治】清热化痰，凉血解毒。用于热病身热烦渴，咳嗽痰喘，肠风下血，痔疮出血，血淋，崩漏，痈疽疮疡，乳汁不通，无名肿毒，水肿。

【用法用量】内服：煎汤，5～15g；或烧存性研末，每次 1.5～3g。外用：适量，煅存性研末调敷。

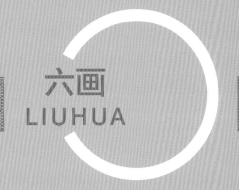

六画
LIUHUA

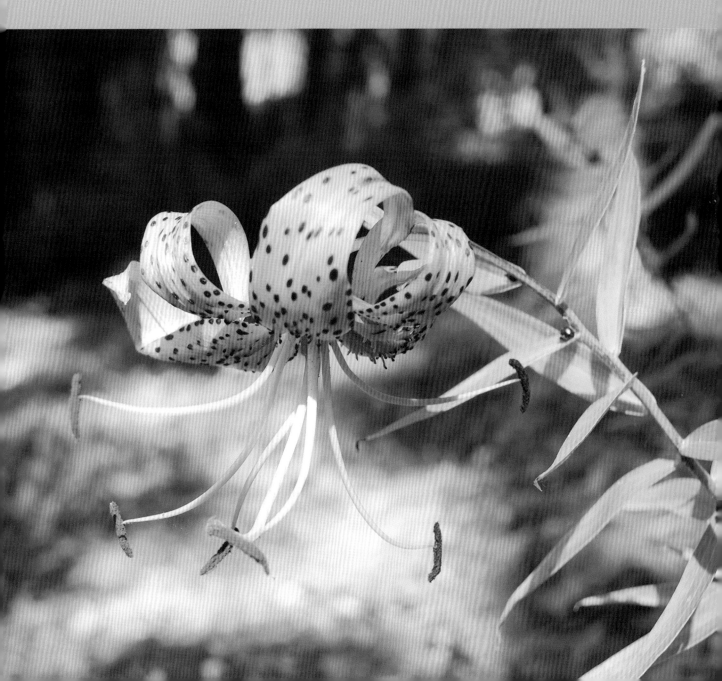

吉祥草
Jixiangcao

为百合科吉祥草属植物吉祥草 *Reineckiacarnea*（Andr.）Kunth 的全草。

【苗族药名】reib youx sad 锐油沙。

【俗名】观音草。

【原植物】多年生草本植物，茎匍匐于地上，似根茎，绿色，多节，节上生须根。叶簇生于茎顶或茎节，每簇 3 ~ 8 枚，叶片条形至披针形，长 10 ~ 38cm，宽 0.5 ~ 3.5cm，先端渐尖，向下渐狭成柄。花葶长 5 ~ 15cm，穗状花序长 2 ~ 6.5cm，上部花有时仅具有雄蕊；苞片卵状三角形，膜质，淡褐色或带紫色；花被片合生成短管状，上部 6 裂，裂片长圆形，长 57mm，稍肉质，开花时反卷，粉红色，花芳香；雄蕊 6 枚，花丝丝状，花药近长圆形，两端微凹，子房瓶状，3 室，短于花柱，柱头头状，3 裂。浆果球形，直径 6 ~ 10mm，熟时鲜红色。花果期 7 ~ 11 月。

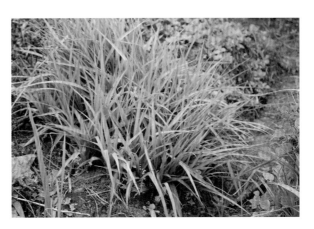

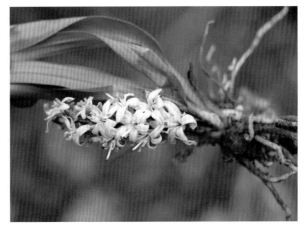

【采收加工】四季均可采挖，除去泥土，洗净，鲜用或晒干。

【性状鉴别】本品全草呈黄褐色。根茎细长，节明显，节上有残留的膜质鳞叶，并有少数弯曲蜷缩须状根。叶簇生；叶片皱缩，展开后呈线形、卵状披针形，或线状披针形，全缘，无柄，先端尖或长尖，基部平阔，长 7 ~ 30cm，宽 5 ~ 28mm，叶脉平行，中脉显著。气微，味甘、微苦。

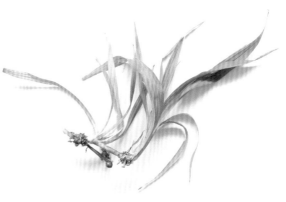

【药性】味苦、甜，性冷。

【功能主治】滋阴润肺，凉血止血，解毒利咽。用于肺燥咳嗽，阴虚咳嗽，咯血，吐血，衄血，便血，咽喉肿痛，目赤翳障，痈肿疮疖，跌打损伤。

【用法用量】内服，煎汤，10 ~ 15g。鲜品倍量。外用，捣烂外敷。

中国常用苗药彩色图谱

老鹳草
Laoguancao

为牻牛儿苗科老鹳草属植物野老鹳草 *Geranium carolinianum* **L.** 的地上部分。

【苗族药名】jab ghab ngenx 加嘎旅。

【俗名】五叶草、生扯拢。

【原植物】多年生草本植物，高 30 ～ 50cm 或更高，有时很矮小。根细，直或斜生。茎细弱，多分枝，蔓延于地面，斜向上，近方柱形，有节，常有疏柔毛。叶对生，肾状五角形，长 2 ～ 3.5cm，宽 2 ～ 4cm；3 ～ 5 深裂；裂片菱状倒卵形，具齿状缺刻或浅裂，先端尖，上面有疏伏毛，下面有疏柔毛。花序腋生，有 2 花，有时 1 花；总花序梗长 28cm，小花梗长 12cm，线状，有倒生柔毛；萼片 5，矩圆状披针形，长约 0.5cm，疏生白长柔毛，有 3 脉，先端具芒，边缘膜质；花瓣 5，倒卵形，淡红

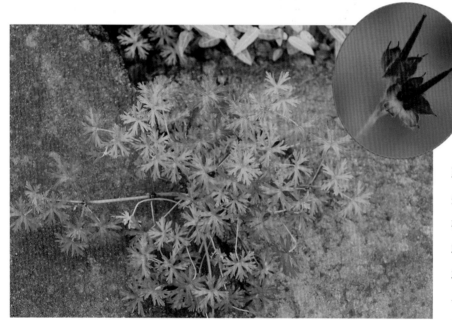

色或紫红色，具 5 红色脉，略长于萼片；雄蕊 10 枚，花药淡紫色；花柱 5，分离。蒴果有微柔毛，顶端有长喙，连同喙长 1.5 ～ 1.8cm。种子椭圆形，暗褐色。花期 5 ～ 7 月，果期 6 ～ 8 月。

【采收加工】夏、秋二季果实近成熟时采割，捆成把，晒干。

【性状鉴别】本品茎较细，略短。果实球形，长 0.3 ～ 0.5cm。花柱长 1 ～ 1.5cm，有的 5 裂向上卷曲呈伞形。野老鹳草叶片掌状 5 ～ 7 深裂，裂片条形，每裂片又 3 ～ 5 深裂。气微，味苦涩。

【药性】味苦、涩、微辛，性冷。

【功能主治】祛风除湿，通络止痛，清热止痢。用于风湿痹痛，肌肤麻木，筋骨酸楚，跌仆损伤，泄泻，痢疾，疮毒。

【用法用量】内服：煎汤，9 ～ 10g；或浸酒；或熬膏。外用：适量，捣烂加酒炒热外敷或制成软膏涂敷。

地龙
Dilong

为钜蚓科环毛蚓属动物参环毛蚓 *Pheretima aspergillum*（E.Perrier）的全体。

【苗族药名】bad giongb doub 巴供豆。

【俗名】曲蟮、土龙、地龙子、土蟥、虫蟮。

【原动物】体圆柱形，长 11～38cm，宽 5～12mm，全体由多数环节组成。头部包括口前叶和围口节 2 部，围口节腹侧有口，上覆肉质的叶，即口前叶；眼及触手等感觉器全部退化。自第 2 节起每节有刚毛，成环状排列，沿背中线，从 11～12 节始，节间有一背孔。背部紫灰色、后部稍淡、刚毛圈稍白；14～16 节，为生殖环带，其上无背孔和刚毛，此环带以前各节，刚毛较为粗硬。雌性生殖孔 1 个，位于第 14 节痕面正中；雄性生殖孔 1 对，位于第 18 节腹面两侧，外缘有效条环绕的浅皮褶，受精囊孔 3 对，位于 6～7、7～8、8～9 节间，第 6～9 各节间无隔膜。附近常有乳头突，受精囊球形，管短，盲管亦短，内 2/3 微弯曲数转，为纳精囊。

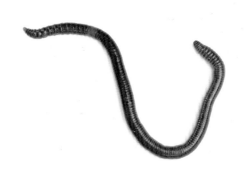

【采收加工】春季至秋季捕捉，及时剖开腹部，除去内脏和泥沙，洗净，晒干或低温干燥。

【性状鉴别】本品呈长条状薄片，弯曲，边缘略卷，长 15～20cm，宽 1～2cm。全体具环节，背部棕褐至紫灰色，腹部浅黄棕色；第 14～16 环节为生殖带，习称"白颈"，较光亮。体前端稍尖，尾端钝圆，刚毛圈粗糙而硬，色稍浅。雄生殖孔在第 18 环节腹侧刚毛圈一小孔突上，外缘有数环绕的浅皮褶，内侧刚毛圈隆起，前面两边有横排（一排或二排）小乳突，每边 10～20 个不等。受精囊孔 2 对，位于 7/8 至 8/9 环节间一椭圆形突起上，约占节周 5/11。体轻，略呈革质，不易折断。气腥，味微咸。

【药性】味咸，性寒。

【功能主治】清热止痉，平肝息风，通经活络，平喘利尿。用于热病发热狂躁，惊痫抽搐，肝阳头痛，中风偏瘫，风湿痹痛，肺热喘咳，小便不通。

【用法用量】内服：煎汤，5～10g；或研末，每次 1～2 g；或入丸、散；或鲜品加糖或盐化水服。外用：适量，鲜品捣烂敷或取汁涂敷；干品研末撒或调植物油涂。

地瓜藤
Diguateng

为桑科榕属植物地果 *Ficus tikoua* **Bur.** 的地上部分。

【苗族药名】bongt nial tid 榜拉梯。

【俗名】地石榴、地枇杷、土瓜、野地瓜、过江龙。

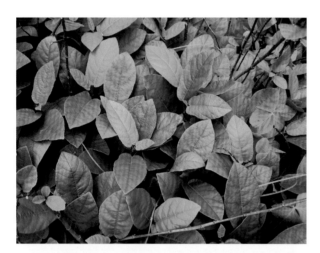

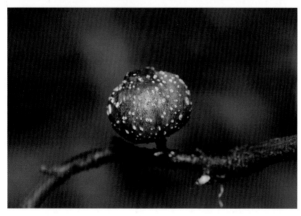

【原植物】匍匐木质藤本，茎上生细长不定根，节膨大；幼枝偶有直立的，高达30～40cm，叶坚纸质，倒卵状椭圆形，长2～8cm，宽1.5～4cm，先端急尖，基部圆形至浅心形，边缘具波状疏浅圆锯齿，基生侧脉较短，侧脉3～4对，表面被短刺毛，背面沿脉有细毛；叶柄长1～2cm，直径立幼枝的叶柄长达6cm；托叶披针形，长约5mm，被柔毛。榕果成对或簇生于匍匐茎上，常埋于土中，球形至卵球形，直径1～2cm，基部收缩成狭柄，成熟时深红色，表面多圆形瘤点，基生苞片3，细小；雄花生榕果内壁孔口部，无柄，花被片2～6，雄蕊1～3；雌花生另一植株榕果内壁，有短柄。无花被，有黏膜包被子房。瘦果卵球形，表面有瘤体，花柱侧生长，柱头2裂。花期5～6月，果期7月。

【采收加工】9～10月采收，洗净，晒干。

【性状鉴别】本品茎枝圆柱形，直径4～6mm，常附有须状不定根。表面棕红色至暗棕色，具纵皱纹，质稍硬，断面中央有髓。叶多皱，蜷曲，完整叶倒卵状椭圆形，长1.5～6cm，宽1～4cm，先端急尖，基部圆形或近心形，边缘具细锯齿，上面灰绿色至深绿色，下面灰绿色，网脉明显。纸质易碎。气微，味微涩。

【药性】味苦，性冷。

【功能主治】清热利湿，活血通络，解毒消肿。用于咳嗽，痢疾，泄泻，水肿，黄疸，小儿消化不良，风湿疼痛，经闭，带下，跌仆损伤，痔疮肿毒。

【用法用量】内服：煎汤，15～30g。外用：适量，捣烂外敷；或水煎洗。

地苦胆

Dikudan

为防己科青牛胆属植物青牛胆 *Tinospora sagittata*（Oliv.）Gagnep. 的块根。

【苗族药名】bod jex sangx 包家桑。

【俗名】金果榄、地胆、九牛胆、金榄、金牛胆。

【原植物】草质藤本，具连珠状块根，膨大部分常为不规则球形，黄色；枝纤细，有条纹，常被柔毛。叶纸质至薄革质，披针状箭形或有时披针状戟形，很少卵状或椭圆状箭形，长 7～15cm，有时达 20cm，宽 2.4～5cm，先端渐尖，有时尾状，基部弯缺常很深，后裂片圆、钝或短尖，常向后伸，有时向内弯以至二裂片重叠，很少向外伸展，通常仅在脉上被短硬毛，有时上面或两面近无毛；掌状脉 5 条，连同网脉均在下面凸起；叶柄长 2.5～5cm 或稍长，有条纹，被柔毛或近无毛。花序腋生，常数个或多个簇生，聚伞花序或分枝成疏花的圆锥状花序，长 2～10cm，有时可至 15cm 或更长，总梗、分枝和花梗均丝状；小苞片 2，紧贴花萼；萼片 6，或有时较多，常大小不等，最外面的小，常卵形或披针形，长仅 1～2mm，较内面的明显较大，阔卵形至倒卵形，或阔椭圆形至椭圆形，长达 3.5mm；花瓣 6，肉质，常有爪，瓣片近圆形或阔倒卵形，很少近菱形，基

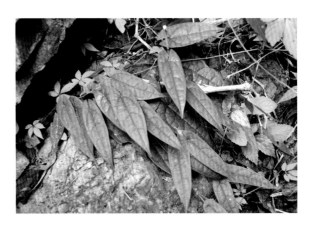

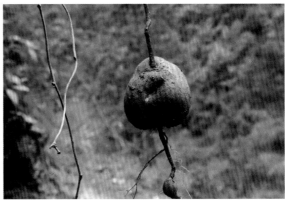

部边缘常反折，长 1.4～2mm；雄蕊 6，与花瓣近等长或稍长；雌花：萼片与雄花相似；花瓣楔形，长 0.4mm 左右；退化雄蕊 6，常棒状或其中 3 个稍阔而扁，长约 0.4mm；心皮 3，近无毛。核果红色，近球形；果核近半球形，宽 6～8mm。花期 4 月，果期秋季。

【采收加工】9～11 月挖取块根，除去茎及须根。洗净切片，烘干或晒干备用。

【性状鉴别】本品块根呈不规则长纺锤形或团块状，大小不等，长 5～10cm，直径 3～6cm。表面黄棕色或淡棕色，皱缩不平，有不规则深皱纹，两端往往可见细根残基。质坚硬，击破面黄白色，粉性。气无，味苦。

【药性】味苦，性冷。

【功能主治】清热解毒，消肿止痛。用于咽喉肿痛，口舌糜烂，白喉，疟腮，热咳失音，脘腹疼痛，泻痢，痈疽疔毒，毒蛇咬伤。

【用法用量】内服：煎汤，3～9g；研末，每次 1～2g。外用：适量，捣烂外敷或研末吹喉。

地肤子
Difuzi

为藜科地肤属植物地肤 *Kochia scoparia*（L.）Schrad. 的成熟果实。

【苗族药名】det alhmaib 豆阿潘。

【俗名】地葵、地麦、益明、扫帚菜、竹帚子、扫帚子。

【原植物】一年生草本，高 50～100cm。根略呈纺锤形。茎直立，圆柱状，淡绿色或带紫红色，有多数条棱，稍有短柔毛或下部几无毛；分枝稀疏，斜上。叶为平面叶，披针形或条状披针形，长 2～5cm，宽 3～7mm，无毛或稍有毛，先端短渐尖，基部渐狭入短柄，通常有 3 条明显的主脉，边缘有疏生的锈色绢状缘毛；茎上部叶较小，无柄，1 脉。花两性或雌性，通常 1～3 个生于上部叶腋，构成疏穗状圆锥状花序，花下有时有锈色长柔毛；花被近球形，淡绿色，花被裂片近三角形，无毛或先端稍有毛；翅端附属物三角形至倒卵形，有时近扇形，膜质，脉不很明显，边缘微波状或具缺刻；花丝丝状，花药淡黄色；柱头 2，丝状，紫褐色，花柱极短。胞果扁球形，果皮膜质，与种子离生。种子卵形，黑褐色，长 1.5～2mm，稍有光泽；胚环形，胚乳块状。花期 6～9 月，果期 7～10 月。

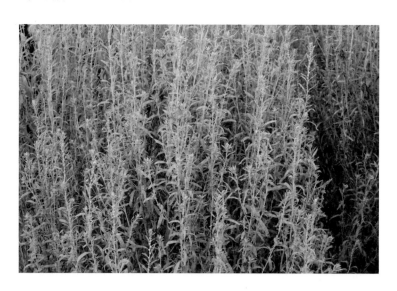

【采收加工】秋季果实成熟时采收植株，晒干，打下果实，除去杂质。

【性状鉴别】本品呈扁球状五角星形，直径 1～3mm。外被宿存花被，表面灰绿色或浅棕色，周围具膜质小翅 5 枚，背面中心有微突起的点状果梗痕及放射状脉纹 5～10 条；剥离花被，可见膜质果皮，半透明。种子扁卵形，长约 1mm，黑色。气微，味微苦。

【药性】味苦，性冷。

【功能主治】清热利湿，祛风止痒。用于小便涩痛，阴痒带下，风疹，湿疹，皮肤瘙痒。

【用法用量】内服：煎汤，6～15g；或入丸、散。外用：适量，煎水洗。

地星宿
Dixingxiu

为伞形科天胡荽属植物天胡荽 *Hydrocotyle sibthorpoides* **Lam.** 的全草。

【苗族药名】deb zhies 代等。

【俗名】满天星、鸡肠、破铜钱、铺地锦、落地钱。

【原植物】多年生草本，有特异气味。茎细长而匍匐，平铺地上成片，节上生根。叶片膜质至草质，圆形或肾圆形，长 0.5～1.5cm，宽 0.8～2.5cm，基部心形，两耳有时相接，不分裂或 5～7 裂，裂片阔倒卵形，边缘有钝齿，表面光滑，背面脉上疏被粗伏毛，有时两面光滑或密被柔毛；叶柄长 0.7～9cm，无毛或顶端有毛；托叶略呈半圆形，薄膜质，全缘或稍有浅裂。伞形花序与叶对生，单生于节上；花序梗纤细，长 0.5～3.5cm，短于叶柄 1～3.5 倍；小总苞片卵形至卵状披针形，长 1～1.5mm，膜质，有黄色透明腺点，背部有 1 条不明显的脉；小伞形花序有花 5～18，花无柄或有极短的柄，花瓣卵形，长约 1.2mm，绿白色，有腺点；花丝与花瓣同长或稍超出，花药卵形；花柱长 0.6～1mm。果实略呈心形，长 1～1.4mm，宽 1.2～2mm，两侧扁压，中棱在果熟时极为隆起，幼时表面草黄色，成熟时有紫色斑点。花果期 4～9 月。

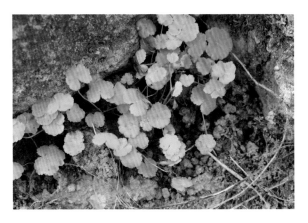

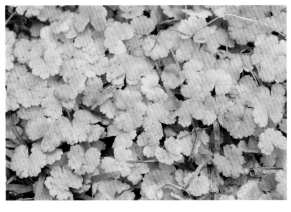

【采收加工】夏、秋季采收全草，洗净，鲜用或晒干。

【性状鉴别】本品多皱缩成团。根细，表面淡黄色或灰黄色。茎极纤细，弯曲，黄绿色，节处有根痕及残留细根。叶多皱缩破碎，完整叶圆形或近肾形，5～7 浅裂，少不分裂，边缘有钝齿；托叶膜质；叶柄长约 0.5cm，扭曲状。伞形花序小。双悬果略呈心形，两侧压扁。气香。

【药性】味苦，性冷。

【功能主治】清热利湿，解毒消肿。用于黄疸，痢疾，水肿，淋证，目翳，喉肿，痈肿疮毒，带状疱疹。

【用法用量】内服：煎汤，9～15g，鲜品 30～60g；或捣汁。外用：适量，捣烂敷；或捣取汁涂。

地笋
Disun

为唇形科地笋属植物地笋 *Lycopus lucidus* **Turcz.** 的根茎。

【苗族药名】reib zhangb jongx 芮壮腈。

【俗名】地参、提娄、地瓜儿苗、蚕蛹子、地藕、泽兰。

【原植物】多年生草本，高 0.6 ～ 1.7m；根茎横走，具节，节上密生须根，先端肥大呈圆柱形，此时于节上具鳞叶及少数须根，或侧生有肥大的具鳞叶的地下枝。茎直立，通常不分枝，四棱形，具槽，绿色，常于节上多少带紫红色，无毛，或在节上疏生小硬毛。叶具极短柄或近

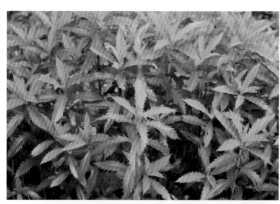

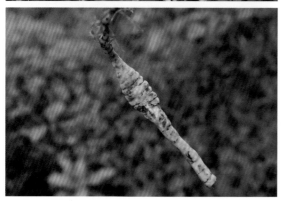

无柄，长圆状披针形，多少弧弯，通常长 4 ～ 8cm，宽 1.2 ～ 2.5cm，先端渐尖，基部渐狭，边缘具锐尖粗牙齿状锯齿，两面或上面具光泽，亮绿色，两面均无毛，下面具凹陷的腺点，侧脉 6 ～ 7 对，与中脉在上面不显著下面突出。轮伞花序无梗，轮廓圆球形，花时径 1.2 ～ 1.5cm，多花密集，其下承以小苞片；小苞片卵圆形至披针形，先端刺尖，位于外方者超过花萼，长达 5mm，具 3 脉，位于内方者，长 2 ～ 3mm，短于或等于花萼，具 1 脉，边缘均具小纤毛。花萼钟形，长 3mm，两面无毛，外面具腺点，萼齿 5，披针状三角形，长 2mm，具刺尖头，边缘具小缘毛。花冠白色，长 5mm，外面在冠檐上具腺点，内面在喉部具白色短柔毛，冠筒长约 3mm，冠檐不明显二唇形，上唇近圆形，下唇 3 裂，中裂片较大。雄蕊仅前对能育，超出于花冠，先端略下弯，花丝丝状，无毛，花药卵圆形，2 室，室略叉开，后对雄蕊退化，丝状，先端棍棒状。花柱伸出花冠，先端相等 2 浅裂，裂片线形。花盘平顶。小坚果倒卵圆状四边形，基部略狭，长 1.6mm，宽 1.2mm，褐色，边缘加厚，背面平，腹面具棱，有腺点。花期 6 ～ 9 月，果期 8 ～ 11 月。

【采收加工】秋、冬两季采挖，洗净，干燥。

【性状鉴别】本品呈长纺锤形，稍扁，略弯曲，长 4 ～ 10cm，直径 0.3 ～ 2cm。表面黄棕色至棕褐色，皱缩，有微隆起的环节，节间长 0.3 ～ 1cm，节上可见膜质鳞叶或须根。体轻，质稍韧，易折断，断面黄白色或棕黄色。气微，味甘而微苦。

【药性】味苦、辛，性微冷。

【功能主治】化瘀止血，益气利水。用于衄血，吐血，产后腹痛，黄疸，水肿，带下，气虚乏力。

【用法用量】内服：煎汤，4 ～ 9g。

地菍
Dinie

为野牡丹科野牡丹属植物地菍 *Melastoma dodecandrum* Lour. 的地上部分。

【苗族药名】vob niat nik 莴溜妮。

【俗名】山地菍、地葡萄、地石榴、地稔、乌地梨、铺地锦。

【原植物】小灌木，长 10～30cm；茎匍匐上升，逐节生根，分枝多，披散，幼时被糙伏毛，以后无毛。叶片坚纸质，卵形或椭圆形，顶端急尖，基部广楔形，长 1～4cm，宽 0.8～2（～3）cm，全缘或具密浅细锯齿，3～5 基出脉，叶面通常仅边缘被糙伏毛，有时基出脉行间被 1～2 行疏糙伏毛，背面仅沿基部脉上被极疏糙伏毛，侧脉互相平行；叶柄长 2～6mm，有时长达 15mm，被糙伏毛。聚伞花序，顶生，有花（1～）3 朵，基部有叶状总苞 2，通常较叶小；花梗长 2～10mm，被糙伏毛，上部具苞片 2；苞片卵形，长 2～3mm，宽约 1.5mm，具缘毛，背面被糙伏毛；花萼管长约 5mm，被糙伏毛，毛基部膨大呈圆锥状，有时 2～3 簇生，裂片披针形，长 2～3mm，被疏糙伏毛，边缘具刺毛状缘毛，裂片间具 1 小裂片，较裂片小且短；花瓣淡紫红色至紫红色，菱状倒卵形，上部略偏斜，长 1.2～2cm，宽 1～1.5cm，顶端有 1 束刺毛，被疏缘毛；雄蕊长者药隔基部延伸，弯曲，末端具 2 小瘤，花丝较伸延的药隔略短，短者药隔不伸延，药隔基部具 2 小瘤；子房下位，顶端具刺毛。果坛状球状，平截，近顶端略缢缩，肉质，不开裂，长 7～9mm，直径约 7mm；宿存萼被疏糙伏毛。花期 5～7 月，果期 7～9 月。

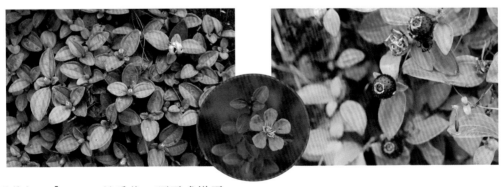

【采收加工】5～6 月采收，晒干或烘干。

【性状鉴别】本品茎四棱形，多分枝，长 10～25cm，直径 1～2mm，表面灰褐色或棕褐色，扭曲，有纵条纹，节处有细须根，叶对生，深绿色，多皱缩破碎，展开后呈卵形或椭圆形，长 1～4cm，宽 0.8～3cm，近上面边缘和下面脉上生极疏的糙伏毛。气微，味微酸涩。

【药性】味酸、涩，性冷。

【功能主治】清热解毒，活血止血，消肿祛瘀。用于高热，肿痛，咽喉肿痛，牙痛，赤白血痢疾，黄疸，水肿，痛经，崩漏，带下，产后腹痛，痈肿，疔疮，痔疮，毒蛇咬伤，水火烫伤。

【用法用量】内服：煎汤，15～30g，鲜品用量加倍；或鲜品捣汁。外用：适量，捣敷或煎汤洗。

地榆
Diyu

为蔷薇科地榆属植物地榆 *Sanguisorba officinalis* L. 或长叶地榆 *Sanguisorba officinalis* L.var.*longifolia*（Bert.）Yü et Li 的根。

【苗族药名】vob ot wel 窝俄俄。

【俗名】山地瓜、猪人参、枣儿红、红绣球、土儿红。

【原植物】

1. 地榆　多年生草本，高 30～120cm。根粗壮，多呈纺锤形，稀圆柱形，表面棕褐色或紫褐色，有纵皱及横裂纹，横切面黄白或紫红色，较平正。茎直立，有棱，无毛或基部有稀疏腺毛。基生叶为羽状复叶，有小叶 4～6 对，叶柄无毛或基部有稀疏腺毛；小叶片有短柄，卵形或长圆状卵形，长 1～7cm，宽 0.5～3cm，顶端圆钝稀急尖，基部心形至浅心形，边缘有多数粗大圆钝稀急尖的锯齿，两面绿色，无毛；茎生叶较少，小叶片有短柄至几无柄，长圆形至长圆披针形，狭长，基部微心形至圆形，顶端急尖；基生叶托叶膜质，褐色，外面无，毛或被稀疏腺毛，茎生叶托叶大，草质，半卵形，外侧边缘有尖锐锯齿。穗状花序椭圆形，圆柱形或卵球形，

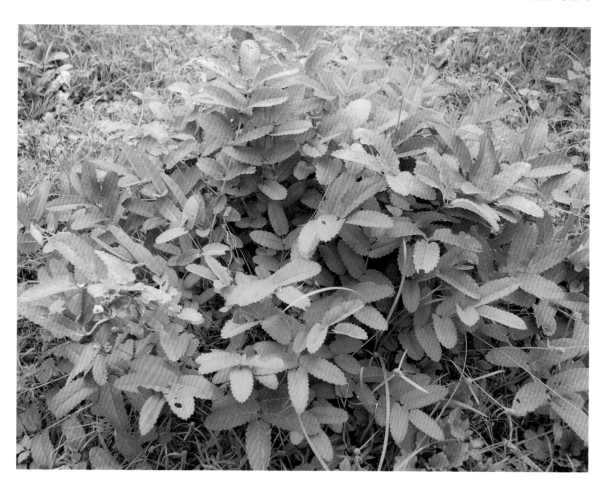

直立，通常长 1 ~ 3 （~ 4） cm，横径 0.5 ~ 1cm，从花序顶端向下开放，花序梗光滑或偶有稀疏腺毛；苞片膜质，披针形，顶端渐尖至尾尖，比萼片短或近等长，背面及边缘有柔毛；萼片 4 枚，紫红色，椭圆形至宽卵形，背面被疏柔毛，中央微有纵棱脊，顶端常具短尖头；雄蕊 4 枚，花丝丝状，不扩大，与萼片近等长或稍短；子房外面无毛或基部微被毛，柱头顶端扩大，盘形，边缘具流苏状乳头。果实包藏在宿存萼筒内，外面有 4 棱。花果期 7 ~ 10 月。

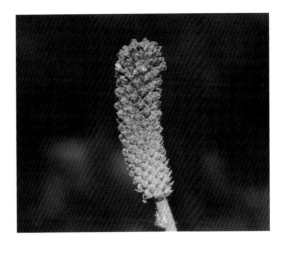

2. 长叶地榆　与地榆的主要区别：根富纤维性，折断面呈细毛状。基生小叶线状长圆形至线状披针形，基部微心形至宽楔形，茎生叶与基生叶相似，但较细长。穗状花序圆柱形，长 2 ~ 6cm，直径通常 0.5 ~ 1cm。花果期 8 ~ 11 月。

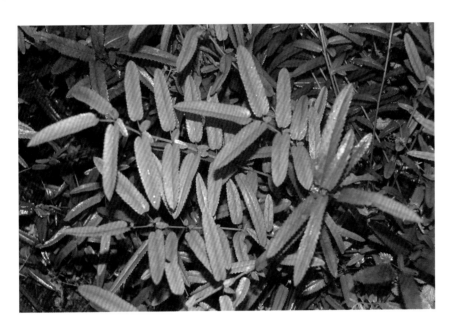

【采收加工】春季将发芽时或秋季植株枯萎后采挖，除去须根，洗净，干燥，或趁鲜切片，干燥。

【性状鉴别】本品呈不规则纺锤形或圆柱形，稍弯曲，长 5 ~ 25cm，直径 0.5 ~ 2cm，表面灰褐色至暗棕色，粗糙，有纵纹。质硬，断面较平坦，粉红色或淡黄色，木部略呈放射状排列。气微，味微苦涩。

【药性】味酸、苦，性冷。

【功能主治】凉血止血，清热解毒，消肿敛疮。用于吐血，咯血，衄血，尿血，便血，痔血，血痢，崩漏，赤白带下，疮痈肿痛，湿疹，阴痒，水火烫伤，蛇虫咬伤。

【用法用量】内服：煎汤，6 ~ 15g；鲜品 30 ~ 120g；或入丸、散，亦可绞肉内服。外用：适量，煎水或捣汁外涂；也可研末或捣烂外敷。

地蜂子
Difengzi

为蔷薇科委陵菜属植物三叶委陵菜 *Potentilla freyniana* Bornm. 的全草。

【苗族药名】bub chad nux doub 补叉努豆。

【俗名】三叶翻白草、白地莓。

【原植物】多年生草本，有纤匍枝或不明显。根分枝多，簇生。花茎纤细，直立或上升，高 8～25cm，被平铺或开展疏柔毛。基生叶掌状 3 出复叶，连叶柄长 4～30cm，宽 1～4cm；小叶片长圆形、卵形或椭圆形，顶端急尖或圆钝，基部楔形或宽楔形，边缘有多数急尖锯齿，两面绿色，疏生平铺柔毛，下面沿脉较密；茎生叶 1～2，小叶与基生叶相似，唯叶柄很短，叶边锯齿减少；基生叶托叶膜质，褐色，外面被稀疏长柔毛，茎生叶托叶草质，绿色，呈缺刻状锐裂，有稀疏长柔毛。伞房状聚伞花序顶生，多花，松散，花梗纤细，长 1～1.5cm，外被疏柔毛；花直径 0.8～1cm；萼片三角卵形，顶端渐尖，副萼片披针形，顶端渐尖，与萼片近等长，外面被平铺柔毛；花瓣淡

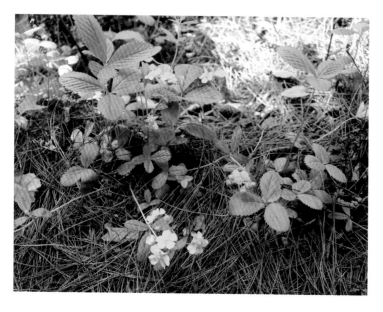

黄色，长圆倒卵形，顶端微凹或圆钝；花柱近顶生，上部粗，基部细。成熟瘦果卵球形，直径 0.5～1mm，表面有显著脉纹。花果期 3～6 月。

【采收加工】夏季采挖带根的全草，洗净，晒干或鲜用。

【性状鉴别】本品根茎呈纺锤形、圆柱形或哑铃形，微弯曲。有的形似蜂腹，长 1.5～4cm，直径 0.5～1.2cm，表面灰褐色或黄褐色，粗糙，有皱纹和突起的根痕及须根，顶端有叶柄残基，被柔毛。质坚硬，不易折断，断面颗粒状，深棕色或黑褐色，中央色深，在放大镜下可见白色细小结晶。气微，味微苦而涩，微具清凉感。

【药性】味苦、涩，性冷。

【功能主治】清热解毒，敛疮止血，散瘀止痛。用于痢疾、肠炎、痈肿疔疮、烧、烫伤、瘰疬、痔疮、毒蛇咬伤、崩漏、月经过多、产后出血、外伤出血、跌仆损伤。

【用法用量】内服：煎汤，10～15g；研末服，1～3g；或浸酒。外用：适量，捣烂外敷；或煎水洗；或研末撒。

地锦
Dijin

为大戟科大戟属植物地锦草 *Euphorbia humifusa* Willd. 的全草。

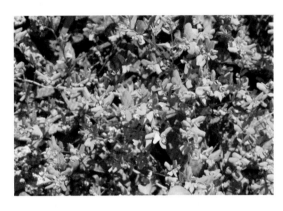

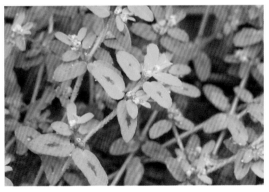

【苗族药名】guab yaox can 嘎羊厂。

【俗名】千根草、小虫儿卧单、血见愁草、小红筋草、奶汁草、散血草、铺地红、红丝草。

【原植物】一年生草本。根纤细，长 10 ～ 18cm，直径 2 ～ 3mm，常不分枝。茎匍匐，自基部以上多分枝，偶尔先端斜向上伸展，基部常红色或淡红色，长达 20（30）cm，直径 1 ～ 3mm，被柔毛或疏柔毛。叶对生，矩圆形或椭圆形，长 5 ～ 10mm，宽 3 ～ 6mm，先端钝圆，基部偏斜，略渐狭，边缘常于中部以上具细锯齿；叶面绿色，叶背淡绿色，有时淡红色，两面被疏柔毛；叶柄极短，长 1 ～ 2mm。花序单生于叶腋，基部具 1 ～ 3mm 的短柄；总苞陀螺状，高与直径各约 1mm，边缘 4 裂，裂片三角形；腺体 4，矩圆形，边缘具白色或淡红色附属物。雄花数枚，近与总苞边缘等长；雌花 1 枚，子房柄伸出至总苞边缘；子房三棱状卵形，光滑无毛；花柱 3，分离；柱头 2 裂。蒴果三棱状卵球形，长约 2mm，直径约 2.2mm，成熟时分裂为 3 个分果爿，花柱宿存。种子三棱状卵球形，长约 1.3mm，直径约 0.9mm，灰色，每个棱面无横沟，无种阜。花果期 5 ～ 10 月。

【采收加工】10 月采收，洗净，晒干或鲜用。

【性状鉴别】常皱缩蜷曲，根细小。茎细，呈叉状分枝。表面带紫红色，光滑无毛或疏生白色细柔毛；质脆，易折断，断面黄白色，中空。叶对生，具淡红色短柄或几无柄；叶片多皱缩或已脱落，平展后呈长椭圆形，长 5 ～ 10mm，宽 4 ～ 6mm；绿色或带紫红色，通常无毛或疏生细柔毛；先端钝圆，基部偏斜，边缘具小锯齿或呈波状，杯状聚伞花序腋生，细小。蒴果三棱状球形，表面光滑，种子细小，卵形，褐色。

【药性】味涩，性冷。

【功能与用于】清热解毒，利湿退黄，活血止血。用于痢疾，泄泻，黄疸，咳血，吐血，尿血，便血，崩漏，乳汁不下，跌仆肿痛，热毒疮疡。

【用法用量】内服：煎汤，10 ～ 15 g，鲜者可用 15 ～ 30 g；或入散剂。外用：适量，鲜品捣烂外敷或干品研末撒。

百合
Baihe

为百合科百合属植物百合 *Lilium brownii* F. E. Brown var. *viridulum* Baker、卷丹 *Lilium tigrinum* Ker Gawler 或细叶百合 *Lilium pumilum* DC. 的肉质鳞茎。

【苗族药名】bod gab tid 波嘎梯。

【俗名】野百合、卷丹百合、山丹。

【原植物】

1. 百合　鳞茎球形，直径 2～4.5cm；鳞片披针形，长 1.8～4cm，宽 0.8～1.4cm，无节，白色。茎高 0.7～2m，有的有紫色条纹，有的下部有小乳头状突起。叶散生，通常自下向上渐小，披针形、窄披针形至条形，长 7～15cm，宽（0.6～）1～2cm，先端渐尖，基部渐狭，具 5～7脉，全缘，两面无毛。花单生或几朵排成近伞形；花梗长 3～10cm，稍弯；苞片披针形，长 3～9cm，宽 0.6～1.8cm；花喇叭形，有香气，乳白色，外面稍带紫色，无斑点，向外张开或先端外弯而不卷，长 13～18cm；外轮花被片宽 2～4.3cm，先端尖；内轮花被片宽 3.4～5cm，蜜腺两边具小乳头状突起；雄蕊向上弯，花丝长 10～13cm，中部以下密被柔毛，少有具稀疏的毛或无毛；花药长椭圆形，长 1.1～1.6cm；子房

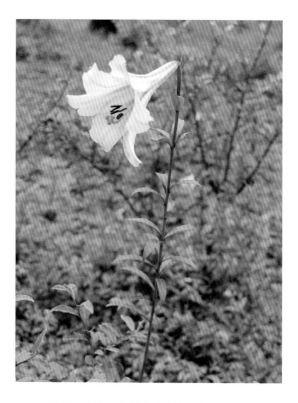

圆柱形，长 3.2～3.6cm，宽 4mm，花柱长 8.5～11cm，柱头 3 裂。蒴果矩圆形，长 4.5～6cm，宽约 3.5cm，有棱，具多数种子。花期 5～6 月，果期 9～10 月。

2. 卷丹　鳞茎近宽球形，高约 3.5cm，直径 4～8cm；鳞片宽卵形，长 2.5～3cm，宽 1.4～2.5cm，白色。茎高 0.8～1.5m，带紫色条纹，具白色绵毛。叶散生，矩圆状披针形或披针形，长 6.5～9cm，宽 1～1.8cm，两面近无毛，先端有白毛，边缘有乳头状突起，有 5～7 条脉，上部叶腋有珠芽。花 3～6 朵或更多；苞片叶状，卵状披针形，长 1.5～2cm，宽 2～5mm，先端钝，有白绵毛；花梗长 6.5～9cm，紫色，有白色绵毛；花下垂，花被片披针形，反卷，橙红色，有紫黑色斑点；外轮花被片长 6～10cm，宽 1～2cm；内轮花被片稍宽，蜜腺两边有乳头状突起，尚有流苏状突起；雄蕊四面张开；花丝长 5～7cm，淡红色，无毛，花药矩圆形，长约 2cm；子房圆柱形，长 1.5～2cm，宽 2～3mm；花柱长 4.5～6.5cm，柱头稍膨大，3 裂。蒴果

狭长卵形，长 3 ～ 4cm。花期 7 ～ 8 月，果期 9 ～ 10 月。

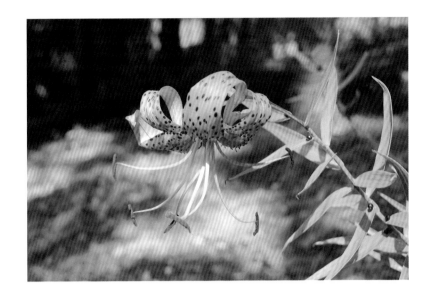

3. 细叶百合　鳞茎卵形或圆锥形，高 2.5 ～ 4.5cm，直径 2 ～ 3cm；鳞片矩圆形或长卵形，长 2 ～ 3.5cm，宽 1 ～ 1.5cm，白色。茎高 15 ～ 60cm，有小乳头状突起，有的带紫色条纹。叶散生于茎中部，条形，长 3.5 ～ 9cm，宽 1.5 ～ 3mm，中脉下面突出，边缘有乳头状突起。花单生或数朵排成总状花序，鲜红色，通常无斑点，有时有少数 . 斑点，下垂；花被片反卷，长 4 ～ 4.5cm，宽 0.8 ～ 1.1cm，蜜腺两边有乳头状突起；花丝长 1.2 ～ 2.5cm，无毛，花药长椭圆形，长约 1cm，黄色，花粉近红色；子房圆柱形，长 0.8 ～ 1cm；花柱稍长于子房或长 1 倍多，长 1.2 ～ 1.6cm，柱头膨大，径 5mm，3 裂。蒴果矩圆形，长 2cm，宽 1.2 ～ 1.8cm。花期 7 ～ 8 月，果期 9 ～ 10 月。

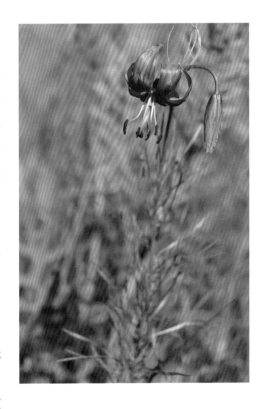

【采收加工】秋、冬季采挖，除去地上部分，洗净，剥取鳞片，用沸水烫过或微蒸，晒干或炕干。

【性状鉴别】本品呈长椭圆形，长 2 ～ 5cm，宽 1 ～ 2cm，中部厚 1.3 ～ 4mm。表面黄白色至淡棕黄色，有的微带紫色，有数条纵直平行的白色维管束。顶端稍尖，基部较宽，边缘薄，微波状，略向内弯曲。质硬而脆，断面较平坦，角质样。气微，味微苦。

【药性】味苦、甜，性冷。

【功能主治】养阴润肺，清心安神。用于阴虚久咳，痰中带血，热病后期，余热未清，惊悸，失眠多梦，精神恍惚，痈肿，湿疮。

【用法用量】内服：煎汤，6 ～ 12 g；或入丸、散；亦可蒸食、煮粥。外用：适量，捣敷。

朱砂
Zhusha

为硫化物类辰砂族矿物辰砂。

【苗族药名】zub sab 朱砂。

【俗名】辰砂、丹砂、灵砂。

【原矿物】晶体结构属三方晶系。晶体为厚板状或菱面状，有时呈极不规则的粒状集合体或致密状块体出现。为朱红色或褐红色，有时带铅灰色。条痕红色。具金属光泽。硬度2～2.5。易碎裂成片，有平行的完全解理。断口呈半贝壳状或参差状，相对密度8.09～8.2g/cm^3。常呈矿脉产于石灰岩、板岩、砂岩中。

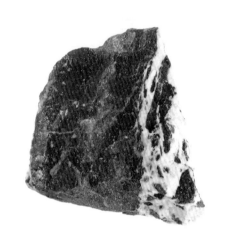

【采收加工】劈开辰砂矿石，取出岩石中夹杂的少数朱砂。可利用浮选法，将凿碎矿石放在直径约尺余的淘洗盘内，左右旋转之，因其比重不同，故砂沉于底，石浮于上。除去石质后，再将朱砂劈成片、块状。

【性状鉴别】本品为粒状或块状集合体。呈颗粒状或块片状。鲜红色或暗红色，有时带有铅灰色的锖色；条痕红色或褐红色；手触之不染指。不透明或半透明。体重，片状者质脆，易破碎；块状者质较坚硬，不易破碎；粉末状者有闪烁光泽。气味皆无。

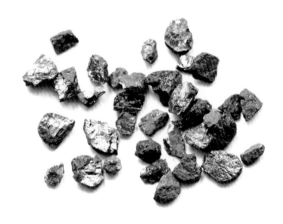

【药性】味微甜，性冷；有毒。

【功能主治】安神，定惊，明目，解毒。用于心烦，失眠，惊悸，癫狂，目昏，疮疡肿毒。

【用法用量】内服：研末，0.1～0.5g；或入丸剂；不宜入煎剂。外用适量。

竹叶花椒
Zhuyehuajiao

为芸香科花椒属植物竹叶花椒 *Zanthoxylum armatum* **DC.** 的根。

【苗族药名】bid sheid 比西。

【俗名】散血飞、野花椒根、竹叶总管根。

【原植物】高 3～5m 的落叶小乔木；茎枝多锐刺，刺基部宽而扁，红褐色，小枝上的刺劲直，水平抽出，小叶背面中脉上常有小刺，仅叶背基部中脉两侧有丛状柔毛，或嫩枝梢及花序轴均被褐锈色短柔毛。叶有小叶 3～9、稀 11 片，翼叶明显，稀仅有痕迹；小叶对生，通常披针形，长 3～12cm，宽 1～3cm，两端尖，有时基部宽楔形，干后叶缘略向背卷，叶面稍粗皱；或为椭圆形，长 4～9cm，宽 2～4.5cm，顶端中央一片最大，基部一对最小；有时为卵形，叶缘有甚小且疏离的裂齿，或近于全缘，仅在齿缝处或沿小叶边缘有油点；小叶柄甚短或无柄。花序近腋生或同时生于侧枝之顶，长 2～5cm，有花约 30 朵以内；花被片 6～8 片，形状与大小几相同，长约 1.5mm；雄花的雄蕊 5～6 枚，药隔顶端有 1 干后变褐黑色油点；不育雌蕊垫状凸起，顶端 2～3 浅裂；雌花有心皮 3～2 个，背部近顶侧各有 1 油点，花柱斜向背弯，不育雄蕊短线状。果紫红色，有微凸起少数油点，单个分果瓣径 4～5mm；种子径 3～4mm，褐黑色。花期 4～5 月，果期 8～10 月。

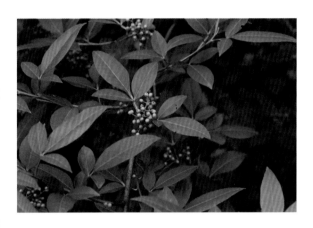

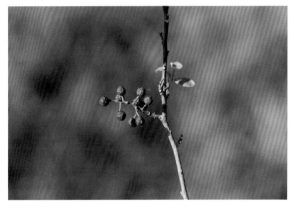

【采收加工】秋季采收，除去杂质，阴干。

【性状鉴别】本品根圆柱形，长短不一，直径 0.5～2.6cm，暗灰色至灰黄色，有较密的浅纵沟。质坚硬，折断面纤维性，横断面栓皮灰黄色，皮部淡棕色，木部黄白色。气微，味辛麻舌而苦。

【药性】味辛、香、麻、微苦，性热；小毒。

【功能主治】温中燥湿，散寒止痛，驱虫止痒。用于脘腹冷痛，寒湿吐泻，蛔厥腹痛，龋齿牙痛，湿疹，疥癣。

【用法用量】内服：煎汤，6～9g；研末，1～3g。外用：适量，煎水洗或含漱；或酒精浸泡外搽；或研末塞入龋齿洞中，或鲜品捣烂外敷。

中国常用苗药彩色图谱

合欢
Hehuan

为豆科合欢属植物合欢 *Albizia julibrissin* **Durazz.** 的皮。

【苗族药名】dut bidmleax 都比灭。

【俗名】合昏皮、夜合皮、绒花树、夜合合。

【原植物】落叶乔木，高达 16m。树干灰黑色；小枝有棱角；嫩枝、花序和叶轴被绒毛或短柔毛。二回双数羽状复叶，互生；总叶柄长 3～5cm；叶长 9～23cm，羽片 5～15 对；小叶 11～30 对，线形至长圆形，长 6～12mm，宽 1～4mm，先端短尖，基部截形，不对称，全缘，有缘毛，下面中脉具短柔毛，小叶夜间闭合；托叶线状披针形，较小，早落。头状花序生于枝端，总花梗被柔毛；花淡红色；花萼筒状，长约 2mm，先端 5 齿裂，外被柔毛；花冠漏斗状，长约 6mm，外被柔毛，先端 5 裂，裂片三角状卵形；雄蕊多数，基部结合，花丝细长，上部淡红色，长约为花冠管的 3 倍以上；子房上位，花柱几与花丝等长，荚果扁平，黄褐色，嫩时有柔毛，种子椭圆形而扁，褐色。花、果期 6～10 月。

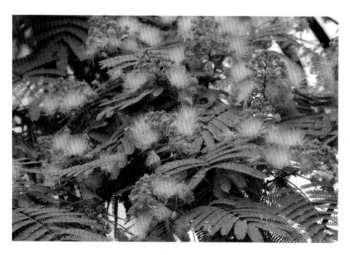

【采收加工】夏、秋间剥皮，切断，晒干或炕干。

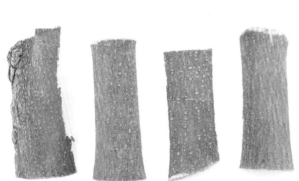

【性状鉴别】本品呈卷曲筒状或半筒状，长 40～80cm，厚 0.1～0.3cm。外表面灰棕色至灰褐色，稍有纵皱纹，有的成浅裂纹，密生明显的椭圆形横向皮孔，棕色或棕红色，偶有突起的横棱或较大的圆形枝痕，常附有地衣斑；内表面淡黄棕色或黄白色，平滑，有细密纵纹。质硬而脆，易折断，断面呈纤维性片状，淡黄棕色或黄白色。气微香，味淡、微涩、稍刺舌，而后喉头有不适感。

【药性】味淡、微涩，性热。

【功能主治】安神解郁，活血消痈。用于心神不安，忧郁，不眠，内外痈疡，跌打损伤。

【用法用量】内服：煎汤，6～12g；或入散剂。外用：研末调敷。

羊奶奶叶
Yangnainaiye

为胡颓子科胡颓子属植物宜昌胡颓子 *Elaeagnus henryi* **Warb. Apud Diels** 的叶。

【苗族药名】ghab nex zend jek nangs 嘎娄真久浪。

【俗名】串串子、红鸡踢香、木半夏、羊奶奶、牛奶子、蒲颓叶。

【原植物】常绿直立灌木，高 3～5m，具刺，刺生叶腋，长 8～20mm，略弯曲；幼枝淡褐色，被鳞片，老枝鳞片脱落，黑色或灰黑色。叶革质至厚革质，阔椭圆形或倒卵状阔椭圆形，长 6～15cm，宽 3～6cm，顶端渐尖或急尖，尖头三角形，基部钝形或阔楔形，稀圆形，边缘有时稍反卷，上面幼时被褐色鳞片，成熟后脱落，深绿色，干燥后黄绿色或黄褐色，下面银白色、密被白色和散生少数褐色鳞片，侧脉 5～7 对，近边缘分叉而互相连接或消失，上面不甚明显，下面甚凸起；叶柄粗壮，长 8～15mm，黄褐色。花淡白色；质厚，密被鳞片，1～5 花生于叶腋短小枝上成短总状花序，花枝锈色，长 3～6mm；花梗长 2～5mm；萼

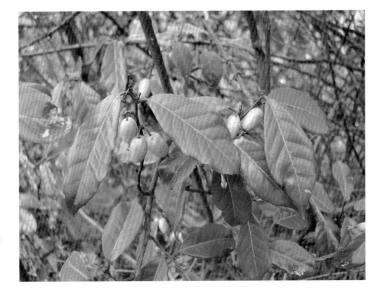

筒圆筒状漏斗形，长 6～8mm，在裂片下面扩展，向下渐窄狭，在子房上略收缩，裂片三角形，长 1.2～3mm，顶端急尖，内面密被白色星状柔毛和少数褐色鳞片；雄蕊的花丝极短，花药矩圆形，长约 1.5mm；花柱直立或稍弯曲，无毛，连柱头长 7～8mm，略超过雄蕊。果实矩圆形，多汁，长 18mm，幼时被银白色和散生少数褐色鳞片，淡黄白色或黄褐色，成熟时红色；果核内面具丝状棉毛；果梗长 5～8mm，下弯。花期 10～11 月，果期次年 4 月。

【采收加工】全年均可采收，鲜用或晒干。

【性状鉴别】本品完整叶片呈倒卵状阔椭圆形或阔圆形，长 6～15cm，宽 3～5cm，顶端渐尖，基部宽楔形或圆钝，边缘稍反卷，质稍硬脆。表面绿色并具光泽，下表面银灰色密被白色和散生少数褐色鳞片。侧脉 5～7 对，与中脉成 45°～50°角展开，网脉不明显，叶柄粗壮，长 0.8～1.6cm。气微，微苦。

【药性】味酸、涩，性冷。

【功能主治】散瘀消肿，接骨止痛，平喘止咳，清热利湿。用于跌仆肿痛，骨折，风湿骨痛，哮喘。

【用法用量】内服：煎汤，9～15g；或浸酒。外用：适量，捣碎，酒炒敷。

中国常用苗药彩色图谱

灯盏细辛
Dengzhanxixin

为菊科飞蓬属植物短葶飞蓬 *Erigeron breviscapus* （Vant.）Hand. ~ Mazz. 的全草。

【苗族药名】reib gieet weab 锐改外。

【俗名】灯盏草、地顶草、灯盏花、地朝阳、双葵花、东菊。

【原植物】多年生草本植物，高 5～50cm，全株密被柔毛。主根短缩；须根多数，线状，稍肉质。茎直立，多单一，圆柱形，绿色或基部和上部带紫红色，下部具纵棱，上部无棱。基生叶有柄，匙形或匙状倒披针形，长 1.5～10cm，宽 0.3～2cm，先端短尖，基部渐狭下延成短柄，带红色，全缘；茎生叶互生，形同基生叶唯较基生叶小，最上面的叶片线形，无柄，抱茎，两面均被白色短毛。缘毛明显。头状花序单生枝顶或近顶腋生，直径 1～2cm，异形；总苞杯状，苞片 3 列，绿色，狭窄，线状披针形，被白色硬短毛；外围为舌状花，蓝色至紫蓝色，2～3 层，略反卷，舌状花阔线形，长约 2cm，宽约 1cm，先端浅 3 齿裂，基部渐狭成细管状；雌蕊 1，子房下位，扁圆形，长约 2mm，密被平贴粗毛，花柱单一，长约为花冠的 1/3，柱头 2 裂；中央花黄色，两性，管状，长约 4mm，先端 5 裂，裂片卵状三角形；雄蕊 5，较花冠短，花药合生；花丝丝状，长约为花冠之半；子房下位，形同雌花，花柱较雄蕊稍短，柱头 2 裂，裂片箭头状。瘦果扁平，长约 1.5mm，有白色冠毛 2 层，外层极短。花期 3～10 月。

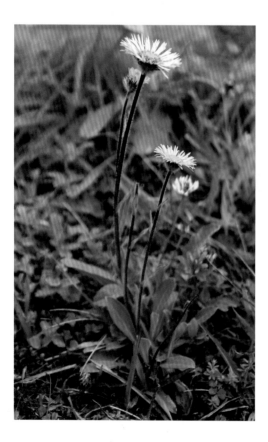

【采收加工】夏、秋二季采挖，洗净，切断，鲜用或晒干。

【性状鉴别】本品长 15～25cm，根茎长 1～3cm，直径 0.2～0.5cm；表面凹凸不平，着生多数圆柱形细根，直径约 0.1cm，淡褐色至黄褐色。茎圆柱形，长 14～22cm，直径 0.1～0.2cm；黄绿色至淡棕色，具细纵棱线，被白色短柔毛；质脆，断面黄白色，有髓或中空。基生叶皱缩、破碎，完整者展平后呈倒卵状披针形、匙形、阔披针形或阔倒卵形，长 1.5～9cm，宽 0.5～1.3cm；黄绿色，先端钝圆，有短尖，基部渐狭，全缘；茎生叶互生，披针形，基部抱茎。头状花序顶生。瘦果扁倒卵形。气微香，味微苦。

【药性】味微苦，性热。

【功能主治】散寒解表，祛风除湿，活络止痛。用于感冒，风湿痹痛，中风瘫痪，胸痹，胃痛，牙痛，小儿疳积，跌倒损伤。

【用法用量】内服：煎汤，9～15g；或蒸蛋。外用：适量，捣敷。

阳雀花
Yangquehua

为豆科锦鸡儿属植物锦鸡儿 *Caragana sinica*（Buc'hoz）Rehd. 的根皮或根。

【苗族药名】nus jid rel 努叽热。

【俗名】铁扫把、土黄芪、黄雀梅。

【原植物】灌木，高 1～2m。树皮深褐色；小枝有棱，无毛。托叶三角形，硬化成针刺，长 5～7mm；叶轴脱落或硬化成针刺，针刺长 7～15（～25）mm；小叶 2 对，羽状，有时假掌状，上部 1 对常较下部的为大，厚革质或硬纸质，倒卵形或长圆状倒卵形，长 1～3.5cm，宽 5～15mm，先端圆形或微缺，具刺尖或无刺尖，基部楔形或宽楔形，上面深绿色，下面淡绿色。花单生，花梗长约 1cm，中部有关节；花萼钟状，长 12～14mm，宽 6～9mm，基部偏斜；花冠黄色，常带红色，长 2.8～3cm，旗瓣狭倒卵形，具短瓣柄，翼瓣稍长于旗瓣，瓣柄与瓣片近等长，耳短小，龙骨瓣宽钝；子房无毛。荚果圆筒状，长 3～3.5cm，宽约 5mm。花期 4～5 月，果期 7 月。

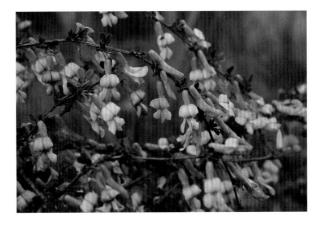

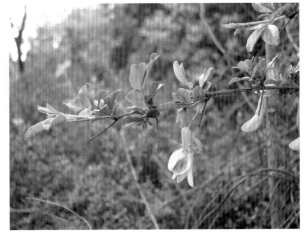

【采收加工】全年均可采挖，除去地上部分及须根，刮去外皮，洗净，晒干或除去木心，晒干。

【性状鉴别】本品根呈圆柱形，常略弯曲，直径 0.5～1.6cm。切断面皮部宽广；木部多较小，

颜色同皮部或色稍深，射线较细密。根皮呈卷筒状或半卷筒状，长 6～30cm，厚 0.3～0.7cm。外表面栓皮多已除尽，呈淡黄色或淡黄棕色，较光滑，有不规则的细皱纹或纵沟以及色较深的横长皮孔样疤痕；表面残存栓皮者呈黑褐色。内表面淡棕色，有细纵纹。质坚硬，不易折断。断面黄白色、淡黄色或棕黄色，有的可见放射状纹理，显粉性。气微香，味淡，微甘而后略苦，嚼之有豆腥味。

【药性】味甜、微苦，性和。

【功能主治】补肺健脾，活血祛风，下乳。用于肺虚久咳，脾虚食少，跌打损伤，风湿痹痛，乳汁不下。

【用法用量】内服：煎汤，15～30 g，外用适量，捣敷。

中国常用苗药彩色图谱

红禾麻
Honghema

为荨麻科艾麻属植物珠芽艾麻 *Laportea bulbifera*（Sieb. et Zucc.）Wedd. 的全草。

【苗族药名】reib ndad gunb 锐达棍。

【俗名】棱果艾麻、皱果艾麻、红火麻。

【原植物】多年生草本。根数条，丛生，纺锤状，红褐色。茎下部多少木质化，高50～150cm，不分枝或少分枝，在上部常呈"之"字形弯曲，具5条纵棱，有短柔毛和稀疏的刺毛，以后渐脱落；珠芽1～3个，常生于不生长花序的叶腋，木质化，球形，直径3～6mm，多数植株无珠芽。叶卵形至披针形，有时宽卵形，长（6～）8～16cm，宽（2～5）3.5～8cm，先端渐尖，基部宽楔形或圆形，稀浅心形，边缘自基部以上有牙齿或锯齿，上面生糙伏毛和稀疏的刺毛，下面脉上生短柔毛和稀疏的刺毛，尤其主脉上的刺毛较长，钟乳体细点状，上面明显，基出脉3，其侧出的一对稍弧曲，伸达中部边缘，侧脉4～6对，伸向齿尖；叶柄长1.5～10cm，毛被同茎上部；托叶长圆状披针形，长5～10mm，先端2浅裂，背面肋上生糙毛。花序雌雄同株，稀异株，圆锥状，序轴上生短柔毛和稀疏的刺毛；雄花序生茎顶部以下的叶腋，具短梗，长3～10cm，分枝多，开展；雌花序生茎顶部或近顶部叶腋，长10～25cm，花序梗长5～12cm，分枝较短，常着生于序

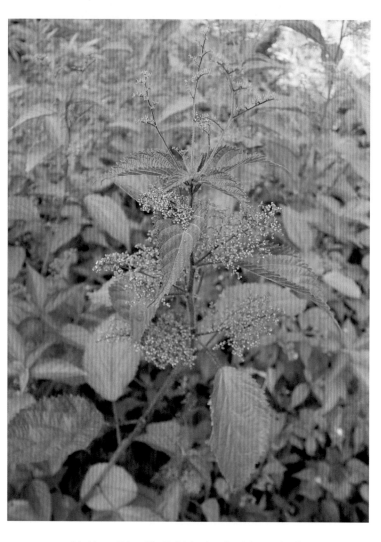

轴的一侧。雄花具短梗或无梗，在芽时扁圆球形，径约1mm；花被片5，长圆状卵形，内凹，外面近先端无角状突起物，外面有微毛；雄蕊5；退化雌蕊倒梨形，长约0.4mm；小苞片三角状卵形，长约0.7mm。雌花具梗；花被片4，不等大，分生，侧生的二枚较大，紧包被着子房，长圆状卵形或狭倒卵形，长约1mm，以后增大，外面多少被短糙毛，背生的一枚圆

卵形，兜状，长约 0.5mm，腹生的一枚最短，三角状卵形，长约 0.3mm；子房具雌蕊柄，直立，后弯曲；柱头丝形，长 2～4mm，周围密生短毛。瘦果圆状倒卵形或近半圆形，偏斜，扁平，长 2～3mm，光滑，有紫褐色细斑点；雌蕊柄增长到约 0.5mm，下弯；宿存花被片侧生的 2 枚，长约 1.5mm，伸达果的近中部，外面生短糙毛，有时近光滑；花梗长 2～4mm，在两侧面扁化成膜质翅，有时果序枝也扁化成翅，匙形，顶端有深的凹缺。花期 6～8 月，果期 8～12 月。

【采收加工】春、夏、秋三季采收，除去泥沙，鲜用或晒干。

【性状鉴别】本品根略呈纺锤状或细长圆锥状，多弯曲，表面棕褐色或灰棕色，具纵皱纹。质硬而脆，易折断，粉性强，可见纤维，淡红褐色。茎平滑或具短毛及少数螫毛。叶狭卵形或卵形，先端渐尖，基部宽楔形或圆形，边缘具钝锯齿、圆齿或尖齿，两面疏生短毛和螫毛，常以脉上较密，具柄。叶腋常生 1～4 个珠芽。雌花序圆锥形生上部叶腋，无总梗，花被 4～5，雄蕊 4～5，退化子房杯状；雌花序近顶生，具总梗，花序轴及总梗密生短毛及螫毛，花被片 4，内侧 2 枚花后增大。瘦果歪卵形，扁平，长 2～3mm。气微，味微苦。

【药性】味辣，性热。

【功能主治】祛风除湿，活血化瘀。用于风湿麻木，跌仆损伤，骨折。

【用法用量】内服：煎汤，9～15g，鲜品加倍；或浸酒。外用：适量，煎水洗或捣烂敷。

红花石蒜
Honghuashisuan

为石蒜科石蒜属植物石蒜 *Lycoris radiata*（L' Her.）Herb. 的鳞茎。

【苗族药名】vob qaib niangs 莴扯仰。

【俗名】老鸦蒜、蟑螂花、龙爪花、曼珠沙华、彼岸花。

【原植物】鳞茎近球形，直径 1 ～ 3cm。秋季出叶，叶狭带状，长约 15cm，宽约 0.5cm，顶端钝，深绿色，中间有粉绿色带。花茎高约 30cm；总苞片 2 枚，披针形，长约 3.5cm，宽约 0.5cm；伞形花序有花 4 ～ 7 朵，花鲜红色；花被裂片狭倒披针形，长约 3cm，宽约 0.5cm，强度皱缩和反卷，花被筒绿色，长约 0.5cm；雄蕊显著伸出于花被外，比花被长 1 倍左右。花期 8 ～ 9 月，果期 10 月。

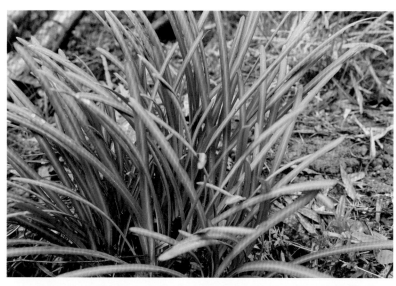

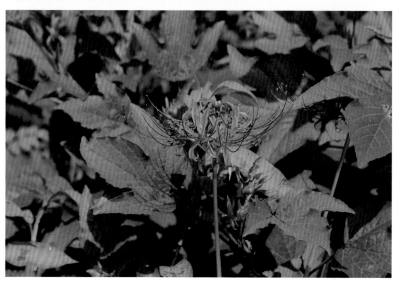

【采收加工】秋季挖出鳞茎，选大者，鲜用或洗净晒干备用。

【性状鉴别】本品干燥鳞茎呈椭圆形或近球形，长 4 ～ 5cm，直径 2.5 ～ 4cm，顶端残留叶基长可达 3cm，基部着生多数白色须根。鳞茎表面有 2 ～ 3 层黑棕色的膜质鳞片包被；内有 10 多层白色富黏性的肉质鳞片，着生在短缩的鳞茎盘上；中央部有黄白色的芽。气特异而微带刺激性，味极苦。

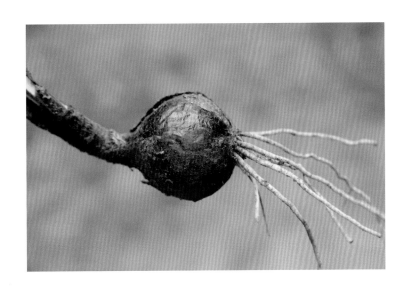

【性味与归经】味苦，性温。

【功能主治】祛痰催吐，解毒散结。用于喉风，单双乳蛾，咽喉肿痛，痰涎壅塞，食物中毒，胸腹积水，恶疮肿毒，痰核瘰疬，痔漏，跌打损伤，风湿关节痛，顽癣，烫火伤，蛇咬伤。

【用法用量】内服：煎汤，1.5 ～ 3g；或捣汁。外用：适量，捣敷；或绞汁涂；或煎水熏洗。

红娘子
Hongniangzi

为蝉科红娘虫属动物黑翅红娘子 *Huechys sanguinea*（De Geer）的全虫。

【苗族药名】ganb gangb bas 柬港空。

【俗名】红娘虫、幺姑虫、红女、红姑娘、红蝉。

【原动物】呈长圆形，尾部渐细。体长 1.9～2.3cm（至翅端 2.6～3.2cm），头及胸部呈黑色，复眼较大而突出。胸部棕黑色，中胸背两侧有 1 个大的朱红色斑块。足 3 对，全为黑色，前后腿节外侧缘有 3 个刺，内侧缘无刺。跗节 5 节，末端有 2 爪，无爪间垫。前翅黑色或黑棕色，基部颜色最深，翅面上有阶梯形的褶皱，特别是基半部更为明显。后翅淡褐色，透明，翅脉黑褐色。腹部有 8 个环节，全为朱红色，披褐色毛，雌虫的产卵管为深褐色；腹部基部宽，向末端渐变窄，成塔状。

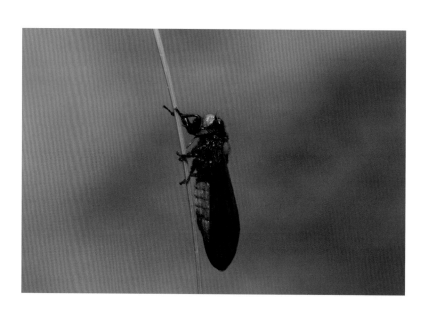

【采收加工】夏、秋季捕捉，晒干或烘干。

【性状鉴别】本品呈长圆形，长 1.9～2.3cm，宽 0.5～0.7cm。头黑，嘴红，复眼大而突出。颈，部棕黑色，两肩红色。背部有 2 对黑棕色或灰褐色的膜质翅，内翅较薄而透明，均有明显的细纹。胸部棕黑色，足 3 对，黑色，多已脱落。腹部红色，具 8 个环节，尾部尖。体轻，质松脆。气微臭。

【药性】味苦、辛，性平；有大毒。

【功能主治】通瘀，破积，解毒。用于血瘀经闭，狂犬咬伤，瘰疬恶疮。

【用法用量】内服：0.15～0.30g，入丸、散用。外用适量，研末调敷患处。

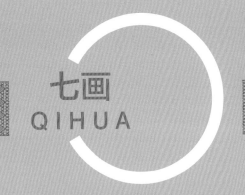

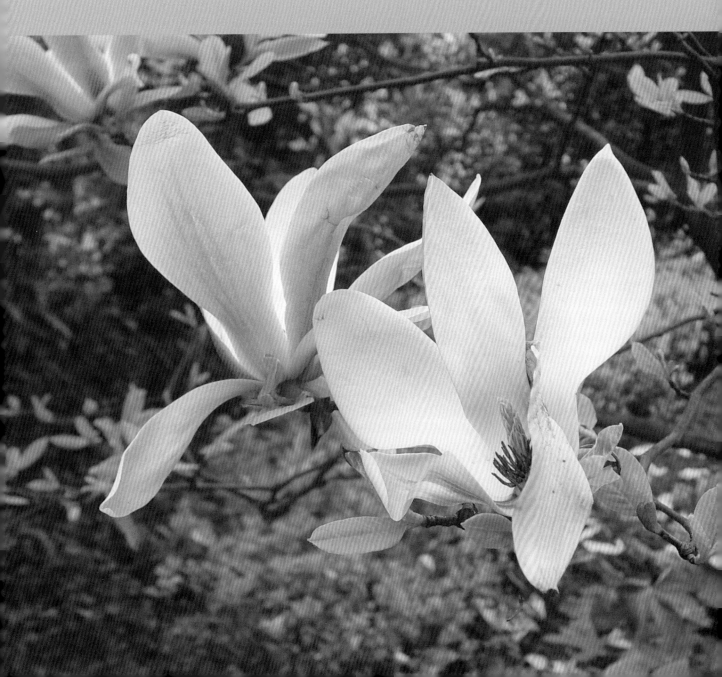

麦冬
Maidong

为百合科沿阶草属植物麦冬 *Ophiopogon japonicus*（L.f）Ker-Gawl. 的块根。

【苗族药名】zend jab ngol yut 基加欧幼。

【俗名】麦门冬、沿阶草、书带草、养神草。

【原植物】根较粗，中间或近末端常膨大成椭圆形或纺锤形的小块根；小块根长 1～1.5cm，或更长些，宽 5～10mm，淡褐黄色；地下走茎细长，直径 1～2mm，节上具膜质的鞘。茎很短，叶基生成丛，禾叶状，长 10～50cm，少数更长些，宽 1.5～3.5mm，具 3～7 条脉，边缘具细锯齿。花葶长 6～15（～27）cm，通常比叶短得多，总状花序长 2～5cm，或有时更长些，具几朵至十几朵花；花单生或成对着生于苞片腋内；苞片披针形，先端渐尖，最下面的长可达 7～8mm；花梗长 3～4mm，关节位于中部以上或近中部；花被片常稍下垂而不展开，披针形，长约 5mm，白色或淡紫色；花药三角状披针形，长 2.5～3mm；花柱长约 4mm，较粗，宽约 1mm，基部宽阔，向上渐狭。种子球形，直径 7～8mm。花期 5～8 月，果期 8～9 月

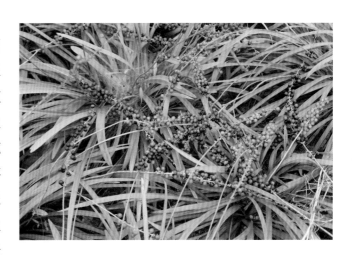

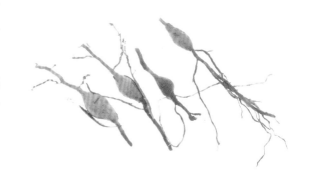

【采收加工】夏季采挖，洗净，反复暴晒、堆置，至七八成干，除去须根，干燥。

【性状鉴别】本品表面淡黄色或灰黄色，有细纵纹。质柔韧，断面黄白色，半透明，中柱细小。气微香，味甘，微苦，嚼之发黏。

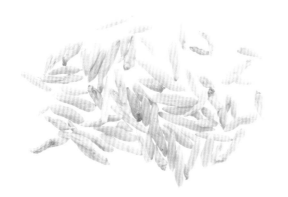

【药性】味微苦，性冷。

【功能主治】滋阴润肺，益胃生津，清心除烦。用于肺燥干咳，肺痈，阴虚劳嗽，津伤口渴，消渴，心烦失眠，咽喉疼痛，肠燥便秘，血热吐衄。

【用法用量】内服：煎汤，6～15g；或入丸、散、膏。外用：适量，研末调敷；煎汤涂；或鲜品捣汁搽。

-219-

中国常用苗药彩色图谱

扶芳藤
Fufangteng

为卫矛科卫矛属植物扶芳藤 *Euonymus fortunei*（Turcz.）Hand.–Mazz. 的带叶茎枝。

【苗族药名】fuk fangk tengk 扶芳藤。

【俗名】岩青杠、卫生草、抬络藤、换骨筋、过墙风。

【原植物】常绿藤本灌木，高 1 至数米；小枝方棱不明显。叶薄革质，椭圆形、长方椭圆形或长倒卵形，宽窄变异较大，可窄至近披针形，长 3.5 ～ 8cm，宽 1.5 ～ 4cm，先端钝或急尖，基部楔形，边缘齿浅不明显，侧脉细微和小脉全不明显；叶柄长 3 ～ 6mm。聚伞花序 3 ～ 4 次分枝；花序梗长 1.5 ～ 3cm，第一次分枝长 5 ～ 10mm，第二次分枝 5mm 以下，最终小聚伞花密集，有花 4 ～ 7 朵，分枝中央有单花，小花梗长约 5mm；花白绿色，4 数，直径约 6mm；花盘方形，直径约 2.5mm；花丝细长，长 2 ～ 3mm，花药圆心形；子房三角锥状，四棱，粗壮明显，花柱长约 1mm。蒴果粉红色，果皮光滑，近球状，直径 6 ～ 12mm；果序梗长 2 ～ 3.5cm；小果梗长 5 ～ 8mm；种子长方椭圆状，棕褐色，假种皮鲜红色，全包种子。花期 6 月，果期 10 月。

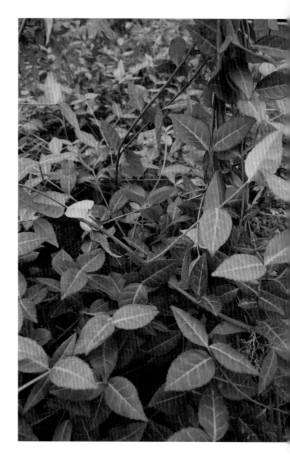

【采收加工】全年可采。

【性状鉴别】本品茎枝呈圆柱形。表面灰绿色，多生细根，并具小瘤状突起。质脆易折，断面黄白色，中空。叶对生，椭圆形，长 2 ～ 8cm，宽 1 ～ 4cm，先端尖或短锐尖，基部宽楔形，边缘有细锯齿，质较厚或稍带革质，上面叶脉稍突起。气微，味淡。

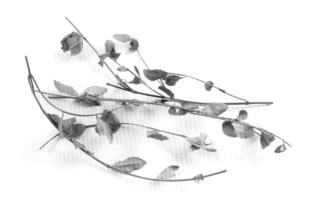

【药性】味淡，性热。

【功能主治】舒筋活络，益肾壮腰，止血消瘀。用于肾虚腰痛腰膝酸痛，半身不遂，风湿痹痛，小儿惊风。

【用法用量】内服：煎汤，15 ～ 30g；或浸酒，或入丸、散。外用：适量，研粉调敷，或捣敷，或煎水熏洗。

芙蓉花
Furonghua

为锦葵科木槿属植物木芙蓉 *Hibiscus mutabilis* **L.** 的花。

【苗族药名】det bangx nangl 豆磅囊。

【俗名】木芙蓉、拒霜花、木莲。

【原植物】落叶灌木或小乔木,高 2～5m;小枝、叶柄、花梗和花萼均密被星状毛与直毛相混的细绵毛。叶宽卵形至圆卵形或心形,直径 10～15cm,常 5～7 裂,裂片三角形,先端渐尖,具钝圆锯齿,上面疏被星状细毛和点,下面密被星状细绒毛;主脉 7～11 条;叶柄长 5～20cm;托叶披针形,长 5～8mm,常早落。花单生于枝端叶腋间,花梗长 5～8cm,近端具节;小苞片 8,线形,长 10～16mm,宽约 2mm,密被星状绵毛,基部合生;萼钟形,长 2.5～3cm,裂片 5,卵形,渐尖头;花初开时白色或淡红色,后变深红色,直径约 8cm,花瓣近圆形,直径 4～5cm,外面被毛,基部具髯毛;雄蕊柱长 2.5～3cm,无毛;花柱枝 5,疏被毛。蒴果扁球形,直径约 2.5cm,被淡黄色刚毛和绵毛,果爿 5;种子肾形,背面被长柔毛。花期 8～10 月。

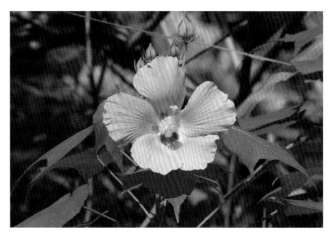

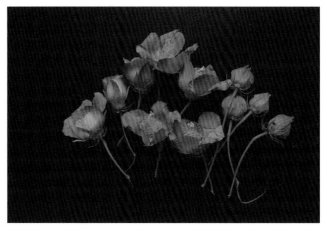

【采收加工】8～10 月采摘初开放的花朵,晒干或烘干。

【性状鉴别】本品花呈不规则圆柱形,具副萼,裂片条形;花瓣 5 或为重瓣,淡棕色至棕红色;花瓣呈倒卵圆形,边缘微弯曲,基部与雄蕊柱合生;花药多数,生于柱顶;雌蕊 1 枚,柱头 5 裂。气微,味微辛。

【药性】味甜、微苦,性冷。

【功能主治】清热解毒,凉血止血,消肿排脓。用于肺热咳嗽,吐血,目赤肿痛,崩漏,白带,腹泻,腹痛,痈肿,疮疖,毒蛇咬伤,水火烫伤,跌打损伤。

【用法用量】内服:煎汤,9～15g;鲜品 30～60g。外用:适量,研末调敷或捣烂外敷。

芫荽
Yuansui

为伞形科芫荽属植物芫荽 *Coriandrum sativum* L. 的带根全草。

【苗族药名】ghab hlab ngangs caot 嘎土昂超。

【俗名】香菜、莞荽、莛荽菜。

【原植物】一年生或二年生草本植物，高达 100cm，全株无毛，具强烈香气。基生 1～3 回羽状全裂，裂片宽卵形或楔形，长 1～2cm，边缘深裂或具缺刻；叶柄长 3～15cm；茎生叶 2～3 回羽状深裂，末回裂片狭条形，长 2～15μm，宽 0.5～1.5μm，全缘。复伞形花序顶生；总花梗长 2～8cm；无总苞；伞辐 2～8 个；小总苞片条形；花梗 4～10；花小，白色或淡紫色。果实近球形，直径约 1.5mm。背面主棱及相邻的次棱明显，胚乳腹面内凹，油管不明显，或有 1 个位于次棱下方。花、果期 4～11 月。

【采收加工】全年均可采收，洗净，晒干。

【性状鉴别】本品多蜷缩成团，茎、叶枯绿色，干燥茎直径约 1mm，叶多脱落或破碎，完整的叶一至二回羽状分裂。根呈须状或长圆锥形，表面类白色。气香，味辛。

【药性】味麻，性热。

【功能主治】发表透疹，消食开胃，止痛解毒。用于风寒感冒，麻疹、痘疹透发不畅，食积，脘腹胀痛，呕恶，头痛，牙痛，脱肛，丹毒，疮肿初起，蛇咬伤。

【用法用量】内服：煎汤，9～15g，鲜品 15～30g；或捣汁服。外用：适量，煎汤洗；或捣烂外敷。

花脸七
Hualianqi

为蓼科蓄蓄属植物赤胫散 *Polygonum runcinatum* var. *sinense* Hemsl. 的全草。

【苗族药名】jab gangb bax lief 加格巴姐。

【俗名】土竭力、花蝴蝶、花脸荞、荞子连。

【原植物】多年生草本植物，高 30～50cm，直立或斜上，紫色，被柔毛或无毛。根状茎细弱，黄色。叶互生，叶片卵形或三角状卵形，长 5～8cm，宽 3～5cm，先端渐尖，近基部向内凹形成 1～3 对圆形裂片，基部心形或截形叶面上有三角形暗紫色斑纹，两面及叶缘有粗毛；叶柄长 12cm，近基部有草质耳状片，托叶鞘膜质，筒状。花序顶生，由多个头状花序组成；头状花序小，直径 6～7mm；花被 5 裂，白色或粉红色；雄蕊 8 枚；花丝较花被短；柱头圆球形，3裂。瘦果卵圆形，先端 3 棱，基部圆形，黑色有细点。花期 7～8 月。

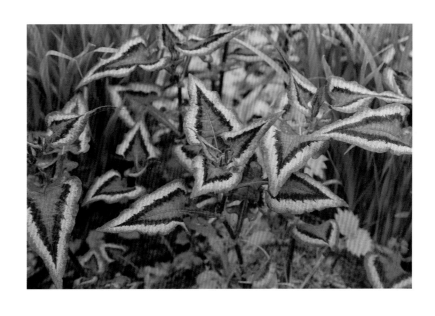

【采收加工】夏、秋采收，扎把晒干或鲜用。

【性状鉴别】本品根茎纤细，红褐色，有众多须根。茎圆柱形，稍扁，上部细，有分枝，淡绿色，有毛或近无毛；断面中空。叶卵形或三角状卵形，基部近截形或微心形，花序顶生，花被白色或粉红色。气微，味微苦、涩。

【药性】味苦、微酸、涩，性冷。

【功能主治】清热解毒，活血舒筋。用于经闭，痛经，乳痈，疮疖，无名肿毒，毒蛇咬伤，跌打损伤，风湿热痹，瘰疬。

【用法用量】内服：煎汤，9～15g，或泡酒。外用：适量，鲜品捣烂外敷；或研末调敷；或醋磨搽；或煎水熏洗。

花椒
Huajiao

为芸香科花椒属植物花椒 *Zanthoxylum bungeanum max-im.* 的成熟果皮。

【苗族药名】zend sob 正梭。

【俗名】大椒、秦椒、蜀椒。

【原植物】高 3 ～ 7m 的落叶小乔木；茎干上的刺常早落，枝有短刺，小枝上的刺基部宽而扁且劲直的长三角形，当年生枝被短柔毛。叶有小叶 5 ～ 13 片，叶轴常有甚狭窄的叶翼；小叶对生，无柄，卵形，椭圆形，稀披针形，位于叶轴顶部的较大，近基部的有时圆形，长 2 ～ 7cm，宽 1 ～ 3.5cm，叶缘有细裂齿，齿缝有油点。其余无或散生肉眼可见的油点，叶背基部中脉两侧有丛毛或小叶两面均被柔毛，中脉在叶面微凹陷，叶背干后常有红褐色斑纹。花序顶生或生于侧枝之顶，花序轴及花梗密被短柔毛或无毛；花被片 6 ～ 8 片，黄绿色，形状及大小大致相同；雄花的雄蕊 5 枚或多至 8 枚；退化雌蕊顶端叉状浅裂；雌花很少有发育

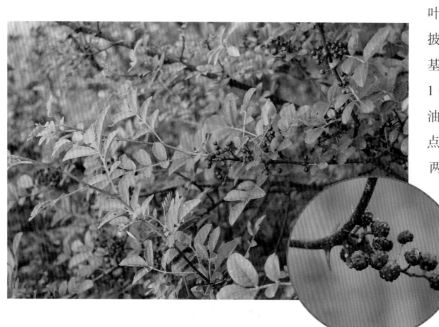

雄蕊，有心皮 3 或 2 个，间有 4 个，花柱斜向背弯。果紫红色，单个分果瓣径 4 ～ 5mm，散生微凸起的油点，顶端有甚短的芒尖或无；种子长 3.5 ～ 4.5mm。花期 4 ～ 5 月，果期 8 ～ 9 月或 10 月。

【采收加工】秋季采收成熟果实，晒干，除去种子和杂质。

【性状鉴别】本品蓇葖果多单生，直径 4 ～ 5mm 外表面紫红色或棕红色，散有多数疣状突起的油点，直径 0.5 ～ 1mm，对光观察半透明；内表面淡黄色。香气浓，味麻辣而持久。

【药性】味麻，性热。

【功能主治】温中止痛，除湿止泻，杀虫止痒。用于脘腹冷痛，蛔虫腹痛，呕吐泄泻，咳嗽，龋齿牙痛，阴痒带下，湿疹皮肤瘙痒。

【用法用量】内服：煎汤，3 ～ 6g；或入丸、散。外用：适量，煎水洗或含漱；或研末调敷。

苍耳子
Cangerzi

为菊科苍耳属植物苍耳 *Xanthium sibiricum* **Patr.** 的成熟带总苞的果实。

【苗族药名】bid ghuangd ghunb 比广棍。

【俗名】苍耳、牛虱子。

【原植物】一年生草本，高 20 ～ 90cm。根纺锤状，分枝或不分枝。茎直立不枝或少有分枝，下部圆柱形，径 4 ～ 10mm，上部有纵沟，被灰白色糙伏毛。叶三角状卵形或心形，长 4 ～ 9cm，宽 5 ～ 10cm，近全缘，或有 3 ～ 5 不明显浅裂，顶端尖或钝，基部稍心形或截形，与叶柄连接处成相等的楔形，边缘有不规则的粗锯齿，有三基出脉，侧脉弧形，直达叶缘，脉上密被糙伏毛，上面绿色，下面苍白色，被糙伏毛；叶柄长 3 ～ 11cm。雄性的头状花序球形，径 4 ～ 6mm，有或无花序梗，总苞片长圆状披针形，长 1 ～ 1.5mm，被短柔毛，花托柱状，托片倒披针形，长约 2mm，顶端尖，有微毛，有多数的雄花，花冠钟形，管部上端有 5 宽裂片；花药长圆状线形；雌性的头状花序椭圆形，外层总苞片小，披针形，长约 3mm，被短柔毛，内层总苞片结合成囊状，宽卵形或椭圆形，绿色，淡黄绿色或有时带红褐色，在瘦果成熟时变坚硬，连同喙部长 12 ～ 15mm，宽 4 ～ 7mm，外面有疏生的具钩状的刺，刺极细而直，基部微增粗或几不增粗，长 1 ～ 1.5mm，基部被柔毛，常有腺点，或全部无毛；喙坚硬，锥形，上端略呈镰刀状，长 1.5 ～ 2.5mm，常不等长，少有结合而成 1 个喙。瘦果 2，倒卵形。花期 7 ～ 8 月，果期 9 ～ 10 月。

【采收加工】秋季果实成熟时采收，干燥，除去梗、叶等杂质。全草亦可入药。

【性状鉴别】本品呈纺锤形或卵圆形，长 1 ～ 1.5cm，直径 0.4 ～ 0.7cm。表面黄棕色或黄绿色，全体有钩刺，顶端有 2 枚较粗的刺，分离或相连，基部有果梗痕。质硬而韧，横切面中央有纵隔膜，2 室，各有 1 枚瘦果。瘦果略呈纺锤形，一面较平坦，顶端具 1 突起的花柱基，果皮薄，灰黑色，具纵纹。种皮膜质，浅灰色，子叶 2，有油性。气微，味微苦。

【药性】味苦，性冷。

【功能主治】祛风散热，除湿解毒，消食止痛。用于鼻渊，风寒头痛，风湿痹痛，风疹，湿疹，疥癣，皮肤瘙痒。

【用法用量】内服：煎汤，3 ～ 10 g；或入丸、散。外用：适量，捣烂外敷；或煎水洗。

中国常用苗药彩色图谱

芭蕉根
Bajiaogen

为芭蕉科芭蕉属植物芭蕉 *Musa basjoo* Sieb. et Zucc. 的根茎。

【苗族药名】ghab nex xub 嘎脑修。

【俗名】芭蕉头。

【原植物】多年生草本植物，茎短，通常为叶鞘包围而成高大的假茎，高达 4m 左右。叶片长圆形，长 2 ~ 3m，宽 25 ~ 30cm，基部圆形或不对称，中脉明显粗大，侧脉平行；叶柄粗壮，长达 30cm。穗状花序顶生，下垂；苞片佛焰苞状，红褐色或紫色，每苞片有多数小花，除苞片最下面具 3 ~ 4 不育花外，其余皆发育。花单性，通常雄花生于花束上部，雌花在下部；花冠近唇形，上唇较长，下唇较短，基部为上唇所包。浆果三棱状，长圆形，长 5 ~ 7cm，具 3 ~ 5 棱，近无柄，肉质，内具多数种子。种子黑色，具疣葵及不规则棱角，宽 6 ~ 8mm。花期 8 ~ 9 月。

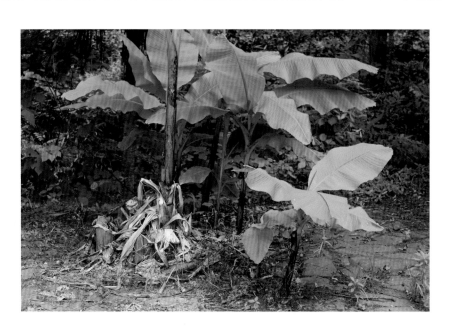

【采收加工】全年均可采挖，晒干或鲜用。

【性状鉴别】本品呈圆柱形，具棕色鳞片，直径 10 ~ 20cm。切片不规则，表面棕黄色，凹凸不平，可见明显纤维束，质韧，不易折断，断面不整齐，纤维状。气香，味淡。

【药性】味甜，微辛，性冷。

【功能主治】清热解毒，止渴，利尿。用于热病，消渴，痈肿，疔毒，丹毒，崩漏，淋浊，水肿。

【用法用量】内服：煎汤，15 ~ 30g，鲜品 30 ~ 60g；或捣汁。外用：适量，捣烂外敷；或捣汁涂搽；或煎水含漱。

杜仲
Duzhong

为杜仲科杜仲属植物杜仲 *Eucommia ulmoides* Oliv. 的树皮。

【苗族药名】det dens 都顿。

【俗名】扯丝皮、思仲、丝棉皮、玉丝皮。

【原植物】落叶乔木，高达 20 米。小枝光滑，黄褐色或较淡，具片状髓。皮、枝及叶均含胶质。单叶互生；椭圆形或卵形，长 7 ～ 15cm，宽 3.5 ～ 6.5cm，先端渐尖，基部广楔形，边缘有锯齿，幼叶上面疏被柔毛，下面毛较密，老叶上面光滑，下面叶脉处疏被毛；叶柄长 1 ～ 2cm。花单性，雌雄异株，与叶同时开放，或先叶开放，生于一年生枝基部苞片的腋内，有花柄；无花被；雄花有雄蕊 6 ～ 10 枚；雌花有一裸露而延长的子房，子房 1 室，顶端有 2 叉状花柱。翅果卵状长椭圆形而扁，先端下凹，内有种子 1 粒。花期 4 ～ 5 月。果期 9 月。

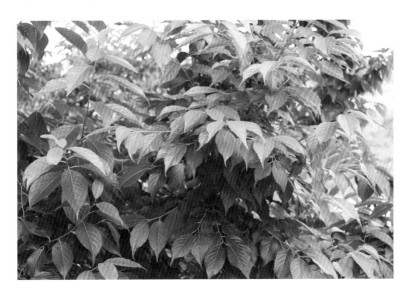

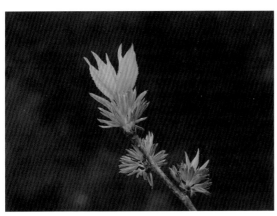

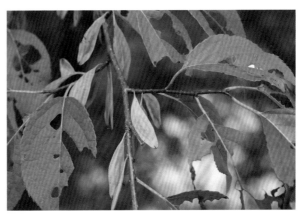

-227-

中国常用苗药彩色图谱

【采收加工】4～6月剥取，刮去粗皮，堆置"发汗"至内皮呈紫褐色，晒干。

【性状鉴别】本品呈板片状或两边稍向内卷，大小不一，厚3～7mm。外表面淡棕色或灰褐色，有明显的皱纹或纵裂槽纹，有的树皮较薄，未去粗皮，可见明显的皮孔。内表面暗紫色，光滑。质脆，易折断，断面有细密、银白色、富弹性的橡胶丝相连。气微，味稍苦。

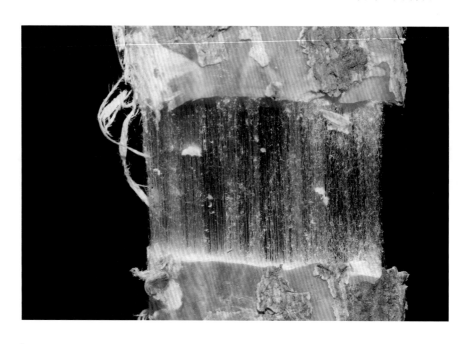

【药性】味甜，性热。

【功能主治】补肝肾，强筋骨，安胎。用于肝肾不足，腰膝酸痛，筋骨无力，头晕目眩，妊娠漏血，胎动不安。

【用法用量】内服：煎汤，6～15g；或浸酒；或入丸、散。

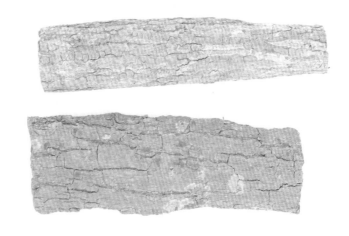

杠板归
Gangbangui

为蓼科萹蓄属植物杠板归 *Polygonum perfoliatum* L. 的地上部分。

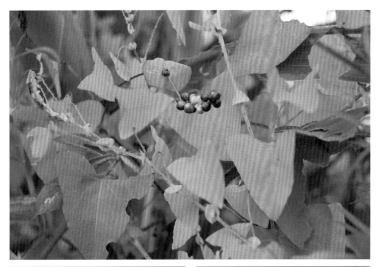

【苗族药名】jab eb wal nangl 加欧万囊。

【俗名】蛇倒退、河白草、贯叶蓼、刺蓼。

【原植物】一年生草本。茎攀援，多分枝，长 1～2m，具纵棱，沿棱具稀疏的倒生皮刺。叶三角形，长 3～7cm，宽 2～5cm，顶端钝或微尖，基部截形或微心形，薄纸质，上面无毛，下面沿叶脉疏生皮刺；叶柄与叶片近等长，具倒生皮刺，盾状着生于叶片的近基部；托叶鞘叶状，草质，绿色，圆形或近圆形，穿叶，直径 1.5～3cm。总状花序呈短穗状，不分枝顶生或腋生，长 1～3cm；苞片卵圆形，每苞片内具花 2～4 朵；花被 5 深裂，白色或淡红色，花被片椭圆形，长约 3mm，果时增大，呈肉质，深蓝色；雄蕊 8，略短于花被；花柱 3，中上部合生；柱头头状。瘦果球形，直径 3～4mm，黑色，有光泽，包于宿存花被内。花期 6～8 月，果期 7～10 月。

【采收加工】在夏、秋季采收。割取地上部分，鲜用或晾干。

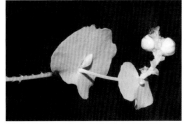 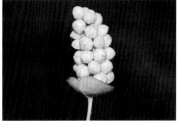

【性状鉴别】本品茎略呈方柱形，有棱角，多分枝，直径可达 0.2cm；表面紫红色或紫棕色，棱角上有倒生钩刺，节略膨大，节间长 2～6cm，断面纤维性，黄白色，有髓或中空。叶互生，有长柄，盾状着生；叶片多皱缩，展平后呈近等边三角形，灰绿色至红棕色，下表面叶脉和叶柄均有倒生钩刺；托叶鞘包于茎节上或脱落。短穗状花序顶生或生于上部叶腋，苞片圆形，花小，多萎缩或脱落。气微，茎味淡，叶味酸。

【药性】味酸，性冷。

【功能主治】清热解毒，利水消肿，止咳。用于咽喉肿痛，肺热咳嗽，小儿顿咳，水肿尿少，湿热泻痢，湿疹，疔肿，蛇虫咬伤。

【用法用量】内服：煎汤，15～20g。外用适量，煎汤熏洗。

中国常用苗药彩色图谱

杏叶沙参
Xingyeshashen

为桔梗科沙参属植物杏叶沙参 *Adenophora hunanensis* **Nannf.** 的根。

【苗族药名】ngix gheib ghad 仰抵嘎。

【俗名】南沙参、泡沙参、土人参。

【原植物】茎高 60 ～ 120cm，不分枝，无毛或稍有白色短硬毛。茎生叶至少下部的具柄，很少近无柄，叶片卵圆形，卵形至卵状披针形，基部常楔状渐尖，或近于平截形而突然变窄，沿叶柄下延，顶端急尖至渐尖，边缘具疏齿，两面或疏或密地被短硬毛，较少被柔毛，也有全无毛的，长 3 ～ 10 (～ 15) cm，宽 2 ～ 4cm。花序分枝长，几乎平展或弓曲向上，常组成大而疏散的圆锥花序，极少分枝很短或长而几乎直立因而组成窄的圆锥花序。花梗极短而粗壮，常仅 2 ～ 3mm 长，极少达 5mm，花序轴和花梗有短毛或近无毛；花萼常有或疏或密的白色短毛，有的无毛，筒部倒圆锥状，裂片卵形至长卵形，长 4 ～ 7cm，宽 1.5 ～ 4cm，基部通常彼此重叠；花冠钟状，蓝色、紫色或蓝紫色，长 1.5 ～ 2cm，裂片三角状卵形，为花冠长的 1/3；花盘短筒状，长 (0.5) 1 ～ 2.5mm，顶端被毛或无毛；花柱与花冠近等长。蒴果球状椭圆形，或近于卵状，长 6 ～ 8mm，直径 4 ～ 6mm。种子椭圆状，有一条棱，长 1 ～ 1.5mm。花期 7 ～ 9 月。

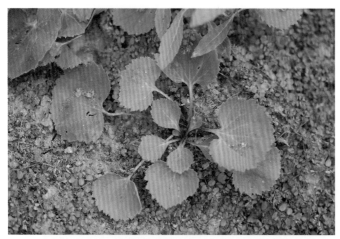

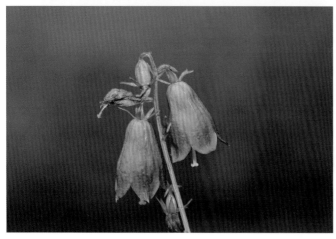

【采收加工】秋季采集，除去须根及粗皮，晒干备用。

【性状鉴别】本品根呈圆锥形，下部分枝极少，长 9 ～ 17cm，直径 0.7 ～ 2cm。表面灰黄色或灰褐色，无环纹，有纵皱。顶端芦头长 1.4 ～ 8.8cm，盘节明显或不明显。折断面不平坦，类白色，较结实。气微，味微甘。

【药性】味甜，性微冷。

【功能主治】养阴清肺，祛痰止咳。用于肺热燥咳，虚痨久咳，阴伤咽干喉痛。

【用法用量】内服：熬汤，15 ～ 30g；或入丸、散。

杉木
Shamu

为杉科杉木属植物杉木 *Cunninghamia lanceolata*（Lamb.）Hook. 的心材及树枝。

【苗族药名】ghab ot det jib 嘎奥豆基。

【俗名】刺杉、木头树、正杉、沙树、沙木。

【原植物】乔木，高达30m，胸径可达2.5～3m；幼树树冠尖塔形，大树树冠圆锥形，树皮灰褐色，裂成长条片脱落，内皮淡红色；大枝平展，小枝近对生或轮生，常成二列状，幼枝绿色，光滑无毛；冬芽近圆形，有小型叶状的芽鳞，花芽圆球形、较大。叶在主枝上辐射伸展，侧枝之叶基部扭转成二列状，披针形或条状披针形，通常微弯，呈镰状，革质、坚硬，长2～6cm，宽3～5mm，边缘有细缺齿，先端渐尖，稀微钝，上面深绿色，有光泽，除先端及基部外两侧有窄气孔带，微具白粉或白粉不明显，下面淡绿色，沿中脉两侧各有1条白粉气孔带；老树之叶通常较窄短、较厚，上面无气孔线。雄球花圆锥状，长0.5～1.5cm，有短梗，通常40余个簇生枝顶；雌球花单生或2～3（～4）个集生，绿色，苞鳞横椭圆形，先端急尖，上部边缘膜质，有不规则的细齿，长宽几相等，为3.5～4mm。球果卵圆形，长2.5～5cm，

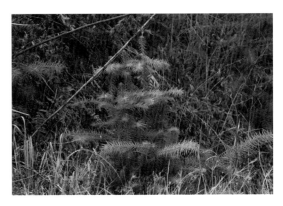

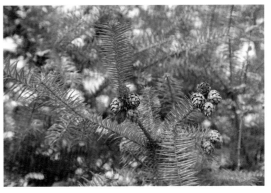

径3～4cm；熟时苞鳞革质，棕黄色，三角状卵形，长约1.7cm，宽1.5cm，先端有坚硬的刺状尖头，边缘有不规则的锯齿，向外反卷或不反卷，背面的中肋两侧有2条稀疏气孔带；种鳞很小，先端三裂，侧裂较大，裂片分离，先端有不规则细锯齿，腹面着生3粒种子；种子扁平，遮盖着种鳞，长卵形或矩圆形，暗褐色，有光泽，两侧边缘有窄翅，长7～8mm，宽5mm；子叶2枚，发芽时出土。花期4月，球果10月下旬成熟。

【采收加工】四季均可采，鲜用或晒干。

【性状鉴别】本品呈不规则多边形的长柱状、块状或片状。表面棕褐色，有未脱落完全的栓皮，较粗糙，凹凸不平，有刀痕，质较坚实不易折断，断面纤维性强。心边材区别明显，心材浅栗褐色，边材浅黄褐色或浅灰褐色微红。横断面黄白色，生长轮明显，早晚材缓变，早晚材界限不明显，晚材带窄。纵断面纹理直或斜，具香味。

【药性】味香，性微热。

【功能主治】辟恶除秽，除湿散毒，降逆气，活血止痛。用于脚气肿满、霍乱、心腹胀痛、风湿毒疮、跌仆损伤、创伤出血、烧烫伤、降血压。

【用法用量】内服：煎汤，15～30g。外用：适量，煎水熏洗；或烧存性研末调敷。

李子
Lizi

为蔷薇科李属植物李 *Prunus salicina* **Lindl.** 的果实。

【苗族药名】zend nangs 珍瓤。

【俗名】嘉庆子、玉皇李、山李子。

【原植物】落叶乔木，高 9 ～ 12m；树冠广圆形，树皮灰褐色，起伏不平；老枝紫褐色或红褐色，无毛；小枝黄红色，无毛；冬芽卵圆形，红紫色，有数枚覆瓦状排列鳞片，通常无毛，稀鳞片边缘有极稀疏毛。叶片长圆倒卵形、长椭圆形，稀长圆卵形，长 6 ～ 8（～ 12）cm，宽 3 ～ 5cm，先端渐尖、急尖或短尾尖，基部楔形，边缘有圆钝重锯齿，常混有单锯齿，幼时齿尖带腺，上面深绿色，有光泽，侧脉 6 ～ 10 对，不达到叶片边缘，与主脉成 45°角，两面均无毛，有时下面沿主脉有稀疏柔毛或脉腋有髯毛；托叶膜质，线形，先端渐尖，边缘有腺，早落；叶柄长 1 ～ 2cm，通常无毛，顶端有 2 个腺体或无，有时在叶片基部边缘有腺体。花通常 3 朵并生；花梗 1 ～ 2cm，通常无毛；花直径 1.5 ～ 2.2cm；萼筒钟状；萼片长圆卵形，长约 5mm，先端急尖或圆钝，边有疏齿，与萼筒近等长，萼筒和萼片外面均无毛，内面在萼筒基部被疏柔毛；花瓣白色，长圆倒卵形，先端啮蚀状，基部楔形，有明显带紫色脉纹，具短爪，着生在萼筒边缘，比萼筒长 2 ～ 3 倍；雄蕊多数，花丝长短不等，排成不规则 2 轮，比花瓣短；雌蕊 1，柱头盘状，花柱比雄蕊稍长。核果球形、卵球形或近圆锥形，直径 3.5 ～ 5cm，栽培品种可达 7cm，

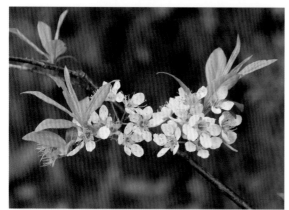

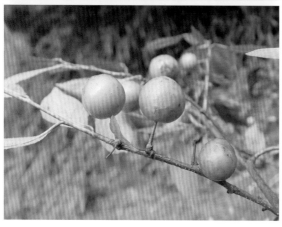

黄色或红色，有时为绿色或紫色，梗凹陷入，顶端微尖，基部有纵沟，外被蜡粉；核卵圆形或长圆形，有皱纹。花期 4 月，果期 7 ～ 8 月。

【采收加工】果实成熟时采摘，多鲜用。

【性状鉴别】本品果实呈球状卵形，直径 2 ～ 4cm，先端微尖，基部凹陷，一侧有深沟，表面黄棕色或棕色。果肉较厚，果核扁平长椭圆形，长 6 ～ 10mm，宽 4 ～ 7mm，厚约 2mm，褐黄色，有明显纵向皱纹。气微，味酸、微甜。

【药性】味甜、酸，性平。

【功能主治】清热，生津，消积。用于虚劳骨蒸，消渴，食积。

【用法用量】内服：煎汤，10 ～ 15g；鲜者，生食，每次 100 ～ 300g。

杨柳枝
Yangliuzhi

为杨柳科柳属植物垂柳 *Salix babylonica* L. 的枝条或根皮。

【苗族药名】ghab jil det liax lies 嘎给豆阿溜。

【俗名】杨柳条、柳条。

【原植物】乔木，高达 18m。树冠开展而疏散。树皮灰黑色，小枝嫩时被柔毛，多下垂。叶狭披针形，长 9～16cm，宽 0.5～1.5cm，先端长渐尖，基部楔形，边缘有锯齿；叶柄长（3～）5～10mm；托叶仅生在萌发枝上。花序与叶同时开放；雄花序长 1.5～3cm，轴有毛；雄蕊 2，花药红黄色；苞片披针形，腺体 2；雌花序长 2～5cm，基部 3～4 小叶；子房椭圆形，无柄或近无柄，花柱短，柱头 2～4 深裂；腺体 1。苞片披针形，外面有毛；蒴果长 3～4mm。花期 3～4 月，果期 4～5 月。

【采收加工】春季摘取嫩树枝条，鲜用或晒干。

【性状鉴别】本品嫩枝圆柱形，直径 5～10mm，表面微有纵皱纹，节间长 0.5～5cm，质脆易断，断面不平坦，皮部薄而浅棕色，中央有黄白色髓部。气微，味微苦、涩。

【药性】味苦，性冷。

【功能主治】祛风利湿，解毒消肿，止痛。用于风湿痹痛，小便淋浊，传染性肝炎，黄疸，风疹瘙痒，疔疮，丹毒，龋齿，龈肿。

【用法用量】内服：煎汤，15～30g，外用：适量，煎水含漱；或熏洗。

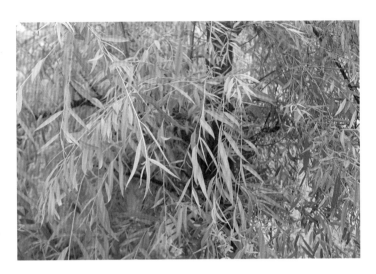

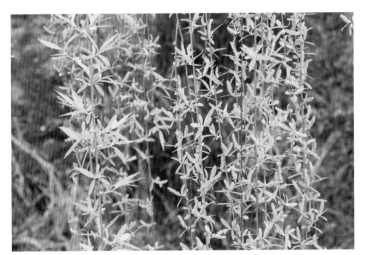

中国常用苗药彩色图谱

杨梅
Yangmei

为杨梅科香杨梅属植物杨梅 *Myrica rubra*（Lour.）Sieb. et Zucc. 的成熟果实。

【苗族药名】zend lil 珍梨。

【俗名】龙睛、朱红、圣生梅、白蒂梅。

【原植物】常绿乔木，高可达 15m 以上，胸径达 60cm；树皮灰色，老时纵向浅裂；树冠圆球形。小枝及芽无毛，皮孔通常少而不显著，幼嫩时仅被圆形而盾状着生的腺体。叶革质，无毛，生存至 2 年脱落，常密集于小枝上端部分；多生于萌发条上者为长椭圆状或楔状披针形，长达 16cm 以上，顶端渐尖或急尖，边缘中部以上具稀疏的锐锯齿，中部以下常为全缘，基部楔形；生于孕性枝上者为楔状倒卵形或长椭圆状倒卵形，长 5～14cm，宽 1～4cm，顶端圆钝或具短尖至急尖，基部楔形，全缘或偶有在中部以上具少数锐锯齿，上面深绿色，有光泽，下面浅绿色，无毛，仅被有稀疏的金黄色腺体，干燥后中脉及侧脉在上下两面均显著，在下面更为隆起；叶柄长 2～10mm。花雌雄异株。雄花序单独或数条丛生于叶腋，圆柱状，长 1～3cm，通常不分枝呈单穗状，稀在基部有不显著的极短分枝现象，基部的苞片不孕，孕性苞片近圆形，全缘，背面无毛，仅被有腺体，长约 1mm，每苞片腋内生 1 雄花。雄花具 2～4 枚卵形小苞片及 4～6 枚雄蕊；花药椭圆形，暗红色，无毛。雌花序常单生于叶腋，较雄花序短而细瘦，长 5～15mm，苞片和雄花的苞片相似，密接而成覆瓦状排列，每苞片腋内生 1 雌花。雌花通常具 4 枚卵形小苞片；子房卵形，极小，无毛，顶端极短的花柱及 2 鲜红色的细长的柱头，其内侧为具乳头状凸起的柱头面。每一雌花序仅上端 1（稀 2）雌花能发育成果实。核果球状，外表面具乳头状凸起，

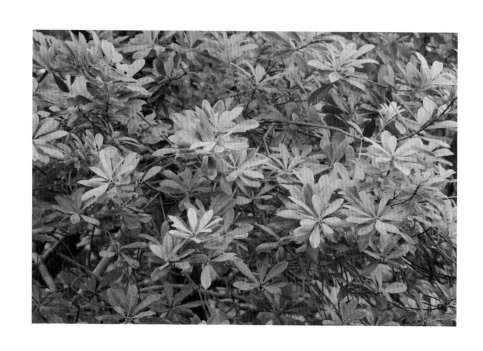

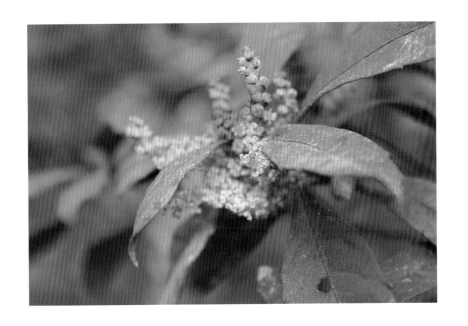

径 1～1.5cm，栽培品种可达 3cm 左右，外果皮
肉质，多汁液及树脂，味酸甜，成熟时深红色
或紫红色；核常为阔椭圆形或圆卵形，略成压
扁状，长 1～1.5cm，宽 1～1.2cm，内果皮极
硬，木质。4 月开花，6～7 月果实成熟。

【采收加工】初夏果实成熟时采收。

【性状鉴别】本品果实呈圆球形，直径
1.8～2cm。熟时外表深红色或紫红色，有多汁
的乳头状凸起。内果皮坚硬，卵圆形，直径约
9mm，内含无胚乳的种子 1 枚。味甘、酸。

【药性】味甜，性热。

【功能主治】生津解渴，和胃消食。用于烦
渴，吐泻，痢疾，腹痛，涤肠胃，解酒。

【用法用量】内服：煎汤，15～30g；外用：
适量，烧灰涂敷。

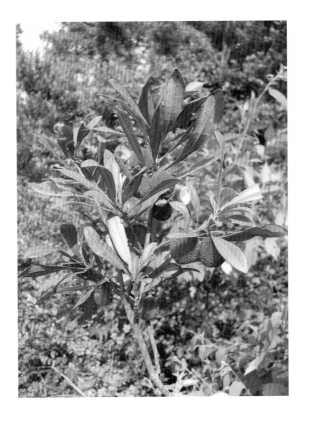

中国常用苗药彩色图谱

连钱草
Lianqiancao

为唇形科活血丹属植物活血丹 *Glechoma longituba*（Nakai）Kupr. 的地上部分。

【苗族药名】vob bix seix hlieb 窝比赊溜。

【俗名】钻地风、铜钱草、佛耳草。

【原植物】多年生草本植物，高达 10 ～ 30cm，具匍匐茎，茎长达 20cm，幼枝部分被疏长柔毛。茎下部叶较小，心形或近肾形，上部者较大，心形，长 1.8 ～ 2.6cm，上面被疏粗伏毛，下面常带紫色，被疏柔毛；叶柄长，为叶片 1 ～ 2 倍。轮伞花序，少花；苞片刺芒状；花萼筒状，长 0.9 ～ 1.1cm，齿 5，长披针形，顶端芒状，呈 3/2 式二唇形，上唇 3 齿较长；花冠淡蓝色至紫色，下唇具深色斑点，筒有长、短两型，长者长 1.7 ～ 2.2cm，短者长 1 ～ 1.4cm，檐部二唇形，下唇中裂片肾形。小果矩圆状卵形。花期 4 ～ 5 月，果期 5 ～ 6 月。

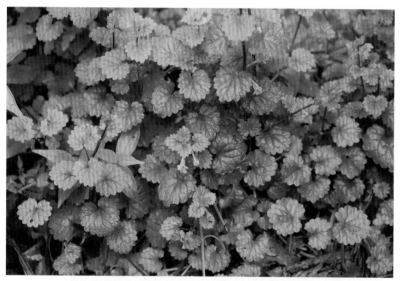

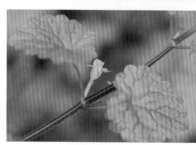
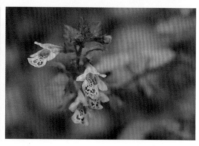

【采收加工】春至秋季采收，除去杂质，晒干。

【性状鉴别】本品长 10 ～ 20cm，疏被短柔毛。茎呈方柱形，细而扭曲；表面黄绿色或紫红色，节上有不定根；质脆，易折断，断面常中空。叶对生，叶片多皱缩，展平后呈肾形或近心形，长 1 ～ 3cm，宽 1.5 ～ 3cm，灰绿色或绿褐色，边缘具圆齿；叶柄纤细，长 4 ～ 7cm。轮伞花序腋生，花冠二唇形，长达 2cm。搓之气芳香，味微苦。

【药性】味苦、辛，性冷。

【功能主治】利湿通淋，清热解毒，散瘀消肿，调经，止痛。用于热淋石淋，湿热黄疸，疮痈肿痛，跌仆损伤，湿热胃病。

【用法用量】内服：煎汤，15 ～ 30g；或浸酒，或捣汁。外用：适量，捣烂外敷或绞汁涂敷。

吴茱萸
Wuzhuyu

为芸香科吴茱萸属植物吴茱萸 *Euodia rutaecarpa*（Juss.）Benth.、石虎 *Evodia rutaecarpa*（Juss.）Benth. var. *officinalis*（Dode）Huang 的近成熟果实。

【苗族药名】det gaf ved 豆卡欧。

【俗名】臭辣子树、野茶辣、野吴萸。

【原植物】

1. 吴茱萸　常绿灌木或小乔木，高 2.5 ～ 5m。幼枝、叶轴、小叶柄均密被黄褐色长柔毛。单数羽状复叶，对生；小叶 2 ～ 4 对，椭圆形至卵形，长 5 ～ 15cm，宽 2.5 ～ 6cm，先端短尖，急尖，少有渐尖，基部楔形至圆形，全缘，罕有不明显的圆锯齿，两面均密被淡黄色长柔毛，厚纸质或纸质，有油点。花单性，雌雄异株，聚伞花序，偶成圆锥状，顶生；花轴基部有苞片 2 枚，上部的苞片鳞片状；花小，黄白色萼片 5，广卵形，外侧密披淡黄色短柔毛；花瓣 5，长圆形，内侧密被白色长柔毛；雄花有雄蕊 5 枚，长于花瓣，花药基着，椭圆形，花丝被毛，退化子房略成三棱形，被毛，先端 4 ～ 5 裂；雌花较大，具退化雄蕊 5 枚，鳞片状，子房上位，圆球形，心皮通常 5 枚，花柱粗短，柱头头状，蒴果扁球形，长约 3mm，直

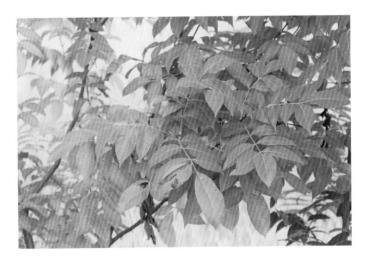

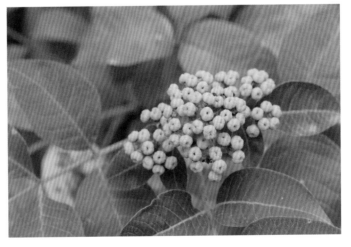

径约 6mm，熟时紫红色，表面有腺点，每心皮有种子 1 枚，卵圆形，黑色，有光泽。花期 6 ～ 8月。果期 9 ～ 10 月。

2. 石虎　与吴茱萸很相似。区别点为变种具有特殊的刺激性气味。小叶 3 ～ 11，纸质，叶片较狭，长圆形至狭披针形，先端渐尖或长渐尖，各小叶片相距较疏远，侧脉较明显，全缘，两面密被长柔毛，脉上最密，油腺粗大。花序轴常被淡黄色或无色的长柔毛。成熟果序不及正种密

集。种子带蓝黑色。花期 7 ～ 8 月，果期 9 ～ 10 月。长江以南、五岭以北的东部及中部各省。生于低海拔地方，浙江、江苏、江西一带多为栽种。

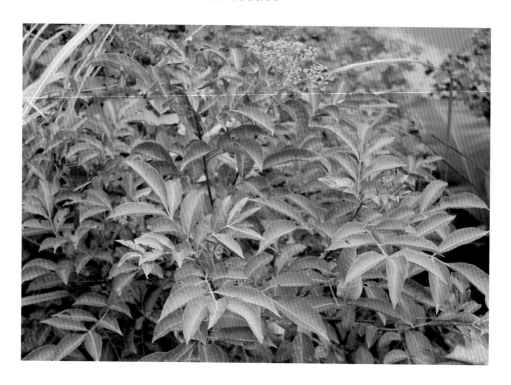

【采收加工】早熟品种 7 月上旬，晚熟品种 8 月上旬，待果实呈茶绿色而心皮未分离时采收，在露水未干前采摘整串果穗，切勿摘断果枝，晒干，用手揉搓，使果柄脱落，扬净。如遇雨天，用微火烘干。

【性状鉴别】本品果实类球形或略呈五角状扁球形，直径 2 ～ 5mm，表面暗绿黄色至褐色，粗糙，有多数点状突起或凹下油点。顶端有五角星状的裂隙，基部有花萼及花柄，被有黄色绒毛。质硬而脆。气芳香浓郁，味辛辣而苦。

【药性】味辛、苦，性热；小毒。

【功能主治】散寒止痛，降逆止呕，温中燥湿。用于脘腹冷痛，厥阴头痛，疝痛，痛经，脚气肿痛，呕吐吞酸，寒湿泄泻。

【用法用量】内服：煎汤，2 ～ 5g；或入丸、散。外用：适量，研末调敷；或煎水洗。

何首乌
Heshouwu

为蓼科何首乌属植物何首乌 *Polygonum multiflorum* **Thunb.** 的块根。

【**苗族药名**】vo bhmuk vongx 窝朴翁。

【**俗名**】首乌、地精、夜交藤根、小独根。

【**原植物**】多年生草本。块根肥厚，长椭圆形，黑褐色。茎缠绕，长2～4m，多分枝，具纵棱，无毛，微粗糙，下部木质化。叶卵形或长卵形，长3～7cm，宽2～5cm，顶端渐尖，基部心形或近心形，两面粗糙，边缘全缘；叶柄长1.5～3cm；托叶鞘膜质，偏斜，无毛，长3～5mm。花序圆锥状，顶生或腋生，长10～20cm，分枝开展，具细纵棱，沿棱密被小突起；苞片三角状卵形，具小突起，顶端尖，每苞内具2～4花；花梗细弱，长2～3mm，下部具关节，果时延长；花被5深裂，白色或淡绿色，花被片椭圆形，大小不相等，外面3片较大背部具翅，果时增大，花被果时外形近圆形，直径6～7mm；雄蕊8，花丝下部较宽；花柱3，极短，柱头头状。瘦果卵形，具3棱，长2.5～3mm，黑褐色，有光泽，包于宿存花被内。花期8～9月，果期9～10月。

【**采收加工**】秋、冬二季叶枯萎时采挖，削去两端，洗净，个大的切成块，干燥。

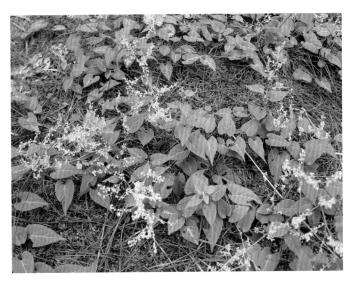

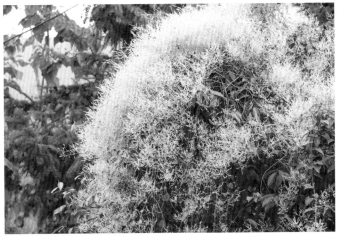

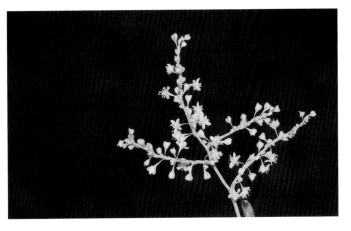

中国常用苗药彩色图谱

【性状鉴别】本品块根呈纺锤形或团块状，一般略弯曲。长 5～15cm，直径 4～10cm。表面红棕色或红褐色，凹凸不平，有不规则的纵沟和致密皱纹，并有横长皮孔及细根痕。质坚硬，不易折断。切断面淡黄棕色或红棕色，粉性，皮部有类圆形的异型维管束呈环状排列，形成"云锦花纹"，中央木部较大，有的呈木心。气微，味微苦而甘涩。

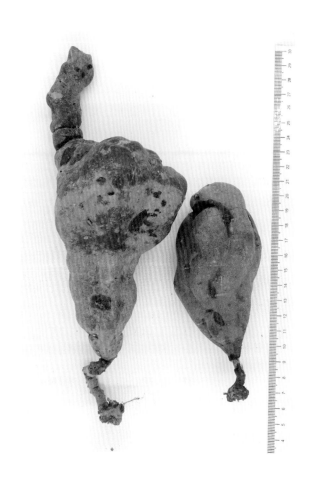

【药性】味苦、涩，性冷。

【功能主治】养血滋阴，润肠通便，截疟，祛风，解毒。用于头晕目眩，心悸，失眠，贫血，须发早白，遗精，白带，便秘以及疮痈，瘰疬，痔疮。

【用法用量】内服：煎汤，10～20g；可入丸、散剂。外用：适量，煎水洗、研末撒或调涂。

中国常用苗药彩色图谱

伸筋草
Shenjincao

为石松科石松属植物石松 *Lycopodium japonicum* Thunb. exmurray 的全草。

【苗族药名】hsobgi tnail nib 搓更乃尼。

【俗名】过山龙、通伸草、狮子草。

【原植物】多年生土生植物。匍匐茎地上生，细长横走，2～3回分叉，绿色，被稀疏的叶；侧枝直立，高达40cm，多回二叉分枝，稀疏，压扁状（幼枝圆柱状），枝连叶直径5～10mm。叶螺旋状排列，密集，上斜，披针形或线状披针形，长4～8mm，宽0.3～0.6mm，基部楔形，下延，无柄，先端渐尖，具透明发丝，边缘全缘，草质，中脉不明显。孢子囊穗（3～）4～8个集生于长达30cm的总柄上，总柄上苞片螺旋状稀疏着生，薄草质，形状如叶片；孢子囊穗不等位着生（即小柄不等长），直立，圆柱形，长2～8cm，直径5～6mm，具1～5cm长的长小柄；孢子叶阔卵形，长2.5～3.0mm，宽约2mm，先端急尖，具芒状长尖头，边缘膜质，啮蚀状，纸质；孢子囊生于孢子叶腋，略外露，圆肾形，黄色。

【采收加工】夏季采收，连根拔起，去净泥土，晒干或晾干备用。

【性状鉴别】本品匍匐茎圆柱形，细长弯曲，长可达2m，多断裂，直径35mm，表面黄色或浅棕色，侧枝叶密生，直径约6mm，表面淡棕黄色。匍匐茎下有多数黄白色不定根，二歧分叉。叶密生，线状披针形，常皱缩弯曲，长35mm，宽0.3～0.8mm，黄绿色或灰绿色，先端芒状，全缘或有微锯齿，叶脉不明显。枝端有时可见孢子囊穗，直立棒状，多断裂，长25mm，直径约5mm。质韧，不易折断，断面浅黄色，有白色木心。气微，味淡。

【药性】味苦、涩、微苦，性热。

【功能主治】祛风通络，舒筋活血。用于风寒湿痹，关节酸痛，皮肤麻木，四肢软弱，跌仆损伤。

【用法用量】内服：煎汤，9～15g；或浸酒。外用：适量，捣烂外敷。

辛夷
Xinyi

为木兰科玉兰属植物望春花 *Magnolia biondii* Pamp.、玉兰 *Yulania denudata*（Desr.）D. L. Fu 或 武 当 玉 兰 *Yulania sprengeri*（Pampanini）D. L. Fu 的花蕾。

【苗族药名】xib yik 西异。

【俗名】木笔花、毛辛夷、姜朴花。

【原植物】

1.望春花　落叶乔木，高6～12m，胸径可达1m。树皮淡灰色，平滑，小枝较细，无毛。叶长圆状披针形或卵状披针形，长10～18cm，宽3.5～6.5cm，先端尖，基部宽楔形或圆形，初被毛，后变无毛，侧脉10～15对，叶柄长1～2cm；托叶痕长为叶柄的1/5～1/3。花蕾着生幼枝顶端，在前一年秋季形成，长1.7～2.5cm，径1～1.2cm，外有苞片，密被灰白色或淡黄色长柔毛，花梗上有小芽和突起的红色皮孔，花先叶开放，长6～8cm，芳香，花被9片，白色，外面基部带紫色，排成3轮，外轮（花萼）3片，近条形，长约1cm，内两轮近匙形，长4～5cm，内轮较窄；雄蕊与心皮均多数，花柱顶端微弯。聚合果圆柱形，稍扭曲，长8～14cm。果黑色，球形，两侧扁，密生凸起小瘤点。种子鲜红色，干后暗红色，扁圆状卵形或一侧平坦。花期4月，果期8～9月。

2.玉兰　与望春花不同在于叶宽倒卵形或倒卵状椭圆形，先端宽圆或平截，具突尖的小尖头，中部以下渐窄成楔形。顶芽卵形，密被灰黄色长绢毛。花芳香，直径10～12cm，花被片9，稀基部带淡红色纵纹，花被片大小无明显不同。花期3～4月，果期8～9月。

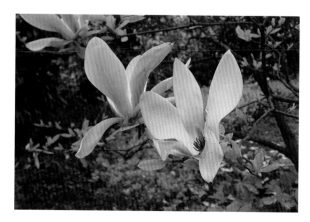

◆ 望春花

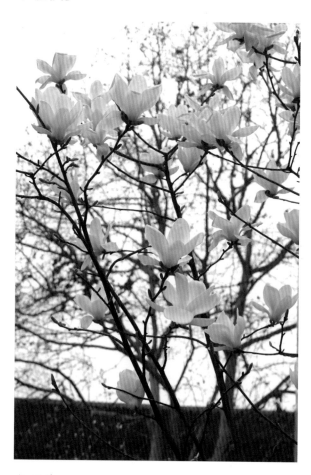

◆ 玉兰

3. **武当玉兰**　与上两种的区别在于树皮淡褐色，老树皮成小块片状剥落。叶倒卵形或倒卵状长圆形，先端急尖或急短尖，基部楔形，有时稍不对称。花蕾被灰黄绿色长绢毛。花杯状，直径12～22cm，花被片12（～14），几相等，花被外面玫瑰红色，内面较淡，有深紫色条纹，花药紫红色，雌蕊花柱玫瑰红色。花期4月，果期9月。

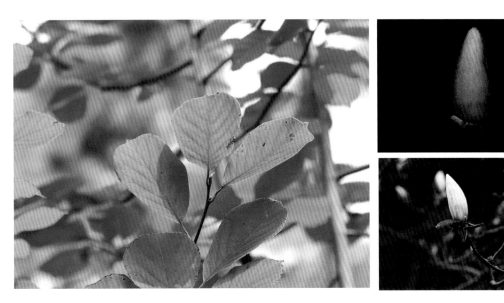

◆　武当玉兰

【采收加工】冬末春初花未开放时采收，除去枝梗，阴干。

【性状鉴别】

1. **望春花**　花蕾呈长卵形，似毛笔头，长1～2.5cm，直径0.6～1.5cm，外有苞片3层，每层2片，层间有小芽鳞1～2个；苞片外被黄绿色柔软长毛，毛长0.2～0.3cm；内表面平滑，呈深棕色；除去苞片后可见花被片9，类棕色，外轮花被片3，条形，约为内轮长的1/4，呈萼片状，内两轮花被片6，每轮3，外轮较内轮形大，棕黄色；雄蕊多数，花丝短，花药细长，呈螺旋状着生于花托；雌蕊在其上方，棒状，心皮多数。体轻，质脆。气芳香，味辛凉而稍苦。

2. **玉兰**　花蕾与望春花相似。长1.2～2cm，直径0.8～1.2cm；苞片2～3层，密被黄绿色毛茸；花被片9～10，每轮3片，内外轮同型。基部枝梗较粗壮。

3. **武当玉兰**　花蕾长圆形，长3～5cm，直径1.5～2cm；苞片2～3层，苞片中、内层密披深棕色毛茸，外层毛茸疏短或脱落而呈黑棕色；花被片9～12片，3～4层，内外层无显著差异；枝梗粗壮。

【药性】味微苦，性热。

【功能主治】散风寒，通鼻窍。用于风寒头痛，鼻塞流涕，鼻衄，鼻渊。

【用法用量】内服：煎汤，3～10g，宜包煎；或入丸、散。外用：适量，研末搐鼻；或以其蒸馏水滴鼻。

灵芝
Lingzhi

为多菌科灵芝属真菌赤芝 *Ganoderma lucidum*〔Leyss. ex Fr.〕Karst. 或紫芝 *Ganoderma sinense* Zhao Xu et Zhang 的子实体。

【苗族药名】jib det lul 基倒陆。

【俗名】丹芝、灵芝草。

【原植物】

1. 赤芝　一年生菌类植物。菌盖木栓质，有柄，半圆形至肾形，罕见圆形，直径 10～20cm，盖肉厚 1.5～2cm，柄长，侧生，唯菌盖皮壳黄色至红褐色，菌柄紫褐色，有光泽，表面有环状棱纹和辐射状皱纹；菌肉近白色至淡褐色；菌管硬，管口初期白色，后期褐色。孢子褐色，卵形，内壁具显著小疣。

2. 紫芝　与赤芝主要区别为菌盖与菌柄的皮壳呈紫色或黑色；菌内锈褐色；孢子较灵芝为大，内壁具显著小疣突。

【采收加工】全年采收，除去杂质，剪除附有朽木、泥沙或培养基质的下端菌柄，阴干或在 40～50℃烘干。

【性状鉴别】

1. 赤芝　外形呈伞状，菌盖肾形、半圆形或近圆形，直径 10～18cm，厚 1～2cm。皮壳坚硬，黄褐色至红褐色，有光泽，具环状棱纹和辐射状皱纹，边缘薄而平截，常稍内卷。菌肉白色至淡棕色。菌柄圆柱形，侧生，少偏生，长

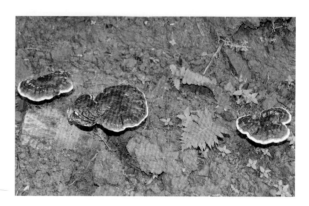

◆ 赤芝

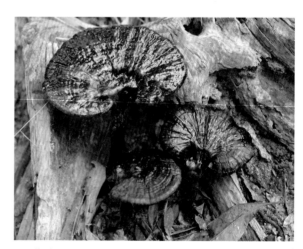

◆ 紫芝

7～15cm，直径 1～3.5cm，红褐色至紫褐色，光亮。孢子细小，黄褐色。气微，味微苦涩。

2. 紫芝　皮壳紫黑色，有漆样光泽。菌肉锈褐色。菌柄长 17～23cm。

【药性】味辣、麻，性热。

【功能主治】益气血，安心神，健脾胃。用于虚劳，心悸，失眠，头晕，神疲乏力，久咳气喘，冠心病，矽肺，肿瘤。

【用法用量】内服：煎汤，10～15g；研末，2～6g；或酒浸。

鸡内金
Jineijin

为雉科原鸡属动物家鸡 *Gallus gallus domesticus* Brisson 的沙囊内膜。

【苗族药名】ghaob binb gherb 嘎冰官。

【俗名】鸡肫皮。

【原动物】家鸡，家禽。嘴短而坚，略呈圆锥状，上嘴稍弯曲。鼻孔裂状，被有鳞状瓣。眼有瞬膜。头上有肉冠，喉部两侧有肉垂，通常呈褐红色；肉冠以雄者为高大，雌者低小；肉垂亦以雄者为大。翼短；羽色雌、雄不同，雄者羽色较美，有长而鲜丽的尾羽；雌者尾羽甚短。足健壮，跗、跖及趾均被有鳞板；趾4，前3趾，后1趾，后趾短小，位略高，雄者跗跖部后方有距。

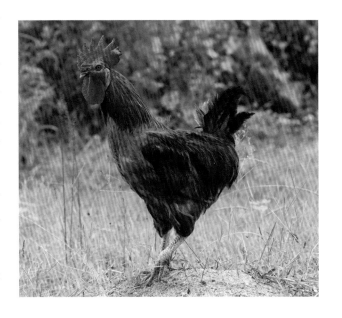

【采收加工】全年均可采收，将鸡杀死后，立即取出沙囊，剥下内膜，洗净，晒干。

【性状鉴别】本品呈不规则囊片状，略蜷曲。大小不一，完整者长约3.5cm，宽约3cm，厚约0.5cm。表面黄色、黄绿色或黄褐色，薄而半透明，有多数明显的条棱状波纹。质脆，易碎，断面角质样，有光泽。气微腥，味微苦。

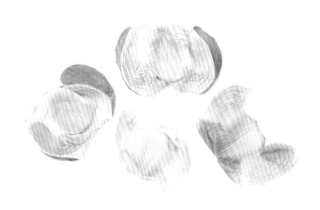

【药性】味甜，性微冷。

【功能主治】健胃消食，涩精止遗，消癥化石。用于消化不良，饮食积滞，呕吐反胃，泄泻下痢，小儿疳积，遗精，遗尿，小便频数，泌尿系结石及胆结石，癥瘕经闭，喉痹乳蛾，牙疳口疮。

【用法用量】内服：煎汤，3～10g；研末，每次1.5～3g；或入丸、散。外用：适量，研末调敷或生贴。

鸡屎藤
Jishiteng

为茜草科鸡屎藤属植物鸡屎藤 *Paederia scandens*（Lour.）Merr. 的全草及根。

【苗族药名】vob hangt ghad 窝项嘎。

【俗名】鸡矢藤。

【原植物】藤状灌木，无毛或被柔毛。叶对生，膜质，卵形或披针形，长 5～10cm，宽 2～4cm，顶端短尖或削尖，基部浑圆，有时心状形，叶上面无毛，在下面脉上被微毛；侧脉每边 4～5 条，在上面柔弱，在下面突起；叶柄长 1～3cm；托叶卵状披针形，长 2～3mm，顶部 2 裂。圆锥花序腋生或顶生，长 6～18cm，扩展；小苞片微小，卵形或锥形，有小睫毛；花有小梗，生于柔弱的常作蝎尾状的三歧聚伞花序上；花萼钟形，萼檐裂片钝齿形；花冠紫蓝色，长 12～16mm，通常被绒毛，裂片短。果阔椭圆形，压扁，长和宽 6～8mm，光亮，顶部冠以圆锥形的花盘和微小宿存的萼檐裂片；小坚果浅黑色，具 1 阔翅。花期 5～6 月。

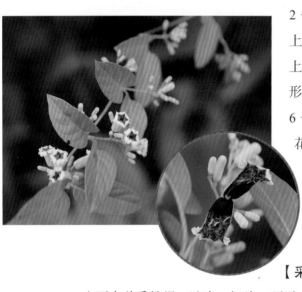

【采收加工】9～10 月即可割取地上部分，晒干或晾干即可。也可在秋季挖根，洗净，切片，晒干。

【性状鉴别】本品茎呈扁圆柱形，稍扭曲，无毛或近无毛，老茎灰棕色，直径 3～12mm，栓皮常脱落，有纵皱纹及叶柄断痕，易折断，断面平坦，灰黄色；嫩枝黑褐色，质韧，不易折断，断面纤维性，灰白色或浅绿色。叶对生，多皱缩或破碎，完整者展平后呈宽卵形或披针形，长 5～15cm，宽 2～6cm，先端尖，基部楔形、圆形或浅心形，全缘，绿褐色，两面无毛或近无毛；叶柄长 1.57cm，无毛或有毛。聚伞花序顶生或腋生，前者多带叶，后者疏散少花，花序轴及花均被疏柔毛，花淡紫色。气特异，味甘、涩。

【药性】味涩，性微冷。

【功能主治】祛风除湿，消食化积，解毒消肿，活血止痛。用于风湿痹痛，食积腹胀，小儿疳积，腹泻，痢疾，黄疸，烫火伤，湿疹，疮疡肿痛。

【用法用量】内服：煎汤，10～15g，大剂量时可用 30～60g；也可浸酒用。外用：适量，捣烂外敷；或煎水洗。

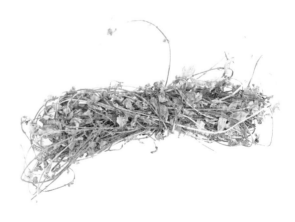

鸡血藤
Jixueteng

为豆科密花豆属植物密花豆 *Spatholobus suberectus* Dunn 的藤茎。

【苗族药名】ghang bab hlat zend ghab net 嘎巴刹真嘎楼。

【俗名】血风藤、三叶鸡血藤、龙层风。

【原植物】攀援藤本，幼时呈灌木状。小叶纸质或近革质，异形，顶生的两侧对称，宽椭圆形、宽倒卵形至近圆形，长 9～19cm，宽 5～14cm，先端骤缩为短尾状，尖头钝，基部宽楔形，侧生的两侧不对称，与顶生小叶等大或稍狭，基部宽楔形或圆形，两面近无毛或略被微毛，下面脉腋间常有髯毛；侧脉 6～8 对，微弯；小叶柄长 5～8mm，被微毛或无毛；小托叶钻状，长 3～6mm。圆

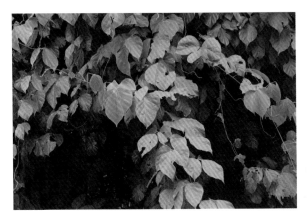

锥花序腋生或生于小枝顶端，长达 50cm，花序轴、花梗被黄褐色短柔毛，苞片和小苞片线形，宿存；花萼短小，长 3.5～4mm，萼齿比萼管短 2～3 倍，下面 3 齿先端圆或略钝，长不及 1mm，上面 2 齿稍长，多少合生，外面密被黄褐色短柔毛，里面的毛银灰色，较长；花瓣白色，旗瓣扁圆形，长 4～4.5mm，宽 5～5.5mm，先端微凹，基部宽楔形，瓣柄长 2～2.5mm；翼瓣斜楔状长圆形，长 3.5～4mm，基部一侧具短尖耳垂，瓣柄长 3～3.5mm；龙骨瓣倒卵形，长约 3mm，基部一侧具短尖耳垂，瓣柄长 3～3.5mm；雄蕊内藏，花药球形，大小均一或几近均一；子房近无柄，下面被糙伏毛。荚果近镰形，长 8～11cm，密被棕色短绒毛，基部具长 4～9mm 的果颈；种子扁长圆形，长约 2cm，宽约 1cm，种皮紫褐色，薄而脆，光亮。花期 6 月，果期 11～12 月。

【采收加工】秋、冬二季采收，除去枝叶，切片，晒干。

【性状鉴别】本品为椭圆形、长矩圆形或不规则的斜切片，厚 0.3～1cm。栓皮灰棕色，有的可见灰白色斑，栓皮脱落处显红棕色。切面木部红棕色或棕色，导管孔多数；韧皮部有树脂状分泌物呈红棕色至黑棕色，与木部相间排列呈 3～8 个偏心性半圆形环；髓部偏向一侧。质坚硬。气微，味涩。

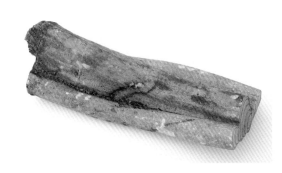

【药性】味涩，性热。

【功能主治】活血补血，调经止痛，舒筋活络。用于月经不调，痛经，经闭，风湿痹痛，麻木瘫痪，血虚萎黄。

【用法用量】内服：煎汤，9～15g；或浸酒。

鸡冠花
Jiguanhua

为苋科青葙属植物鸡冠花 *Celosia cristata* **L.** 的花序。

【苗族药名】bangx wab gheib 榜瓦格。

【俗名】鸡公花、鸡髻花、鸡冠头。

【原植物】一年生草本，高 60 ～ 90cm，全体无毛。茎直立，粗壮。单叶互生；长椭圆形至卵状披针形，长 5 ～ 12cm，宽 3.5 ～ 6.5cm，先端渐尖，全缘，基部渐狭而成叶柄。穗状花序多变异，生于茎的先端或分枝的末端，常呈鸡冠状，色有紫、红、淡红、黄或杂色；花密生，每花有 3 苞片；花被 5，广披针形，长 5 ～ 8mm，干膜质，透明；雄蕊 5，花丝下部合生成环状；雌蕊 1，柱头 2 浅裂。胞果成热时横裂，内有黑色细小种子 2 至数粒。花期 7 ～ 9 月。果期 9 ～ 10 月。

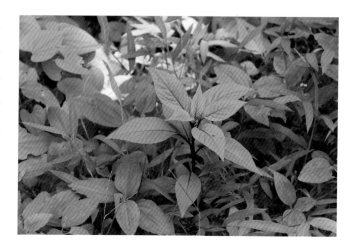

【采收加工】秋季花盛开时采收，晒干。

【性状鉴别】本品为穗状花序，多扁平而肥厚，呈鸡冠状，长 8 ～ 25cm，宽 5 ～ 20cm，上缘宽，具皱褶，密生线状鳞片，下端渐窄，常残留扁平的茎。表面红色、紫红色或黄白色。中部以下

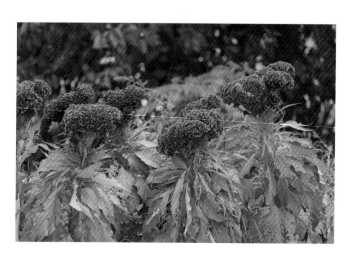

密生多数小花，每花宿存的苞片及花被片均呈膜质。果实盖裂，种子扁圆肾形，黑色，有光泽。体轻，质柔韧。气微，味淡。

【药味与归经】味涩，性冷。

【功能主治】收敛止血，止带，止痛。用于吐血，崩漏，便血，痔血，赤白带下，久痛不止。

【用法用量】内服：煎汤，6 ～ 12 g；或入丸、散。外用：煎水熏洗。

鸡眼睛

Jiyanjing

为省沽油科野鸦椿属植物野鸦椿 *Euscaphis japonica*（Thunb.）Dippel 的带花或果的枝叶。

【苗族药名】vuabmid nix 蛙米你。

【俗名】酒药花、鸡肾骨、花臭木。

【原植物】落叶小乔木或灌木，高 2～3～6（～8）m，树皮灰褐色，具纵条纹，小枝及芽红紫色，枝叶揉碎后发出恶臭气味。叶对生，奇数羽状复叶，长（8～）12～32cm，叶轴淡绿色，小叶 5～9，稀 3～11，厚纸质，长卵形或椭圆形，稀为圆形，长 4～6（～9）cm，宽 2～3（～4）cm，先端渐尖，基部钝圆，边缘具疏短锯齿，齿尖有腺体，两面除背面沿脉有白色小柔毛外余无毛，主脉在上面明显，在背面突出，侧脉 8～11，在两面可见，小叶柄长 1～2mm，小托叶线形，基部较宽，先端尖，有微柔毛。圆锥花序顶生，花梗长达 21cm，花多，较密集，黄白色，径 4～5mm，萼片与花瓣均 5，椭圆形，萼片宿存，花盘盘状，心皮 3，分离。蓇葖果长 1～2cm，每一花发育为 1～3 个蓇葖，果皮软革质，紫红色，有纵脉纹，种子近圆形，径约 5mm，假种皮肉质，黑色，有光泽。花期 5～6 月，果期 8～9 月。

【采收加工】春、夏、秋三季采收，切段，鲜用或晒干。

【性状鉴别】本品枝皮有不规则的皮孔形成的纵向沟纹，呈棕褐色；木部黄白色，质坚硬，易折断，断面有髓或中空，髓部白色或黄白色，呈类圆形或略呈方形。单数羽状复叶，完整叶片展平后呈卵形或卵状披针形，长 4～8cm，宽 2～4cm，基部圆形至阔楔形，边缘具细锯齿，厚纸质。圆锥花序顶生，花黄白色，直径约 0.5cm。蓇葖果紫红色或棕色；种子近圆形，黑色。气微。果皮味微涩，种子味淡而油腻。

【药性】味辛，甜，性平。

【功能主治】理气止痛，消肿散结，祛风止痒。用于头痛，风湿痹痛，跌打损伤，眩晕，胃痛，脱肛，子宫下垂，阴痒。

【用法用量】内服：煎汤，9～15g。外用：适量，煎水洗。研末调服。

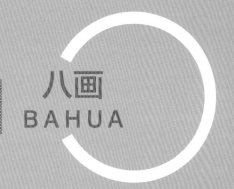

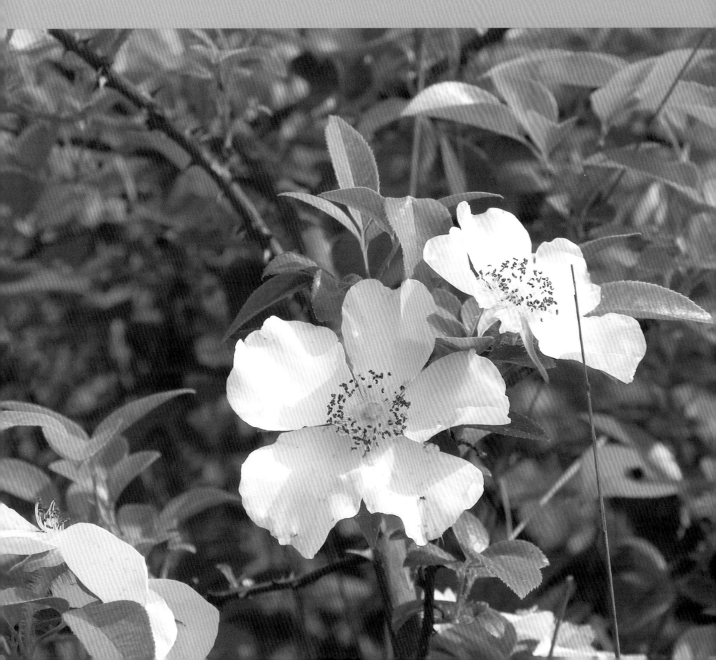

青鱼胆草
Qingyudancao

为龙胆科龙胆属植物红花龙胆 *Gentiana rhodantha* Franch. ex Hemsl. 的全草。

【**苗族药名**】reib jinbmloul 锐定谋。

【**俗名**】蔓龙胆、鱼胆草、对叶林、鱼鳅藤。

【**原植物**】多年生草本，高 20～50cm，具短缩根茎。根细条形，黄色。茎直立，单生或数个丛生，常带紫色，具细条棱，微粗糙，上部多分枝。基生叶呈莲座状，椭圆形、倒卵形或卵形，长 2～4cm，宽 0.7～2cm，先端急尖，基部楔形，渐狭呈长 0.5～1cm 的短柄，边缘膜质浅波状；茎生叶宽卵形或卵状三角形，长 1～3cm，宽 0.5～2cm，先端渐尖或急尖，基部圆形或心形，边缘浅波状，叶脉 3～5 条，下面明显，有时疏被毛，无柄或下部的叶具极短而扁平的柄，长 1～2mm，外面密被短毛或无毛，基部连合成短筒抱茎。花单生茎顶，无花梗；花萼膜质，有时微带紫色，萼筒长 7～13mm，脉稍突起具狭翅，裂片线状披针形，长 5～10mm，边缘有时疏生睫毛，弯缺圆形；花冠淡红色，上部有紫色纵纹，筒状，上部稍开展，长 3～4.5cm，裂片卵形或卵状三角形，长 5～9mm，宽 4～5mm，先端钝或渐尖，褶宽三角形，比裂片稍短，宽 4～5mm，先端具细长流苏；雄蕊着生于冠筒下部，花丝丝状，长短不等，长者长约 12mm，短者长约 5mm，花药椭圆形，长约 3mm；子房椭圆形，长约 10mm，柄短，长 4～5mm，花柱丝状，长约 6mm，柱头线形，2 裂。蒴果内藏或仅先端外露，淡褐色，长椭圆形，两端渐狭，长 2～2.5cm，宽约 4mm，果皮薄，柄长约 2cm；种子淡褐色，近圆形，直径约 1mm，具翅。花果期 10 月至翌年 2 月。

【**采收加工**】秋季采收，洗净，晒干或鲜用。

【**性状鉴别**】本品全草缠绕。茎细近圆形，表面黄绿色或带有紫色，具细条棱，节间长 7～14cm，叶对生，多皱缩。完整者展平后呈卵状披针形或圆形，长 4～8cm，宽 1～2cm，先端渐尖，基部心形或圆形，全缘，叶脉 3 出。有时可见叶腋具花或残留花萼。花淡紫色，萼筒有翅。气微，清香，茎叶味微苦，根味极苦。

【**药性**】味苦，性冷。

【**功能主治**】清热燥湿，解毒泻火，止咳。用于湿热黄疸，肺热咳嗽，小便不利。

【**用法用量**】内服：煎汤，9～15g；或泡酒；或煮粥食。外用：适量，煎水熏洗。

青葙子
Qingxiangzi

为苋科青葙属植物青葙 *Celosia argentea* L. 的成熟种子。

【苗族药名】deb rut zheit 代汝针。

【俗名】野鸡冠花、指天笔。

【原植物】一年生草本，高 0.3 ～ 1m，全体无毛；茎直立，有分枝，绿色或红色，具明显条纹。叶片矩圆披针形、披针形或披针状条形，少数卵状矩圆形，长 5 ～ 8cm，宽 1 ～ 3cm，绿色常带红色，顶端急尖或渐尖，具小芒尖，基部渐狭；叶柄长 2 ～ 15mm，或无叶柄。花多数，密生，在茎端或枝端成单一、无分枝的塔状或圆柱状穗状花序，长 3 ～ 10cm；苞片及小苞片披针形，长 3 ～ 4mm，白色，光亮，顶端渐尖，延长成细芒，具 1 中脉，在背部隆起；花被片矩圆状披针形，长 6 ～ 10mm，初为白色顶端带红色，或全部粉红色，后成白色，顶端渐尖，具 1 中脉，在背面凸起；花丝长 5 ～ 6mm，分离部分长约

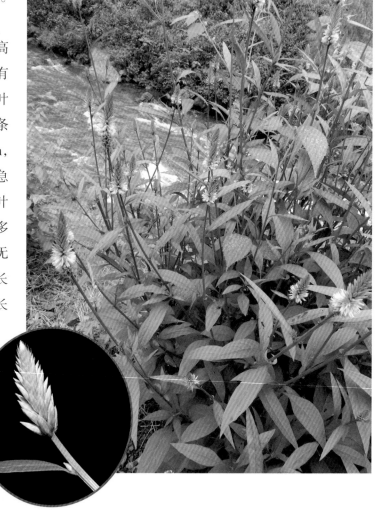

2.5 ～ 3mm，花药紫色；子房有短柄，花柱紫色，长 3 ～ 5mm。胞果卵形，长 3 ～ 3.5mm，包裹在宿存花被片内。种子凸透镜状肾形，直径约 1.5mm。花期 5 ～ 8 月，果期 6 ～ 10 月。

【采收加工】秋季果实成熟时采割植株或摘取果穗，晒干，收集种子，除去杂质。

【性状鉴别】本品呈扁圆形，少数呈圆肾形，直径 1 ～ 1.5mm。表面黑色或红黑色，光亮，中间微隆起，侧边微凹处有种脐。种皮薄而脆。气微，无味。

【药性】味淡，性冷。

【功能主治】清肝，明目，退翳。用于肝热目赤，眼生翳膜，视物昏花，肝火眩晕。

【用法用量】内服：煎汤，9 ～ 15g。

茉莉花
Molihua

为木樨科茉莉花属植物茉莉花 *Jasminum sambac*（L.）Aitonde 的花

【苗族药名】reib nggabmloul bleid 芮嘎茂奔。

【俗名】白末利、奈花、末梨花。

【原植物】直立或攀援灌木，高达 3m。小枝圆柱形或稍压扁状，有时中空，疏被柔毛。叶对生，单叶，叶片纸质，圆形、椭圆形、卵状椭圆形或倒卵形，长 4 ~ 12.5cm，宽 2 ~ 7.5cm，两端圆或钝，基部有时微心形，侧脉 4 ~ 6 对，在上面稍凹入或凹起，下面凸起，细脉在两面常明显，微凸起，除下面脉腋间常具簇毛外，其余无毛；叶柄长 2 ~ 6mm，被短柔毛，具关节。聚伞花序顶生，通常有花 3 朵，有时单花或多达 5 朵；花序梗长 1 ~ 4.5cm，被短柔毛；苞片微小，锥形，长 4 ~ 8mm；花梗长 0.3 ~ 2cm；花极芳香；花萼无毛或疏被短柔毛，裂片线形，长 5 ~ 7mm；花冠白色，花冠管长 0.7 ~ 1.5cm，裂片长圆形至近圆形，宽 5 ~ 9mm，先端圆或钝。果球形，径约 1cm，呈紫黑色。花期 5 ~ 8 月，果期 7 ~ 9 月。

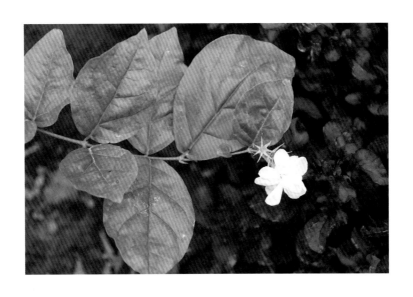

【采收加工】夏、秋二季花开放时采收，除去杂质，干燥。

【性状鉴别】本品多扁缩，长 1.5 ~ 2cm，直径约 1cm，基部连有短花梗，黄棕色至棕褐色；花萼管状，先端具 8 ~ 10 个细长的裂齿，表面皱缩；花冠管基部颜色略深，花冠裂片多椭圆形，长约 1cm，先端短尖或钝，基部成长管状，长 0.5 ~ 1.2cm，与裂片近等长。气芳香，味涩。

【药性】味涩，性冷。

【功能主治】理气和中，开郁辟秽。用于下痢腹痛，目赤肿痛，疮疡肿毒。

【用法用量】内服：煎汤，3 ~ 15g。外用：适量，煎水洗目或菜油浸滴耳。

苦丁茶
Kudingcha

为木犀科女贞属植物粗壮女贞 *Ligustrum robustum*（Rox-burgh）**Blume.** 的叶。

【苗族药名】mongb cox 孟菜。

【俗名】茶丁、富丁茶、皋卢茶。

【原植物】灌木或小乔木，高 1～10m；树皮灰褐色。枝灰色或褐色，无毛，小枝圆柱形，紫色，稀黄褐色或灰白色，密被长圆形皮孔，疏被微柔毛，后渐脱落。叶片纸质，椭圆状披针

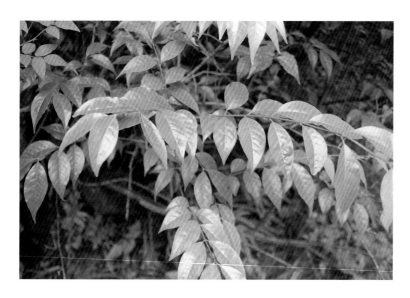

形或披针形，稀椭圆形或卵形，长 4～11cm，宽 2～4cm，先端长渐尖，基部宽楔形或近圆形，上面深绿色，光亮，下面淡绿色，两面光滑无毛或有时沿上面中脉疏被微柔毛，侧脉 5～7 对，在上面凹入，下面凸起；叶柄长 2～8mm，疏被短柔毛或近无毛，上面具深而窄的沟。圆锥花序顶生，长 5～15cm，宽 3～11cm；花序梗长 0～2.5cm；花序轴及分枝轴稍扁或近圆柱形，果时具棱，紫色，密被白色皮孔，具短柔毛或腺毛；小苞片

卵形或披针形，长 0.5～1.5mm，具纤毛；花梗长 0～2mm，被短柔毛；花萼被疏硬毛或近无毛，长约 1mm，先端近截形或具不明显齿；花冠长 4～5mm，花冠管长 1.5～2.5（～3）mm，裂片长 1.5～2.5（～3）mm，反折；花丝长 2.5～3（～4）mm，花药长圆形，长 1.5～1.8mm；花柱细长，长 2.5～3.5mm，稍长于花冠管，柱头头状。果倒卵状长圆形或肾形，长 7～10（～12）mm，径 3～6mm，弯曲，呈黑色。花期 6～7 月，果期 7～12 月。

【采收加工】3～4 月采集叶片，蒸后晒干。

【性状鉴别】本品叶多破碎，部分叶片粘合，呈绿褐色、茶褐色或棕褐色。完整叶片展平后呈椭圆形、卵状椭圆形至卵状披针形，长 4～8cm，宽 1.5～4cm，先端渐尖，基部楔形或圆形，全缘，上面平滑光亮，下面主脉突起；叶柄长 0.3～1.2cm。革质，质脆。气清香，味苦回甜。

【药性】味苦、微甜，性冷。

【功能主治】清肝火，解热毒。用于头目眩晕，火眼，口疮，无名肿毒，水火烫伤。

【用法用量】内服：煎汤,10～15g；代茶饮。外用：适量，熬膏贴，煎水洗，研末撒或调敷。

苦瓜
Kugua

为葫芦科苦瓜属植物苦瓜 *Momordica charantia* L. 的果实。

【苗族药名】daob pul dob 到卜柁。

【俗名】癞葡萄、凉瓜、癞瓜、锦荔枝。

【原植物】一年生攀援状柔弱草本，多分枝；茎、枝被柔毛。卷须纤细，长达20cm，具微柔毛，不分歧。叶柄细，初时被白色柔毛，后变近无毛，长4～6cm；叶片轮廓卵状肾形或近圆形，膜质，长、宽均为4～12cm，上面绿色，背面淡绿色，脉上密被明显的微柔毛，其余毛较稀疏，5～7深裂，裂片卵状长圆形，边缘具粗齿或有不规则小裂片，先端多半钝圆形稀急尖，基部弯缺半圆形，叶脉掌状。雌雄同株。雄花：单生叶腋，花梗纤细，被微柔毛，长3～7cm，中部或下部具1苞片；苞片绿色，肾形或圆形，全缘，稍有缘毛，两面被疏柔毛，长、宽均5～15mm；花萼裂片卵状披针形，被白色柔毛，长4～6mm，宽2～3mm，急尖；花冠黄色，裂片倒卵形，先端钝，急尖或微凹，长1.5～2cm，宽0.8～1.2cm，被柔毛；雄蕊3，离生，药室2回折曲。雌花：单生，花梗被微柔毛，长10～12cm，基部常具1苞片；子房纺锤形，

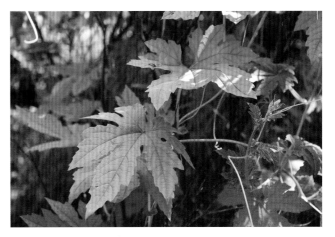

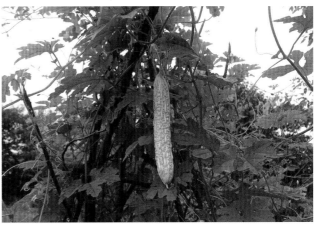

密生瘤状突起，柱头3，膨大，2裂。果实纺锤形或圆柱形，多瘤皱，长10～20cm，成熟后橙黄色，由顶端3瓣裂。种子多数，长圆形，具红色假种皮，两端各具3小齿，两面有刻纹，长1.5～2cm，宽1～1.5cm。花、果期5～10月。

【采收加工】9～10月采收果实，切片晒干或鲜用。

【性状鉴别】本品呈椭圆形或矩圆形，厚2～8mm，长3～15cm，宽0.4～2cm，全体皱缩，弯曲，果皮浅灰棕色，粗糙，有纵皱或瘤状突起，中间有时夹有种子或种子脱落后留下的孔洞，质脆，易断。气微，味苦。

【药性】味苦，性冷。

【功能主治】清暑涤热，明目，解毒。用于烦渴引饮，中暑，赤眼疼痛，痈肿丹毒，恶疮。

【用法用量】内服：煎汤，10～15g。

苦参
Kushen

为豆科苦参属植物苦参 *Sophora flavescens* **Ait.** 的根。

【苗族药名】yes ninb 野义。

【俗名】野槐、山槐、牛参、好汉拔。

【原植物】草本或亚灌木，稀呈灌木状，通常高1m左右，稀达2m。茎具纹棱，幼时疏被柔毛，后无毛。羽状复叶长达25cm；托叶披针状线形，渐尖，长6～8mm；小叶6～12对，互生或近对生，纸质，形状多变，椭圆形、卵形、披针形至披针状线形，长3～4（～6）cm，宽（0.5～）1.2～2cm，先端钝或急尖，基部宽楔形或浅心形，上面无毛，下面疏被灰白色短柔毛或近无毛。中脉下面隆起。总状花序顶生，长15～25cm；花多数，疏或稍密；花梗纤细，长约7mm；苞片线形，长约2.5mm；花萼钟状，明显歪斜，具不明显波状齿，完全发育后近截平，长约5mm，宽约6mm，疏被短柔毛；花冠比花萼长1倍，白色或淡黄白色，旗瓣倒卵状匙形，长14～15mm，宽6～7mm，先端圆形或微缺，基部渐狭成柄，柄宽3mm，翼瓣单侧生，强烈皱褶几达瓣片的顶部，柄与瓣片近等长，长约13mm，龙骨瓣与翼瓣相似，稍宽，宽约4mm，雄蕊10，分离或近基部稍连合；子房近无柄，被淡黄白色柔毛，花柱稍弯曲，胚珠多数。荚果长5～10cm，种子间稍缢缩，呈不明显串珠状，稍四棱形，疏被短柔毛或近无毛，成熟后开裂成4瓣，有种子1～5粒；种子长卵形，稍压扁，深红褐色或紫褐色。花期6～8月，果期7～10月。

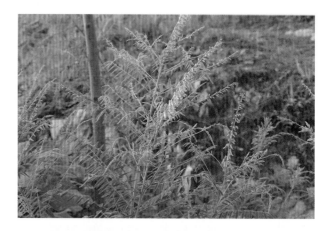

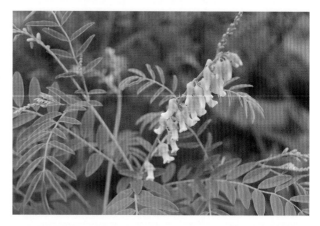

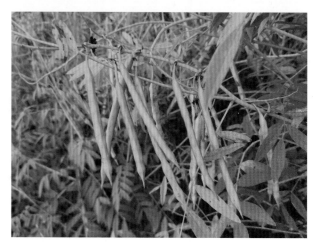

【采收加工】秋季挖根，鲜用或晒干备用。

【性状鉴别】本品根长圆柱形，下部常分枝，长10～30cm，直径1～2.5cm。表面棕黄色至灰棕色，具纵皱纹及横生皮孔。栓皮薄，破裂反卷，易剥落，露出黄色内皮。质硬，不易折断，折断面纤维性。切片厚3～6mm，切面黄白色，具放射状纹理。气刺鼻，味极苦。

【药性】味苦，性冷。

【功能主治】清热燥湿，杀虫，利尿。用于热痢，便血，黄疸，赤白带下，阴肿阴痒，湿疹，湿疮，皮肤瘙痒；外治滴虫性阴道炎。

【用法用量】内服：煎汤，3～15g；入丸、散。外用：适量，煎水熏洗；或研末敷；或泡酒搽。

苕叶细辛
Shaoyexixin

为马兜铃科细辛属植物五岭细辛 *Asarum wulingense* C. F. Liang 的全草。

【苗族药名】jongx reib shob 龚税苕。

【俗名】盘蛇莲、盘龙草、土细辛、倒插花。

【原植物】多年生草本；根状茎短，根丛生，稍肉质而较粗壮，直径 2.5～3mm。叶片长卵形或卵状椭圆形，稀三角状卵形，长 7～17cm，宽 5～9cm，先端急尖至短渐尖，基部耳形或耳状心形，两侧裂片长 2～5cm，宽 1.5～4cm，叶面绿色，偶有白色云斑，无毛，或侧脉和近叶缘处被短毛，叶背密被棕黄色柔毛；叶柄长 7～18cm，被短柔毛；芽苞叶卵形，长约 12mm，宽约 8mm，上面无毛，下面有毛，边缘密生睫毛。花绿紫色；花梗长约 2cm，常向下弯垂，被黄色柔毛；花被管圆筒状，长约 2.5cm，直径约 1.2cm，基部常稍窄缩，外面被黄色柔毛，喉部缢缩或稍缢缩，膜环宽约 1mm，内壁有纵行脊皱；花被裂片三角状卵形，长宽各约 1.5cm，基部有乳突皱褶区；药隔伸出，舌状；子房下位，花柱离生，顶端 2 叉分裂，柱头侧生。花期 12 月至翌年 4 月。

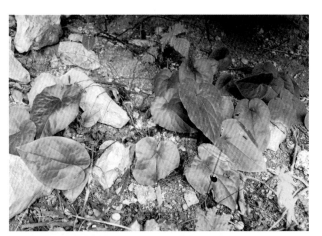

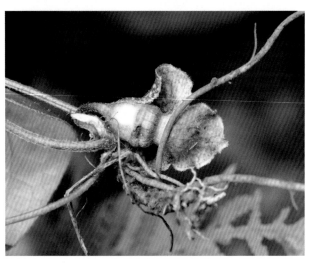

【采收加工】根及根茎秋季采挖，除去泥土，置通风处，阴干。全草春、秋季采收，阴干。

【性状鉴别】本品根茎短，节间长 0.2～1cm，直径 2～4mm。根丛生，直径约 3mm；灰黄色，表面光滑，断面白色。气芳香，味辛辣。

【药性】味辣，性热；有小毒。

【功能主治】温经散寒，止咳化痰，消肿止痛。用于胃痛，咳喘，跌打损伤，烫伤，蛇咬伤，含漱治牙痛。

【用法用量】内服：煎汤，1～3g。外用：适量，捣敷或浸酒搽。

枇杷树根
Pipashugen

为蔷薇科枇杷属植物枇杷 *Eriobotrya japonica* (**Thunb.**) **Lindl.** 的根。

【苗族药名】jongx bix bax 龚枇杷。

【俗名】芦橘、金丸、芦枝。

【原植物】常绿小乔木，高可达 10m；小枝粗壮，黄褐色，密生锈色或灰棕色绒毛。叶片革质，披针形、倒披针形、倒卵形或椭圆长圆形，长 12～30cm，宽 3～9cm，先端急尖或渐尖，基部楔形或渐狭成叶柄，上部边缘有疏锯齿，基部全缘，上面光亮，多皱，下面密生灰棕色绒毛，侧脉 11～21 对；叶柄短或几无柄，长 6～10mm，有灰棕色绒毛；托叶钻形，长 1～1.5cm，先端急尖，有毛。圆锥花序顶生，长 10～19cm，具多花；总花梗和花梗密生锈色绒毛；花梗长 2～8mm；苞片钻形，长 2～5mm，密生锈色绒毛；花直径 12～20mm；

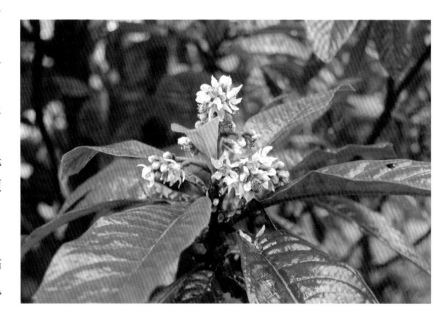

萼筒浅杯状，长 4～5mm，萼片三角卵形，长 2～3mm，先端急尖，萼筒及萼片外面有锈色绒毛；花瓣白色，长圆形或卵形，长 5～9mm，宽 4～6mm，基部具爪，有锈色绒毛；雄蕊 20，远短于花瓣，花丝基部扩展；花柱 5，离生，柱头头状，无毛，子房顶端有锈色柔毛，5 室，每室有 2 胚珠。果实球形或长圆形，直径 2～5cm，黄色或橘黄色，外有锈色柔毛，不久脱落；种子 1～5，球形或扁球形，直径 1～1.5cm，褐色，光亮，种皮纸质。花期 10～12 月，果期 5～6 月。

【采收加工】全年均可采收，切片，晒干。

【性状鉴别】本品根表面棕褐色，较平，无纵沟纹。质坚韧，不易折断，断面不平整，类白色。气清香，味苦、涩。

【药性】味苦，性微冷。

【功能主治】清肺止咳，下乳，祛内湿。用于虚痨咳嗽，乳汁不通，风湿痹痛。

【用法用量】内服：煎汤，6~30g，鲜品 120g。外用：适量，捣敷。

-261-

中国常用苗药彩色图谱

板蓝根
Banlangen

为十字花科菘蓝属植物菘蓝 *Isatis indigotica* **Fort.** 的根。

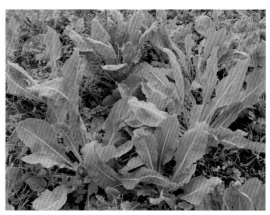

【苗族药名】reib nqit nggab 芮起嘎。

【俗名】靛青根、大蓝根、大青根。

【原植物】多年生草本，植株高 50～100cm。光滑无毛，常被粉霜。根肥厚。近圆锥形，直径 2～3cm，长 20～30cm，表面土黄色，具短横纹及少数须根，基生叶莲座状。叶片长圆形宽倒披针形，长 5～15cm，宽 1.5～4cm，先端钝尖，边缘全缘，或稍具浅波齿，有圆形叶或不明显；茎顶部叶宽条形，全缘，无柄。总状花序顶生或腋生，在枝顶组成圆锥状；萼片 4，宽卵形或宽披针形，长 2～3mm；花瓣 4，黄色，宽楔形，长 3～4mm，先端近平截，边缘全缘，基部具不明显短爪；雄蕊 6，4 长 2 短，长雄蕊长 3～3.2mm，短雄蕊长 2～2.2mm；雌蕊 1，子房近圆柱形，花柱界限不明显，柱头平截，短角果近长圆形，扁平，无毛，边缘具膜质翅，尤以两端的翅较宽。果瓣具中脉。种子 1 颗，长圆形，淡褐色。花期 4～5 月，果期 5～6 月。

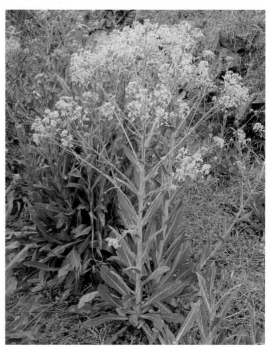

【采收加工】收割茎叶 2～3 次，秋季挖根，去掉茎叶，洗净晒干，存放阴凉干燥处，以防受潮和虫蛀。

【性状鉴别】本品根圆柱形，稍扭曲，长 10～20cm，直径 0.5～1cm，表面淡灰黄色或淡棕黄色，有纵皱纹及横生皮孔，并有支根或支根痕；根头略膨大，可见轮状排列的暗绿色或暗棕色叶柄残基。叶柄痕及密集的疣状突起。体实，质略软，折断面略平坦，皮部黄白色，约占半径的 1/2～3/4，木部黄色。气微，味微甜后苦涩。

【药性】味微甜、涩，性冷。

【功能主治】清热解毒，凉血，利咽。用于温毒发斑，高热头痛，大头瘟疫，烂喉丹痧，丹毒，痄腮，喉痹，疮肿，水痘，麻疹，肝炎，流行性感冒。

【用法用量】内服：煎汤，15～30 g，大剂量可用 60～120 g；或入丸，散。外用：煎汤熏洗。

松节
Songjie

为松科松属植物马尾松 *Pinus massoniana* Lamb. 的瘤状节或分枝节。

【苗族药名】jab bod dol yifgheid 加捕夺益给。

【俗名】长毛松、青松、飞松。

【原植物】乔木，高达 25m，胸径可达 1m 以上；树皮灰褐色或褐灰色，裂成不规则较厚的鳞状块片，裂缝及上部树皮红褐色；枝平展或向下斜展，老树树冠平顶，小枝较粗，褐黄色，无毛，幼时微被白粉；冬芽矩圆形，顶端尖，微具树脂，芽鳞红褐色，边缘有丝状缺裂。针叶 2 针一束，深绿色，粗硬，长 10 ～ 15cm，径约 1.5mm，边缘有细锯齿，两面具气孔线；横切面半圆形，二型层皮下层，在第一层细胞下常有少数细胞形成第二层皮下层，树脂道 5 ～ 8 个或更多，边生，多数生于背面，腹面有 1 ～ 2 个，稀角部有 1 ～ 2 个中生树脂道，叶鞘初呈淡褐色，后呈淡黑褐色。雄球花圆柱形，长 1.2 ～ 1.8cm，在新枝下部聚生成穗状。球果卵形或圆卵形，长 4 ～ 9cm，有短梗，向下弯垂，成熟前绿色，熟时淡黄色或淡褐黄色，常宿存树上近数年之久；中部种鳞近矩圆状倒卵形，长 1.6 ～ 2cm，宽约 1.4cm，鳞盾肥厚、隆起或微隆起，扁菱形或菱状多角形，横脊显著，

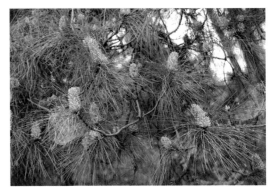

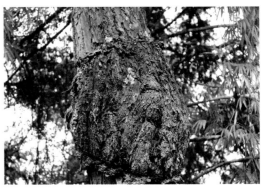

鳞脐凸起有尖刺；种子卵圆形或长卵圆形，淡褐色有斑纹，长 6 ～ 8mm，径 4 ～ 5mm，连翅长 1.5 ～ 1.8cm；子叶 8 ～ 12 枚，长 3.5 ～ 5.5cm；初生叶窄条形，长约 4.5cm，先端尖，边缘有细锯齿。花期 4 ～ 5 月，球果第二年 10 月成熟。

【采收加工】多于采伐时或木器厂加工时锯取之，经过选择整修，晒干或阴干。

【性状鉴别】本品呈扁圆节段状或不规则的块状，长短粗细不一。外表面黄棕色、灰棕色或红棕色，有时带有棕色至黑棕色油斑，或有残存的栓皮。质坚硬。横截面木部淡棕色，心材色稍深，可见明显的年轮环纹，显油性；髓部小，淡黄棕色。纵断面具纵直或扭曲纹理。有松节油香气，味微苦辛。

【药性】味苦，性热。

【功能主治】祛风燥湿，舒筋活络，活血止痛。用于关节疼痛，筋骨挛急，脚痹痿软，跌打瘀痛。

【用法用量】内服：煎汤，9 ～ 15g；或浸酒、醋等。外用：适量，浸酒涂搽；或炒研末调敷。

枫香果
Fengxiangguo

为金缕梅科枫香树属植物枫香树 *Liquidambar formosana* Hance 的成熟果序。

【苗族药名】ndutminx 都明。

【俗名】枫树球、路路通。

【原植物】落叶乔木，高达 30m，胸径最大可达 1m，树皮灰褐色，方块状剥落；小枝干后灰色，被柔毛，略有皮孔；芽体卵形，长约 1cm，略被微毛，鳞状苞片敷有树脂，干后棕黑色，有光泽。叶薄革质，阔卵形，掌状 3 裂，中央裂片较长，先端尾状渐尖；两侧裂片平展；基部心形；上面绿色，干后灰绿色，不发亮；下面有短柔毛，或变秃净仅在脉腋间有毛；掌状脉 3 ～ 5 条，在上下两面均显著，网脉明显可见；边缘有锯齿，齿尖有腺状突；叶柄长达 11cm，常有短柔毛；托叶线形，游离，或略与叶柄连生，长 1 ～ 1.4cm，红褐色，被毛，早落。雄性短穗状花序常多个排成总状，雄蕊多数，花丝不等长，花药比花丝略短。雌性头状花序有花 24 ～ 43 朵，花序柄长 3 ～ 6cm，偶有皮孔，无腺体；萼齿 4 ～ 7 个，针形，长 4 ～ 8mm，子房下半部藏在头状花序轴内，

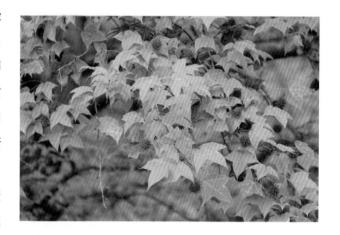

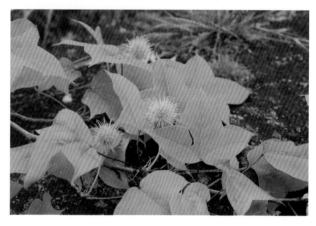

上半部游离，有柔毛，花柱长 6 ～ 10mm，先端常卷曲。头状果序圆球形，木质，直径 3 ～ 4cm；蒴果下半部藏于花序轴内，有宿存花柱及针刺状萼齿。种子多数，褐色，多角形或有窄翅。

【采收加工】冬季采摘，除去杂质，洗净晒干备用。

【性状鉴别】本品聚花果，由多数小蒴果集合而成，呈球形，直径 2 ～ 3cm。基部有总果梗。表面灰棕色或棕褐色，有多数尖刺和喙状小钝刺，长 0.5 ～ 1mm，常折断，小蒴果顶部开裂，呈蜂窝状小孔。体轻，质硬，不易破开。气微，味淡。

【药性】味香，性热。

【功能主治】祛风除湿，行气活血。用于少乳，体虚，风湿麻木。

【用法用量】内服：煎汤，3 ～ 10g。

构树
Goushu

为桑科构属植物构树 *Broussonetia papyrifera*（Linnaeus）L'Heritier ex Ventenat. 的成熟果实。

【苗族药名】giot guat 绞寡。

【俗名】楮实子、楮实、楮桃、谷桑。

【原植物】乔木，高 10～20m；树皮暗灰色；小枝密生柔毛。叶螺旋状排列，广卵形至长椭圆状卵形，长 6～18cm，宽 5～9cm，先端渐尖，基部心形，两侧常不相等，边缘具粗锯齿，不分裂或 3～5 裂，小枝叶常有明显分裂，表面粗糙，疏生糙毛，背面密被绒毛，基生叶脉三出，侧脉 6～7 对；叶柄长 2.5～8cm，密被糙毛；托叶大，卵形，狭渐尖，长 1.5～2cm，宽 0.8～1cm。花雌雄异株；雄花序为柔荑花序，粗壮，长 3～8cm，苞片披针形，被毛，花被 4 裂，裂片三角状卵形，被毛，雄蕊 4，花药近球形，退化雌蕊小；雌花序球形头状，苞片棍棒状，顶端被毛，花被管状，顶端与花柱紧贴，子房卵圆形，柱头线形，被毛。聚花果直径 1.5～3cm，成熟时橙红色，肉质；瘦果具与等长的柄，表面有小瘤，龙骨双层，外果皮壳质。花期 4～5 月，果期 6～7 月。

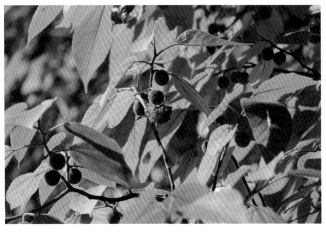

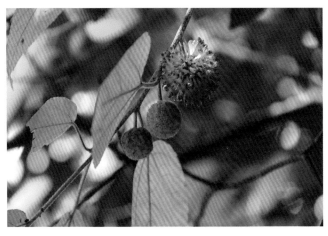

-265-

【采收加工】秋季果实成熟时采收，洗净，晒干，除去灰白色膜状宿萼和杂质。

【性状鉴别】本品略呈球形或卵圆形，稍扁，直径约 1.5mm。表面红棕色，有网状皱纹或颗粒状突起，一侧有棱，一侧有凹沟，有的具果梗。质硬而脆，易压碎。胚乳类白色，富油性。气微，味淡。

【药性】味甜，性冷。

【功能主治】清肝明目，滋肾益阴，催乳，健脾利水。用于目昏，目翳，肾虚腰膝酸软，阳痿，水肿，尿少，产后乳少。

【用法用量】内服：煎汤，6～15g；或入丸、散。外用：适量，捣烂外敷。

刺天茄
Citianqie

为茄科茄属植物刺天茄 *Solanum violaceum* Ortega 的根。

【苗族药名】reib benx ghuangt 锐本广。

【俗名】鸡刺子、野海椒、苦天茄、丁茄根。

【原植物】多枝灌木，通常高 0.5～1.5（～6）m，小枝，叶下面，叶柄，花序均密被 8～11 分枝，长短不相等的具柄的星状绒毛。小枝褐色，密被尘土色渐老逐渐脱落的星状绒毛及基部宽扁的淡黄色钩刺，钩刺长 4～7mm，基部宽 1.5～7mm，基部被星状绒毛，先端弯曲，褐色。叶

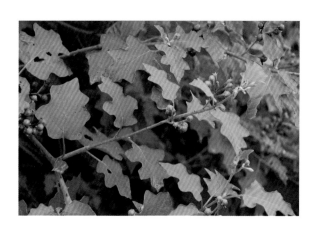

卵形，长 5～7（～11）cm，宽 2.5～5.2（～8.5）cm，先端钝，基部心形，截形或不相等，边缘 5～7 深裂或成波状浅圆裂，裂片边缘有时又作波状浅裂，上面绿色，被具短柄的 5～9（～11）分枝的星状短绒毛，下面灰绿，密被星状长绒毛；中脉及侧脉常在两面具有长 2～6mm 的钻形皮刺，侧脉每边 3～4 条；叶柄长 2～4cm，密被星状毛及具 1～2 枚钻形皮刺，有时不具。蝎尾状花序腋外生，长 3.5～6cm，总花梗长 2～8mm，花梗长 1.5cm 或稍长，密被星状绒毛

及钻形细直刺；花蓝紫色，或少为白色，直径约 2cm；萼杯状，直径约 1cm，长 4～6mm，先端 5 裂，裂片卵形，端尖，外面密被星状绒毛及细直刺，内面仅先端被星状毛；花冠辐状，筒部长约 1.5mm，隐于萼内，冠檐长约 1.3cm，先端深 5 裂，裂片卵形，长约 8mm，外面密被分枝多具柄或无柄的星状绒毛，内面上部及中脉疏被分枝少无柄的星状绒毛，很少有与外面相同的星状毛；花丝长约 1mm，基部稍宽大，花药黄色，长约为花丝长度的 7 倍，顶孔向上；子房长圆形，具棱，顶端被星状绒毛，花柱丝状，长约 8mm，除柱头以下 1mm 外余均被星状绒毛，柱头截形。果序长 4～7cm，果柄长 1～1.2cm，被星状毛及直刺。浆果球形，光亮，成熟时橙红色，直径约 1cm，宿存萼反卷。种子淡黄色，近盘状，直径约 2mm。全年开花结果。

【采收加工】全年可采，除去须根，洗净，晒干或鲜用。

【性状鉴别】本品根呈不规则圆柱形，多扭曲不直，有分支，长可达 30cm，直径 0.7～5cm。表面灰黄色至棕黄色，粗糙，可见突起细根痕及斑点，皮薄，有剥落，剥落处呈淡黄色。质硬，断面淡黄色或黄白色，纤维性。气微，味弱。

【药性】味微苦，性冷；有小毒。

【功能主治】祛风，清热，解毒，止痛。用于头痛，牙痛，咽痛，淋巴结炎，胃痛，风湿关节痛，跌仆损伤，痈疮肿毒。

【用法用量】内服：煎汤，9～15g。外用：适量，捣敷。

刺梨
Cili

为蔷薇科蔷薇属植物缫丝花 *Rosa roxburghii* Tratt. 的根。

【苗族药名】jongx xob dol 龚多笑。

【俗名】茨藜子根、茨藜根。

【原植物】落叶灌木，高约 1m。多分枝，遍体具短刺，刺成对生于叶之基部。叶互生，单数羽状复叶，着生于两刺之间；叶柄长 1.5～2.5cm，具条纹；托叶线形，大部连于叶柄上，边缘具长尖齿及缘毛；小叶通常 7～11 枚，对生，长倒卵形至椭圆形，边缘具细锯齿，先端尖或圆形，基部阔楔形，两面无毛；无柄。花两性，单生于小枝顶端，淡红色有香气；花萼 5，基部连合成筒状，围包雌蕊，上端膨大而成花盘，表面密被细长刺针；花瓣 5，广倒卵形，顶端凹入，雄蕊多数，着生于花盘外围，有毛，长出于萼筒口；雌蕊多数，着生于萼筒基部，柱头头状。果实偏球形，被有密刺，成熟时为黄色，内含多数骨质瘦果，卵圆形，先端具束毛。花期 4～7 月。

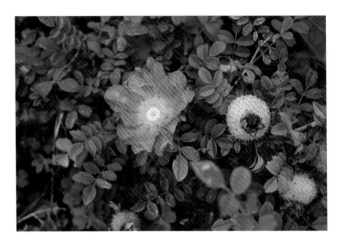

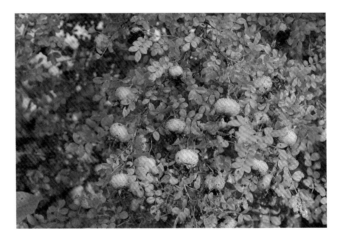

【采收加工】全年均可采挖，洗净，切片，鲜用或晒干。

【性状鉴别】本品呈类圆柱形，长 15～50cm，直径 0.5～2cm 或更粗。表面棕褐色，具细纵纹及侧根痕，少数有细须根残存。皮部薄，易剥离，皮脱落处表面呈棕红色。质坚硬，不易折断，断面纤维性，木部呈浅红棕色与黄白色相间的放射状纹理。气微，味涩。

【药性】味酸、涩，性冷。

【功能主治】健胃消食，止痛，收涩，止血。用于胃脘胀满疼痛，牙痛，喉痛，久咳，泻痢，遗精，带下，崩漏，痔疮。

【用法用量】内服：煎汤，9～15g。

虎耳草
Huercao

为虎耳草科虎耳草属植物虎耳草 *Saxifraga stolonifera-meerb.* 的全草。

【**苗族药名**】vob bix seix 窝比省。

【**俗名**】天青地红、通耳草、石荷叶、老虎耳、金线吊芙蓉。

【**原植物**】多年生草本，高 8 ～ 45cm。鞭匍枝细长，密被卷曲长腺毛，具鳞片状叶。茎被长腺毛，具 1 ～ 4 枚苞片状叶。基生叶具长柄，叶片近心形、肾形至扁圆形，长 1.5 ～ 7.5cm，宽 2 ～ 12cm，先端钝或急尖，基部近截形、圆形至心形，（5 ～）7 ～ 11 浅裂（有时不明显），裂片边缘具不规则齿牙和腺睫毛，腹面绿色，被腺毛，背面通常红紫色，被腺毛，有斑点，具掌状达缘脉序，叶柄长 1.5 ～ 21cm，被长腺毛；茎生叶披针形，长约 6mm，宽约 2mm。聚伞花序圆锥状，长 7.3 ～ 26cm，具 7 ～ 61 花；花序分枝长 2.5 ～ 8cm，被腺毛，具

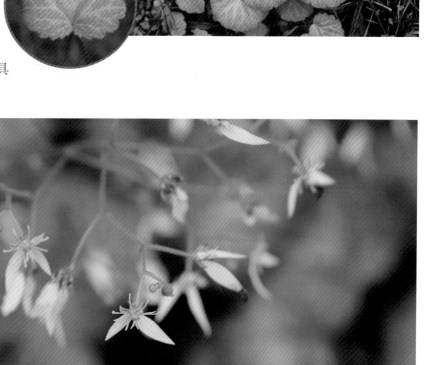

2 ～ 5 花；花梗长 0.5 ～ 1.6cm，细弱，被腺毛；花两侧对称；萼片在花期开展至反曲，卵形，长 1.5 ～ 3.5mm，宽 1 ～ 1.8mm，先端急尖，边缘具腺睫毛，腹面无毛，背面被褐色腺毛，3 脉于先端汇合成 1 疣点；花瓣白色，中上部具紫红色斑点，基部具黄色斑点，5 枚，其中 3 枚较短，卵形，长 2 ～ 4.4mm，宽 1.3 ～ 2mm，先端急尖，基部具长 0.1 ～ 0.6mm 之爪，羽状脉序，具 2 级脉（2 ～）3 ～ 6 条，另 2 枚较长，披针形至长圆形，长 6.2 ～ 14.5mm，宽 2 ～ 4mm，先端急尖，基部具长 0.2 ～ 0.8mm 之爪，羽状脉序，具 2 级脉 5 ～ 10（～ 11）条。雄蕊长 4 ～ 5.2mm，花丝棒状；花盘半环状，围绕于子房一侧，边缘具瘤突；2 心皮下部合生，长 3.8 ～ 6mm；子房卵球形，花柱 2，叉开。花果期 4 ～ 11 月。

【采收加工】四季均可采收，以花后采为好。将全草拔出，洗净，鲜用或晾干备用。

【性状鉴别】本品多蜷缩成团状，全体被毛。根茎短，丛生细短须状根，灰褐色；匍匐枝线状。基生叶数片，密被黄棕色绒毛；叶柄长 2 ～ 10cm，稍扭曲，有纵皱纹，基部鞘状；叶片稍厚，展平后呈圆形或肾形，红棕色或棕褐色，长 2 ～ 6cm，宽 3 ～ 7cm，边缘具不规则齿。狭圆锥花序顶生，花有梗，花瓣 5 片，其中 2 片较大。无臭，味微苦。

【药性】味苦，性冷。

【功能主治】疏风清热，凉血解毒。用于风热咳嗽，急性中耳炎，大泡性鼓膜炎，风疹瘙痒，湿疹。

【用法用量】内服：煎汤，10 ～ 15g。外用：适量，煎水洗；鲜品捣烂外敷；或绞汁滴耳及涂布。

虎杖
Huzhang

为蓼科虎杖属植物虎杖 *Polygonum cuspidatum* Sieb. et Zucc. 的根茎和根。

【苗族药名】uab gongx liongl 蛙龚龙。

【俗名】酸杖、酸汤秆、花斑竹、大叶蛇总管。

【原植物】多年生灌木状草本植物，高达 1.3m。根茎横卧地下，粗大，带木质节明显，外皮棕色，断面黄色。茎直立，丛生，中空，无毛，基部木质化，散生红色或紫红色斑点。叶互生；具短柄；托叶鞘膜质，褐色，早落；叶中宽卵形或卵状椭圆形，长 6 ~ 12cm，宽 5 ~ 9cm，先端短骤尖，基部圆形或楔形，全缘无毛，花单性，雌雄异株，成腋生密集的圆锥花序；花梗细长，中部有关节，上部有翅；花被 5 深裂，白色或淡绿白色，2 轮排，外轮 3 片在果期增大，背部生翅；雄花的雄蕊 8，具退化雌蕊；雌蕊具退化雄蕊，子房上位，花柱 3，分离，柱头扩展，呈鸡冠状。瘦果卵形，长 3 ~ 4mm，黑褐色，光亮，包于宿存的翅状花被内，翅倒心状卵形，长 6 ~ 10mm，基部圆形，下延至果梗。花期 6 ~ 8 月，果期 9 ~ 10 月。

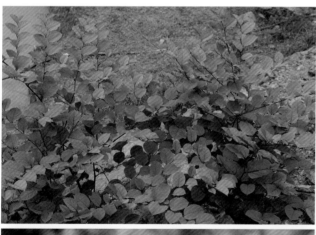

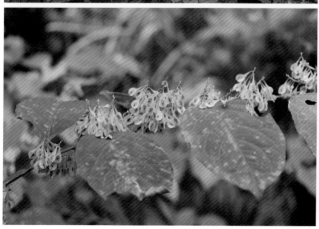

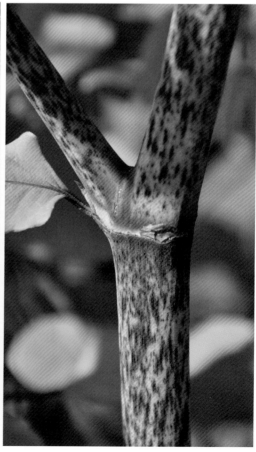

【采收加工】春、秋二季采挖，除去须根，洗净，趁鲜切短段或厚片，晒干。

【性状鉴别】本品多为圆柱形短段或不规则厚片，长 1 ～ 7cm，直径 0.5 ～ 2.5cm。外皮棕褐色，有纵皱纹和须根痕，切面皮部较薄，木部宽广，棕黄色，射线放射状，皮部与木部较易分离。根茎髓中有隔或呈空洞状。质坚硬。气微，味微苦、涩。

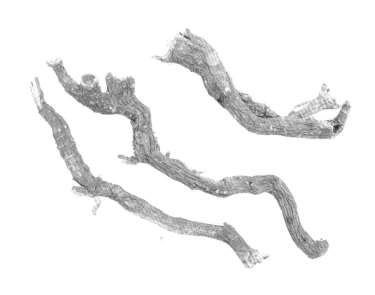

【药性】味苦，性微冷。

【功能主治】活血散瘀，祛风通络，清热利湿，解毒。用于妇女经闭，痛经，产后恶露不下，跌仆损伤，风湿痹痛，湿热黄疸，淋浊带下，疮疡肿毒，毒蛇咬伤，水火烫伤。

【用法用量】内服：煎汤，10 ～ 15g；或浸酒；或入丸、散。外用：适量，研末调敷；或煎浓汁湿敷；或熬膏涂搽。

岩白菜
Yanbaicai

为苦苣苔科唇柱苣苔属植物牛耳朵 *Chirita eburnea* Hance 的根茎及全草。

【苗族药名】ghab naix liod 嘎乃料。

【俗名】岩青菜、山金兜菜、爬面虎、石三七、石虎耳。

【原植物】多年生草本，具粗根状茎。叶均基生，肉质；叶片卵形或狭卵形，长 3.5 ～ 17cm，宽 2 ～ 9.5cm，顶端微尖或钝，基部渐狭或宽楔形，边缘全缘，两面均被贴伏的短柔毛，有时上面毛稀疏，侧脉约 4 对；叶柄扁，长 1 ～ 8cm，宽达 1cm，密被短柔毛。聚伞花序 2 ～ 6 条，不分枝或一回分枝，每花序有（1 ～）2 ～ 13（～ 17）花；花序梗长 6 ～ 30cm，被短柔毛；苞片 2，对生，卵形、宽卵形或圆卵形，长 1 ～ 4.5cm，宽 0.8 ～ 2.8cm，密被短柔毛；花梗长达 2.3cm，密被短柔毛及短腺毛。花萼长 0.9 ～ 1cm，5 裂达基部，裂片狭披针形，宽 2 ～ 2.5mm，外面被短柔毛及腺毛，内面被疏柔毛。花冠紫色或淡紫色，有时白色，喉部黄色，长 3 ～ 4.5cm，两面疏被短柔毛，与上唇 2 裂片相对有 2 纵条毛；筒长 2 ～ 3cm，口部直径 1 ～ 1.4cm；上唇长 5 ～ 9mm，2 浅裂，下唇长 1.2 ～ 1.8cm，3 裂。雄蕊的花丝着生于距花冠基部 1.2 ～ 1.6cm 处，长 9 ～ 10mm，下部宽，被疏柔毛，向上变狭，并膝状弯曲，花药长约 5mm；退化雄蕊 2，着生于距基部 1.1 ～ 1.5mm 处，长 4 ～ 6mm，有疏柔毛。花盘斜，高约 2mm，边缘有波状齿。雌蕊长 2.2 ～ 3cm，子房及花柱下部密被短柔毛，柱头二裂。蒴果长 4 ～ 6cm，粗约 2mm，被短柔毛。花期 4 ～ 7 月。

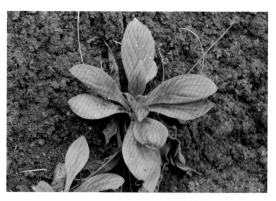

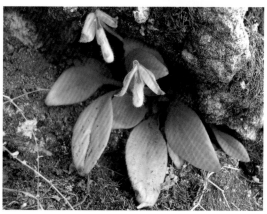

【采收加工】全年均可采收，鲜用或晒干。

【性状鉴别】本品呈根茎圆柱形，弯曲，有茎基残余，靠近根茎头部处着生多数细长的须根。根茎长 1 ～ 7cm，直径 0.8 ～ 2cm。表面黄褐色，较光滑，有不规则的纵皱。质脆，易断，折断面较致密，黑褐色。全草皱缩，叶基生，展平后呈卵形，全缘，两面均有毛茸，有时可见花枝或果枝。气微，味苦、涩。

【药性】味甜，性冷。

【功能主治】清肺止咳，凉血止血，解毒消痈。用于阴虚肺热，咳嗽咯血，崩漏带下，痈肿疮毒，外伤出血。

【用法用量】内服：煎汤，根茎 3 ～ 9g；全草 15 ～ 30g。外用：鲜品适量，捣敷。

岩瓜子
Yanguazi

为水龙骨科伏石蕨属植物抱石莲 *Lemmaphyllum drymoglossoides*（Baker）Ching 的全草。

【苗族药名】uabmak vieeb 弯妈烟。

【俗名】鱼鳖金星、鱼鳖草、金丝鱼鳖草、石瓜子、金龟藤。

【原植物】根状茎细长横走，被钻状有齿棕色披针形鳞片。叶远生，相距 1.5～5cm，二型；不育叶长圆形至卵形，长 1～2cm 或稍长，圆头或钝圆头，基部楔形，几无柄，全缘；能育叶舌状或倒披针形，长 3～6cm，宽不及 1cm，基部狭缩，几无柄或具短柄，有时与不育叶同形，肉质，干后革质，上面光滑，下面疏被鳞片。孢子囊群圆形，沿主脉两侧各成一行，位于主脉与叶边之间。

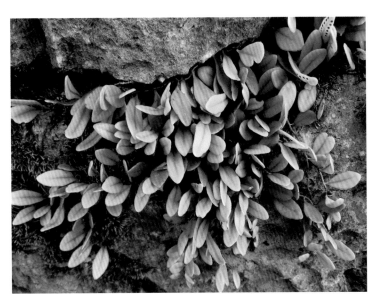

【采收加工】夏季采收，鲜用或晒干备用。

【性状鉴别】本品根状茎细长，横走，疏被鳞片，鳞片淡棕色而薄，粗筛孔状，基部宽而有不整齐的分枝，先端钻形。叶 2 型，单叶，远生，肉质，深绿色至棕褐色，叶脉不明显；营养叶卵圆形至长椭圆状卵圆形，长 1～2cm，宽约 2cm。孢子叶细长，舌形或匙形，长 3～6cm，宽不及 1cm，或与营养叶同形。孢子囊群中等大小，分离，排列于孢子叶背面，主脉两侧各 1 行。气微香，味苦。

【药性】味苦、性冷。

【功能主治】清热解毒，祛风化痰，凉血祛瘀。用于小儿高热，肺结核，内、外伤出血，风湿关节痛，跌打损伤；外用治疗疮肿毒。

【用法用量】内服：煎汤，15～30g。外用：适量，捣敷。

岩豇豆

Yanjiangdou

为苦苣苔科吊石苣苔属植物吊石苣苔 *Lysinotus pauciflorus* Maxim. 的全草。

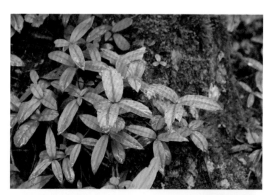

-274-

【苗族药名】reib ghad ndud bleat 锐阿都偏。

【俗名】石豇豆、岩泽兰、瓜子菜、白棒头、千锤打、石吊兰。

【原植物】小灌木。茎长 7 ~ 30cm，分枝或不分枝，无毛或上部疏被短毛。叶 3 枚轮生，有时对生或 4 枚轮生，具短柄或近无柄；叶片革质，形状变化大，线形、线状倒披针形、狭长圆形或倒卵状长圆形，少有为狭倒卵形或长椭圆形，长 1.5 ~ 5.8cm，宽 0.4 ~ 1.5（~ 2）cm，顶端急尖或钝，基部钝、宽楔形或近圆形，边缘在中部以上或上部有少数牙齿或小齿，有时近全缘，两面无毛，中脉上面下陷，侧脉每侧 3 ~ 5 条，不明显；叶柄长 1 ~ 4（~ 9）mm，上面常被短伏毛。花序有 1 ~ 2（~ 5）花；花序梗纤细，长 0.4 ~ 2.6（~ 4）cm，无毛；苞片披针状线形，长 1 ~ 2mm，疏被短毛或近无毛；花梗长 3 ~ 10mm，无毛。花萼长 3 ~ 4（~ 5）mm，5 裂达或近基部，无毛或疏被短伏毛；裂片狭三角形或线状三角形。花冠白色带淡紫色条纹或淡紫色，长 3.5 ~ 4.8cm，无毛；筒细漏斗状，长 2.5 ~ 3.5cm，口部直径 1.2 ~ 1.5cm；上唇长约 4mm，2 浅裂，下唇长 10mm，3 裂。雄蕊无毛，花丝着生于距花冠基部 13 ~ 15mm 处，狭线形，长约 12mm，花药直径约 1.2mm，药隔背面突起长约 0.8mm；退化雄蕊 3，无毛，中央的长约 1mm，侧生的狭线形，长约 5mm，弧状弯曲。花盘杯状，高 2.5 ~ 4mm，有尖齿。雌蕊长 2 ~ 3.4cm，无毛。蒴果线形，长 5.5 ~ 9cm，宽 2 ~ 3mm，无毛。种子纺锤形，长 0.6 ~ 1mm，毛长 1.2 ~ 1.5mm。花期 7 ~ 10 月。

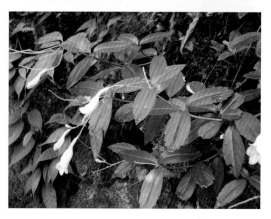

【采收加工】夏季采收，鲜用或晒干备用。

【性状鉴别】本品茎呈圆柱形，长 25 ~ 60cm，直径 0.2 ~ 0.5cm；表面淡棕色或灰褐色，有纵皱纹，节膨大，常有不定根；质脆，易折断，断面黄绿色至黄棕色，中心有空隙。叶轮生或对生，有短柄；叶片披针形至狭卵形，长 1.5 ~ 6cm，边缘反卷，上部有齿，两面灰绿色至灰棕色。气微，味苦。

【药性】味苦，性冷。

【功能主治】宣肺止咳，止血，补虚，化湿消积。用于感冒咳嗽，支气管炎，劳伤吐血，虚汗，小儿疳积。

【用法用量】内服：煎汤，15 ~ 30g。外用：适量，研末敷。

败酱草
Baijiangcao

为败酱科败酱属植物黄花败酱 *Patrinia scabiosaefolia* Fisch.ex Trev. 或白花败酱 *Patrinia villosa*（Thunb.）Juss. 的全草。

【苗族药名】jab zangd naib 加姜勒。

【俗名】豆豉草、豆渣草、败酱、野黄花、土柴胡、鸡肠风、黄花芽。

【原植物】

1. 黄花败酱　多年生草本植物，高 70～130cm。地下根茎细长，横卧或斜生，有特殊臭气。基生叶丛生，有长柄，花时叶枯落；茎生叶对生；柄长 1～2cm，上部叶渐无柄；叶片 2～3 对羽状深裂，长 5～15cm，中央裂片最大，椭圆形或卵形，两侧裂片窄椭圆形至线形，先端渐尖，叶缘有粗锯齿，两面疏被粗毛或无毛。聚伞状圆锥花序集成疏而大的伞房状花序，腋生或顶生；总花梗常仅相对两侧或仅一侧被粗毛，花序基部有线性总苞片 1 对，甚小；花直径约 3mm；花萼短，萼齿 5，不明显；花冠黄色，上部5 裂，冠筒短；雄蕊 4，与花冠近等长；子房 3 室，1 室发育。瘦果长椭圆形，长3～4mm；边缘稍扁，由背部向两侧延展成窄翅状。花期 7～9 月。

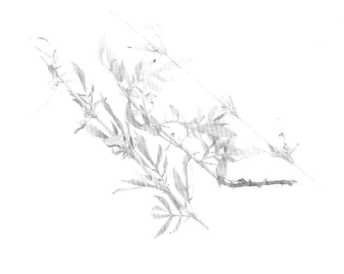

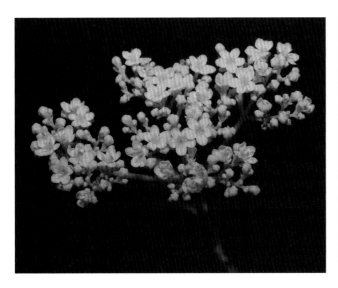

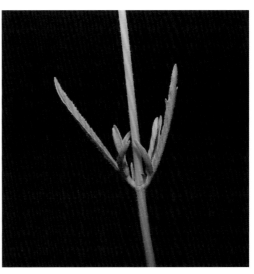

中国常用苗药彩色图谱

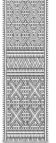

2.白花败酱 多年生草本，高50～100cm。根茎有特臭味，茎枝被粗白毛，后毛渐脱落。基生叶丛生，叶柄较叶片稍长；叶片宽卵形或近圆形，边缘有粗锯齿；茎生叶对生；叶柄长 1～3cm，上部叶渐近无柄；叶片卵形、菱状卵形或窄椭圆形，长 4～11cm，宽 2～5cm，先端渐尖至窄长渐尖。基部楔形下延，叶 2 对羽状分裂，两面疏具糙伏毛或近无毛。聚伞圆锥花序，集成疏生大伞房状，

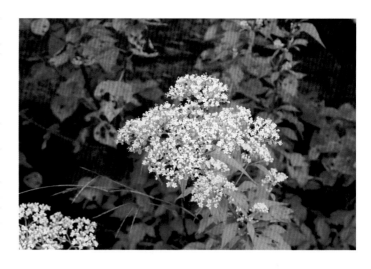

总苞叶卵状披针形；花萼小，萼齿 5，不明显；花冠白色，直径约 5mm，冠筒短，先端 5 裂，雄蕊 4，伸出；子房下位，花柱稍短于雄蕊。瘦果倒卵形，宿存苞片贴生，苞片近圆形，膜质，网脉明显。

【采收加工】野生者夏、秋季采挖，栽培者可在当年开花前采收，洗净、晒干。

【性状鉴别】

1.黄花败酱 全长 50～100cm。根茎呈圆柱形，多向一侧弯曲，长 5～15cm，直径 0.3～1cm，表面暗棕色至紫棕色，有节，节上有根痕，断面中央具棕色木心。根长圆锥形或长圆柱形，长达 10cm，直径 0.1～0.4cm，表面有纵纹，断面黄白色。茎圆柱形，直径 0.2～1cm，表面暗棕色至紫棕色，节明显，常有倒生粗毛；质脆，断面中部具髓或细小空洞。叶对生，叶

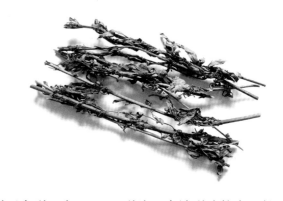

片薄，多卷缩或破碎，完整叶片展平后呈羽状深裂至全裂，有 5～11 裂片，先端裂片较大，长椭圆形或卵形，两侧裂片狭椭圆形至条形，边缘有粗锯齿，上表面深绿色或黄棕色，下表面色较浅，两面疏生白毛。叶柄短或近无柄，基部略抱茎，茎上部叶较小，常 3 裂，裂片狭长。有的枝端带有伞房状聚伞圆锥花序或果序。气特异，味微苦。

2.白花败酱 根茎节间长 3～6cm，着生数条粗壮的根。茎不分枝，表面有倒生的白色长毛及纵向纹理，断面中空。完整叶片展平后呈卵形或长椭圆形，不裂或基部具 1 对小裂片，叶柄长 1～3cm，有翼。花白色。

【药性】味苦，性冷。

【功能主治】清热解毒，活血排脓。用于肠痈，肺痈，痈肿，痢疾，肠炎，肝炎，结合膜炎，产后瘀滞腹痛。

【用法用量】内服：煎汤，10～15g。外用：鲜品适量，捣烂外敷患处。

钓鱼秆
Diaoyugan

为车前科草灵仙属植物细穗腹水草 *Veronicastrum stenos-tachyum*（**Hemsl.**）**Yamazaki** 的全草。

【苗族药名】raox souk 热收。

【俗名】阿锐不、小钓鱼竿、串鱼草、小串鱼。

【原植物】根茎短而横走。茎圆柱状，有条棱，多弓曲，顶端着地生根，少近直立而顶端生花序，长可达 1m 余，无毛。叶互生，具短柄，叶片纸质至厚纸质，长卵形至披针形，长 7～20cm，宽 2～7cm，顶端长渐尖，边缘为具突尖的细锯齿，下面无毛，上面仅主脉上有短毛，少全面具短毛。花序腋生，有时顶生于侧枝上，也有兼生于茎顶端的，长 2～8cm，花序轴多少被短毛；苞片和花萼裂片通常短于花冠，少有近等长的，多少有短睫毛；花冠白色、紫色或紫红色，长 5～6mm，裂片近于正三角形，长不及 1mm。蒴果卵状。种子小，具网纹。

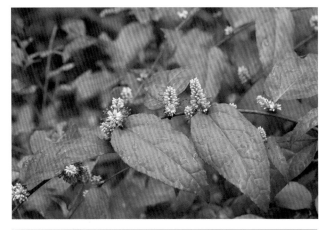

【采收加工】夏季采收，鲜用或晒干。

【性状鉴别】本品叶具短柄，叶片圆形至卵圆形，长 37cm，宽 2～5cm，长略超过宽，基部圆形，平截形或宽楔形，顶端短渐尖，通常两面疏被短硬毛，少

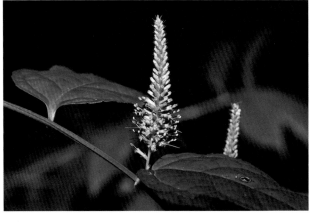

完全无毛，边缘具三角状锯齿。花序腋生，少兼顶生于侧枝上，长 1.5～4cm；苞片和花萼裂片有睫毛；花冠淡紫色或白色，长约 5mm，裂片短，正三角形，长不及 1mm。蒴果卵状，长 2～3mm。种子卵球状，长 0.3mm，具浅网纹。花期 8～9 月。味微苦。

【药性】味苦，性凉。

【功能主治】清热解毒，行水，散瘀。用于肺热咳嗽，痢疾，肝炎，水肿，跌打损伤，毒蛇咬伤，烧烫伤。

【用法用量】内服：煎汤，10～15g。外用：鲜品适量，捣烂外敷。

中国常用苗药彩色图谱

垂盆草
Chuipencao

为景天科景天属植物垂盆草 *Sedum sarmentosum* **Bunge** 的全草。

【苗族药名】vuabmid nix 蛙米你。

【俗名】狗牙草、瓜子草、三叶佛甲草、白蜈蚣、地蜈蚣草、石指甲、狗牙瓣。

【原植物】多年生草本。不育枝及花茎细，匍匐而节上生根，直到花序之下，长 10 ～ 25cm。3 叶轮生，叶倒披针形至长圆形，长 15 ～ 28mm，宽 3 ～ 7mm，先端近急尖，基部急狭，有距。聚伞花序，有 3 ～ 5 分枝，花少，宽 5 ～ 6cm；花无梗；萼片 5，披针形至长圆形，长 3.5 ～ 5mm，先端钝，基部无距；花瓣 5，黄色，披针形至长圆形，长 5 ～ 8mm，先端有稍长的短尖；雄蕊 10，较花瓣短；鳞片 10，楔状四方形，长 0.5mm，先端稍有微缺；心皮 5，长圆形，长 5 ～ 6mm，略叉开，有长花柱。种子卵形，长 0.5mm。花期 5 ～ 7 月，果期 8 月。

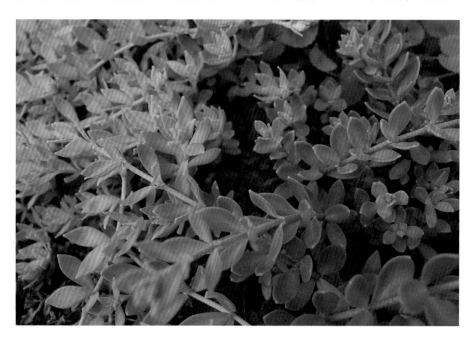

【采收加工】四季可采，晒干或鲜用。

【性状鉴别】本品茎纤细，长可达 20cm 以上，部分节上可见纤细的不定根。3 叶轮生，叶片倒披针形至矩圆形，绿色，肉质，长 1.5 ～ 2.8cm，宽 0.3 ～ 0.7cm，先端近急尖，基部急狭，有距。气微，味微苦。

【药性】味酸、甜，性冷。

【功能主治】利湿退黄，清热解毒。用于湿热黄疸，小便不利，痈肿疮疡。

【用法用量】内服：煎汤，15 ～ 30g；鲜品 50 ～ 100g；或捣汁。外用：适量，捣敷；或研末调搽；或取汁外涂；或煎水湿敷。

佩兰
Peilan

为菊科泽兰属植物佩兰 *Eupatorium fortunei* Turcz. 的地上部分。

【苗族药名】vob khok hlieb 窝壳溜。

【俗名】兰草、香草、八月白、失力草、铁脚升麻、背影草。

【原植物】多年生草本植物，高 40 ～ 100cm。根茎横走。茎直立，绿色或红紫色，下部光滑无毛。叶对生，在下部的叶常枯萎；中部的叶有短柄，叶片较大，通常 3 全裂或 3 深裂，中裂片较大，长椭圆形或长椭圆状披针形，长 5 ～ 10cm，宽 1.5 ～ 2.5cm；上部的叶较小，常不分裂，或全部茎叶不分裂，先端渐尖，边缘有粗齿或不规则细齿，两面光滑或沿脉疏被柔毛，无腺点。头状花序多数在茎顶及枝端排成复伞房花序，花序径 3 ～ 6cm；总苞钟状，长 6 ～ 7mm；总苞片 2 ～ 3 层，覆瓦状排列，外层短，卵状披针形，中、内层苞片渐长，全部苞片紫红色，外面无毛、无腺点，先端钝；每个头状花序具花 4 ～ 6 朵，花白色或带微红色，全部为管状花，两性，花冠外面无腺点，先端 5 齿裂；雄蕊 5，聚药；雌蕊 1，子房下位，柱头 2 裂，伸出花冠外。瘦果圆柱形，熟时黑

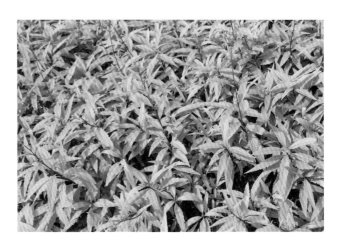

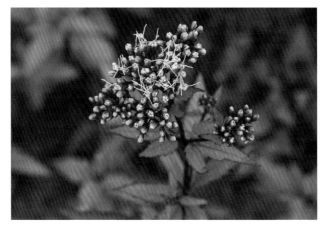

褐色，5 棱，长 3 ～ 4mm，无毛、无腺点；冠毛白色，长约 5mm。花、果期 7 ～ 11 月。

【采收加工】夏、秋二季分两次采割，除去杂质，晒干。

【性状鉴别】本品茎圆柱形，长 30 ～ 100cm，直径 2 ～ 5mm。表面黄棕色或黄绿色，有明显的节及纵棱线，节间长 3 ～ 7cm；质脆，断面髓部白色或中空。叶对生，多皱缩破碎，完整叶展平后，通常 3 裂，裂片长圆形或长圆状披针形，边缘有锯齿，表面绿褐色或暗绿色。气芳香，味微苦。

【药性】味甜、香，性微冷。

【功能主治】解暑化湿，辟秽和中。用于感受暑湿，寒热头痛，湿浊内蕴，脘痞不饥，恶心呕吐，口中甜腻。

【用法用量】内服：煎汤，6 ～ 10g；鲜品 15 ～ 30g。

金刚藤
Jingangteng

为百合科菝葜属植物菝葜 *Smilax china* L . 的根茎。

【苗族药名】reib hleat hlaot 锐拉老。

【俗名】铁罗汉、龙爪菜。

【原植物】攀援灌木，高 1 ～ 3m。茎无刺，叶互生；叶柄长 5 ～ 10mm，具鞘部分不及全长的 1/3；有卷须，脱落点位于近顶端；叶片革质或薄革质，长圆状披针形，条状披针形至狭卵状披针形，叶长 75mm，宽 15mm，先端长渐尖，基部浅心形至宽楔形，其外侧叶脉几与叶缘结合。伞形花序生于叶腋或包片腋部，具十几朵花，总花梗纤细，比叶柄长许多倍；花序托稍膨大，花单性雌雄异株；花被 6 片，紫红色

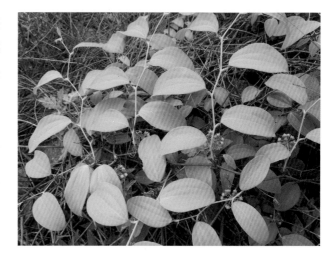

或绿黄色；雄花内外轮片相似，长 2.5 ～ 3mm，宽 1mm，雄蕊 6 枚，花药长圆形或卵圆形，比花丝短；雌花略小于雄花，具 3 枚退化雄蕊；子房 3 室，柱开裂。浆果球形，直径 8 ～ 11mm，熟时蓝黑色。花期 2 ～ 5 月，果期 9 ～ 11 月。

【采收加工】秋末至次年春采挖，除去须根，洗净，晒干或趁鲜切片，干燥。

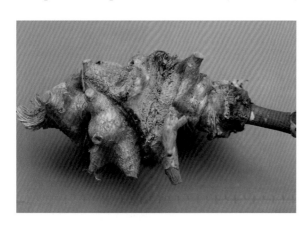

【性状鉴别】本品为不规则块状或弯曲扁柱形，有结节状隆起，长 10 ～ 20cm，直径 2 ～ 4cm。表面黄棕色或紫棕色，具圆锥状突起的茎基痕，并残留坚硬的刺状须根残基或细根。质坚硬，难折断，断面呈棕黄色或红棕色，纤维性，可见点状维管束和多数小亮点。切片呈不规则形，厚 0.3 ～ lcm，边缘不整齐，切面粗纤维性；质硬，折断时有粉尘飞扬。气微，味微苦、涩。

【药性】味苦、涩，性冷。

【功能主治】祛风利湿，解毒消痈，通利关节。用于风湿痹痛，筋骨疼痛，淋浊，带下，泄泻，痢疾，疮毒，疥癣，烧烫伤。

【用法用量】内服：煎汤，10 ～ 30g；或浸酒；或入丸、散剂。

金线吊乌龟

Jinxiandiaowugui

为防己科千金藤属植物金线吊乌龟 *Stephania cephalantha* **Hayata** 的块根。

【苗族药名】jab fangx liangx 加菲裂。

【俗名】白药、山乌龟、铁秤砣、金线吊蛤蟆。

【原植物】草质、落叶、无毛藤本，高通常1～2m或过之；块根团块状或近圆锥状，有时不规则，褐色，生有许多突起的皮孔；小枝紫红色，纤细。叶纸质，三角状扁圆形至近圆形，长通常2～6cm，宽2.5～6.5cm，顶端具小凸尖，基部圆或近截平，边全缘或多少浅波状；掌状脉7～9条，向下的很纤细；叶柄长1.5～7cm，纤细。雌雄花序同形，均为头状花序，具盘状花托，雄花序总梗丝状，常于腋生、具

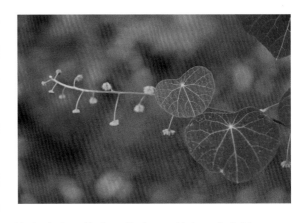

小型叶的小枝上作总状花序式排列，雌花序总梗粗壮，单个腋生，雄花：萼片6，较少8（或偶有4），匙形或近楔形，长1～1.5mm；花瓣3或4（很少6），近圆形或阔倒卵形，长约0.5mm；聚药雄蕊很短；雌花：萼片1，偶有2～3（～5），长约0.8mm或过之；花瓣2（～4），肉质，比萼片小。核果阔倒卵圆形，长约6.5mm，成熟时红色；果核背部两侧各有10～12条小横肋状雕纹，胎座迹通常不穿孔。花期4～5月，果期6～7月。

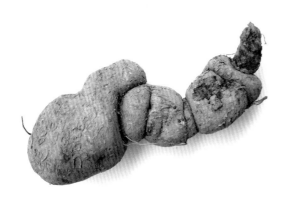

【采收加工】秋末冬初采挖，除去须根、泥土，洗净，切片，晒干。

【性状鉴别】本品块根呈不规则团块或短圆柱形，直径2～9cm，其下常有几个略短圆柱形的根相连，稍弯曲，有皱缩的横沟，根的远端有时纤细，其后膨大成椭圆形，并常数个相连成念珠状；根的顶端有根茎残基。市售品多为横切或纵切的不规则块片，直径2～7cm，厚0.2～1.5cm，表面棕色或暗褐色，有皱纹及须根痕，切面粉性足，类白色或灰白色，可见筋脉纹（三生维管束），呈点状或条纹状排列。质硬脆，易折断，断面粉性。气微，味苦。

【药性】味苦，性冷。

【功能主治】清热解毒，祛风止痛，凉血止血。用于咽喉肿痛，热毒痈肿，风湿痹痛，腹痛，泻痢，吐血，衄血，外伤出血。

【用法用量】内服：煎汤，9～15g；或入丸、散。外用：适量，捣烂外敷或研末敷。

中国常用苗药彩色图谱

金荞麦
Jinqiaomai

为蓼科荞麦属植物金荞麦 *Fagopyrum dibotrys*（D. Don）Hara 的根茎。

【苗族药名】uabbao bved 蛙抱有。

【俗名】苦荞头、土荞麦、野荞麦、透骨消、赤地利、天荞麦。

【原植物】多年生宿根草本植物，高 0.5～1.5m。常具块状根茎，红棕色。茎直立，多分枝，具棱槽，淡绿微带红色；叶片为戟状三角形，长宽约相等。但顶部叶长大于宽，一般长 4～10cm，宽 4～9cm，先端长渐尖或尾尖状，基部心状戟形，顶端叶狭窄，无柄，抱茎全缘成微波状；茎生叶和基生叶具纤细叶柄，柄长达 15cm；托叶鞘抱茎。秋季开白色小花，为顶生或腋生、稍有分枝的聚伞花序；花被片 5，雄蕊 8 轮；雌蕊 1，花柱 3。瘦果呈卵状三棱形，红棕色。花期 7～8 月，果期 10 月。

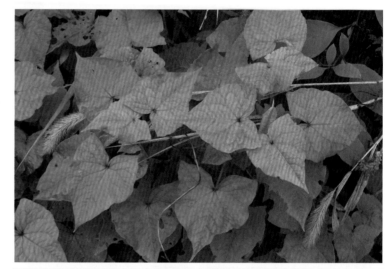
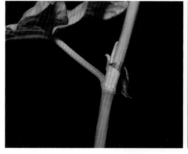
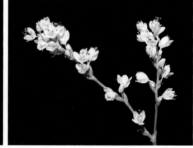

【采收加工】冬季采挖，除去茎和须根，洗净，晒干。

【性状鉴别】本品呈不规则团块或圆柱状，常有瘤状分枝，顶端有的有茎残基，长 3～15cm，直径 1～4cm。表面棕褐色，有横向环节和纵皱纹，密布点状皮孔，并有凹陷的圆形根痕和残存须根。质坚硬，不易折断，断面淡黄白色或淡棕红色，有放射状纹理，中央髓部色较深。气微，味微涩。

【药性】味苦，性冷。

【功能主治】清热解毒，活血消痈，健脾消积。用于肺痈，肺热咳嗽，咽喉肿痛，痢疾，胃脘胀痛，跌打损伤，痈肿疮毒，蛇虫咬伤。

【用法用量】内服：煎汤，15～30g；或研末。外用：适量，捣汁或磨汁涂敷。

金钱草
Jinqiancao

为报春花科珍珠菜属植物过路黄 *Lysimachia christinae* Hance 的全草。

【苗族药名】vob nix ngol 窝你我。

【俗名】走游草、大金钱草、神仙对坐草、遍地黄、铺地莲。

【原植物】茎柔弱，平卧延伸，长 20～60cm，无毛、被疏毛以无密被铁锈色多细胞柔毛，幼嫩部分密被褐色无柄腺体，下部节间较短，常发出不定根，中部节间长 1.5～5（～10）cm。叶对生，卵圆形、近圆形以至肾圆形，长（1.5～）2～6（～8）cm，宽 1～4（～6）cm，先端锐尖或圆钝以至圆形，基部截形至浅心形，鲜时稍厚，透光可见密布的透明腺条，干时腺条变黑色，两面无毛或密被糙伏毛；叶柄比叶片短或与之近等长，无毛以至密被毛。花单生叶腋；花梗长 1～5cm，通常不超过叶长，毛被如茎，多少具褐色无柄腺体；花萼长（4～）5～7（～10）mm，分裂近达基部，裂片披针形、椭圆状披针形以至线形或上部稍扩大而近匙形，先端锐尖或稍钝，无毛、被柔毛或仅边缘具缘毛；花冠黄色，长 7～15mm，基部合生部分长 2～4mm，裂片狭卵形以至近披针形，先端锐尖或

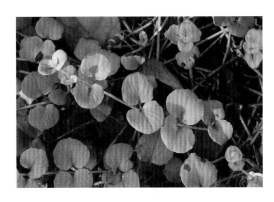

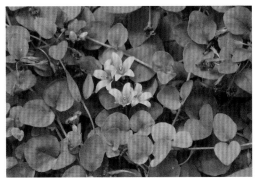

钝，质地稍厚，具黑色长腺条；花丝长 6～8mm，下半部合生成筒；花药卵圆形，长 1～1.5mm；花粉粒具 3 孔沟，近球形（29.5～32）μm×（27～31）μm，表面具网状纹饰；子房卵珠形，花柱长 6～8mm。蒴果球形，直径 4～5mm，无毛，有稀疏黑色腺条。花期 5～7 月，果期 7～10 月。

【采收加工】夏、秋二季采收，除去杂质，晒干。

【性状鉴别】本品常缠结成团，无毛或被疏柔毛。茎扭曲，表面棕色或暗棕红色，有纵纹，下部茎节上有时具须根，断面实心。叶对生，多皱缩，展平后呈宽卵形或心形，长 1～4cm，宽 1～5cm，基部微凹，全缘；上表面灰绿色或棕褐色，下表面色较浅，主脉明显突起，用水浸后，对光透视可见黑色或褐色条纹；叶柄长 1～4cm。有的带花，花黄色，单生叶腋，具长梗。蒴果球形。气微，味淡。

【药性】味苦、酸、涩，性冷。

【功能主治】利水通淋，清热解毒，散瘀消肿。用于肝、胆及泌尿系结石，热淋，肾炎水肿，湿热黄疸，疮毒痈肿，毒蛇咬伤，跌打损伤。

【用法用量】内服：煎汤，15～60g，鲜品加倍；或捣汁饮。外用：适量，鲜品捣烂外敷。

中国常用苗药彩色图谱

金铁锁
Jintiesuo

为石竹科金铁锁属植物金铁锁 *Psammosilene tunicoides* W. C. Wu et C. Y. W 的根。

【苗族药名】jenb tieef sox 金铁锁。

【俗名】独定子、昆明沙参、蜈蚣七、对叶七、白马分鬃。

【原植物】多年生草本。根长倒圆锥形，棕黄色，肉质。茎铺散，平卧，长达 35cm，2 叉状分枝，常带紫绿色，被柔毛。叶片卵形，长 1.5～2.5cm，宽 1～1.5cm，基部宽楔形或圆形，顶端急尖，上面被疏柔毛，下面沿中脉被柔毛。三歧聚伞花序密被腺毛；花直径 3～5mm；花梗短或近无；花萼筒状钟形，长 4～6mm，密被腺毛，纵脉凸起，绿色，直达齿端，萼齿三角状卵形，顶端钝或急尖，边缘膜质；花瓣紫红色，狭匙形，长 7～8mm，全缘；雄蕊明显外露，长 7～9mm，花丝无毛，花药黄色；子房狭倒卵形，长约 7mm；花柱长约 3mm。蒴果棒状，长约 7mm；种子狭倒卵形，长约 3mm，褐色。花期 6～9 月，果期 7～10 月。

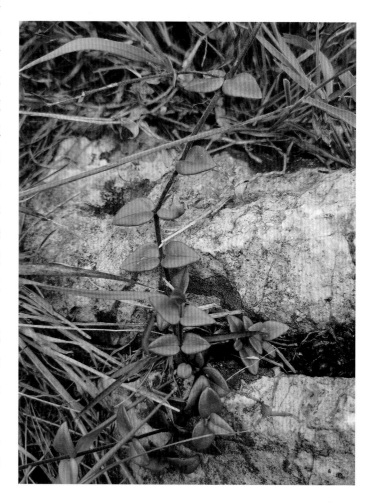

【采收加工】秋后或春初发芽前采挖根部，去净叶、泥土或栓皮，晒干。

【性状鉴别】本品呈长圆锥形，有的略扭曲，长 8～25cm，直径 0.6～2cm。表面黄白色，有多数纵皱纹和褐色横孔纹。质硬，易折断，断面不平坦，粉性，皮部白色，木部黄色，有放射状纹理。气微，味辛、麻，有刺喉感。

【药性】味苦，辛，性微热；有小毒。

【功能主治】散瘀定痛，止血，消痈排脓。用于跌打损伤，风湿痛，胃痛，创伤出血。

【用法用量】内服：煎汤，0.6～1.5g；或研末；或浸酒。外用，适量，研末撒。

金银花
Jinyinhua

为忍冬科忍冬属植物忍冬 *Lonicera japonica* **Thunb.** 的花蕾或带初开的花。

【苗族药名】bangx jab hxangd 比加枪。

【俗名】老翁须、银花、双花、二花、二宝花。

【原植物】半常绿藤本；幼枝暗红褐色，密被黄褐色、开展的硬直糙毛、腺毛和短柔毛，下部常无毛。叶纸质，卵形至矩圆状卵形，有时卵状披针形，稀圆卵形或倒卵形，极少有 1 至数个钝缺刻，长 3 ～ 5（～ 9.5）cm，顶端尖或渐尖，少有钝、圆或微凹缺，基部圆或近心形，有糙缘毛，上面深绿色，下面淡绿色，小枝上部叶通常两面均密被短糙毛，下部叶常平滑无毛而下面多少带青灰色；叶柄长 4 ～ 8mm，密被短柔毛。总花梗通常单生于小枝上部叶腋，与叶柄等长或稍较短，下方者则长达 2 ～ 4cm，密被短柔后，并

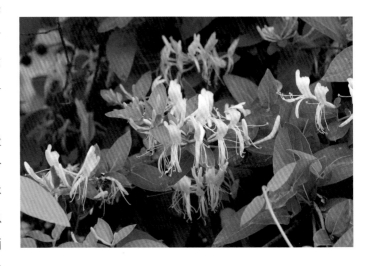

夹杂腺毛；苞片大，叶状，卵形至椭圆形，长达 2 ～ 3cm，两面均有短柔毛或有时近无毛；小苞片顶端圆形或截形，长约 1mm，为萼筒的 1/2 ～ 4/5，有短糙毛和腺毛；萼筒长约 2mm，无毛，萼齿卵状三角形或长三角形，顶端尖而有长毛，外面和边缘都有密毛；花冠白色，有时基部向阳面呈微红，后变黄色，长（2 ～）3 ～ 4.5（～ 6）cm，唇形，筒稍长于唇瓣，很少近等长，外被倒生的开展或半开展糙毛和长腺毛，上唇裂片顶端钝形，下唇带状而反曲；雄蕊和花柱均高出花冠。果实圆形，直径 6 ～ 7mm，熟时蓝黑色，有光泽；种子卵圆形或椭圆形，褐色，长约 3mm，中部有 1 凸起的脊，两侧有浅的横沟纹。花期 4 ～ 6 月（秋季亦常开花），果熟期 10 ～ 11 月。

【采收加工】夏初花开放前采收，干燥。

【性状鉴别】本品呈棒状，上粗下细，略弯曲，长 2 ～ 3cm，上部直径约 3mm，下部直径约 1.5mm。表面黄白色或绿白色（贮久色渐深），密被短柔毛。偶见叶状苞片。花萼绿色，先端 5 裂，裂片有毛，长约 2mm。开放者花冠筒状，先端二唇形；雄蕊 5，附于筒壁，黄色；雌蕊 1，子房无毛。气清香，味淡、微苦。

【药性】味涩，性冷。

【功能主治】清热解毒，凉散风热。用于痈肿疔疮，喉痹，丹毒，热毒血痢，风热感冒，温病发热。

【用法用量】内服：煎汤，6 ～ 15g。

金樱子
Jinyingzi

为蔷薇科蔷薇属植物金樱子 *Rosa laevigata* michx. 的根。

【苗族药名】bel liangx 步仰。

【俗名】蜂糖罐、刺梨子、和尚头、山鸡头子、山石榴。

【原植物】常绿攀援灌木，高可达 5m；小枝粗壮，散生扁弯皮刺，无毛，幼时被腺毛，老时逐渐脱落减少。小叶革质，通常 3，稀 5，连叶柄长 5～10cm；小叶片椭圆状卵形、倒卵形或披针状卵形，长 2～6cm，宽 1.2～3.5cm，先端急尖或圆钝，稀尾状渐尖，边缘有锐锯齿，上面亮绿色，无毛，下面黄绿色，幼时沿中肋有腺毛，老时逐渐脱落无毛；小叶柄和叶轴有皮刺和腺毛；托叶离生或基部与叶柄合生，披针形，边缘有细齿，齿尖有腺体，早落。花单生于叶腋，直径 5～7cm；花梗长 1.8～2.5cm，偶有 3cm 者，花梗和萼筒密被腺毛，随果实成长变为针刺；萼片卵状披针形，先端呈

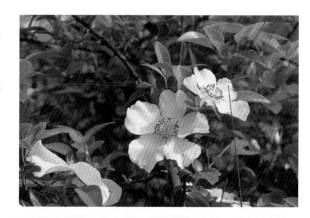

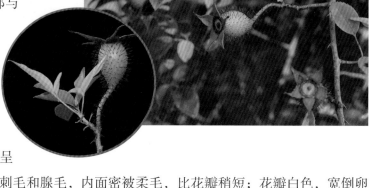

叶状，边缘羽状浅裂或全缘，常有刺毛和腺毛，内面密被柔毛，比花瓣稍短；花瓣白色，宽倒卵形，先端微凹；雄蕊多数；心皮多数，花柱离生，有毛，比雄蕊短很多。果梨形、倒卵形，稀近球形，紫褐色，外面密被刺毛，果梗长约 3cm，萼片宿存。花期 4～6 月，果期 7～11 月。

【采收加工】全年均可采挖，洗净，干燥；或切片后干燥。

【性状鉴别】本品呈圆柱形，长短不等，略扭曲，直径 0.5～2cm；或为不规则形厚片。表面紫红色或紫褐色，粗糙，具纵皱纹，栓皮呈片状，易剥落。体重，质坚硬。断面皮部薄，紫褐色，木部发达，淡黄色或黄棕色，纤维性，具放射状纹理。气微，味微苦、涩。

【药性】味微苦、涩，性平。

【功能主治】固精涩肠，止血敛疮，祛风活血。用于遗精，遗尿，泄泻，崩漏，带下，子宫脱垂，痔疾，烫伤。

【用法用量】内服：煎汤，10～50g。研末调服。外用：适量，或捣烂敷或煎水洗。

肿节风
Zhongjiefeng

为金粟兰科草珊瑚属植物草珊瑚 *Sarcandra glabra*（Thunb.）Nakai 的枝叶。

【苗族药名】det nix vud hlieb 豆你欧角。

【俗名】九节茶、九节风、鸭脚节、山牛膝、珍珠兰、节骨茶。

【原植物】常绿半灌木，高50～120cm；茎与枝均有膨大的节。叶革质，椭圆形、卵形至卵状披针形，长6～17cm，宽2～6cm，顶端渐尖，基部尖或楔形，边缘具粗锐锯齿，齿尖有一腺体，两面均无毛；叶柄长0.5～1.5cm，基部合生成鞘状；托叶钻形。穗状花序顶生，通常分枝，多少成圆锥花序状，连总花梗长1.5～4cm；苞片三角形；花黄绿色；雄蕊1枚，肉质，棒状至圆柱状，花药2室，生于药隔上部之两侧，侧向或有时内向；子房球形或卵形，无花柱，柱头近头状。核果球形，直径3～4mm，熟时亮红色。花期6月，果期8～10月。

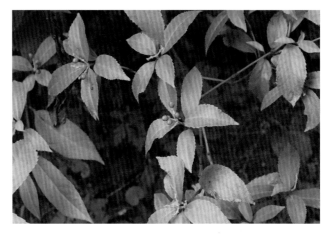

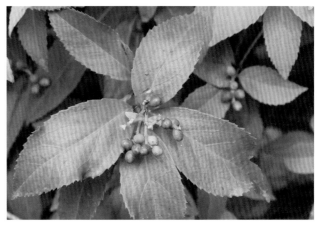

【采收加工】全年均可采收，鲜用或晒干。

【性状鉴别】本品长50～120cm。根茎较粗大，密生细根。茎圆柱形，多分枝，直径0.3～1.3cm；表面暗绿色至暗褐色，有明显细纵纹，散有纵向皮孔，节膨大；质脆，易折断，断面有髓或中空。叶对生，叶片卵状披针形至卵状椭圆形，长5～15cm，宽3～6cm；表面绿色、绿褐色至棕褐色或棕红色，光滑；边缘有粗锯齿，齿尖腺体黑褐色；叶柄长约1cm；近革质。穗状花序顶生，常分枝。气微香，味微辛。

【药性】味苦、性冷。

【功能主治】活血散瘀，退热，排毒，接骨。用于急性肠胃炎，跌打损伤，骨折，风湿痹痛，肢体麻木，妇女痛经，产后瘀滞腹痛。

【用法用量】内服：煎汤，10～30g，或浸酒；外用：适量，捣烂外敷，研末调敷，或煎水熏洗。

中国常用苗药彩色图谱

鱼腥草
Yuxingcao

为三白草科蕺菜属植物蕺菜 *Houttuynia cordata* **Thunb.** 的全草或地上部分。

【苗族药名】reib zhud 锐主。

【俗名】折耳根、肺形草、臭草、乌杜。

【原植物】腥臭草本，高 30～60cm；茎下部伏地，节上轮生小根，上部直立，无毛或节上被毛，有时带紫红色。叶薄纸质，有腺点，背面尤甚，卵形或阔卵形，长 4～10cm，宽 2.5～6cm，顶端短渐尖，基部心形，两面有时除叶脉被毛外余均无毛，背面常呈紫红色；叶脉 5～7 条，全部基出或最内 1 对离基约 5mm 从中脉发出，如为 7 脉时，则最外 1 对很纤细或不明显；叶柄长 1～3.5cm，无毛；托叶膜质，长 1～2.5cm，顶端钝，下部与叶柄合生而成长 8～20mm 的鞘，且常有缘毛，基部扩大，略抱茎。花序长约 2cm，宽 5～6mm；总花梗长 1.5～3cm，无毛；总苞片长圆形或倒卵形，长 10～15mm，宽 5～7mm，顶端钝圆；雄蕊长于子房，花丝长为花药的 3 倍。蒴果长 2～3mm，顶端有宿存的花柱。花期 4～7 月。

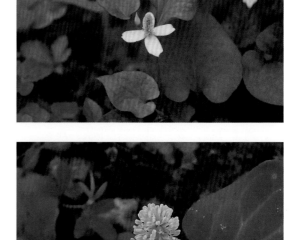

【采收加工】鲜品全年均可采割；干品夏季茎叶茂盛花穗多时采割，除去杂质，晒干。

【性状鉴别】本品茎呈扁圆柱形，扭曲，表面黄棕色，具纵棱数条；质脆，易折断。叶片卷折皱缩，展平后呈心形，上表面暗黄绿色至暗棕色，下表面灰绿色或灰棕色。穗状花序黄棕色。具鱼腥气，味涩。

【药性】味甜、酸、辛，性冷。

【功能主治】清热解毒，消痈排脓，利尿消肿。用于肺痈吐脓，痰热喘咳，喉蛾，热痢，痈肿疮毒，热淋。

【用法用量】内服：煎汤，10～30g，不宜久煎；或鲜品捣汁，用量加倍。外用：适用，捣烂外敷或煎汤熏洗。

鱼鳅串
Yuqiuchuan

为菊科紫菀属植物马兰 *Aster indicus* **L.** 的全草或根。

【苗族药名】ghab jiongx vob nail lies 嘎龚莴乃溜。

【俗名】竹节草、马兰菊、泥鳅串。

【原植物】多年生草本植物，高 30 ～ 70cm。根茎有匍匐枝。茎直立，上部有短毛，上部或从下部起有分枝。叶互生；基部渐狭成具翅的长柄；叶片倒披针形或倒卵状长圆形，长 3 ～ 6cm，宽 0.8 ～ 2cm，稀达 5cm，先端钝或尖，边从中部以上具有小尖头的钝或尖齿，或有羽状裂片，两面或上面具疏微毛或近无毛，薄质；上面叶小，无柄，全缘。头状花序单生于枝端并排列成疏伞房状；总苞半球形，茎 6 ～ 9mm，长 4 ～ 5mm；总苞片 2 ～ 3 层，覆瓦状排列，外层倒披针形，长约 2mm，内层倒披针状长圆形，长达 4mm，先端钝或稍尖，上部草质，有疏短毛，边缘膜质，具缘毛；舌状花 1 层，15 ～ 20 个，管部长 1.5 ～ 1.7mm；舌片浅紫色，长达 10mm，宽 1.5 ～ 2mm，管状花长 3.5mm，宽约 1.5mm，被短毛。瘦果倒卵状长圆形，极扁，长 1.5 ～ 2mm，宽约 1mm，褐色，边缘浅色而有厚肋，上部被腺毛及短柔毛，冠毛长 0.1 ～ 0.8mm，易脱落，不等长。花期 5 ～ 9 月，果期 8 ～ 10 月。

【采收加工】夏、秋季采收，鲜用或晒干。

【性状鉴别】本品根茎呈细长圆柱形，着生多数浅棕黄色细根和须根。茎圆柱形，直径 2 ～ 3mm，表面黄绿色，有细纵纹，质脆，易折断，断面中央有白色髓。叶互生，叶片皱缩卷曲，多已碎落，完整者展平后呈倒卵圆形、椭圆形或披针形，被短毛。有的于枝顶可见头状花序，花淡紫色。瘦果倒卵状长圆形、扁平，有毛。气微，味淡。

【药性】味苦，性冷。

【功能主治】凉血止血，清热利湿，解毒消肿。用于吐血、衄血、血痢、崩漏、创伤出血、黄疸、水肿、淋浊、感冒、咳嗽、咽痛喉痹、痔疮、痈肿、丹毒、小儿疳积。

【用法用量】内服：煎汤，10 ～ 30g，鲜品 30 ～ 60g；捣汁外用；适量，捣烂外敷；或煎水熏洗。

狗脊
Gouji

为蚌壳蕨科金毛狗属植物金毛狗脊 *Cibotium barometz*(L.) J. Sm. 的根茎。

【苗族药名】vob yuk jab hlieb 窝有加溜。

【俗名】金毛狗、金狗脊、金毛狮子、猴毛头、黄狗头。

【原植物】根状茎卧生，粗大，顶端生出一丛大叶，柄长达 120cm，粗 2～3cm，棕褐色，基部被有一大丛垫状的金黄色茸毛，长逾 10cm，有光泽，上部光滑；叶片大，长达 180cm，宽约相等，广卵状三角形，三回羽状分裂；下部羽片为长圆形，长达 80cm，宽 20～30cm，有柄（长 3～4cm），互生，远离；一回小羽片长约 15cm，宽 2.5cm，互生，开展，接近，有小柄（长 2～3mm），线状披针形，长渐尖，基部圆截形，羽状深裂几达小羽轴；末回裂片线形略呈镰刀形，长 1～1.4cm，宽 3mm，尖头，开展，上部的向上斜出，边缘有浅锯齿，向先端较尖，中脉两面凸出，侧脉两面隆起，斜出，单一，但在不育羽片上分为二叉。叶几为革质或厚纸质，干后上面褐色，有光泽，下面为灰白或灰蓝色，两面光滑，或小羽轴上下两面略有短褐毛疏生；孢子囊群在每一末回能育裂片 1～5 对，生于下部的小脉顶端，囊群盖坚硬，棕褐色，横长圆形，两瓣状，内瓣较外瓣小，成熟时张开如蚌壳，露出孢子囊群；孢子为三角状的四面形，透明。

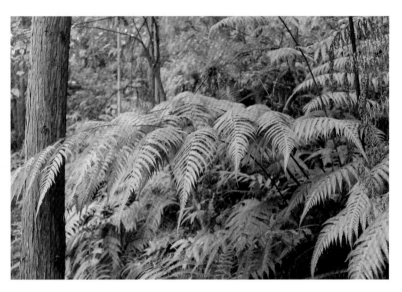

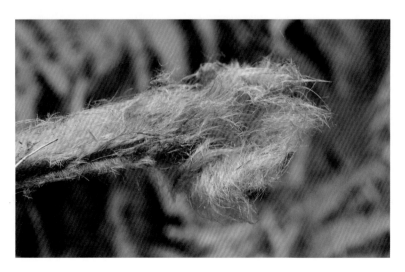

【采收加工】秋、冬两季采集，洗净，切厚片晒干。

【性状鉴别】本品根茎呈不规则的长块状，长 10 ～ 30cm，少数可达 50cm，直径 2 ～ 10cm。表面深棕色，密被光亮的金黄色绒毛，上部有数个棕红色叶柄残基，下部丛生多数棕黑色细根。质坚硬，难折断。气微，味淡、微涩。

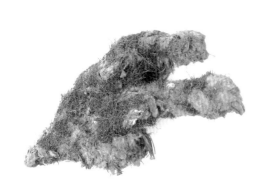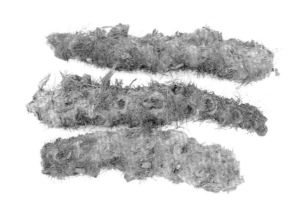

【药性】味淡、微涩，性冷。

【功能主治】强腰膝，祛风湿，利关节。用于肾虚腰痛脊强，足膝软弱无力，风湿痹痛，小便过多，遗精，妇女白带过多。

【用法用量】内服：煎汤，10 ～ 15g；或浸酒。外用：适量，鲜品捣烂外敷。

卷柏
Juanbai

为卷柏科卷柏属植物垫状卷柏 *Selaginella pulvinata*（Hook.et Grev.）Maxim 或卷柏 *Selaginella tamariscina*（P. Beauv.）Spring 的全草。

【苗族药名】xat jatmongl 下架梦。

【俗名】还魂草、九死还魂草、见水还、长生草。

【原植物】

1. 垫状卷柏　土生或石生，旱生复苏植物，呈垫状，无匍匐根状茎或游走茎。根托只生于茎的基部，长 2～4cm，直径 0.2～0.4mm，根多分叉，密被毛，和茎及分枝密集形成树状主干，高数厘米。主茎自近基部羽状分枝，不呈"之"字形，禾秆色或棕色，主茎下部直径 1mm，不具沟槽，光滑，维管束 1 条；侧枝 4～7 对，2～3 回羽状分枝，小枝排列紧密，主茎上相邻分枝相距约 1cm，分枝无毛，背腹压扁，主茎在分枝部分中部连叶宽 2.2～2.4mm，末回分枝连叶宽 1.2～1.6mm。叶全部交互排列，二形，叶质厚，表面光滑，不具白边，主茎上的叶略大于分枝上的叶，相互重叠，绿色或棕色，斜升，边缘撕裂状。分枝上的腋叶对称，卵圆形到三角形，2.5mm×1.0mm，边缘撕裂状并具睫毛。小枝上的叶斜卵形或三角形，（2.8～3.1）mm×（0.9～1.2）mm，覆瓦状排列，背部不呈龙骨状，先端具芒，基部平截（具簇毛），边缘撕裂状，并外卷。侧叶不对称，小枝上的叶距圆形，略斜升，（2.9～3.2）mm×（1.4～1.5）mm，先端具芒，边缘全缘，基部上侧扩大，加宽，覆盖小枝，基部上侧边缘不为全缘，呈撕裂状，基部下侧不呈耳状，边缘不为全缘，呈撕裂状，下侧边缘内卷。孢子叶穗紧密，四棱柱形，单生于小枝末端，（10～20）mm×（1.5～2.0）mm；孢子叶一形，不具白边，边缘撕裂状，具睫毛；大孢子叶分布于孢子叶穗下部的下侧或中部的下侧或上部的下侧。大孢子黄白色或深褐色；小孢子浅黄色。

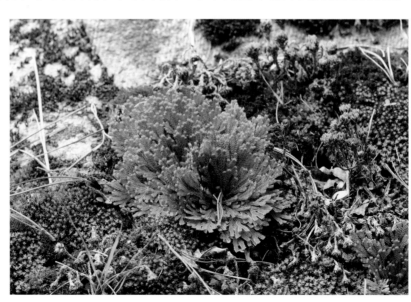

2. 卷柏　　与垫状卷柏主要区别为根聚结成短干状，中叶（腹叶）二列斜上，不平行，叶缘具微齿。

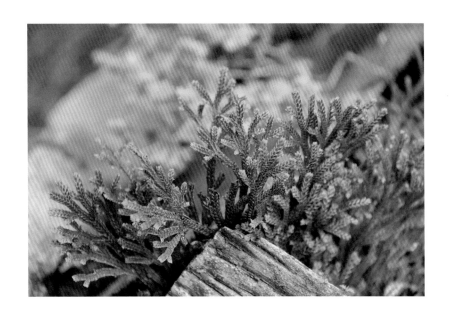

【采收加工】全年均可采收，除去须根和泥沙，晒干。

【性状鉴别】卷柏卷缩似拳状，长 3 ～ 10cm。枝丛生，扁而有分枝，绿色或棕黄色，向内卷曲，枝上密生鳞片状小叶，叶先端具长芒。中叶（腹叶）两行，卵状矩圆形，斜向上排列，叶缘膜质，有不整齐的细锯齿；背叶（侧叶）背面的膜质边缘常呈棕黑色。基部残留棕色至棕褐色须根，散生或聚生成短干状。质脆，易折断。气微，味淡。垫状卷柏须根多散生。中叶（腹叶）两行，卵状披针形，直向上排列。叶片左右两侧不等，内缘较平直，外缘常因内折而加厚，呈全缘状。气微，味淡。

【药性】味辣，性冷。

【功能主治】活血通经。用于经闭，癥瘕，跌仆损伤。炒炭用化瘀止血，用于吐血，衄血，尿血。

【用法用量】内服：煎汤，4.5 ～ 10g。外用：适量，研末敷。

中国常用苗药彩色图谱

油桐叶
Youtongye

为大戟科油桐属植物油桐 *Vernicia fordii*（Hemsl.）Airy Shaw 的嫩叶。

【苗族药名】ndut dout yox 都头摇。

【俗名】桐子树叶。

【原植物】落叶乔木，高达 10m；树皮灰色，近光滑；枝条粗壮，无毛，具明显皮孔。叶卵圆形，长 8～18cm，宽 6～15cm，顶端短尖，基部截平至浅心形，全缘，稀 1～3 浅裂，嫩叶上面被很快脱落微柔毛，下面被渐脱落棕褐色微柔毛，成长叶上面深绿色，无毛，下面灰绿色，被贴伏微柔毛；掌状脉 5（～7）条；叶柄与叶片近等长，几无毛，顶端有 2 枚扁平、无柄腺体。花雌雄同株，先叶或与叶同时开放；花萼长约 1cm，2（～3）裂，外面密被棕褐色微柔毛；花瓣白色，有淡红色脉纹，倒卵形，长 2～3cm，宽 1～1.5cm，顶端圆形，基部爪状；雄花：雄蕊 8～12 枚，2 轮；外轮离生，内轮花丝中部以下合生；雌花：子房密被柔毛，3～5（～8）室，每室有 1 颗胚珠，花柱与子房室同数，2 裂。核果近球状，直径 4～6（～8）cm，果皮光滑；种子 3～4（～8）颗，种皮木质。花期 3～4 月，果期 8～9 月。

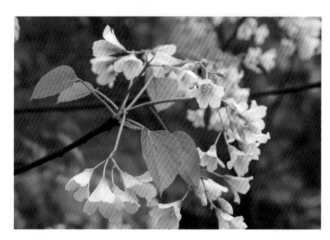

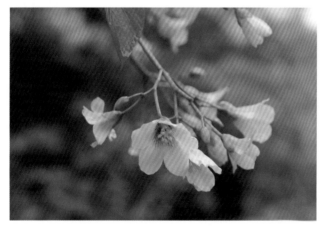

【采收加工】秋季采集，鲜用或晒干。

【性状鉴别】本品单叶互生，具长柄，初被毛，后渐脱落；叶片卵形至心形，长 8～20cm，宽 6～15cm，先端尖，基部心形或楔形，不裂或有时 3 浅裂，全缘，上面深绿色，有光泽，初时疏生微毛，沿脉较密，后渐脱落，下面有紧贴密生的细毛。气微，味苦、涩。

【药性】味苦，性冷。

【功能主治】清热消肿，解毒杀虫。用于肠炎，痢疾，痈肿，臁疮，疥癣，漆疮，烫伤。

【用法用量】内服：煎汤，15～30g。外用：捣敷；或烧灰研末撒。

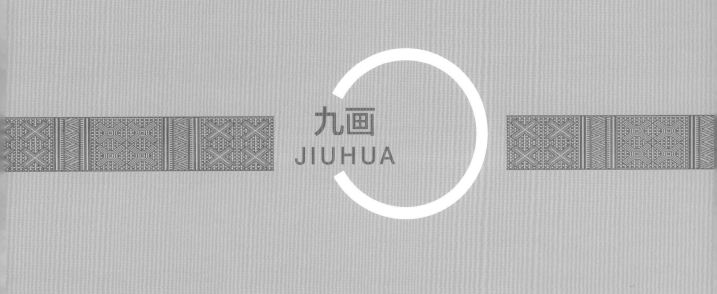

九画
JIUHUA

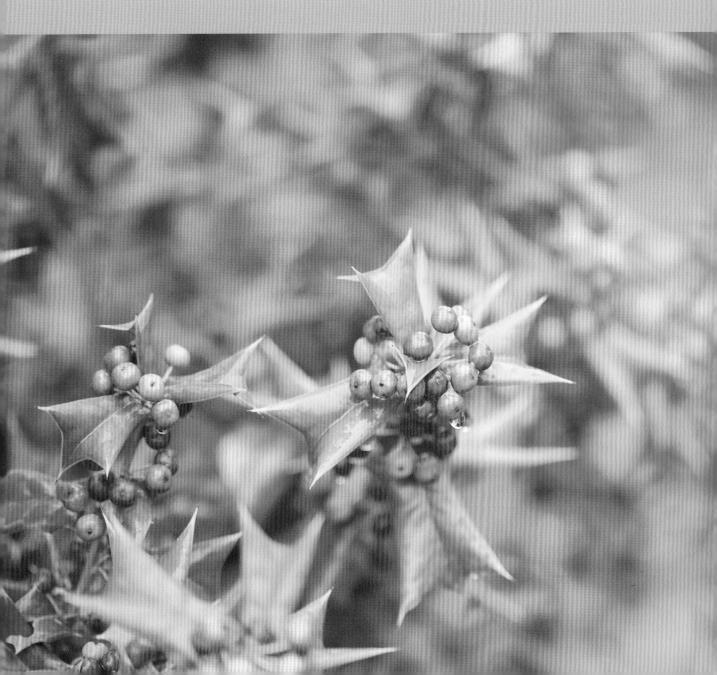

草玉梅
Caoyumei

为毛茛科银莲花属植物草玉梅 *Anemone rivularis* Buch. –Ham. 的根或全草。

【苗族药名】zend liul nangb dlub 真溜朗收。

【俗名】虎掌草、白花舌头草、汉虎掌、见风青、五倍叶。

【原植物】植株高（10～）15～65cm。根状茎木质，垂直或稍斜，粗 0.8～1.4cm。基生叶 3～5，有长柄；叶片肾状五角形，长（1.6～）2.5～7.5cm，宽（2～）4.5～14cm，三全裂，中全裂片宽菱形或菱状卵形，有时宽卵形，宽（0.7）2.2～7cm，三深裂，深裂片上部有少数小裂片和牙齿，侧全裂片不等二深裂，两面都有糙伏毛；叶柄长（3～）5～22cm，有白色柔毛，基部有短鞘。花葶 1（～3），直立；聚伞花序长（4～）

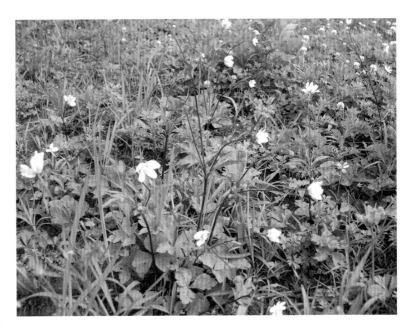

10～30cm，（1～）2～3 回分枝；苞片 3（～4），有柄，近等大，长（2.2～）3.2～9cm，似基生叶，宽菱形，三裂近基部，一回裂片多少细裂，柄扁平，膜质，长 0.7～1.5cm，宽 4～6mm；花直径（1.3～）2～3cm；萼片（6～）7～8（～10），白色，倒卵形或椭圆状倒卵形，长（0.6～）0.9～1.4cm，宽（3.5～）5～10mm，外面有疏柔毛，顶端密被短柔毛；雄蕊长约为萼片之半，花药椭圆形，花丝丝形；心皮 30～60，无毛，子房狭长圆形，有拳卷的花柱。瘦果狭卵球形，稍扁，长 7～8mm，宿存花柱钩状弯曲。花期 5 月至 8 月。

【采收加工】夏秋采收，鲜用或晒干备用。

【性状鉴别】本品呈长圆柱形或类圆锥形，稍弯曲，有的扭曲或分枝，长 5～12cm，直径 2～3cm。表面黑褐色或棕褐色，粗糙，具不规则的裂纹及皱纹，根头部略膨大，有残留的叶基、茎痕及灰白色绒毛。质硬脆，折断面不整齐。皮部略呈黄色。气微，味微苦。

【药性】味苦、麻，性冷；有小毒。

【功能主治】清热解毒，消肿止痛，止咳化痰，舒筋活血。用于咽喉肿痛，咳嗽痰多，牙痛，痄腮，跌仆损伤。

【用法用量】内服：煎汤，9～15g。外用：适量，煎水含漱或研末调敷。

中国常用苗药彩色图谱

草血竭
Caoxuejie

为蓼科蓄属植物草血竭 *Polygonum paleaceum* Wall. ex Hook. f. 的根茎。

【苗族药名】gangb niux dab 杠扭达。

【俗名】回头草、一口血、老腰弓、地黑蜂、鸢头鸡、血三七、紫参。

【原植物】多年生草本。根状茎肥厚，弯曲，直径 2～3cm，黑褐色。茎直立，高 40～60cm，不分枝，无毛，具细条棱，单生或 2～3 条。基生叶革质，狭长圆形或披针形，长 6～18cm，宽 2～3cm，顶急尖或微渐尖，基部楔形，稀近圆形，边缘全缘，脉端增厚，微外卷，上面绿色，下面灰绿色，两面无毛；叶柄长 5～15cm；茎生叶披针形，较小，具短柄，最上部的叶为线形；托叶鞘筒状膜质，下部绿色，上部褐色，开裂。无缘毛。总状花序呈穗状，长 4～6cm，直径 0.8～1.2cm，紧密；苞片卵状披针形，膜质，顶端长渐尖；花梗细弱，长 4～5mm，开展，比苞片长；花被 5 深裂；淡红色或白色，花被片椭圆形，长 2～2.5mm；雄蕊 8；花柱 3，柱头头状。瘦果卵形，具 3 锐棱，有光泽，长约 2.5mm，包于宿存花被内。花期 7～8 月，果期 9～10 月。

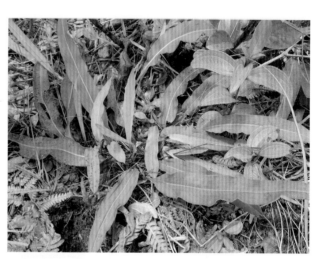

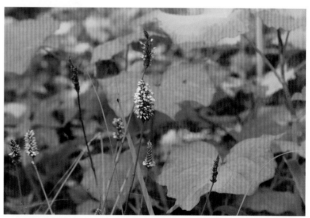

【采收加工】春、秋两季挖取根状茎，去掉茎、叶及须根，洗净，晒干或切片晒干，亦可鲜用。

【性状鉴别】本品呈扁圆柱形，常弯曲，两端略尖，长 2～6cm，直径 0.8～2cm。表面紫褐色至黑褐色，一面隆起，另一面稍有凹槽，通体密具粗环纹，有残留须根或根痕。质硬，断面红棕色或

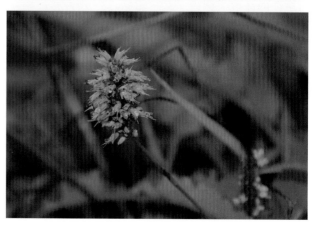

灰棕色，可见筋脉点（维管束）排列成环。无臭，味涩、微苦。

【药性】味苦、涩，性冷。

【功能主治】行气活血，止痛止泻。用于气滞食积，胃脘疼痛，泄泻痢疾，骨节疼痛，屈伸不利，闭经痛经，疮疡肿毒，外伤出血。

【用法用量】内服：煎汤，3～9g；外用适量。

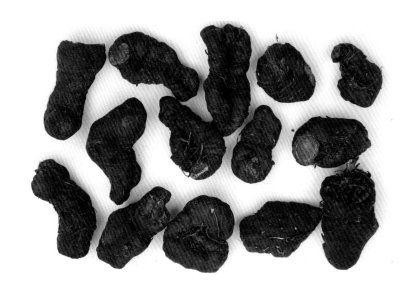

草决明
Caojueming

为豆科决明属植物决明 *Senna tora*（Linnaeus）Roxburgh 的成熟种子。

【苗族药名】beix daot nuob 呗倒落。

【俗名】决明、假花生、假绿豆。

【原植物】一年生草本，高约 1m。茎直立，上部多分枝，全体被短柔毛。叶互生；双数羽状复叶；叶柄上面有沟，叶轴上 2 小叶间有腺体；托叶线状，早落；小叶 3 对，倒卵形，长 2～3cm，宽 1.5～3cm，先端圆形，有微突尖，基部广楔形或近圆形，一边倾斜，全缘，上面近无毛，下面被柔毛。花腋生，成对；总花梗长约 1cm，被柔毛；萼片 5，卵圆形，外面被柔毛；花瓣 5，倒卵形或椭圆形，具短爪，黄色；雄蕊 10，上面 3 枚退化，下面 7 枚发育完全；子房细长，弯曲，被毛，具柄，花柱极短，柱头头状。荚果，线形，略扁，弓形弯曲，长 15～24cm，直径 4～6mm，被疏柔毛。种子多数，菱形，灰绿色，有光亮。花期 6～8 月。果期 9～10 月。

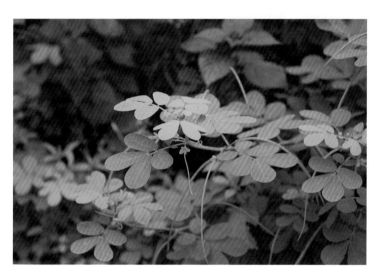

【采收加工】秋季采收成熟果实，晒干，打下种子，除去杂质。

【性状鉴别】本品略呈棱方形或短圆柱形，两端平行倾斜，长 3～7mm，宽 2～4mm。表面绿棕色或暗棕色，平滑有光泽。一端较平坦，另端斜尖，背腹面各有 1 条突起的棱线，棱线两侧各有 1 条斜向对称而色较浅的线形凹纹。质坚硬，不易破碎。种皮薄，子叶 2，黄色，呈"S"形折曲并重叠。气微，味微苦。

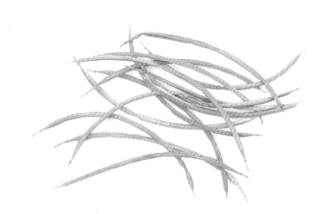

【药性】味苦，性冷。

【功能主治】清热明目，润肠通便。用于目赤涩痛，羞明多泪，头痛眩晕，目暗不明，大便秘结。

【用法用量】内服：煎汤，9～15g；或研末。外用：研末调敷。

茵陈
Yinchen

为菊科蒿属植物茵陈蒿 *Artemisia capillaris* **Thunb.** 的地上部分。

【苗族药名】vob haid 莴鼾。

【俗名】绵茵陈、西茵陈、绒蒿、猴子毛。

【原植物】半灌木状草本，植株有浓烈的香气。主根明显木质，垂直或斜向下伸长；根茎直径 5～8mm，直立，稀少斜上展或横卧，常有细的营养枝。茎单生或少数，高 40～120cm 或更长，红褐色或褐色，有不明显的纵棱，基部木质，上部分枝多，向上斜伸展；茎、枝初时密生灰白色或灰黄色绢质柔毛，后渐稀疏或脱落无毛。营养枝端有密集叶丛，基生叶密集着生，常成莲座状；基生叶、茎下部叶与营养枝叶两面均被棕黄色或灰黄色绢质柔毛，后期茎下部叶被毛脱落，叶卵圆形或卵状椭圆形，长 2～4（～5）cm，宽 1.5～3.5cm，二（至三）回羽状全裂，每侧有裂片 2～3（～4）枚，每裂片再 3～5 全裂，小裂片狭线形或狭线状披针形，通常细直，不弧曲，长 5～10mm，宽 0.5～1.5（～2）mm，叶柄长 3～7mm，花期上述叶均萎谢；中部叶宽卵形、近圆形或卵圆形，长 2～3cm，宽 1.5～2.5cm，（一至）二回羽状全裂，小裂片狭线形或丝线形，通常细直、不弧曲，长 8～12mm，宽 0.3～1mm，近无毛，顶端微尖，基部裂片常半抱茎，近无叶柄；上部叶与苞片叶羽状 5 全裂或 3 全裂，基部裂片半抱茎。头状花序卵球

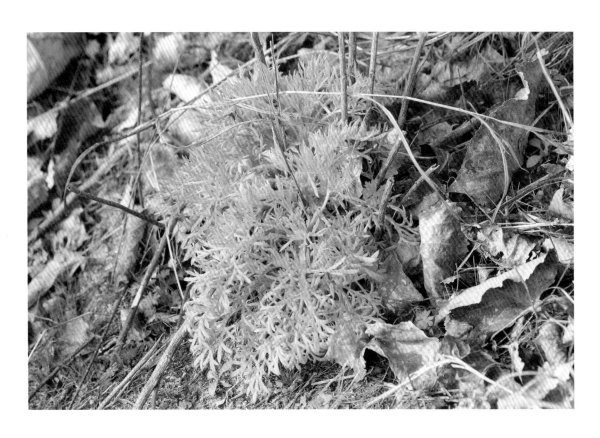

中国常用苗药彩色图谱

形，稀近球形，多数，直径 1.5～2mm，有短梗及线形的小苞叶，在分枝的上端或小枝端偏向外侧生长，常排成复总状花序，并在茎上端组成大型、开展的圆锥花序；总苞片 3～4 层，外层总苞片草质，卵形或椭圆形，背面淡黄色，有绿色中肋，无毛，边膜质，中、内层总苞片椭圆形，近膜质或膜质；花序托小，凸起；雌花 6～10 朵，花冠狭管状或狭圆锥状，檐部具 2（～3）裂齿，花柱细长，伸出花冠外，先端 2 叉，叉端尖锐；两性花 3～7 朵，不孕育，花冠管状，花药线形，先端附属物尖，长三角形，基部圆钝，花柱短，上端棒状，2 裂，不叉开，退化子房极小。瘦果长圆形或长卵形。花果期 7～10 月。

【采收加工】春季幼苗高 6～10cm 时采收或秋季花蕾长成至花初开时采割，除去杂质和老茎，晒干。

【性状鉴别】多卷曲成团状，灰白色或灰绿色，全体密被白色茸毛，绵软如绒。茎细小，长1.5～2.5cm，直径 0.1～0.2cm，除去表面白色茸毛后可见明显纵纹；质脆，易折断。叶具柄平后叶片呈一至三回羽状分裂，叶片长 1～3cm，宽约 1cm；小裂片卵形或稍呈倒披针形、条形，先端锐尖。气清香，味微苦。

【药性】味苦、辛，性微冷。

【功能主治】清利湿热，利胆退黄，淡渗利水，宣郁。用于黄疸尿少，湿温暑湿，湿疮瘙痒。

【用法用量】内服：煎汤，6～15g。外用适量，煎汤熏洗。

茯苓
Fuling

为多孔菌科茯苓属真菌茯苓 *Poria cocos*（Schw.）Wolf 的菌核。

【苗族药名】bid dut dux 比都独。

【俗名】松薯、松苓、松木薯。

【原植物】菌核球形、卵圆形、椭圆形至不规则形，长 10～30cm 或者更长，重量也不等，一般重 500～5000g。外面有厚而多皱褶的皮壳，深褐色，新鲜时软，干后变硬；内部白色或粉红色，粉粒状。子实体生于菌核表面，全平伏，厚 3～8cm，白色，肉质，老后或干后变为浅褐色。菌管密，长 2～3cm，管壁薄，管口圆形、多角形或不规则形，直径 0.5～1.5mm，口缘常裂为齿状。孢子长方形至近圆柱形，平滑，有一歪尖，大小为（7.5～9）μm×（3～3.5）μm。

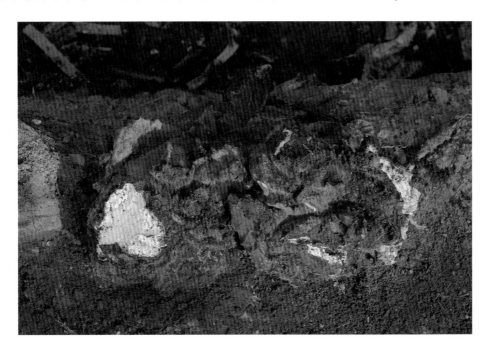

【采收加工】通常 8～10 月收集，洗净，发汗，等水干了，苓皮起皱后削去外皮，干燥。

【性状鉴别】本品完整的茯苓呈类圆形、椭圆形、扁圆形或不规则团块，大小不一。外皮薄而粗糙，棕褐色或黑褐色，有明显的皱缩纹理，体重，质坚实，断面颗粒性，有的具裂隙，外层淡棕色，内部白色，少数淡红色。气微，味淡，嚼之粘牙。

【药性】味甜，性热。

【功能主治】利水渗湿，健脾和胃，宁心安神。用于小便不利，水肿胀满，痰饮咳逆、呕吐，脾虚食少、泄泻，心悸不安，失眠健忘，遗精白浊。

【用法用量】内服：煎汤，10～15g；或入丸、散。

荠菜
Jicai

为十字花科荠属植物荠 *Capsella bursapastoris*（L.）Med-ic. 的全草。

【苗族药名】reib nex kheat 锐奶改。

【俗名】地米菜、鸡脚菜、假水菜、烟盒菜。

【原植物】一年或二年生草本，高（7～）10～50cm，无毛、有单毛或分叉毛；茎直立，单一或从下部分枝。基生叶丛生呈莲座状，大头羽状分裂，长可达 12cm，宽可达 2.5cm，顶裂片卵形至长圆形，长 5～30mm，宽 2～20mm，侧裂片 3～8 对，长圆形至卵形，长 5～15mm，顶端渐尖，浅裂、或有不规则粗锯齿或近全缘，叶柄长 5～40mm；茎生叶窄披针形或披针形，长 5～6.5mm，宽 2～15mm，基部箭形，抱茎，边缘有缺刻或锯齿。总状花序顶生及腋生，果期延长达 20cm；花梗长 3～8mm；萼片长圆形，长 1.5～2mm；花瓣白色，卵形，长 2～3mm，有短爪。短角果倒三角形或倒心状三角形，长 5～8mm，宽 4～7mm，扁平，无毛，顶端微凹，裂瓣具网脉；花柱长约 0.5mm；果梗长 5～15mm。种子 2 行，长椭圆形，长约 1mm，浅褐色。花果期 4～6 月。

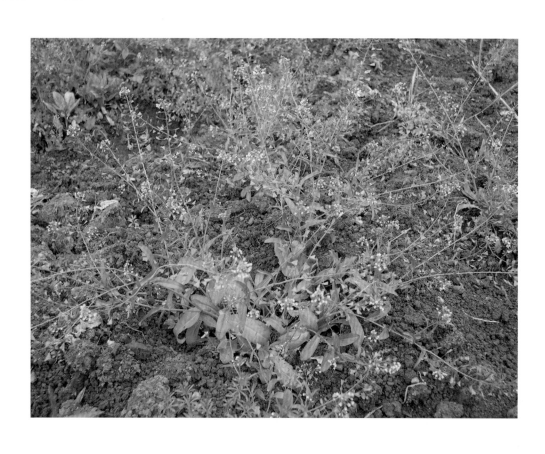

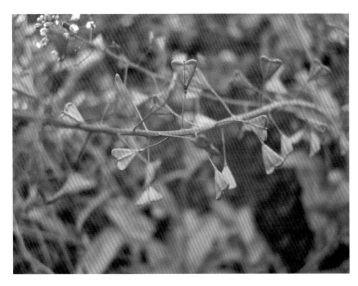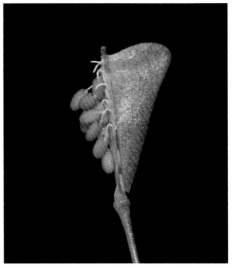

【采收加工】3 ～ 5 月采收，除去枯叶杂质，洗净，晒干。

【性状鉴别】本品主根圆柱形或圆锥形，有的有分枝，长 4 ～ 10cm。表面类白色或淡褐色，有众多须状侧根。茎纤细，黄绿色，易折断。根出叶羽状裂，多蜷缩，展平后呈披针形，顶端裂片较大，边缘具粗齿；表面灰绿色或枯黄色，有的棕褐色，纸质，易碎；茎生叶长圆形或线状披针形，基部耳状抱茎。果实倒三角形，扁平，顶端微凹，具残存短花柱。种子细小倒卵圆形，着生在假隔膜上，成 2 行排列。搓之有清香气，味淡。

【药性】味甜、淡，性微冷。

【功能主治】凉肝止血，平肝明目，清热利湿。用于吐血，衄血，咯血，尿血，崩漏，目赤疼痛，眼底出血，高血压病，赤白痢疾，肾炎水肿，乳糜尿。

【用法用量】内服：煎汤，15 ～ 30g，鲜品 60 ～ 120g；或入丸、散。外用：适量，捣汁点眼。

胡椒
Hujiao

为胡椒科胡椒属植物胡椒 *Piper nigrum*（L.）的近成熟或成熟果实。

【苗族药名】houd jaod 喉缴。

【俗名】白胡椒、黑胡椒。

【原植物】木质攀援藤本；茎、枝无毛，节显著膨大，常生小根。叶厚，近革质，阔卵形至卵状长圆形，稀有近圆形，长 10～15cm，宽 5～9cm，顶端短尖，基部圆，常稍偏斜，两面均无毛；叶脉 5～7 条，稀有 9 条，最上 1 对互生，离基 1.5～3.5cm 从中脉发出，余者均自基出，最外 1 对极柔弱，网状脉明显；叶柄长 1～2cm，无毛；叶鞘延长，长常为叶柄之半。花杂性，通常雌雄同株；花序与叶对生，短于叶或与叶等长；总花梗与叶柄近等长，无毛；苞片匙状长圆形，长 3～3.5cm，中部宽约 0.8mm，顶端阔而圆，与花序轴分离，呈浅杯状，狭长处与花序轴合生，仅边缘分离；雄蕊 2 枚，花药肾形，花丝粗短；子房球形，柱头 3～4，稀有 5。浆果球形，无柄，直径 3～4mm，成熟时红色，未成熟时干后变黑色。花期 6～10 月。

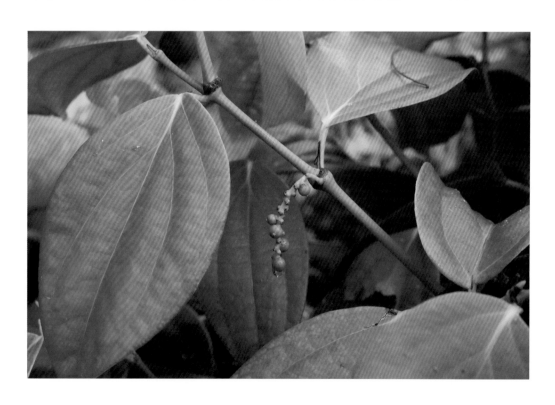

【采收加工】秋末至次春果实呈暗绿色时采收，晒干，为黑胡椒；果实变红时采收，用水浸渍数日，擦去果肉，晒干，为白胡椒。

【性状鉴别】

1. 黑胡椒　呈球形，直径 3.5～5mm。表面黑褐色，具隆起网状皱纹，顶端有细小花柱残迹，基部有自果轴脱落的疤痕。质硬，外果皮可剥离，内果皮灰白色或淡黄色。断面黄白色，粉性，中有小空隙。

2. 白胡椒　表面灰白色或淡黄白色，平滑，顶端与基部间有多数浅色线状条纹。

【药味与归经】味辣，性热。

【功能主治】温中散寒，下气，消痰。用于胃寒呕吐，腹痛泄泻，食欲不振，癫痫痰多。

【用法用量】内服：0.6～1.5 g，研粉吞服。外用适量。

南天竹
Nantianzhu

为小檗科南天竹属植物南天竹 *Nandina domestica* Thunb. 的果实或根。

【苗族药名】ghaob hlod ghunb 阿罗棍。

【俗名】红天竹、南天烛、山黄芩、钻石黄。

【原植物】常绿灌木，高约2m。茎直立，圆柱形，丛生，少分枝，幼嫩部分常为红色。叶互生，革质有光泽；叶柄基部膨大呈鞘状；叶通常为三回羽状复叶，长30～50cm，小叶3～5片，小叶片椭圆状披针形，长3～7cm，宽1～1.2cm，先端渐尖，基部楔形，全缘，两面深绿色，冬季常变为红色；花成大型圆锥花序，长13～25cm，花直径约6mm，萼片多数，每轮3片，内两轮呈白色花瓣状；雄蕊6，离生，花药纵裂；子房1室，有2个胚珠，花柱短。浆果球形，熟时红色或有时黄色，直径6～7mm，内含种子2颗，种子扁圆形。花期5～7月，果期8～10月。

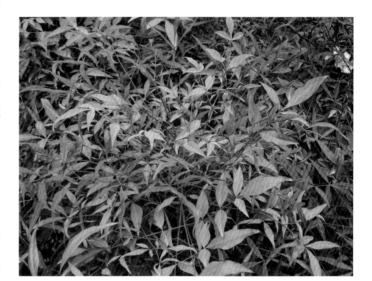

【采收加工】秋季果实成熟时或至次年春季采收，剪取果枝，摘取果实，晒干。置干燥处，防蛀。

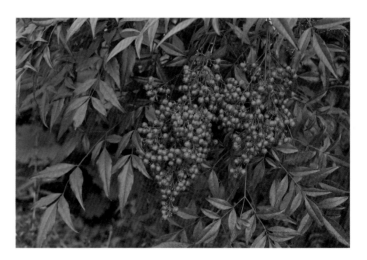

【性状鉴别】本品浆果球形，直径6～9mm。表面黄红色、暗红色或红紫色，平滑，微具光泽，有的局部下陷，先端具突起的宿存柱基，基部具果柄或其断痕。果皮质松脆，易破碎。种子两粒，略呈半球形，内面下凹，类白色至黄棕色。气微，味微涩。

【药性】味苦、涩、微甜，性冷。

【功能主治】敛肺止咳，平喘。用于久咳，气喘，百日咳，肺结核，胃痛。

【用法用量】内服：煎汤，6～15g；或研末。

南布正
Nanbuzheng

为蔷薇科路边青属植物路边青 *Geum aleppicum* Jacq. 或柔毛路边青 *Geum japonicum* var. *chinense* F.Bolle 的全草或根。

【苗族药名】vob xangd xob jed 窝香学嗟。

【俗名】五气朝阳草、兰布政、头晕药、追风七、柔毛水杨梅。

【原植物】

1. 路边青　多年生草本。须根簇生。茎直立，高 30 ～ 100cm，被开展粗硬毛稀几无毛。基生叶为大头羽状复叶，通常有小叶 2 ～ 6 对，连叶柄长 10 ～ 25cm，叶柄被粗硬毛，小叶大小极不相等，顶生小叶最大，菱状广卵形或宽扁圆形，长 4 ～ 8cm，宽 5 ～ 10cm，顶端急尖或圆钝，基部宽心形至宽楔形，边缘常浅裂，有不规则粗大锯齿，锯齿急尖或圆钝，两面绿色，疏生粗硬毛；茎生叶羽状复叶，有时重复分裂，向上小叶逐渐减少，顶生小叶披针形或倒卵披针形，顶端常渐尖或短渐尖，基部楔形；茎生叶托叶大，绿色，叶状，卵形，边缘有不规则粗大锯齿。花序顶生，疏散排列，花梗被短柔毛或微硬毛；花直径 1 ～ 1.7cm；花瓣黄色，几圆形，比萼片长；萼片卵状三角形，顶端渐尖，副萼片狭小，披针形，顶端渐尖稀 2 裂，比萼片短 1 倍多，外面被短柔毛及长柔毛；花柱顶生，在上部 1/4 处扭曲，成熟后自扭曲处脱落，脱落部分下部被疏柔毛。聚合果倒卵球形，瘦果被长硬毛，花柱宿存部分无毛，顶端有小钩；果托被短硬毛，长约 1mm。花果期 7 ～ 10 月。

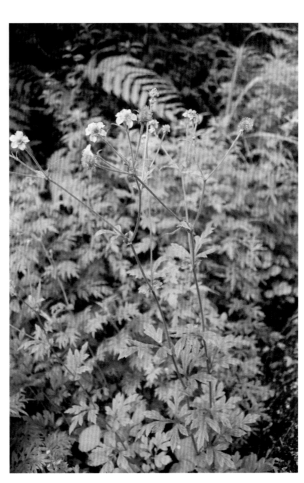

◆ 路边青

2. 柔毛路边青　多年生草本。须根，簇生。茎直立，高 25 ～ 60cm，被黄色短柔毛及粗硬毛。基生叶为大头羽状复叶，通常有小叶 1 ～ 2 对，其余侧生小叶呈附片状，连叶柄长 5 ～ 20cm，叶柄被粗硬毛及短柔毛，顶生小叶最大，卵形或广卵形，浅裂或不裂，长 3 ～ 8cm，宽 5 ～ 9cm，顶端圆钝，基部阔心形或宽楔形，边缘有粗大圆钝或急尖锯齿，两面绿色，被稀疏糙伏毛，下部

中国常用苗药彩色图谱

茎生叶 3 小叶，上部茎生叶单叶，3 浅裂，裂片圆钝或急尖；茎生叶托叶草质，绿色，边缘有不规则粗大锯齿。花序疏散，顶生数朵，花梗密被粗硬毛及短柔毛；花直径 1.5～1.8cm；萼片三角卵形，顶端渐尖，副萼片狭小，椭圆披针形，顶端急尖，比萼片短 1 倍多，外面被短柔毛；花瓣黄色，几圆形，比萼片长；花柱顶生，在上部 1/4 处扭曲，成熟后自扭曲处脱落，脱落部分下部被疏柔毛。聚合果卵球形或椭球形，瘦果被长硬毛，花柱宿存部分光滑，顶端有小钩，果托被长硬毛，长 2～3mm。花果期 5～10 月。

【采收加工】夏、秋二季采收，洗净，晒干。

【性状鉴别】本品根茎粗短，长12.5cm，有多数细须根，均为棕褐色。茎圆柱状，被毛或近无毛。基生叶有长

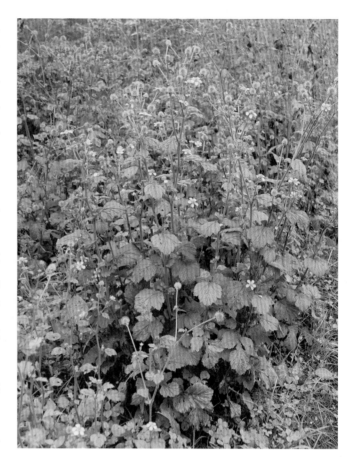

◆ 柔毛路边青

柄，羽状全裂或近羽状复叶，顶裂隙片较大，卵形或宽卵形，边缘有锯齿，两面被毛，侧生裂片小，边缘有不规则的粗齿；茎生叶互生，卵形，三浅裂或羽状分裂。花顶生，常脱落。聚合瘦果近球形。气微，味辛、微苦。

【药性归经】味辣，性热。

【功能主治】解表散寒，平肝养阴，活血消肿，益气补血。用于虚损痨伤，虚弱咳嗽，头晕目眩，小儿惊风，风湿痹痛，月经不调，疮疡肿痛。

【用法用量】内服：煎汤，10～15g；研末，1～1.5g。外用：适量，捣敷；或煎汤洗。

南瓜子
Nanguazi

为葫芦科南瓜属植物南瓜 *Cucurbita moschata*（Duch. ex Lam.）Duch. ex Poiret. 的种子。

【苗族药名】ghab hniub fab diel 敢挑发丢。

【俗名】南瓜仁、白瓜子。

【原植物】一年生蔓生草本；茎常节部生根，伸长达 2～5m，密被白色短刚毛。叶柄粗壮，长 8～19cm，被短刚毛；叶片宽卵形或卵圆形，质稍柔软，有 5 角或 5 浅裂，稀钝，长 12～25cm，宽 20～30cm，侧裂片较小，中间裂片较大，三角形，上面密被黄白色刚毛和茸毛，常有白斑，叶脉隆起，各裂片之中脉常延伸至顶端，成一小尖头，背面色较淡，毛更明显，边缘有小而密的细齿，顶端稍钝。卷须稍粗壮，与叶柄一样被短刚毛和茸毛，3～5 歧。雌雄同株。雄花单生；花萼筒钟形，长 5～6mm，裂片条形，长 1～1.5cm，被柔毛，上部扩大成叶状；花冠黄色，钟状，长 8cm，径 6cm，5 中裂，裂片边缘反卷，具皱褶，先端急尖；雄蕊 3，花丝腺体状，长 5～8mm，花药靠合，长 15mm，药室折曲。雌花单生；子房 1 室，花柱短，柱头 3，膨大，顶端 2 裂。果梗粗壮，有棱和槽，长 5～7cm，瓜蒂扩大成喇叭状；瓠果形状多样，因品种而异，外面常有数条纵沟或无。种子多数，长卵形或长圆形，灰白色，边缘薄，长 10～15mm，宽 7～10mm。

【采收加工】夏、秋季食用南瓜时，收集成熟种子，除去瓤膜，洗净，晒干。

【性状鉴别】本品种子扁圆形。长

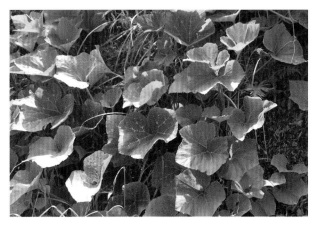

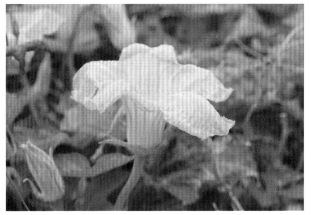

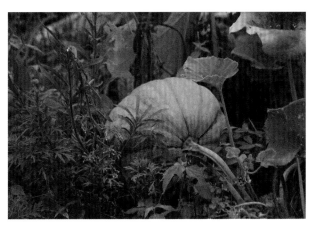

1.2～1.8cm，宽0.7～1cm。表面淡黄白色至淡黄色，两面平坦而微隆起，边缘稍有棱，一端约尖，尖端有珠孔。种脐稍突起或不明显。除去种皮，有黄绿色薄膜状胚乳。子叶2枚，黄色，肥厚。有油性。气微香，味微甘。

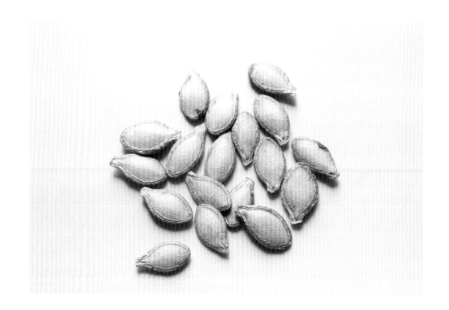

【药性】味甜，性冷。

【功能主治】杀虫，下乳，利水消肿。用于百日咳，绦虫，蛔虫，痔疮。

【用法用量】内服：煎汤，30～60g；研末或制成乳剂。外用：适量，煎水熏洗。

南沙参
Nanshashen

为桔梗科沙参属植物轮叶沙参 *Adenophora tetraphylla*（**Thunb.**）**Fisch.** 的根。

【苗族药名】ngix gheib ghod 野鸡果。

【俗名】铃儿草、沙参。

【原植物】茎高大，可达 1.5m，不分枝，无毛，少有毛。茎生叶 3～6 枚轮生，无柄或有不明显叶柄，叶片卵圆形至条状披针形，长 2～14cm，边缘有锯齿，两面疏生短柔毛。花序狭圆锥状，花序分枝（聚伞花序）大多轮生，细长或很短，生数朵花或单花。花萼无毛，筒部倒圆锥状，裂片钻状，长 1～2.5（～4）mm，全缘；花冠筒状细钟形，口部稍缢缩，蓝色、蓝紫色，长 7～11mm，裂片短，三角形，长 2mm；花盘细管状，长 2～4mm；花柱长约 20mm。蒴果球状圆锥形或卵圆状圆锥形，长 5～7mm，直径 4～5mm。种子黄棕色，矩圆状圆锥形，稍扁，有一条棱，并由棱扩展成一条白带，长 1mm。花期 7～9 月。

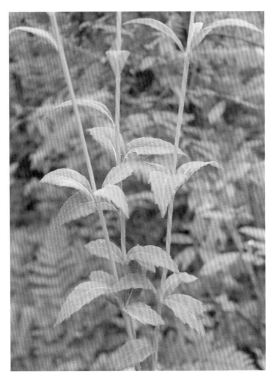

【采收加工】播种后 2～3 年采收，秋季挖取根部，除去茎叶及须根，洗净泥土，趁新鲜时用竹片刮去外皮，切片，晒干备用。

【性状鉴别】根呈长纺锤形或圆柱形，上粗下细，有时稍弯曲或扭曲，偶有分歧。全长 5～25cm，上部直径 1～3cm。顶端有根茎（芦头）长 0.5～10cm，直径 0.3～2cm，偶有 2 个根

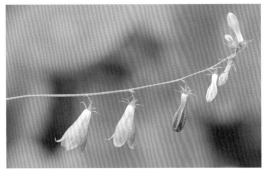

茎并生，上有显著横纹。带皮者表面黄白色至棕色，有横纹，上部尤多，稍有短段细根或根痕；去皮者表面黄白色，有纵皱。体轻质松，易折断，断面白色，不平坦，有多数裂隙。气微，味微甘。

【药性】味微甜，性微冷。

【功能主治】养阴清热，润肺化痰，益胃生津。用于阴虚久咳，痨嗽痰血，燥咳痰少，虚热喉痹，津伤口渴。

【用法用量】内服：煎汤，10～15g，鲜品 15～30g，或入丸、散。

中国常用苗药彩色图谱

南板蓝根
Nanbanlangen

为爵床科马蓝属植物马蓝 *Baphicacanthus cusia*（Nees）**Bremek.** 的根及根茎。

【苗族药名】ghab bas nex yib 嘎巴楼易。

【俗名】蓝靛根、土板蓝根。

【原植物】多年生草木，高 30 ～ 70cm。干时茎叶呈蓝色或墨绿色。根茎粗壮，断面呈蓝色。地上茎基部稍木质化，略带方形，稍分枝，节膨大，幼时被褐色微毛。叶对生；叶柄长 1 ～ 4cm；叶片倒卵状椭圆形或卵状椭圆形，长 6 ～ 15cm，宽 4 ～ 8cm；先端急尖，微钝头，基部渐狭细，边缘有浅锯齿或波状齿或全缘，上面无毛，有稠密狭细的钟乳线条，下面幼时脉上稍生褐色微软毛，侧脉 5 ～ 6 对。花无梗，或疏生的穗状花序，顶生或腋生；苞片叶状，狭倒卵形，早落；花萼裂片 5，条形，长 1 ～ 1.4cm，通常一片较大，呈匙形；无毛；花冠漏斗状，淡紫色，长 4.5 ～ 5.5cm，5 裂近相等，长 6 ～ 7mm，先端微凹；雄蕊 4，2 强，花粉椭圆形，有带条，带条上具两条波形的脊；子房上位，花柱细长。蒴果为稍狭的匙形，长 1.5 ～ 2cm。种子 4 颗，有微毛。花期 6 ～ 10 月，果期 7 ～ 11 月。

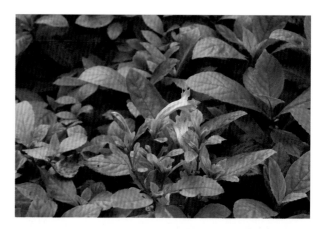

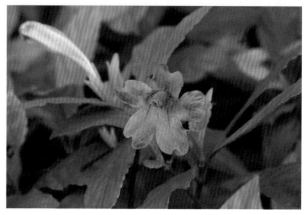

【采收加工】初冬采挖，除去茎叶，洗净，晒干。

【性状鉴别】本品根茎及根全长 10 ～ 30cm，根茎长 5 ～ 10cm。根茎圆柱形，多弯曲，有时分叉，直径 2 ～ 6mm；上部常具短地上茎，有时分枝。表面灰褐色，节膨大，节处着生细长而略弯曲的根，表面有细皱纹。茎及根茎质脆，易折断，断面不平坦，略呈纤维状，中央有髓，较大。根质稍柔韧。气微，味淡。

【药性】味淡，性冷。

【功能主治】清热解毒，凉血消肿。用于温毒发斑，高热头痛，大头瘟疫，丹毒，痄腮，病毒性肝炎，流行性感冒，肺炎，疮肿，疱疹。

【用法用量】内服：煎汤，15 ～ 30g；入丸、散。外用：适量，捣敷或煎汤熏洗。

枳壳
Zhiqiao

为芸香科柑橘属植物酸橙 *Citrus aurantium* **L.** 及其栽培变种的未成熟果实。

【苗族药名】ghob peias bid lious nbeat 喔帕比柳瓜。

【俗名】苦橙。

【原植物】小乔木，枝叶茂密，刺多，徒长枝的刺长达 8cm。叶色浓绿，质地颇厚，翼叶倒卵形，基部狭尖，长 1～3cm，宽 0.6～1.5cm，或个别品种几无翼叶。总状花序有花少数，有时兼有腋生单花，有单性花倾向，即雄蕊发育，雌蕊退化；花蕾椭圆形或近圆球形；花萼 5 或 4 浅裂，有时花后增厚，无毛或个别品种被毛；花大小不等，花径 2～3.5cm；雄蕊 20～25 枚，通常基部合生成多束。果圆球形或扁圆形，果皮稍厚至甚厚，难剥离，橙黄至朱红色，油胞大小不均匀，凹凸不平，果心实或半充实，瓢

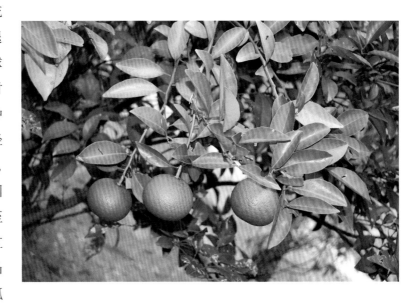

囊 10～13 瓣，果肉味酸，有时有苦味或兼有特异气味；种子多且大，常有肋状棱，子叶乳白色，单或多胚。花期 4～5 月，果期 9～12 月。

【采收加工】7 月果皮尚绿时采收，自中部横切为两半，晒干或低温干燥。

【性状鉴别】本品呈半球形，直径 3～5cm。外果皮棕褐色至褐色，有颗粒状突起，突起的顶端有凹点状油室；有明显的花柱残迹或果梗痕。切面中果皮黄白色，光滑而稍隆起，厚 0.4～1.3cm，边缘散有 1～2 列油室，瓢囊 7～12 瓣，少数至 15 瓣，汁囊干缩呈棕色至棕褐色，内藏种子。质坚硬，不易折断。气清香，味苦、微酸。

【药性】味苦、辛、酸，性冷。

【功能主治】理气宽中，行滞消胀。用于胸胁气滞，胀满疼痛，食积不化，痰饮内停，脏器下垂。

【用法用量】内服：煎汤，3～9g；或入丸、散。外用：适量，煎水洗或炒热熨。

枳椇

Zhiju

为鼠李科枳椇属植物枳椇 *Hovenia acerba* **Lindl.** 的种子。

【苗族药名】bid nkeb nkul 比看枯。

【俗名】南枳椇、金果梨、鸡爪树、万字果、鸡爪子、拐枣。

【原植物】高大乔木，高 10～25m；小枝褐色或黑紫色，被棕褐色短柔毛或无毛，有明显白色的皮孔。叶互生，厚纸质至纸质，宽卵形、椭圆状卵形或心形，长 8～17cm，宽 6～12cm，顶端长渐尖或短渐尖，基部截形或心形，稀近圆形或宽楔形，边缘常具整齐浅而钝的细锯齿，上部或近顶端的叶有不明显的齿，稀近全缘，上面无毛，下面沿脉或脉腋常被短柔毛或无毛；叶柄长 2～5cm，无毛。二歧式聚伞圆锥花序，顶生和腋生，被棕色短柔毛；花两性，直径 5～6.5mm；萼片具网状脉或纵条纹，无毛，长 1.9～2.2mm，宽 1.3～2mm；花瓣椭圆状匙形，长 2～2.2mm，宽 1.6～2mm，具短爪；花盘被柔毛；花柱半裂，稀浅裂或深裂，长 1.7～2.1mm，无毛。浆果状核果近球形，直径 5～6.5mm，无毛，成熟时黄褐色或棕褐色；果序轴明显膨大；种子暗褐色或黑紫色，直径 3.2～4.5mm。花期 5～7 月，果期 8～10 月。

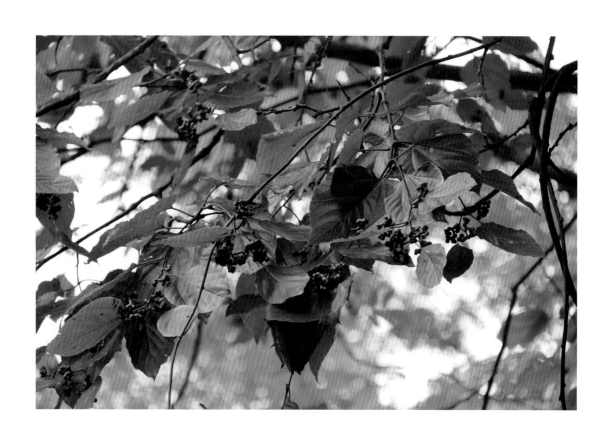

【采收加工】10 ～ 11 月果实成熟时采收，或碎壳筛出种子。根全年可采，鲜用或晒干备用。

【性状鉴别】本品呈扁平圆形，背面稍隆起，腹面较平，直径 3 ～ 5mm，厚约 2mm。表面红棕色至红褐色，平滑光泽，基部有椭圆形点状的种脐，顶端有微凸的合点，腹面有一条纵行而隆起的种脊。种皮坚硬，厚约 1mm，胚乳乳白色，油质，其内包围有 2 片肥厚的子叶，呈淡黄色至草绿色，亦油质。气微，味微涩。

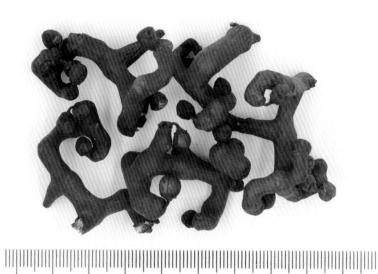

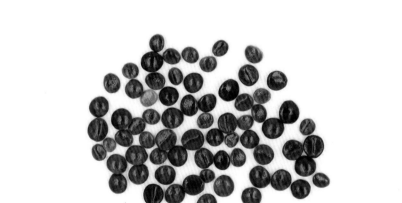

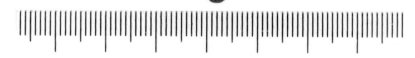

中国常用苗药彩色图谱

【药性】味酸、甜、涩，性微热。

【功能主治】解酒毒，止渴除烦，止呕，利大小便，疏经络。用于酒毒，烦渴，呕吐，二便不利，脚转筋，风湿麻木。

【用法用量】内服：煎汤，6 ～ 15g；或泡酒服。

栀子
Zhizi

为茜草科栀子属植物栀子 *Gardenia jasminoides* **Ellis** 的成熟果实。

【苗族药名】zend git hsob 真贵嗟。

【俗名】黄栀子、小叶栀子。

【原植物】灌木，高 0.3 ～ 3m；嫩枝常被短毛，枝圆柱形，灰色。叶对生，革质，稀为纸质，少为 3 枚轮生，叶形多样，通常为长圆状披针形、倒卵状长圆形、倒卵形或椭圆形，长 3 ～ 25cm，宽 1.5 ～ 8cm，顶端渐尖、骤然长渐尖或短尖而钝，基部楔形或短尖，两面常无毛，上面亮绿，下面色较暗；侧脉 8 ～ 15 对，在下面凸起，在上面平；叶柄长 0.2 ～ 1cm；托叶膜质。花芳香，通常单朵生于枝顶，花梗长 3 ～ 5mm；萼管倒圆锥形或卵形，长 8 ～ 25mm，有纵棱，

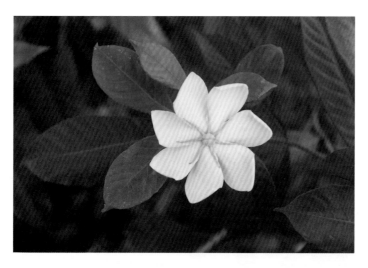

萼檐管形，膨大，顶部 5 至 8 裂，通常 6 裂，裂片披针形或线状披针形，长 10 ～ 30mm，宽 1 ～ 4mm，结果时增长，宿存；花冠白色或乳黄色，高脚碟状，喉部有疏柔毛，冠管狭圆筒形，长 3 ～ 5cm，宽 4 ～ 6mm，顶部 5 至 8 裂，通常 6 裂，裂片广展，倒卵形或倒卵状长圆形，长 1.5 ～ 4cm，宽 0.6 ～ 2.8cm；花丝极短，花药线形，长 1.5 ～ 2.2cm，伸出；花柱粗厚，长约 4.5cm，柱头纺锤形，伸出，长 1 ～ 1.5cm，宽 3 ～ 7mm，子房直径约 3mm，黄色，平滑。果卵形、近球形、椭圆形或长圆形，黄色或橙红色，长 1.5 ～ 7cm，直径 1.2 ～ 2cm，有翅状纵棱 5 ～ 9 条，顶部的宿存萼片长达 4cm，宽达 6mm；种子多数，扁，近圆形而稍有棱角，长约 3.5mm，宽约 3mm。花期 3 ～ 7 月，果期 5 月至翌年 2 月。

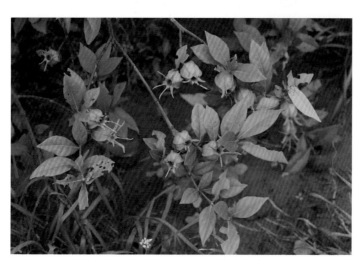

【采收加工】10 月中下旬当果皮由绿色转为黄绿色时采收，除去果柄杂物，置蒸笼内微蒸或放入明矾水中微煮，取出晒干或烘干。

【性状鉴别】本品果实呈长卵圆形或椭圆形，长 1.5 ～ 3.5cm，直径 1 ～ 1.5cm。表面红黄色或棕红色，具 6 条翅状纵棱，棱间常有 1 条明显的纵脉纹，并有分枝。顶端残存萼片，基部稍尖，有残留果梗。果皮薄而脆，略有光泽，具 2 ～ 3 条隆起的假隔膜。种子多数，扁卵圆形，集结成团，深红色或红黄色，表面密具细小疣状突起。气微，味微酸而苦。

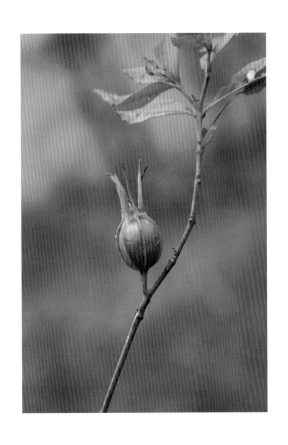

【药性】味苦，性冷。

【功能主治】泻火除烦，清热利湿，凉血解毒。用于热病心烦，黄疸尿赤，血淋涩痛，血热吐衄，目赤肿痛，火毒肿疡，扭挫伤痛。

【用法用量】内服：煎汤，5 ～ 10g；或入丸、散。外用：研末掺或调敷。清热泻火多生用，止血炒焦用。

枸杞
Gouqi

为茄科枸杞属植物枸杞 *Lycium chinense* **Miller** 的根皮。

【苗族药名】reib qabmloul 锐叉谋。

【俗名】狗奶子、狗牙根、狗牙子、牛右力。

【原植物】多分枝灌木，高 0.5～1m，栽培时可达 2m 多；枝条细弱，弓状弯曲或俯垂，淡灰色，有纵条纹，棘刺长 0.5～2cm，生叶和花的棘刺较长，小枝顶端锐尖成棘刺状。叶纸质或栽培者质稍厚，单叶互生或 2～4 枚簇生，卵形、卵状菱形、长椭圆形、卵状披针形，顶端急尖，基部楔形，长 1.5～5cm，宽 0.5～2.5cm，栽培者较大，可长达 10cm 以上，宽达 4cm；叶柄长 0.4～1cm。花在长枝上单生或双生于叶腋，在短枝上则同叶簇生；花梗长 1～2cm，向顶端渐增粗。花萼长 3～4mm，通常 3 中裂或 4～5 齿裂，裂片多少有缘毛；花冠漏斗状，长 9～12mm，淡紫色，筒部向上骤然扩大，稍短于或近等于檐部裂片，5 深裂，裂片卵形，顶端圆钝，平展或稍向外反曲，边缘有缘毛，基部耳显著；雄蕊较花冠稍短，或因花冠裂片外展而伸出花冠，花丝在近基部处密生一圈绒毛并交织成椭圆状的毛丛，与毛丛等高处的花冠筒内壁亦密生一环绒毛；花柱稍伸出雄蕊，上端弓弯，柱头绿色。浆果红色，卵状，栽培者可成长矩圆状或长椭圆状，顶端尖或钝，长 7～15mm，栽培者长可达 2.2cm，直径 5～8mm。种子扁肾脏形，长 2.5～3mm，黄色。花果期 6～11 月。

【采收加工】春初或秋后采挖根部，洗净，剥取根皮，晒干。

【性状鉴别】本品呈筒状或槽状，长 3～10cm，宽 0.5～1.5cm，厚 0.1～0.3cm，外表面灰黄色至棕黄色，粗糙，有不规则纵裂纹，易成鳞片状剥落。内表面黄白色至灰黄色，较平坦，有细纵纹。体轻，质脆，易折断，断面不平坦，外层黄棕色，内层灰白色。气微，味微甘而后苦。

【药性】味苦、淡，性微冷。

【功能主治】清虚热，凉血。用于阴虚发热，盗汗，心烦，口渴，肺热咳嗽，咯血，吐血，鼻衄，消渴。

【用法用量】内服：煎汤，9～15g；或入丸、散。

枸骨
Gougu

为冬青科冬青属植物枸骨 *Ilex cornuta* Lindl. et Paxt. 的叶。

【苗族药名】ndut nqoub ub 杜若能。

【俗名】枸骨冬青、鸟不落、鸟不宿。

【原植物】常绿灌木或小乔木，高（0.6～）1～3m；幼枝具纵脊及沟，沟内被微柔毛或变无毛，二年枝褐色，三年生枝灰白色，具纵裂缝及隆起的叶痕，无皮孔。叶片厚革质，二型，四角状长圆形或卵形，长4～9cm，宽2～4cm，先端具3枚尖硬刺齿，中央刺齿常反曲，基部圆形或近截形，两侧各具1～2刺齿，有时全缘（此情况常出现在卵形叶），叶面深绿色，具光泽，背淡绿色，无光泽，两面无毛，主脉在上面凹下，背面隆起，侧脉5或6对，于叶缘附近网结，在叶面不明显，在背面凸起，网状脉两面不明显；叶柄长4～8mm，上面具狭沟，被微柔毛；托叶胼胝质，宽三角形。花序簇生于二年生枝的叶腋内，基部宿存鳞片近圆形，被柔毛，具缘毛；苞片卵形，先端钝或

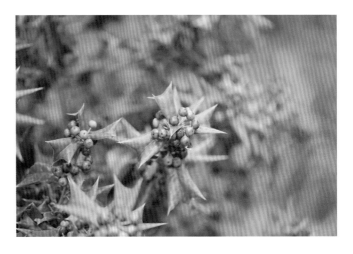
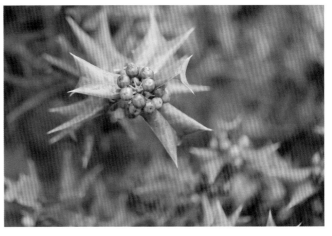

具短尖头，被短柔毛和缘毛；花淡黄色，4基数。雄花；花梗长5～6mm，无毛，基部具1～2枚阔三角形的小苞片；花萼盘状；直径约2.5mm，裂片膜质，阔三角形，长约0.7mm，宽约1.5mm，疏被微柔毛，具缘毛；花冠辐状，直径约7mm，花瓣长圆状卵形，长3～4mm，反折，基部合生；雄蕊与花瓣近等长或稍长，花药长圆状卵形，长约1mm；退化子房近球形，先端钝或圆形，不明显的4裂。雌花：花梗长8～9mm，果期长达13～14mm，无毛，基部具2枚小的阔三角形苞片；花萼与花瓣像雄花；退化雄蕊长为花瓣的4/5，略长于子房，败育花药卵状箭头形；子房长圆状卵球形，长3～4mm，直径2mm，柱头盘状，4浅裂。果球形，直径8～10mm，

成熟时鲜红色，基部具四角形宿存花萼，顶端宿存柱头盘状，明显 4 裂；果梗长 8 ～ 14mm。分核 4，轮廓倒卵形或椭圆形，长 7 ～ 8mm，背部宽约 5mm，遍布皱纹和皱纹状纹孔，背部中央具

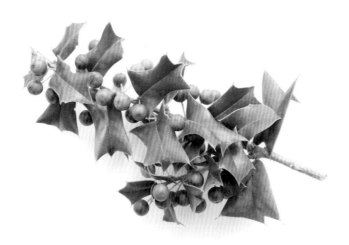

1 纵沟，内果皮骨质。花期 4 ～ 5 月，果期 10 ～ 12 月。

【采收加工】秋季采收，除去杂质，晒干。

【性状鉴别】本品呈类长方形或矩圆状长方形，偶有长卵圆形。长 3 ～ 8cm，宽 1.5 ～ 4cm。先端具 3 枚较大的硬刺齿，顶端 1 枚常反曲，基部平截或宽楔形，两侧有时各具刺齿 1 ～ 3 枚，边缘稍反卷；长卵圆形叶常无刺齿。上表面黄绿色或绿褐色，有光泽，下表面灰黄色或灰绿色。叶脉羽状，叶柄较短。革质，硬而厚。气微，味微苦。

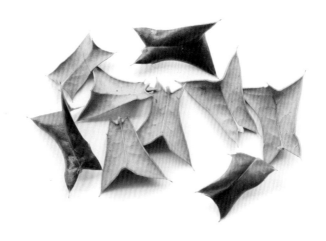

【药性】味苦，性冷。

【功能主治】清热养阴，益肾，平肝。用于肺痨咯血，骨蒸潮热，头晕目眩。

【用法用量】内服：煎汤，9 ～ 15g。

柿子叶
Shiziye

为柿科柿属植物柿 *Diospyros kaki* **Thunb.** 的叶。

【苗族药名】zendmil 真密。

【俗名】米果、猴枣、镇头迦。

【原植物】落叶大乔木，高达 14m，胸高直径达 65cm，高龄老树有高达 27m 的；树皮深灰色至灰黑色，或者黄灰褐色至褐色，沟纹较密，裂成长方块状；叶纸质，卵状椭圆形至倒卵形或近圆形。花雌雄异株，花序腋生，为聚伞花序；花萼钟状，花冠淡黄白色或黄白色而带紫红色。果形多种，有球形，扁球形，球形而略呈方形，卵形，果肉较脆硬，老熟时果肉变得柔软。花期 5～6月，果期 9～10月。

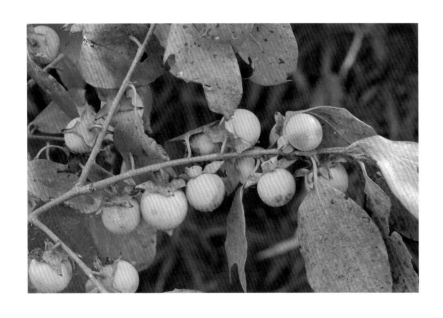

【采收加工】秋季采收，除去杂质，晒干。

【性状鉴别】本品多皱缩或破碎。完整叶片展平后呈卵状椭圆形至宽卵形或近圆形，长 10～15cm，宽 6～10cm，先端渐尖或钝，基部楔形至圆形，全缘，边缘微反卷，上表面灰绿色或黄棕色，较光滑。下表面颜色稍浅。中脉及侧脉上面凹下或平坦，下面凸起，侧脉每边 5～7 条，向上斜生，至达叶缘网结，脉上有微柔毛。叶柄长 0.8～2cm。质脆。气微，味微苦涩。

【药性】味甜、涩、微苦，性微冷。

【功能主治】止咳定喘，生津，止血。用于咳喘，消渴及各种出血，臁疮。

【用法用量】内服：煎汤，3～9g；或泡茶。外用：研末敷。

厚朴
Houpo

为木兰科厚朴属植物厚朴 *Magnolia officinalis* **Rehd.et Wils.** 或凹叶厚朴 *Magnolia officinalis* **Rehd. et Wils. var.***biloba* **Rehd. et Wils.** 的干皮、枝皮及根皮。

【苗族药名】det dlieeb bangt 豆泻棒。

【俗名】厚皮、川朴。

【原植物】

1.厚朴　落叶乔木，高达20m；树皮厚，褐色，不开裂；小枝粗壮，淡黄色或灰黄色，幼时有绢毛；顶芽大，狭卵状圆锥形，无毛。叶大，近革质，7～9片聚生于枝端，长圆状倒卵形，长22～45cm，宽10～24cm，先端具短急尖或圆钝，基部楔形，全缘而微波状，上面绿色，无毛，下面灰绿色，被灰色柔毛，有白粉；叶柄粗壮，长2.5～4cm，托叶痕长为叶柄的2/3。花白色，径10～15cm，芳香；花梗粗短，被长柔毛，离花被片下1cm处具包片脱落痕，花被片9～12（17），厚肉质，外轮3片淡绿色，长圆状倒卵形，长8～10cm，宽4～5cm，盛开时常向外反卷，内两轮白色，倒卵状匙形，长8～8.5cm，宽3～4.5cm，基部具爪，最内轮7～8.5cm，花盛开时中内轮直立；雄蕊约72枚，长2～3cm，花药长1.2～1.5cm，内向开裂，花丝长4～12mm，红色；雌蕊群椭圆状卵圆形，长2.5～3cm。聚合果长圆状卵圆形，长9～15cm；蓇葖具长3～4mm的喙；种子三角状倒卵形，长约1cm。花期5～6月，果期8～10月。

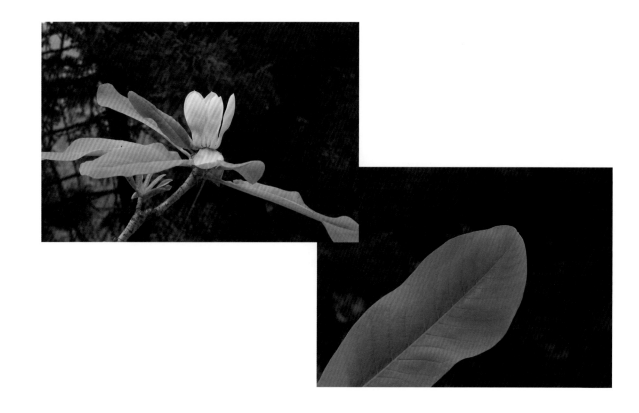

2. 凹叶厚朴　与厚朴不同之处在于叶先端凹缺，成 2 钝圆的浅裂片，但幼苗之叶先端钝圆，并不凹缺；聚合果基部较窄。花期 4 ～ 5 月，果期 10 月。

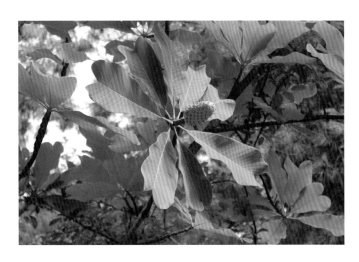

【采收加工】4 ～ 6 月剥取，根皮和枝皮直接阴干；干皮置沸水中微煮后，堆置阴湿处，"发汗"至内表面变紫褐色或棕褐色时，蒸软，取出，卷成筒状，干燥。

【性状鉴别】

1. 干皮　呈卷筒状或双卷筒状，长 30 ～ 35cm，厚 0.2 ～ 0.7cm，习称"筒朴"；近根部的干皮一端展开如喇叭口，长 13 ～ 25cm，厚 0.3 ～ 0.8cm，习称"靴筒朴"。外表面灰棕色或灰褐色，粗糙，有时呈鳞片状，较易剥落，有明显椭圆形皮孔和纵皱纹，刮去粗皮者显黄棕色。内表面紫棕色或深紫褐色，较平滑，具细密纵纹，划之显油痕。质坚硬，不易折断，断面颗粒性，外层灰棕色，内层紫褐色或棕色，有油性，有的可见多数小亮星。气香，味辛辣、微苦。

2. 枝皮（枝朴）　呈单筒状，长 10 ～ 20cm，厚 0.1 ～ 0.2cm。质脆，易折断，断面纤维性。

3. 根皮（根朴）　呈单筒状或不规则块片；有的弯曲似鸡肠，习称"鸡肠朴"。质硬，较易折断，断面纤维性。

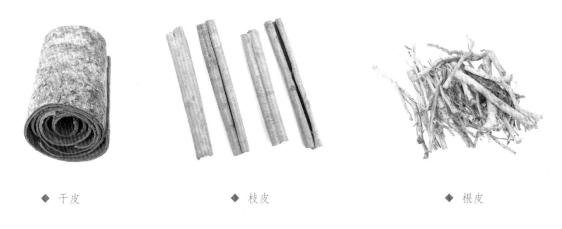

◆ 干皮　　　　　　　　　◆ 枝皮　　　　　　　　　◆ 根皮

【药性】味苦，性热。

【功能主治】燥湿消痰，下气除满。用于湿滞伤中，脘痞吐泻，食积气滞，腹胀便秘，痰饮喘咳。

【用法用量】内服：煎汤，3 ～ 10g；或入丸、散。

牵牛子
Qianniuzi

为旋花科虎掌藤属植物裂叶牵牛 *Pharbitis nil*（L.）Choisy 或圆叶牵牛 *Pharbitis purpurea*（L.）Voigt 的成熟种子。

【苗族药名】vob bis ob dlub 窝比窝收。

【俗名】大牵牛花、筋角拉子、喇叭花、牵牛花。

【原植物】

1. 裂叶牵牛　一年生缠绕草本，茎上被倒向的短柔毛及杂有倒向或开展的长硬毛。叶宽卵形或近圆形，深或浅的 3 裂，偶 5 裂，长 4～15cm，宽 4.5～14cm，基部圆，心形，中裂片长圆形或卵圆形，渐尖或骤尖，侧裂片较短，三角形，裂口锐或圆，叶面或疏或密被微硬的柔毛；叶柄长 2～15cm，毛被同茎。花腋生，单一或通常 2 朵着生于花序梗顶，花序梗长短不一，长 1.5～18.5cm，通常短于叶柄，有时较长，毛被同茎；苞片线形或叶状，被开展的微硬毛；花梗长 2～7mm；小苞片线形；萼片近等长，长 2～2.5cm，披针状线形，内面 2 片稍狭，外面被开展的刚毛，基部更密，有时也杂有短柔毛；花冠漏斗状，长 5～8（～10）cm，蓝紫色或紫红色，花冠管色淡；雄蕊及花柱内藏；雄蕊不等长；花丝基部被柔毛；子房无毛，柱头头状。蒴果近球形，直径 0.8～1.3cm，3 瓣裂。种子卵状三棱形，长约 6mm，黑褐色或米黄色，被褐色短绒毛。

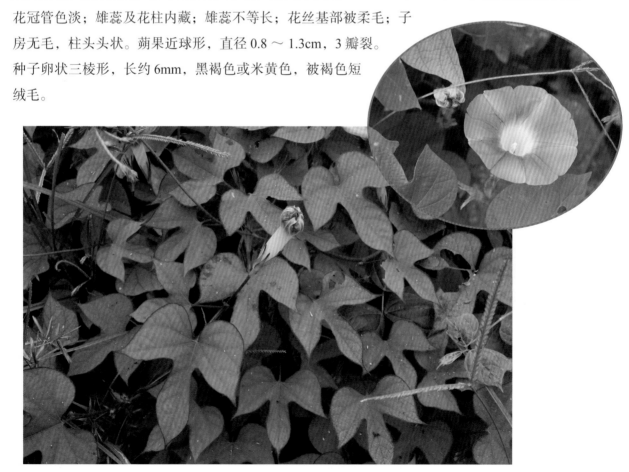

2. 圆叶牵牛　与裂叶牵牛的主要区别为全株密被白色长毛。叶通常阔心形，全缘；叶柄与总花梗近等长。花萼裂片卵状披针形，较短，长约 1cm。

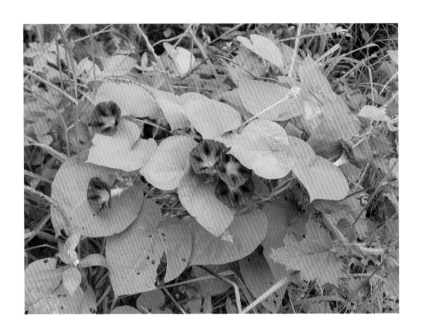

【采收加工】秋季果实成熟未开裂时将藤割下，晒干，种子自然脱落，除去果壳杂质。

【性状鉴别】本品种子似橘瓣状，略具 3 棱，长 5 ～ 7mm，宽 3 ～ 5mm。表面灰黑色，或淡黄白色，背面弓状隆起，两侧面稍平坦，略具皱纹，背面正中有 1 条浅纵沟，腹面棱线下端为类圆形浅色种脐。质坚硬，横切面可见淡黄色或黄绿色皱缩折叠的子叶 2 片。水浸后种皮呈龟裂状，有明显黏液。气微，味辛、苦，有麻感。

【药性】味苦、辛，性冷。

【功能主治】利水通便，祛痰逐饮，消积杀虫。用于水肿，腹水，脚气，痰壅喘咳，便秘，食滞虫积，鹤膝风，肠痈，腰痛，阴囊肿胀，痈疽肿毒，痔漏便毒。

【用法用量】内服：煎汤，3 ～ 10g；或入丸、散。

韭菜
Jiucai

为石蒜科葱属植物韭 *Allium tuberosum* **Rottl.ex Spreng.** 的全草。

【苗族药名】reib guanglmanb 芮广面。

【俗名】起阳草、懒人菜、长生韭、壮阳草、扁菜。

【原植物】多年生草本，高 20～45cm。具特殊强烈气味。根茎横卧，鳞茎狭圆锥形，簇生；鳞式外皮黄褐色，网状纤维质。叶基生，条形，扁平，长 15～30cm，宽 1.5～7mm。总苞 2 裂，比花序短，宿存；伞形花序簇生状或球状，多花；花梗为花被的 2～4 倍长；具苞片；花白色或微带红色；花被片 6，狭卵形至长圆状披针形，长 4.5～7mm；花丝基部合生并与花被贴生，长为花被片的

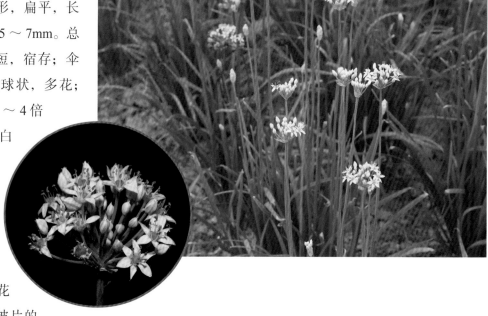

4/5，狭三角状锥形；子房外壁具细的疣状突起。蒴果具倒心形的果瓣。花、果期 7～9 月。

【采收加工】全年均可采收，除去杂质，晒干或鲜用。

【性状鉴别】本品长 20～40cm，全体暗黄色至黄褐色。根状茎短小，倾斜横生。鳞茎簇生，近圆柱状，破裂后成纤维状。叶皱缩卷曲，展平后呈扁平条形，宽 1.5～8mm，先端渐尖，上下表面灰黄色至黄褐色。花葶圆柱状，略比叶片长，常具 2 纵棱。气浓香，味辛淡。

【药性】味辛，性热。

【功能主治】补肾，温中行气，散瘀，解毒。用于肾虚阳痿，胃寒腹痛，噎膈反胃，胸痹疼痛，衄血，吐血，尿血，痢疾，痔疮，痈疮肿毒，漆疮，跌打损伤。

【用法用量】内服：煎汤，15～30g；鲜品 60～120g。水煎服或捣汁饮、煮粥、炒熟、作羹。外用适量。

骨碎补
Gusuibu

为水龙骨科槲蕨属植物槲蕨 *Drynaria roosii* Nakaike 的根茎。

【苗族药名】diangb liox zat 相豆炸。

【俗名】崖姜、爬岩姜、肉碎补。

【原植物】通常附生岩石上，匍匐生长，或附生树干上，螺旋状攀援。根状茎直径 1～2cm，密被鳞片；鳞片斜升，盾状着生，长 7～12mm，宽 0.8～1.5mm，边缘有齿。叶二型，基生不育叶圆形，长（2～）5～9cm，宽（2～）3～7cm，基部心形，浅裂至叶片宽度的 1/3，边缘全缘，黄绿色或枯棕色，厚干膜质，下面有疏短毛。正常能育叶叶柄长 4～7（～13）cm，具明显的狭翅；叶片长 20～45cm，宽 10～15（～20）cm，深羽裂到距叶轴 2～5mm 处，裂片 7～13 对，互生，稍斜向上，披针形，长 6～10cm，宽（1.5～）2～3cm，边缘有不明显的疏钝齿，顶端急尖或钝；叶脉两面均明显；叶干后纸质，仅上面中肋略有短毛。孢子囊群圆形，椭圆形，叶片下面全部分布，沿裂片中肋两侧各排列成 2～4 行，成熟时相邻 2 侧脉间有圆形孢子囊群 1 行，或幼时成 1 行长形的孢子囊群，混生有大量腺毛。

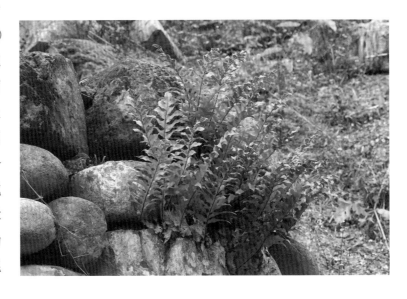

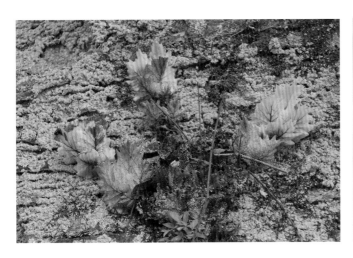

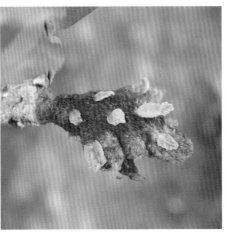

中国常用苗药彩色图谱

【采收加工】全年均可采挖，除去泥沙，干燥，或再燎去茸毛（鳞片）。

【性状鉴别】本品呈扁平长条状，多弯曲，有分枝，长5～15cm，宽1～1.5cm，厚0.2～0.5cm。表面密被深棕色至暗棕色的小鳞片，柔软如毛，经火燎者呈棕褐色或暗褐色，两侧及上表面均具突起或凹下的圆形叶痕，少数有叶柄残基和须根残留。体轻，质脆，易折断，断面红棕色，维管束呈黄色点状，排列成环。气微，味淡、微涩。

【药性】味苦，性冷。

【功能主治】强筋骨，活血止痛。用于腰疼，五劳七伤，强壮筋骨，伤风感冒，足膝痿弱，耳鸣耳聋，牙痛，久泻，遗尿，跌仆骨折及斑秃。

【用法用量】内服：煎汤，3～9g；浸酒或入丸、散。外用：捣敷。

中国常用苗药彩色图谱

钩藤
Gouteng

为茜草科钩藤属植物钩藤 *Uncaria rhynchophylla*（Miq.）Miq. ex Havil. 或华钩藤 *Uncaria sinensis*（Oliv.）Havil. 的带钩茎枝。

【苗族药名】jab laox liaod 佳劳略。

【俗名】金钩莲、钓钩藤、钓藤勾、莺爪风。

【原植物】

1. 钩藤　藤本，嫩枝较纤细，方柱形或略有 4 棱角，无毛。叶纸质，椭圆形或椭圆状长圆形，长 5～12cm，宽 3～7cm，两面均无毛，干时褐色或红褐色，下面有时有白粉，顶端短尖或骤尖，基部楔形至截形，有时稍下延；侧脉 4～8 对，脉腋窝陷有黏液毛；叶柄长 5～15mm，无毛；托叶狭三角形，深 2 裂达全长 2/3，外面无毛，里面无毛或基部具黏液毛，裂片线形至三角状披针形。头状花序不计花冠直径 5～8mm，单生叶腋，总花梗具一节，苞片微小，或成单聚伞状排列，总花梗腋生，长 5cm；小苞片线形或线状匙形；花近无梗；花萼管疏被毛，萼裂片近三角形，长 0.5mm，疏被短柔毛，顶端锐尖；花冠管外面无毛，或具疏散的毛，花冠裂片卵圆形，外面无毛或略被粉状短柔毛，边缘有时

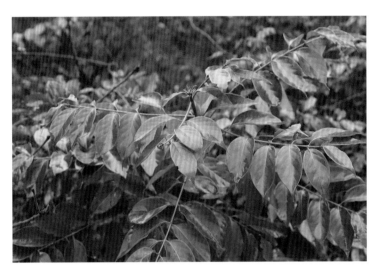

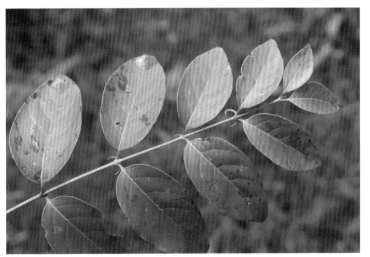

有纤毛；花柱伸出冠喉外，柱头棒形。果序直径 10～12mm；小蒴果长 5～6mm，被短柔毛，宿存萼裂片近三角形，长 1mm，星状辐射。花、果期 5～12 月。

中国常用苗药彩色图谱

2.华钩藤　藤本，嫩枝较纤细，方柱形或有4棱角，无毛。叶薄纸质，椭圆形，长9～14cm，宽5～8cm，顶端渐尖，基部圆或钝，两面均无毛；侧脉6～8对，脉腋窝陷有黏液毛；叶柄长6～10mm，无毛；托叶阔三角形至半圆形，有时顶端微缺，外面无毛，内面基部有腺毛。头状花序单生叶腋，总花梗具一节，节上苞片微小，或成单聚伞状排列，总花梗腋生，长3～6cm；头状花序不计花冠直径10～15mm，花序轴有稠密短柔毛；小苞片线形或近匙形；花近无梗，花萼管长2mm，外面有苍白色毛，萼裂片线状长圆形，长约1.5mm，有短柔毛；花冠管长7～8mm，无毛或有稀少微柔毛，花冠裂片外面有短柔毛；花柱伸出冠喉外，柱头棒状。果序直径20～30mm；小蒴果长8～10mm，有短柔毛。花、果期6～10月。

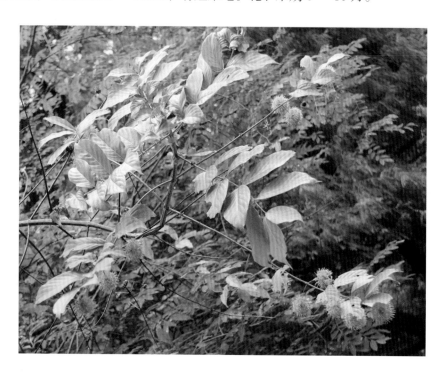

【采收加工】秋、冬二季采收，去叶，切段，晒干。

【性状鉴别】本品茎枝呈圆柱形或类方柱形，长2～3cm，直径0.2～0.5cm。表面红棕色至紫红色者具细纵纹，光滑无毛；黄绿色至灰褐色者有的可见白色点状皮孔，被黄褐色柔毛。多数枝节上对生两个向下弯曲的钩（不育花序梗），或仅一侧有钩，另一侧为突起的疤痕；钩略扁或稍圆，先端细尖，基部较阔；钩基部的枝上可见叶柄脱落后的窝点状痕迹和环状的托叶痕。质坚韧，断面黄棕色，皮部纤维性，髓部黄白色或中空。气微，味淡。

【药性】味苦，性冷。

【功能主治】息风定惊，清热平肝。用于肝风内动，惊痫抽搐，高热惊厥，感冒夹惊，小儿惊啼，妊娠子痫，头痛眩晕。

【用法用量】内服：煎汤，3～12g。

香附
Xiangfu

为莎草科莎草属植物莎草 *Cyperus rotundus* L. 的根茎。

【苗族药名】reib nins yongx 锐女容。

【俗名】香附米、香附子、香头草、梭梭草。

【原植物】多年生草本植物，高 15～95cm。茎直立，三棱形；根壮茎匍匐延长，部分膨大呈纺锤形，有时数个相连。叶丛生于茎基部，叶鞘闭合包于茎上；叶片线形，长20～60cm，宽 2～5mm，先端尖，全缘，具平行脉，主脉于背面隆起。花序复穗状，3～6个在茎顶排成伞状，每个花序具 3～10 个小穗，线形，长 1～3cm，宽约 1.5mm；颖 2 列，紧密排列，卵形至长圆形，长约 3mm，膜质，两侧紫红色有数脉。基部有叶片状的总苞 2～4片，与花序等长或过之；每颖着生 1 花，雄蕊3；柱头 3，丝状。小坚果长圆状倒卵形，三棱状。花期 5～8 月，果期 7～11 月。生于田边、路旁、草地。全国大部分省区有分布。

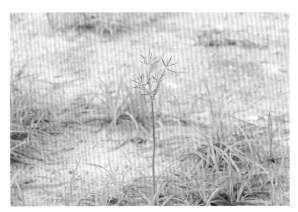

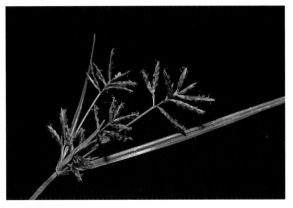

【采收加工】春、秋季采挖根茎，用火燎去须根，晒干。

【性状鉴别】本品多呈纺锤形，有的略弯曲，长 2～3.5cm，直径 0.5～1cm。表面棕褐色或黑褐色，有纵皱纹，并有 6～10 个略隆起的环节，节上有未除净的棕色毛须和须根断痕；去净毛须者较光滑，环节不明显。质硬。经蒸煮者断面黄棕色或红棕色，角质样；生晒者断面色白而显粉性，内皮层环纹明显，中柱色较深，点状维管束散在。气香，味微苦。

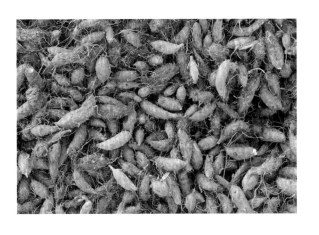

【药性】味微甜，性热。

【功能主治】疏肝解郁，理气宽中，调经止痛。用于肝郁气滞，胸胁胀痛，疝气疼痛，乳房胀痛，脾胃气滞，脘腹痞闷，胀满疼痛，月经不调，经闭痛经。

【用法用量】内服：煎汤，6～10 g；或入丸、散。外用：适量，研末撒，调敷。

香茅
Xiangmao

为禾本科香茅属植物柠檬草 *Cymbopogon citratus*（DC.）Stapf 的全草。

【苗族药名】jeutmangl ghob dongb 绞莽喔筒。

【俗名】柠檬茅、大风茅、姜巴草、香巴茅、风茅草。

【原植物】多年生密丛型具香味草本。秆高达 2m，粗壮，节下被白色蜡粉。叶鞘无毛，不向外反卷，内面浅绿色；叶舌质厚，长约 1mm；叶片长 30 ～ 90cm，宽 5 ～ 15mm，顶端长渐尖，平滑或边缘粗糙。伪圆锥花序具多次复合分枝，长约 50cm，疏散，分枝细长，顶端下垂；佛焰苞长 1.5（～ 2）cm；总状花序不等长，具 3 ～ 4 或 5 ～ 6 节，长约 1.5cm；总梗无毛；总状花序轴节间及小穗柄长 2.5 ～ 4mm，边缘疏生柔毛，顶端膨大或具齿裂。无柄小穗线状披针形，长 5 ～ 6mm，宽约 0.7mm；第一颖背部扁平或下凹成槽，无脉，上部具窄翼，边缘有短纤毛；第二外稃狭小，长约 3mm，先端具 2 微齿，无芒或具长约 0.2mm 之芒尖。有柄小穗长 4.5 ～ 5mm。花果期夏季，少见有开花者。

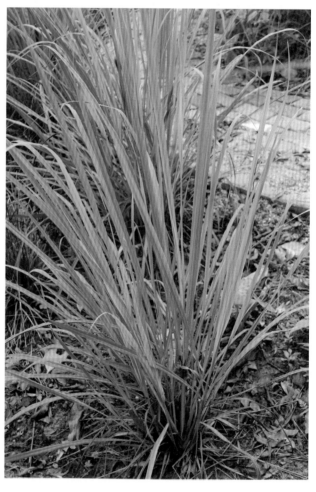

【采收加工】全年可采，采得后洗净，晒干。

【性状鉴别】本品全草长可达 2m，秆粗壮，节处常被蜡粉。叶片条形，宽约 15mm，长可达 1m，基部抱茎；两面粗糙，均呈灰白色；叶鞘光滑；叶舌厚，鳞片状。全体具柠檬香气。

【药性】味甜，性热。

【功能主治】疏风解表，祛瘀通络。用于感冒头痛，胃痛，泄泻，风湿痹痛，跌打损伤。

【用法用量】内服：煎汤，6 ～ 15 g。外用：适量，水煎洗或研末敷。

香樟根

Xiangzhanggen

为樟科樟属植物樟 *Cinnamomum camphora*（L.）Presl 的根。

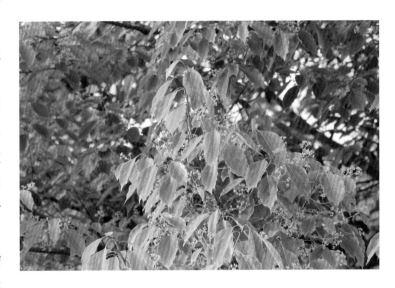

【苗族药名】ghob jongx ndut blol 各腈努标。

【俗名】走马胎、山沉香。

【原植物】常绿大乔木，高可达 30m，直径可达 3m，树冠广卵形；枝、叶及木材均有樟脑气味；树皮黄褐色，有不规则的纵裂。顶芽广卵形或圆球形，鳞片宽卵形或近圆形，外面略被绢状毛。枝条圆柱形，淡褐色，无毛。叶互生，卵状椭圆形，长 6～12cm，宽 2.5～5.5cm，先端急尖，基部宽楔形至近圆形，边缘全缘，软骨质，有时呈微波状，上面绿色或黄绿色，有光泽，下面黄绿色或灰绿色，晦暗，两面无毛或下面幼时略被微柔毛，具离基三出脉，有时过渡到基部具不显的 5 脉，中脉两面明显，上部每边有侧脉 1～3～5（～7）条。基生侧脉向叶缘一侧有少数支脉，侧脉及支脉脉腋上面明显隆起下面有明显腺窝，窝内常被柔毛；叶柄纤细，长 2～3cm，腹凹背凸，无毛。圆锥花序腋生，长 3.5～7cm，具梗，总梗长 2.5～4.5cm，与各级序轴均无毛或被灰白至黄褐色微柔毛，被毛时往往在节上尤为明显。花绿白或带黄色，长约 3mm；花梗长 1～2mm，无毛。花被外面无毛或被微柔毛，内面密被短柔毛，花被筒倒锥形，长约 1mm，花被裂片椭圆形，长约 2mm。能育雄蕊 9，长约 2mm，花丝被短柔毛。退化雄蕊 3，位于最内轮，箭头形，长约 1mm，被短柔毛。子房球形，长约 1mm，无毛，花柱长约 1mm。果卵球形或近球形，直径 6～8mm，紫黑色；果托杯状，长约 5mm，顶端截平，宽达 4mm，基部宽约 1mm，具纵向沟纹。花期 4～5 月，果期 8～11 月。

【采收加工】春、秋二季采挖，洗净，切片，晒干。

【性状鉴别】本品为横切或斜切的圆片，直径 4～10cm，厚 2～5mm。边缘有棕褐色的栓皮，常因干燥而脱落。切面淡棕色或黄棕色，有环状纹理。具樟脑气，味辛而清凉。

【药性】味麻，性热。

【功能主治】理气活血，除风湿。用于上吐下泻，心腹胀痛，风湿痹痛，跌打损伤，疥癣瘙痒。

【用法用量】内服：煎汤，10～20g；或浸酒。外用：煎水洗。

中国常用苗药彩色图谱

重楼
Chonglou

为百合科重楼属植物七叶一枝花 *Paris polyphylla* Smith、球药隔重楼 *Paris fargesii* Franch. 或滇重楼 *Paris polyphylla* Smith var. *yunnanensis*（Franchet）Handel–Mazzetti 等同属多种植物的根茎。

【苗族药名】jab gib liod 加格略。

【俗名】蚤休、独脚莲、九连环、草河车。

【原植物】

1. 七叶一枝花　植株高 35～100cm，无毛；根状茎粗厚，直径达 1～2.5cm，外面棕褐色，密生多数环节和许多须根。茎通常带紫红色，直径（0.8～）1～1.5cm，基部有灰白色干膜质的鞘 1～3 枚。叶（5～）7～10 枚，矩圆形、椭圆形或倒卵状披针形，长 7～15cm，宽 2.5～5cm，先端短尖或渐尖，基部圆形或宽楔形；叶柄明显，长 2～6cm，带紫红色。花梗长 5～16（～30）cm；外轮花被片绿色，（3～）4～6 枚，狭卵状披针形，长（3～）4.5～7cm；内轮花被片狭条形，通常比外轮长；雄蕊 8～12 枚，花药短，长 5～8mm，与花丝近等长或稍长，药隔突出部分长 0.5～1（～2）mm；子房近球形，具棱，顶端具一盘状花柱基，花柱粗短，具（4～）5 分枝。蒴果紫色，直径 1.5～2.5cm，3～6 瓣裂开。种子多数，具鲜红色多浆汁的外种皮。花期 4～7 月，果期 8～11 月。

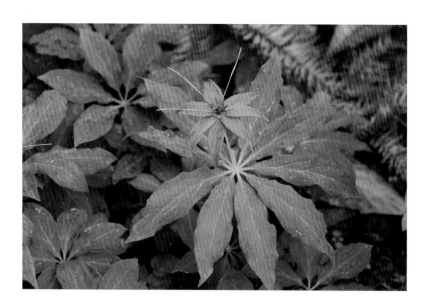

2. 球药隔重楼　植株高 50～100cm；根状茎直径粗达 1～2cm。叶（3～）4～6 枚，宽卵圆形，长 9～20cm，宽 4.5～14cm，先端短尖，基部略呈心形；叶柄长 2～4cm。花梗长 20～40cm；外轮花被片通常 5 枚，极少（3～）4 枚，卵状披针形，先端具长尾尖，基部变狭成短柄；内轮花被片通常长 1 ～ 1.5cm，少有长达 3 ～ 4.5cm（仅见于城口的模式）；雄蕊 8 枚，花丝长 1 ～ 2mm，花药短条形，稍长于花丝，药隔突出部分圆头状，肉质，长约 1mm，呈紫褐色。花期 5 月。

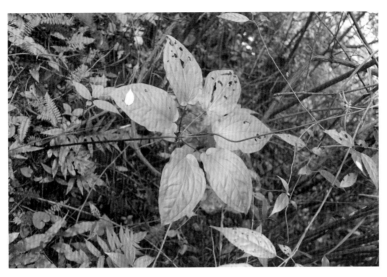

3. 滇重楼　多年生草本。叶 6 ～ 10 片轮生，叶柄长 5 ～ 20mm，叶片厚纸质，披针形、卵状长圆形至倒卵形，长 5 ～ 11cm，宽 2 ～ 4.5cm。花梗从茎顶抽出，顶生一花；花两性，弯片披针形或长卵形，绿色，长 3.5 ～ 6cm；花被片线形而略显披针形，黄色，长为萼片的 1/2 左右至近等长，中部以上宽 2 ～ 6mm；雄蕊 8 ～ 10，花药长 1 ～ 1.5cm；花丝比花药短，药隔突出部分 1 ～ 2mm。花期 6 ～ 7 月，果期 9 ～ 10 月。

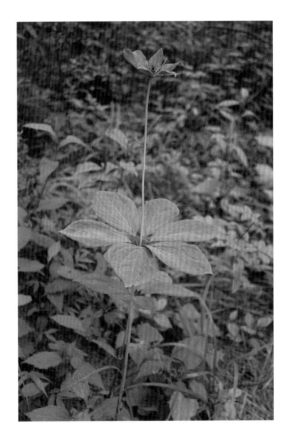

【采收加工】秋季采挖，除去须根，洗净，晒干。

【性状鉴别】本品呈结节状扁圆柱形，略弯曲，长 5 ～ 12cm，直径 1.0 ～ 4.5cm。表面黄棕色或灰棕色，外皮脱落处呈白色；密具层状突起的粗环纹，一面结节明显，结节上具椭圆形凹陷茎痕，另一面有疏生的须根或疣状须根痕。顶端具鳞叶和茎的残基。质坚实，断面平坦，白色至浅棕色，粉性或角质。气微，味微苦、麻。

【药性】味苦，性冷；有小毒。

【功能主治】清热解毒，息风定惊。用于痈肿疮毒，咽肿喉痹，乳痈，蛇虫咬伤，跌仆伤痛，惊风抽搐。

【用法用量】内服：煎汤，3 ～ 9g。外用适量，研末调敷。

鬼箭羽
Guijianyu

为卫矛科卫矛属植物卫矛 *Euonymus alatus*（Thunb.）Sieb. 的具翅状物枝条或翅状附属物。

【苗族药名】dlob pit diek 舒比丢。

【俗名】卫矛、六月凌、四面锋。

【原植物】灌木，高1～3m；小枝常具2～4列宽阔木栓翅；冬芽圆形，长2mm左右，芽鳞边缘具不整齐细坚齿。叶卵状椭圆形、窄长椭圆形，偶为倒卵形，长2～8cm，宽1～3cm，边缘具细锯齿，两面光滑无毛；叶柄长1～3mm。聚伞花序1～3花；花序梗长约1cm，小花梗长5mm；花白绿色，直径约8mm，4数；萼片半圆形；花瓣近圆形；雄蕊着生花盘边缘处，花丝极短，开花后稍增长，花药宽阔长方形，2室顶裂。蒴果1～4深裂，裂瓣椭圆状，长7～8mm；种子椭圆状或阔椭圆状，长5～6mm，种皮褐色或浅棕色，假种皮橙红色，全包种子。花期5～6月，果期7～10月。

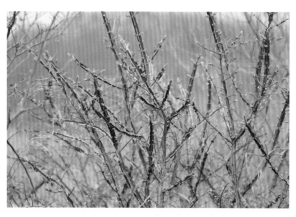

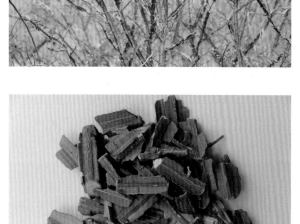

【采收加工】全年可采，割取枝条后，除去嫩枝及叶，晒干。或收集其翅状物，晒干。

【性状鉴别】本品为具翅状物的圆柱形枝条，顶端多分枝，长40～60cm，枝条直径2～6mm，表面较粗糙，暗灰绿色至灰黄绿色，有纵纹及皮孔，皮孔纵生，灰白色，略突起而微向外反卷。翅状物扁平状，靠近基部处稍厚，向外渐薄，宽4～10mm，厚约2mm，表面深灰棕色至暗棕红色，具细长的纵直纹理或微波状弯曲，翅极易剥落，枝条上常见断痕。枝坚硬而韧，难折断，断面淡黄白色，粗纤维性。气微，味微苦。另市售也有用木翅的，木翅为破碎扁平的薄片，长短大小不一，宽4～10mm，两边不等厚，靠枝条生长的一边厚可至2mm，向外渐薄，表面土棕黄色，微有光泽，两面均有微细密致的纵条纹或微呈波状弯曲，有时可见横向凹陷槽纹，质轻而脆，易折断，断面平整，暗红色。气微，味微涩。

【药味与归经】味涩，性冷。

【功能主治】破血通经，解毒消肿，杀虫。用于闭经，产后腹痛，虫积腹痛，跌打损伤。

【用法用量】内服：煎汤，4～9g；或浸酒或入丸、散。外用：适量，捣敷或煎汤洗；或研末调敷。

追风伞

Zhuifengsan

为报春花科珍珠菜属植物落地梅 *Lysimachia paridiformis* Franch. 或狭叶落地梅 *Lysimachia paridiformis* var. *sten ophylla* Franch. 的全草或根。

【苗族药名】kod tud vud 科土欧。

【俗名】惊风伞、一把伞、公接骨丹、破凉伞、背花草、灯台草。

【原植物】

1. 落地梅　根茎粗短或成块状；根簇生，纤维状，直径约 1mm，密被黄褐色绒毛。茎通常 2 至数条簇生，直立，高 10 ～ 45cm，无毛，不分枝，节部稍膨大。叶 4 ～ 6 片在茎端轮生，极少出现第二轮叶，下部叶退化呈鳞片状，叶片倒卵形以至椭圆形，长 5 ～ 17cm，宽 3 ～ 10cm，先端短渐尖，基部楔形，无柄或近于无柄，干时坚纸质，无毛，两面散生黑色腺条，有时腺条颜色不显现，仅见条状隆起，侧脉 4 ～ 5 对，在下面稍隆起，网脉隐蔽。花集生茎端成伞形花序，有时亦有少数花生于近茎端的 1 对鳞片状叶腋；花梗长 5 ～ 15mm；花萼长 8 ～ 12mm，分裂近达基部，裂片披针形或自卵形的基部长渐尖，无毛或具稀疏缘毛，有时具稀疏黑腺条；花冠黄色，长 12 ～ 14mm，基部合生部分长约 3mm，裂片狭长圆形，宽约 4.5mm，先端钝或圆形；花丝基部合生成高 2mm 的筒，分离部分长 3 ～ 5mm；花药椭圆形，长约 1.5mm；花粉粒具 3 孔沟，近球形（29.5 ～ 31.5）μm ×（26 ～ 30）μm，表面具网状纹饰；子房无毛，花柱长约 8.5mm。蒴果近球形，直径 3.5 ～ 4mm。花期 5 ～ 6 月；果期 7 ～ 9 月。

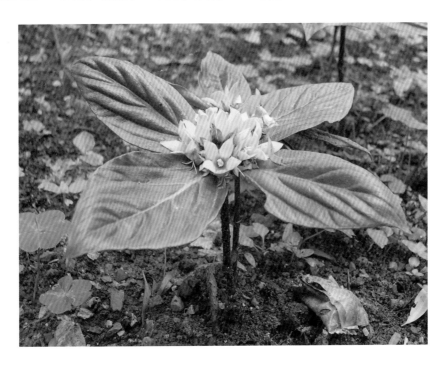

2. 狭叶落地梅　叶 6 ～ 18 片轮生茎端，叶片披针形至线状披针形。花较大，长可达 17mm；花梗长可达 3cm。

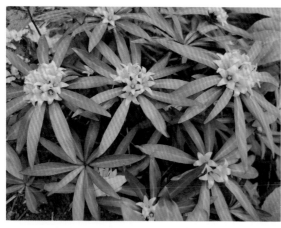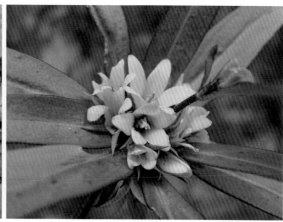

【采收加工】全年均可采收，洗净，鲜用或晒干。

【性状鉴别】

1.落地梅　茎顶叶多 4 枚轮生，少有 6 枚轮生，椭圆形至倒卵形，宽 5 ～ 8cm。

2.狭叶落地梅　全长约 30cm，须根淡黄色至棕褐色，直径 0.1 ～ 0.2cm。茎丛生，不分枝，茎基部红色，有柔毛，上部绿色或略带红色，节稍膨大，具短柔毛。茎下部叶退化为鳞片状，对生；茎顶生叶轮生，多为 5 ～ 18 片，披针形或倒卵形，长 4 ～ 20cm，宽 1 ～ 3cm，全缘或略呈皱波状；叶片上表面绿色，下表面灰绿色。叶柄无或极短，枣红色。花簇生于茎顶，花萼合生呈球形，上部 5 裂片线状，披针形，宿存。花冠黄色，5 深裂。蒴果球形。气微，味辛。

【药性】味辛、辣、苦，性热。

【功能主治】祛风通络，活血止痛。用于风湿痹痛，四肢拘挛，半身不遂，小儿惊风，跌仆，骨折。

【用法用量】内服：煎汤，15 ～ 30g；或酒泡。外用：适量，研末敷。

前胡
Qianhu

为伞形科前胡属植物白花前胡 *Peucedanum praeruptorum Dunn* 的根。

【苗族药名】reib ghobmeil 锐阿闷。

【俗名】鸡脚前胡、官前胡、山独活。

【原植物】多年生草本，高 0.6 ～ 1m。根茎粗壮，径 1 ～ 1.5cm，灰褐色，存留多数越年枯鞘纤维；根圆锥形，末端细瘦，常分叉。茎圆柱形，下部无毛，上部分枝多有短毛，髓部充实。基生叶具长柄，叶柄长 5 ～ 15cm，基部有卵状披针形叶鞘；叶片轮廓宽卵形或三角状卵形，三出式二至三回分裂，第一回羽片具柄，柄长 3.5 ～ 6cm，末回裂片菱状倒卵形，先端渐尖，基部楔形至截形，无柄或具短柄，边缘具不整齐的 3 ～ 4 粗或圆锯齿，有时下部锯齿呈浅裂或深裂状，长 1.5 ～ 6cm，宽 1.2 ～ 4cm，下表面叶脉明显突起，两面无毛，或有时在下表面叶脉上以及边缘有稀疏短毛；茎下部叶具短柄，叶片形状与茎生叶相似；茎上部叶无柄，叶鞘稍宽，边缘膜质，叶片三出分裂，裂片狭窄，基部楔形，中间一枚基部下延。复伞形花序多数，顶生或侧生，伞形花序直径 3.5 ～ 9cm；花序梗上端多短毛；总苞片无或 1 至数片，线形；伞辐 6 ～ 15，不等长，长 0.5 ～ 4.5cm，内侧有短毛；小总苞片 8 ～ 12，卵状披针形，在同一小伞形花序上，宽度和大小常有差异，比花柄长，与果柄近等长，有短糙毛；小伞形花序有花 15 ～ 20；花瓣卵形，小舌片内曲，白色；萼齿不显著；花柱短，弯曲，花柱基圆锥形。果实卵圆形，背部扁压，长约 4mm，宽

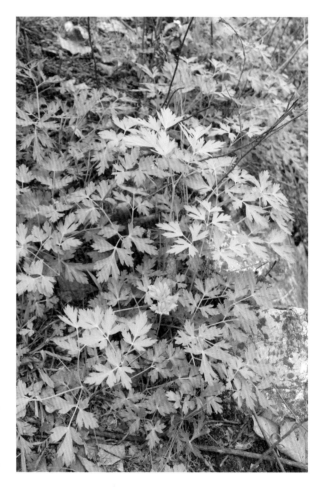

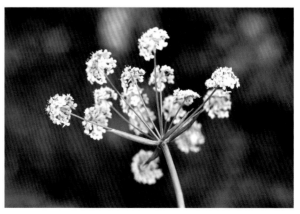

中国常用苗药彩色图谱

3mm，棕色，有稀疏短毛，背棱线形稍突起，侧棱呈翅状，比果体窄，稍厚；棱槽内油管 3～5，合生面油管 6～10；胚乳腹面平直。花期 8～9 月，果期 10～11 月。

【采收加工】秋、冬季挖取根部，除去地上茎及泥土，晒干。

【性状鉴别】本品呈不规则圆柱形、圆锥形或纺锤形，稍扭曲，下部有分枝，长 3～15cm，直径 1～2cm。根头部常有茎痕及纤维状叶鞘残基；表面灰棕色至黑褐色，下部有不规则纵沟及纵皱纹，并有横向皮孔；上部有密集的横向环纹，习称"蚯蚓头"。质硬，可折断，断面不整齐，疏松，于放大镜下可见众多细小黄棕色油点（油室）散在；木部黄棕色，显放射状纹理。形成层环明显。气芳香，味微苦、辛。

【药性】味苦、微辛，性冷。

【功能主治】降气祛痰，疏散风热。用于痰热咳嗽，外感咳嗽，胸胁中痞，心腹结气，头风痛。

【用法用量】内服：煎汤，5～10 g；或入丸、散。

穿破石
Chuanposhi

为桑科柘属植物构棘 *Maclura cochinchinensis* (Loureiro) Corner 或柘 *Maclura tricuspidata* Carriere 的根。

【苗族药名】ndut dol jub rud 都播久茹。

【俗名】黄桑、柘根、拉牛入石。

【原植物】

1. 构棘　直立或攀援状灌木；枝无毛，具粗壮弯曲无叶的腋生刺，刺长约 1cm。叶革质，椭圆状披针形或长圆形，长 3 ～ 8cm，宽 2 ～ 2.5cm，全缘，先端钝或短渐尖，基部楔形，两面无毛，侧脉 7 ～ 10 对；叶柄长约 1cm。花雌雄异株，雌雄花序均为具苞片的球形头状花序，每花具 2 ～ 4 个苞片，苞片锥形，内面具 2 个黄色腺体，苞片常附着于花被片上；雄花序直径 6 ～ 10mm，花被片 4，不相等，雄蕊 4，花药短，在芽时直立，退化雌蕊锥形或盾形；雌花序微被毛，花被片顶部厚，分离或基部合生。聚合果肉质，直径 2 ～ 5cm，表面微被毛，成熟时橙红色，核果卵圆形，成熟时褐色，光滑。花期 4 ～ 5 月，果期 6 ～ 7 月。

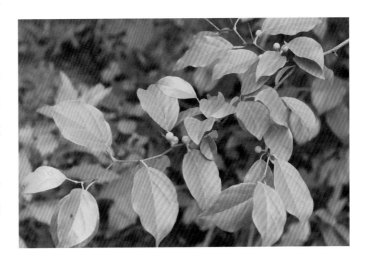

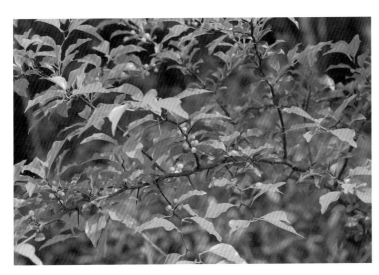

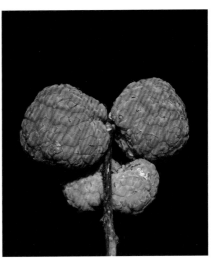

2. 柘　与构棘的区别点：为落叶灌木或小乔木。叶片卵圆形或倒卵形，较大，长 5～12cm，先端钝或微 3 裂，全缘或微波状钝齿。果直径约 2.5cm。花期 6 月，果期 9～10 月。

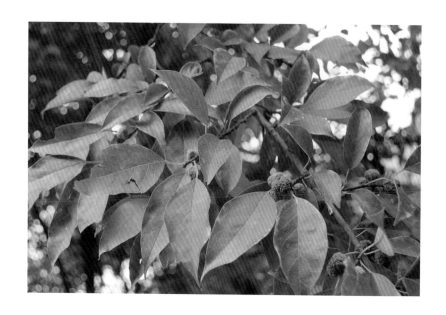

【采收加工】全年均可采挖，削去枝根，洗净，鲜用或切断、切片晒干。

【性状鉴别】本品呈圆柱形，极少分枝，粗细不一，直径可至 1～6cm。栓皮橙黄色或橙红色，有细密横皱纹，菲薄如纸，极易脱落；栓皮脱落后的表面灰黄色，有棕黄色或橙色斑块。质坚硬，断面皮部薄，纤维性，木部发达。黄色，密布细小针孔样导管。气微，味淡。

【药性】味苦，性冷。

【功能主治】祛风通络，清热除湿，解毒消肿。用于风湿痹痛，黄疸，淋浊，疔疮痈肿。

【用法用量】内服：煎汤，6～15g；鲜品 50～80g，或酒浸。外用：适量，捣烂外敷。

费菜
Feicai

为景天科费菜属植物景天三七 *Phedimus aizoon*（Linnae-us）'t Hart 的全草。

【苗族药名】deb reib sand qil 代锐桑七。

【俗名】六月还阳、金不换、三七景天、养心草、八仙草、晒不干。

【原植物】多年生草本。根状茎短，粗茎高 20 ~ 50cm，有 1 ~ 3 条茎，直立，无毛，不分枝。叶互生，狭披针形、椭圆状披针形至卵状倒披针形，长 3.5 ~ 8cm，宽 1.2 ~ 2cm，先端渐尖，基部楔形，边缘有不整齐的锯齿；叶坚实，近革质。聚伞花序有多花，水平分枝，平展，下托以苞叶。萼片 5，线形，肉质，不等长，长 3 ~ 5mm，先端钝；花瓣 5，黄色，长圆形至椭圆状披针形，长 6 ~ 10mm，有短尖；雄蕊 10，较花瓣短；鳞片 5，近正方形，长 0.3mm，心皮 5，卵状长圆形，基部合生，腹面凸出，花柱长钻形。蓇葖星芒状排列，长 7mm；种子椭圆形，长约 1mm。花期 6 ~ 7 月，果期 8 ~ 9 月。

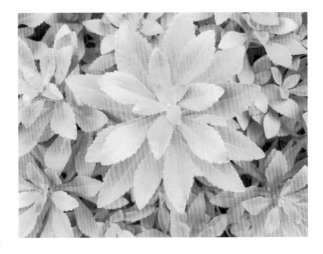

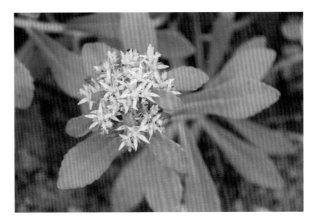

【采收加工】春秋采挖根部，洗净晒干。全草随用随采，或秋季采集晒干。

【性状鉴别】本品根茎短小，略呈块状；

表面灰棕色，根数条，粗细不等；质硬，断面暗棕色或类灰白色。茎圆柱形，长 15 ~ 40cm，直径 2 ~ 5mm；表面暗棕色或紫棕色，有纵棱；质脆，易折断，断面常中空。叶互生或近对生，几无柄；叶片皱缩，展平后呈长披针形至倒披针形，长 3 ~ 8cm，宽 1 ~ 2cm；灰绿色或棕褐色，先端渐尖，基部楔形，边缘上部有锯齿，下部全缘。聚伞花序顶生，花黄色。气微，微苦。

【药性】味微苦，性冷。

【功能主治】散瘀止血，安神镇痛。用于血小板减少性紫癜，衄血，吐血，咯血，牙龈出血，消化道出血，子宫出血，心悸，烦躁失眠；外用治跌打损伤，外伤出血，烧烫伤。

【用法用量】内服：煎汤，15 ~ 30g；或鲜品绞汁，30 ~ 60。外用：适量，鲜品捣敷；或研末撒敷。

络石藤
Luoshiteng

为夹竹桃科络石属植物络石 *Trachelospermum jasminoides* (Lindl.) Lem. 的带叶藤茎。

【苗族药名】nangb al pid 莱阿遍。

【俗名】石龙藤，白花藤，红对叶肾、万字茉莉。

【原植物】常绿木质藤本，长达 10m，具乳汁；茎赤褐色，圆柱形，有皮孔；小枝被黄色柔毛，老时渐无毛。叶革质或近革质，椭圆形至卵状椭圆形或宽倒卵形，长 2～10cm，宽 1～4.5cm，顶端锐尖至渐尖或钝，有时微凹或有小凸尖，基部渐狭至钝，叶面无毛，叶背被疏短柔毛，老渐无毛；叶面中脉微凹，侧脉扁平，叶背中脉凸起，侧脉每边 6～12 条，扁平或稍凸起；叶柄短，被短柔毛，老渐无毛；叶柄内和叶腋外腺体钻形，长约 1mm。二歧聚伞花序腋生或顶生，花多朵组成圆锥状，与叶等长或较长；花白色，芳香；总花梗长 2～5cm，被柔毛，老时渐无毛；苞片及小苞片狭披针形，长 1～2mm；花萼 5 深裂，裂片线状披针形，顶部反卷，长 2～5mm，外面被有长柔毛及缘毛，内面无毛，基部具 10 枚鳞片状腺体；花蕾顶端钝，花冠筒圆筒形，中部膨大，外面无毛，内面在喉部及雄蕊着生处被短柔毛，长 5～10mm，花冠裂片长 5～10mm，无毛；雄蕊着生在花冠筒中部，腹部粘生在柱头上，花药箭头状，基部具耳，隐藏在花喉内；花盘环状 5 裂与子房等长；子房由 2 个离生心皮组成，无毛，花柱圆柱状，柱头卵圆形，顶端全缘；每心皮有胚珠多颗，着生于 2 个并生的侧膜胎座上。蓇葖双生，叉开，无毛，线状披针形，向先端渐尖，长 10～20cm，宽 3～10mm；种子多颗，褐色，线形，长 1.5～2cm，直径约 2mm，顶端具白色绢质种毛；种毛长 1.5～3cm。花期 3～7 月，果期 7～12 月。

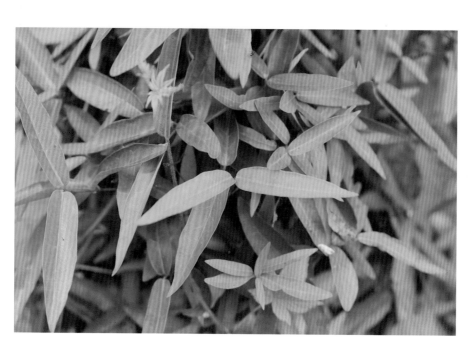

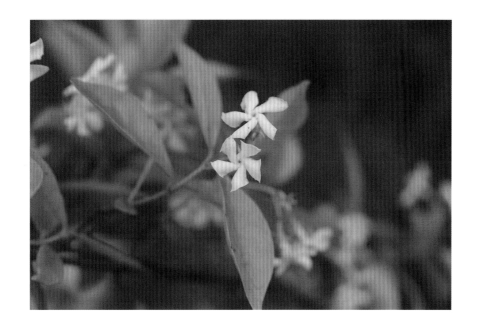

【采收加工】9～10月落叶时采收，晒干。

【性状鉴别】本品藤茎呈圆柱形，弯曲，多分枝，长短不一，直径1～5mm；表面红褐色，有点状皮孔及不定根；质硬，折断面纤维状，淡黄白色，常中空。叶对生，有短柄；展平后叶片呈椭圆形或卵状披针形，长1～8cm，宽0.7～3.5cm；全缘，略反卷，上表面暗绿色或棕绿色，下表面色较淡；叶脉羽状，下表面较清晰，稍凸起；革质，折断时可见白色绵毛状丝。气微，味微苦。

【药性】味苦，性冷。

【功用用于】通络止痛，凉血，消肿。用于风湿痹痛，腰膝酸痛，筋脉拘挛，咽喉肿痛，咳嗽喘息，疔疮肿毒，跌打损伤，外伤出血，蛇、犬咬伤。

【用法用量】内服：煎汤，6～15g，单味可用至30g；浸酒，30～60g；或入丸、散剂。外用：研末调敷或捣汁涂。

绞股蓝
Jiaogulan

为葫芦科绞股蓝属植物绞股蓝 *Gynostemma pentaphyllum* (**Thunb.**)**Makino** 的全草。

【苗族药名】vob ghab did 窝杠底。

【俗名】七叶胆、小苦药、公罗锅底、落地生、遍地生根。

【原植物】多年生攀缘草本植物。茎细弱，多分枝，具纵棱和沟槽，无毛或疏被短柔毛。叶互生；叶柄长 3～7cm；卷须纤细，2 歧，稀单一，无毛或基部被短柔毛；叶片膜质或纸质，鸟足状，具 5～9 小叶，通常 5～7，卵状长圆形或长圆状披针形，中央小叶长 3～12cm，宽 1.5～4cm，侧生小叶较小，先端急尖或短渐尖，基部渐狭，边缘具波状齿或圆齿状牙齿，上面深绿色，背面淡绿色，两面均被短硬毛；侧脉 6～8 对，上面平坦，下面突起，细脉网状。雌雄异株，雄花为圆锥花序，花序穗纤细，多分枝，长 10～15cm，分枝扩展，长 3～4cm，有时基部具小叶，被短柔毛，花梗丝状，长 1～4mm；基部具钻状小苞片；花萼筒极短，5 裂，裂片三角形；花冠淡绿色，5 深裂，裂片卵状披针形，

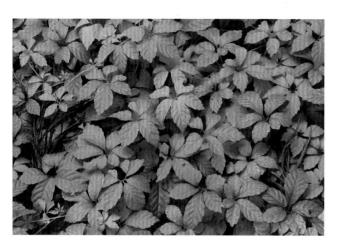

长 2.5～3mm，宽约 1mm，具 1 脉，边缘具缘毛状小齿；雄蕊 5，花丝短，联合成柱，雌花为圆锥花序，较雄花小，花萼、花冠均似雄花；子房球形，花柱 3，短而分叉，柱头 2 裂，具短小退化雄蕊 5。果实球形，径 5～6mm，成熟后为黑色，光滑无毛。内含倒垂种子 2 颗，卵状心形，直径约 4mm，灰褐色或深褐色，顶端钝，基部心形，压扁状，面具乳突状突起。花期 3～11 月，果期 4～12 月。

【采收加工】每年夏、秋两季可采收 3～4 次，洗净，晒干。

【性状鉴别】本品为干燥皱缩的全草，茎纤细，灰棕色或暗棕色，表面具纵沟纹，被稀疏毛茸，润湿展开后，叶为复叶，小叶膜质，通常 5～7 枚，少数 9 枚，叶柄长 2～4cm，被糙毛；侧生小叶卵状长圆形或长圆状披针形，中央 1 枚较大，长 4～12cm，宽 1～3.5cm；先端渐尖，基部楔形，两面被粗毛，叶缘有锯齿，齿尖具芒。果实圆球形，直径约 5mm，果梗长 3～5mm。气微，味甜微苦。

【药性】味苦，性冷。

【功能主治】清热解毒，止咳祛痰，益气养阴，生津，安神。用于体虚乏力，虚劳失精，心悸气短，眩晕头痛，慢性气管炎，胃肠炎。

【用法用量】内服：煎汤，15～30g；或研末，3～6g；或泡茶饮。外用：适量，捣烂涂搽。

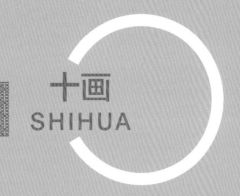

十画
SHIHUA

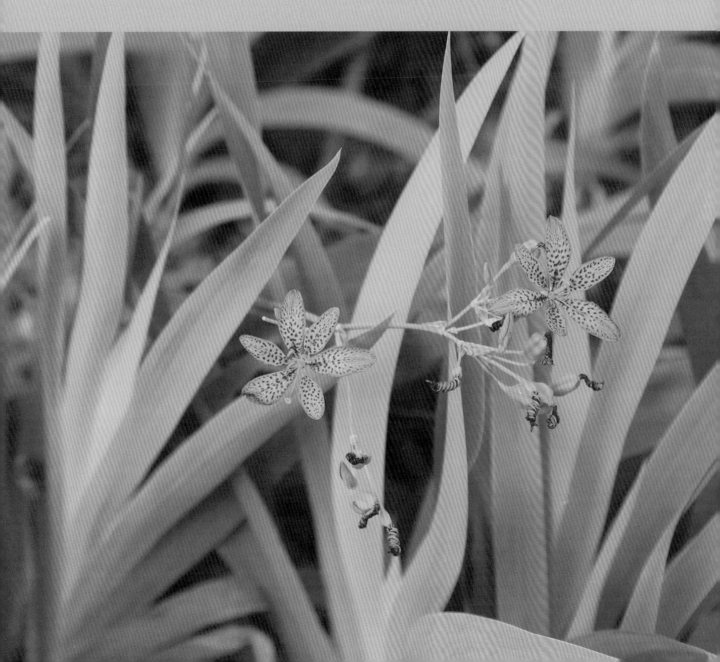

桔梗
Jiegeng

为桔梗科桔梗属植物桔梗 *Platycodon grandiflorum*（Jacq.）A.DC. 的根。

【苗族药名】ngix gheib ghob bad 额给哥坝。

【俗名】苦桔梗、铃铛花、包袱花。

【原植物】多年生草本植物，高 30～120cm。全株有白色乳汁。主根长纺锤形，少分枝。茎无毛，通常不分枝或上部稍分枝。叶 3～4 片轮生、对生或互生；无柄或有极短的柄；叶片卵形至披针形，长 2～7cm，宽 0.5～3cm，先端尖，基部楔形，边缘有尖锯齿，下面被白粉。花 1 朵至数朵单生茎顶或集成疏总状花序；花萼钟状，裂片 5；花冠阔钟状，直径 4～6cm，蓝色或蓝紫色，裂片 5 裂。蒴果倒卵圆形，熟时顶部 5 瓣裂。种子多数，褐色。花期 7～9 月，果期 8～10 月。

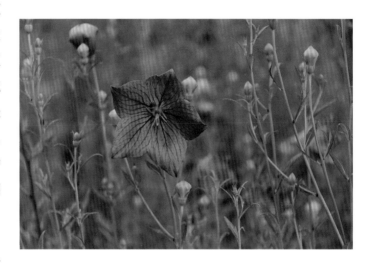

【采收加工】春、秋二季采挖，洗净，除去须根，趁鲜剥去外皮或不去外皮，干燥。

【性状鉴别】本品呈圆柱形或略呈纺锤形，下部渐细，有的有分枝，略扭曲，长 7～20cm，直径 0.7～2cm。表面淡黄白色至黄色，不去外皮者表面黄棕色至灰棕色，具纵扭皱沟，并有横长的皮孔样斑痕及支根痕，上部有横纹。有的顶端有较短的根茎或不明显，其上有数个半月形茎痕。质脆，断面不平坦，形成层环棕色，皮部黄白色，有裂隙，木部淡黄色。无臭或略带焦糖气，味微甜后苦。

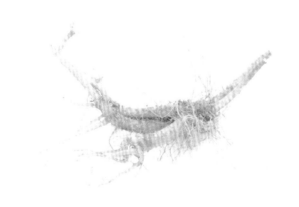

【药性】味苦，性冷。

【功能主治】宣肺，祛痰，利咽，排脓。用于咳嗽痰多，咽喉肿痛，肺痈吐脓，胸满胁痛，痢疾腹痛，小便癃闭。

【用法用量】内服：煎汤，3～10g；或入丸、散。外用：适量，烧灰研末敷。

中国常用苗药彩色图谱

核桃仁
Hetaoren

为胡桃科胡桃属植物胡桃 *Juglans regia* **L.** 的种仁。

【苗用名】zend diangx bob 真挡坝。

【俗名】胡桃肉。

【原植物】落叶乔木，高 20 ～ 25m。树皮灰白色，幼时平滑，老时浅纵裂。小枝被短腺毛，具有明显的叶痕和皮孔；冬芽被芽鳞，髓部白色，薄片状。奇数羽状复叶，互生，长 40 ～ 50cm，小叶 5 ～ 9 枚，有时 1 ～ 3 枚，先端 1 片常较大，椭圆状卵型至长椭圆性，长 6 ～ 15cm，宽 3 ～ 6cm，先端钝圆或锐尖，基部偏斜，近于圆形，全缘，表面深绿色，有光泽，背面淡绿色，有侧脉 11 ～ 19 对，脉腋内有一簇短柔毛。花单性，雌雄同株，与叶同时开放，雄荑黄花序腋生，下垂，长 5 ～ 10cm，花小而密集，雄花有苞片 1，长圆形，小苞片 2，长卵形，花被片 1 ～ 4，均被腺毛，雄蕊 6 ～ 30 枚；雌花序穗状，直立，生于幼枝顶端，通常有雌花 1 ～ 3 朵，总苞片 3 枚，长卵形，贴生于子房，花后随子房增大；花被 4 裂，裂片线形，高出总苞片。果实近球形，

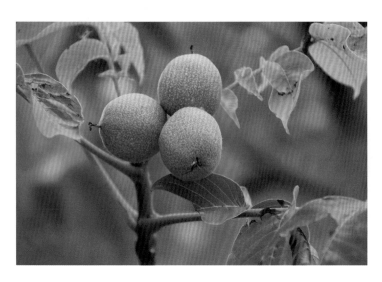

核果状，直径 4 ～ 6cm，外果皮绿色，由总苞片及花被发育而成，表面有斑点，中果皮肉质，不规则开裂，内果皮骨质，表面凹凸不平，有 2 条纵裂，先端具有短尖头，内果皮壁内具空隙而有皱褶，隔膜较薄，内无空隙。花期 5 ～ 6 月，果期 9 ～ 10 月。

【采收加工】9 ～ 10 月中旬，待外果皮变黄、大部分果实顶部已开裂或少数已脱落时，打落果实。

【性状鉴别】本品种子完整者类球形，由两片呈脑状的子叶组成，直径 1 ～ 3cm，一端可见三角状突起的胚根，通常两瓣裂或破碎呈不规则块状。种皮菲薄，淡棕色至深棕色，有深色纵脉纹。子叶黄白色，断面黄白色或乳白色，富油性。气微，味甘；种皮味涩、微苦。

【药性】味甜，性微热。

【功能主治】补肾益精，温肺定喘，润肠通便。用于腰痛脚弱，尿频，遗尿，阳痿，遗精，久咳喘促，肠燥便秘，石淋及疮疡瘰疬。

【用法用量】内服；煎汤，9 ～ 15g；单味嚼服，10 ～ 30g；或入丸、散。外用：适量，研末调敷。

夏枯草
Xiakucao

为唇形科夏枯草属植物夏枯草 *Prunella vulgaris* L. 的果穗。

【苗族药名】reib dend longx 锐灯笼。

【俗名】棒槌草、铁色草、大头花、夏枯头、灯笼草。

【原植物】多年生草本植物，茎高 15～30cm。有匍匐地上的根状茎，在节上生须根。茎上升，下部伏地，自基部多分枝，钝四棱形，具浅槽，紫红色，被稀疏的糙毛或近无毛。叶对生，具柄；叶柄长 0.7～2.5cm，自下部向上渐变短；叶片卵状长圆形或卵圆形，大小不等，长 1.5～6cm，宽 0.7～2.5cm，先端钝，基部圆形、截形至宽楔形，下延至叶柄成狭翅，边缘具不明显的波状齿或几近全缘。轮伞花序，花期较短，随后逐渐伸长；苞片肾形或横椭圆形，具骤尖头；花萼钟状，长达 10cm，二唇形，上唇扁平，先端几截平，有 3 个不明显的短齿，中齿宽大，下唇 2 裂，裂片披针形，果时花萼由于下唇 2 齿斜伸而闭合；花冠紫色、蓝紫色或红紫色，长约

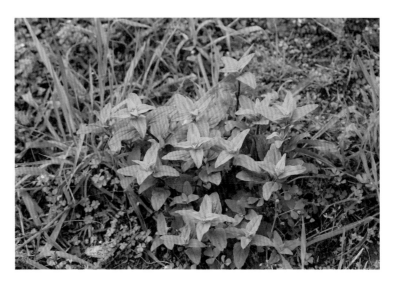

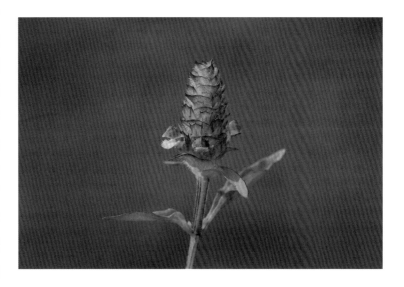

1～3cm，略超出于萼，长绝不达萼长之 2 倍，下唇中裂片宽大，边缘具流苏状小裂片；雄蕊 4，二强，花丝先端 2 裂，1 裂片能育具花药，花药 2 室，室极叉开；子房无毛。小坚果黄褐色，长圆状卵形，长 1.8mm，微具沟纹。花期 4～6 月，果期 6～8 月。

【采收加工】5～6 月，当花穗变成棕褐色时，选晴天，割全草，晒干或鲜用。

【性状鉴别】本品果穗呈圆棒状，略压扁，长 1.58cm，直径 0.8～1.4cm，淡棕色或棕红色，

少数基部带有短茎。全穗由 4～13 轮宿存苞片和花萼组成，每轮有对生苞片 2 枚，呈横肾形，长约 8mm，宽约 1.2cm，膜质，先端尖尾状，脉纹明显，外有白色粗毛。每一苞片内有花 2～3 朵，花冠多脱落，残留花冠长约 13mm，宿萼二唇形，上唇 3 齿裂，下唇 2 裂，闭合，内有小坚果 4 枚。果实卵圆形，尖端有白色突起，坚果遇水后，表面能形成白色黏液层。质轻柔，不易破裂。体轻。气微，味淡。

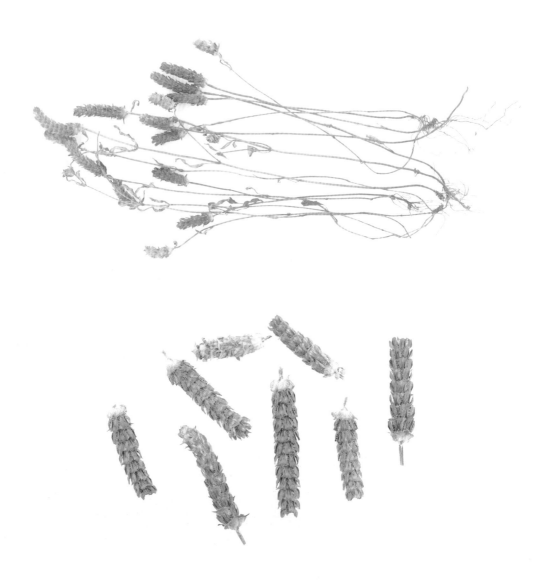

【药性】味苦，性冷。

【功能主治】清热，散结，消肿。用于瘰疬，瘿瘤，乳癖，乳痈，头目眩晕，目赤珠痛。

【用法用量】内服：煎汤，6～15g，大剂量可用至 30g；熬膏或入丸、散。外用：适量，煎水或捣烂外敷。

鸭跖草
Yazhicao

为鸭跖草科鸭跖草属植物鸭跖草 *Commelina communis* **L.** 的全草。

【苗族药名】vob ghab linx 窝嘎领。

【俗名】竹叶菜、鸭趾草、挂梁青、鸭儿草、竹芹菜。

【原植物】一年生草本植物，植株高 15 ～ 60cm，多有须根。茎多分枝，具纵棱，基部匍匐，仅叶鞘及茎上部被短毛。茎下部匍匐生根，长达 1m。叶披针形至卵状披针形，长 3 ～ 8cm。总苞片佛焰状，有 1.5 ～ 4cm 长的柄，与叶对生，心形，稍镰刀状弯曲，顶端短急尖，长近 2cm，边缘常有硬毛；聚伞花序有花数朵，略伸出佛焰苞；萼片膜质，内有 2 枚常靠近或合生；花瓣深蓝色，有长爪；雄蕊6 枚，3 枚能育而长，3 枚顶端退化成蝴蝶状，花丝无毛。蒴果椭圆形，种子 4 枚。

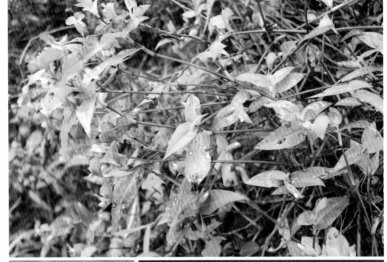

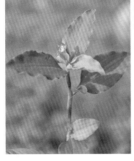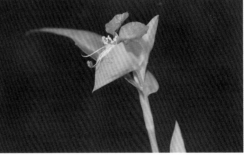

【采收加工】6 ～ 7 月开花期采收全草，鲜用或阴干。

【性状鉴别】本品全草长至 60cm，黄绿色，老茎略呈方形，表面光滑，具数条纵棱，直径约 2mm，节膨大，基部节上常有须根；断面坚实，中部有髓。叶互生，皱缩成团，质薄脆，易碎；完整叶子片展平后呈卵状披针形或披针形，长 3 ～ 9cm，宽 1 ～ 3cm，先端尖，全缘，基部下延成膜质鞘，抱茎，叶脉平行。聚伞花序，总苞心状卵形，折合状，边缘不相连；花多脱落，萼片膜质，花瓣蓝黑色。气微，味淡。

【药性】味甜，性冷。

【功能主治】清热解毒，利水消肿。用于风热感冒，热病发热，咽喉肿痛，痈肿疔毒，水肿，小便热淋涩痛。

【用法用量】内服：煎汤，15 ～ 30g，鲜品 60 ～ 90g；或捣汁。外用：适量，捣烂外敷。

铁包金
Tiebaojin

为鼠李科勾儿茶属植物云南勾儿茶 *Berchemia yunnanensis* **Franch.**、多叶勾儿茶 *Berchemia polyphylla* **Wall ex Laws.**、光枝勾儿茶 *Berchemia polyphylla* **Wall.ex Laws.var.***leioclada* **Hand.–Mazz** 的根或叶。

【苗族药名】det nis 豆拟。

【俗名】鸭公藤、小通花、黑果子、黄鳝藤、牛鼻圈。

【原植物】

1.云南勾儿茶　藤状灌木，高 2.5～5m；小枝平展，淡黄绿色，老枝黄褐色，无毛。叶纸质，卵状椭圆形、矩圆状椭圆形或卵形，长 2.5～6cm，宽 1.5～3cm，顶端锐尖，稀钝，具小

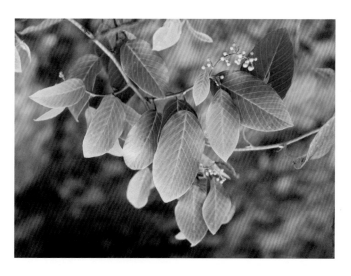

尖头，基部圆形，稀宽楔形，两面无毛，上面绿色，下面浅绿色，干时常变黄色，侧脉每边 8～12 条，两面凸起；叶柄长 7～13mm，无毛；托叶膜质，披针形。花黄色，无毛，通常数个簇生，近无总梗或有短总梗，排成聚伞总状或窄聚伞圆锥花序，花序常生于具叶的侧枝顶端，长 2～5cm，花梗长 3～4mm，无毛；花芽卵球形，顶端钝或锐尖，长宽相等；萼片三角形，顶端锐尖或短渐尖；花瓣倒卵形，顶端钝；

雄蕊稍短于花瓣。核果圆柱形，长 6～9mm，直径 4～5mm，顶端钝而无小尖头，成熟时红色，后黑色，有甜味，基部宿存的花盘皿状，果梗长 4～5mm。花期 6～8 月，果期翌年 4～5 月。

2.多叶勾儿茶　藤状灌木，高 3～4m；小枝黄褐色，被短柔毛。叶纸质，卵状椭圆形、卵状矩圆形或椭圆形，长 1.5～4.5cm，宽 0.8～2cm，顶端圆形或钝，稀锐尖，常有小尖头，基部圆形，稀宽楔形，两面无毛，上面深绿色，下面浅绿色，干时常变黄色，侧脉每边 7～9 条，叶脉在上面明显凸起，下面稍凸起；叶柄长 3～6mm，被短柔毛；托叶小，披针状钻形，基部合生，宿存。花浅绿色或白色，无毛，通常 2～10 个簇生排成具短总梗的聚伞总状，或稀下部具短分枝的窄聚伞圆锥花序，花序顶生，长达 7cm，花序轴被疏或密短柔毛，花梗长 2～5mm；花芽锥状，顶端锐尖；萼片卵状三角形或三角形，顶端尖；花瓣近圆形。核果圆柱形，长 7～9mm，直径 3～3.5mm，顶端尖，成熟时红色，后变黑色，基部有宿存的花盘和萼筒；果梗长 3～6mm。花期 5～9 月，果期 7～11 月。

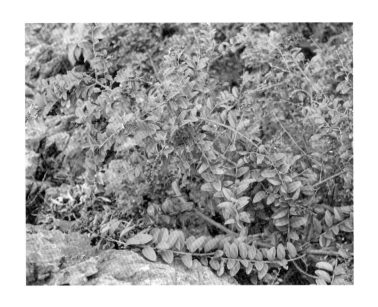

3. 光枝勾儿茶　与多叶勾儿茶的区别在于小枝及花序轴、果梗均无毛，叶柄仅上面有疏短柔毛。光枝勾儿茶的叶较小，叶柄被毛，夏、秋开花，当年结实与云南勾儿茶相区别。

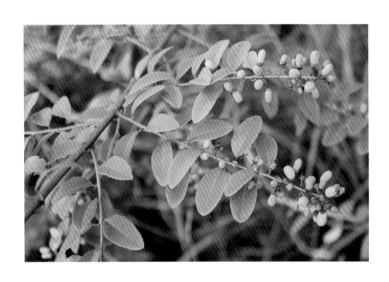

【采收加工】秋采根，夏采叶，晒干。

【性状鉴别】本品干燥根圆柱状，粗细不一，多锯成小段或切成厚片。栓皮结实，黑褐色或棕褐色，有网状裂隙及纵皱。质坚硬，断面本部甚大，质纹细致，暗黄棕色至橙黄色。气微，味苦、微涩。

【药性】味苦，性冷。

【功能主治】清热利湿，祛风活络，活血止痛。用于黄疸，肾炎水肿，痢疾，红崩，白带，风湿骨痛，痛经；外用治骨折，跌打损伤，痈肿疮毒。

【用法用量】内服：煎汤，15 ～ 30g；水煎或泡酒服；外用适量，鲜品捣烂敷患处。

铁苋菜
Tiexiancai

为大戟科铁苋菜属植物铁苋菜 *Acalypha australis* **L.** 的全草。

【苗族药名】reibminb nqint 芮命起。

【俗名】海蚌含珠、灯盏窝、蛤蜊花、蚌壳草。

【原植物】1年生草本，高 0.2～0.5m。小枝细长，被贴柔毛，毛逐渐稀疏。叶膜质，长卵形、近菱状卵形或阔披针形，长 3～9cm、宽 1～5cm，顶端短渐尖，基部楔形，稀圆钝，边缘具圆锯齿，上面无毛，下面沿中脉具柔毛；基出脉 3 条；叶柄长 2～6cm，具短柔毛；托叶披针形，长 1.5～2mm，具短柔毛。雌、雄花同序，花序腋生，稀顶生，长 1.5～5cm，花序梗长 0.5～3cm，花序轴具短毛；雌花苞片 1～4，卵状心形，花后增大，长 1.4～2.5cm，边缘具三角形齿，外面沿掌状脉具疏柔毛，苞腋具雌花 1～3，花梗无；雄花生于花序上部，排列成穗状或头状，雄花苞片卵形，长约 0.5mm，苞腋具雄花 5～7 朵，簇生，花梗长约 0.5mm。雄花：花蕾时近球形，无毛，花萼裂片 4，卵形，长约

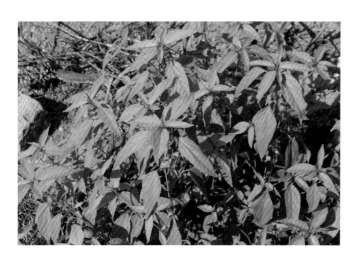

0.5mm，雄蕊 7～8。雌花：萼片 3 枚，长卵形，长 0.5～1mm，具疏毛；子房具疏毛，花柱 3 枚，长约 2mm，撕裂 5～7 条。蒴果直径 4mm，具分果 3 片，果皮具疏生毛和毛基变厚的小瘤体。种子近卵状，长 1.5～2mm，种皮平滑，假种阜细长。花果期 4～12 月。

【采收加工】夏秋二季采收，除去杂质。晒干。

【性状鉴别】本品长 20～40cm，全体被灰白色细柔毛，粗茎近无毛。根多分枝，淡黄棕色，茎类圆柱形，有分枝，表面黄棕色或黄绿色，有纵条纹：质硬，易折断，断面黄白色，有髓或中空。叶片多皱缩，破碎，完整者展平后呈卵形卵状菱形，长 2.5～5.5cm，宽 1.2～3cm，黄绿色，边缘有钝齿，两面略粗糙。花序腋生，苞片三角状肾形，合时如蚌。蒴果小，三角状扁圆形，气微，味淡。

【药性】味苦、涩，性冷。

【功能主治】清热解毒，利湿，收敛止血。用于肠炎，痢疾，吐血、衄血、便血、尿血、崩漏；外治痈疖疮疡，皮炎湿疹。

【用法用量】内服：煎汤，10～30g；外用鲜品适量，捣烂敷患处。

铁筷子
Tiekuaizi

为蜡梅科蜡梅属植物蜡梅 *Chimonanthus praecox*（L.）Link 的根。

【苗族药名】ghab jongxghab link detghab dliub 嘎龚嘎勒豆嘎偷。

【俗名】野蜡梅、钻石风、臭蜡梅、石凉茶、岩马桑。

【原植物】落叶灌木，高达 4m；幼枝四方形，老枝近圆柱形，灰褐色，无毛或被疏微毛，有皮孔；鳞芽通常着生于第二年生的枝条叶腋内，芽鳞片近圆形，覆瓦状排列，外面被短柔毛。叶纸质至近革质，卵圆形、椭圆形、宽椭圆形至卵状椭圆形，有时长圆状披针形，长 5～25cm，宽 2～8cm，顶端急尖至渐尖，有时具尾尖，基部急尖至圆形，除叶背脉上被疏微毛外无毛。花着生于第二年生枝条叶腋内，先花后叶，芳香，直径 2～4cm；花被片圆形、长圆形、倒卵形、椭圆形或匙形，长 5～20mm，宽 5～15mm，无毛，内部花被片比外部花被片短，基部有爪；雄蕊长 4mm，花丝比花药长或等长，花药向内弯，无毛，药隔顶端短尖，退化雄蕊长 3mm；心皮基部被疏硬毛，花柱长达子房 3 倍，基部被毛。果托近木质化，坛状或倒卵状椭圆形，长 2～5cm，直径 1～2.5cm，口部收缩，并具有钻状披针形的被毛附生物。花期 11 月至翌年 3 月，果期 4～11 月。

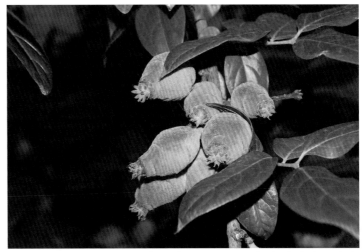
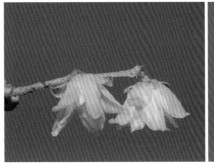
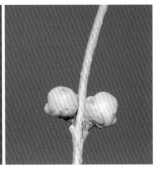

【采收加工】一年四季均可采挖，洗去泥土，鲜用或晒干。

【性状鉴别】本品根圆柱形或长圆锥形，长短不等，直径 2～10mm。表面黑褐色，具纵皱纹，有细须根及须根痕。质坚韧，不易折断，断面皮部棕褐色，木部浅黄白色，有放射状花纹。气芳香，味辛辣、苦。

【药性】味麻、涩，性冷，孕妇禁服。

【功能主治】祛风止痛，理气解毒。用于哮喘，劳伤咳嗽，胃痛，腹痛，风湿痹痛，疔疮肿毒，跌打损伤。

【用法用量】内服：煎汤，10～30g；研末，0.5g；或浸酒。外用：适量，研末撒敷。

积雪草
Jixuecao

为伞形科积雪草属植物积雪草 *Centella asiatica*（L.）Urban 的全草。

【苗族药名】reib minl zheit 锐咪。

【俗名】落得打、马蹄草、崩大碗、铁灯盏、钱齿草、铜钱草、骷髅子药。

【原植物】多年生草本，茎匍匐，细长，节上生根。叶片膜质至草质，圆形、肾形或马蹄形，长 1～2.8cm，宽 1.5～5cm，边缘有钝锯齿，基部阔心形，两面无毛或在背面脉上疏生柔毛；掌状脉 5～7，两面隆起，脉上部分叉；叶柄长 1.5～27cm，无毛或上部有柔毛，基部叶鞘透明，膜质。伞形花序梗 2～4 个，聚生于叶腋，长 0.2～1.5cm，有或无毛；苞片通常 2，很少 3，卵形，膜质，长 3～4mm，宽 2.1～3mm；每一伞形花序有花 3～4，聚集呈头状，花无柄或有 1mm 长的短柄；花瓣卵形，紫红色或乳白色，膜质，长 1.2～1.5mm，宽 1.1～1.2mm；花柱长约 0.6mm；花丝短于花瓣，与花柱等长。果实两侧扁

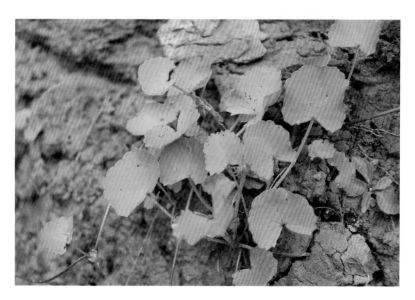

压，圆球形，基部心形至平截形，长 2.1～3mm，宽 2.2～3.6mm，每侧有纵棱数条，棱间有明显的小横脉，网状，表面有毛或平滑。花果期 4～10 月。

【采收加工】夏、秋二季采收，除去泥沙，晒干。

【性状鉴别】本品常卷缩成团状。根圆柱形，长 2～4cm，直径 1～1.5mm，表面浅黄色或灰黄色。茎细长弯曲，黄棕色，有细纵皱纹，节上常着生须状根。叶片多皱缩、破碎，完整者展平后呈近圆形或肾形，直径 1～4cm，灰绿色，边缘有粗钝齿；叶柄长 3～6cm，扭曲。伞形花序腋生，短小。双悬果扁圆形，有明显隆起的纵棱及细网纹，果梗甚短。气微，味淡。

【药味与归经】味苦，性冷。

【功能主治】清热利湿，解毒消肿。用于湿热黄疸，中暑腹泻，石淋血淋，痈肿疮毒，跌仆损伤。

【用法用量】内服：煎汤，9～15g，鲜品 15～30g；或捣汁。外用：适量，捣敷或绞汁涂。

透骨香
Touguxiang

为杜鹃花科白珠属植物滇白珠 *Gaultheria yunnanensis* (**Franch.**) **Rehd** 的全株或根。

【苗族药名】det zend kongt 斗整空。

【俗名】白珠树、满山香、鸡骨香、煤炭子。

【原植物】常绿灌木，高达 3m。树皮灰褐色，枝条细长，无毛。叶革质，卵状长圆形，稀卵形，有香气，长 7～11cm，宽 2.5～4cm，先端明显尾状，基部心形至圆形，边缘具细齿，表面深绿色，下面淡绿色，有光泽，叶脉稍突起，略反卷；叶柄长约 5cm，无毛。总状花序顶生或腋生，长 2～7cm；有花 10～15，疏生；小苞片着生于花梗上部近萼处，卵状三角形；花萼裂片 5，裂片卵状三角形，边缘有缘毛；花冠绿白色，钟状，长 5～6mm，口部 5 裂，裂片钝尖；雄蕊

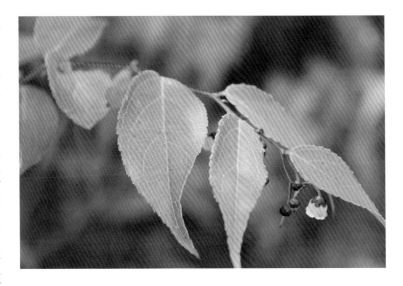

10 枚，生于花冠基部，花丝粗短，中部膨大，较花药略短，花药 2 室，每室顶部有 2 长芒；雌蕊 1，子房近球形，表面密被毛茸，短于花冠。浆果状蒴果，球形，黑色，表面被毛。种子多数，细小，扁平，淡黄色，肉质。花期 6～8 月，果期 9～10 月。

【采收加工】全年均可采，挖出全株，除净泥沙，洗净，根切片，全株切碎，晒干。

【性状鉴别】本品茎圆柱形，长约 35cm，多分枝，直径 3～5mm，表面红棕色，具纵纹，皮孔横生，突起。有叶柄残痕，质硬脆，断面不整齐，木质部淡棕色，髓淡黄棕色。叶革质，易脱落，完整者椭圆形或狭卵形，长 1.5～9cm，宽 1.2～4.5cm，表面淡绿色至棕红色，先端尖尾，基部心形，叶缘具锯齿。

【药性】味香、辣，性热；有小毒。

【功能主治】祛风除湿，活络止痛，化痰止咳。用于风湿痹痛，胃寒疼痛，跌仆损伤，咳嗽多痰。

【用法用量】内服：煎汤，9～15g，鲜品 30g；或浸酒。外用：适量，煎水洗；或浸酒搽；或捣烂外敷。

倒提壶
Daotihu

为紫草科琉璃草属植物倒提壶 *Cynoglossum amabile* **Stapf et Drumm.** 的全草。

【苗族药名】heb diangd ghod 候当。

【俗名】鸡爪参、一把爪、蓝布裙、七星箭、蓝花参、小绿连草。

【原植物】多年生草本，高 15～60cm。茎单一或数条丛生，密生贴伏短柔毛。基生叶具长柄，长圆状披针形或披针形，长 5～20cm(包括叶柄)，宽 1.5～4cm，稀 5cm，两面密生短柔毛；茎生叶长圆形或披针形，无柄，长 2～7cm，侧脉极明显。花序锐角分枝，分枝紧密，向上直伸，集为圆锥状，无苞片；花梗长 2～3mm，果期稍增长；花萼长 2.5～3.5mm，外面密生柔毛，裂片卵形或长圆形，先端尖；花冠通常蓝色，稀白色，长 5～6mm，檐部直径 8～10mm，裂片圆形，长约 2.5mm，有明显的网脉，喉部具 5 个梯形附属物，附属物长约 1mm；花丝长约 0.5mm，着生花冠筒中部，花药长圆形，长约 1mm；花柱线状圆柱形，与花萼近等长或较短。小坚果卵形，长 3～4mm，背面微凹，密生锚状刺，边缘锚状刺基部连合，成狭或宽的翅状边，腹面中部以上有三角形着生面。花果期 5～9 月。

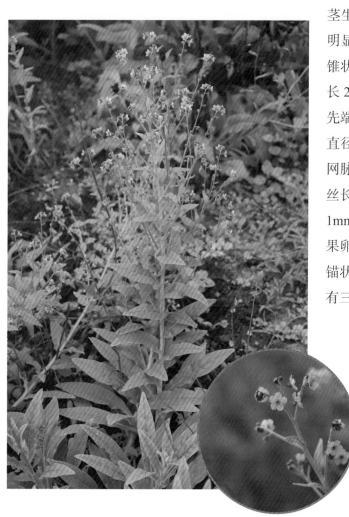

【采收加工】8 月采全草根，洗净，晾干。

【性状鉴别】本品根黑色，单一。地上部分密被柔毛，茎中空。叶皱缩破碎，完整者湿展后呈长圆形或长圆被针形，长 2～7（～20）cm，宽 1.5～4cm，具长柄或无柄。花蓝色漏斗状，5 裂。小坚果 4，卵形，长 3～4mm，密生锚状刺。气微，味苦。

【药性】味苦，性冷。

【功能主治】清热利湿，散瘀止血，止咳。用于疟疾，肝炎，痢疾，尿痛，白带，肺结核咳嗽；外用治创伤出血，骨折，关节脱臼。

【用法用量】内服：煎汤，30～60g。外用：适量，鲜品捣烂敷，或干品研末撒。

臭牡丹
Choumudan

为马鞭草科大青属植物臭牡丹 *Clerodendrum bungei* Steud. 的茎或叶。

【苗族药名】vob hangt ghad 窝项嘎。

【俗名】臭八宝、臭梧桐、矮桐子、大红袍、臭枫根。

【原植物】灌木，高 1～2m，植株有臭味；花序轴、叶柄密被褐色、黄褐色或紫色脱落性的柔毛；小枝近圆形，皮孔显著。叶片纸质，宽卵形或卵形，长 8～20cm，宽 5～15cm，顶端尖或渐尖，基部宽楔形、截形或心形，边缘具粗或细锯齿，侧脉 4～6 对，表面散生短柔毛，背面疏生短柔毛和散生腺点或无毛，基部脉腋有数个盘状腺体；叶柄长 4～17cm。伞房状聚伞花序顶生，密集；苞片叶状，披针形或卵状披针形，长约 3cm，早落或花时不落，早落后在花序梗上残留凸起的痕迹，小苞片披针形，长约 1.8cm；花萼钟状，长 2～6mm，被短柔毛及

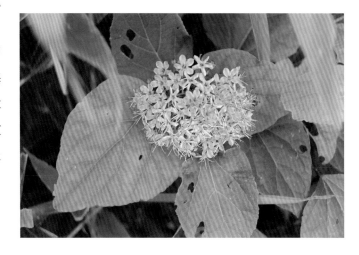

少数盘状腺体，萼齿三角形或狭三角形，长 1～3mm；花冠淡红色、红色或紫红色，花冠管长 2～3cm，裂片倒卵形，长 5～8mm；雄蕊及花柱均突出花冠外；花柱短于、等于或稍长于雄蕊；柱头 2 裂，子房 4 室。核果近球形，径 0.6～1.2cm，成熟时蓝黑色。花果期 5～11 月。

【采收加工】夏、秋季节采收，鲜用或晒干。

【性状鉴别】本品小枝呈长圆柱形，长 1～1.5m，直径 0.3～1.2cm，表面灰棕色至灰褐色，皮孔点状或稍呈纵向延长，节处叶痕呈凹点状；质硬，不易折断，断面皮部棕色，菲薄，木部灰黄色，髓部白色。

气微，味淡。叶多皱缩破碎，完整叶片展平后呈宽卵形，长 7～20cm，宽 6～15cm，先端渐尖，基部截形或心形，边缘有细锯齿，上表面棕褐色至棕黑色，疏被短柔毛，下表面色稍淡，无毛或仅脉上有毛，基部脉腋处可见黑色疤痕状的腺体；叶柄黑褐色，长 3～6cm。气臭，味微苦、辛。

【药性】味麻、辣，性冷。

【功能主治】解毒消肿，祛风除湿，平肝潜阳。用于眩晕，痈疽，疔疮，乳痈，痔疮，湿疹，丹毒，风湿痹痛。

【用法用量】内服：煎汤，10～15g，鲜品 30～60g；或入丸剂。外用：适量，煎水熏洗；或捣烂外敷；或研磨调敷。

射干
Shegan

为鸢尾科射干属植物射干 *Belamcanda chinensis*（Linn.）DC. 的根茎。

【苗族药名】vob dak dlangd bad 窝达赊巴。

【俗名】扁竹、老君扇、鲤鱼尾、野萱花、交剪草。

【原植物】多年生草本。根状茎为不规则的块状，斜伸，黄色或黄褐色；须根多数，带黄色。茎高 1～1.5m，实心。叶互生，嵌迭状排列，剑形，长 20～60cm，宽 2～4cm，基部鞘状抱茎，顶端渐尖，无中脉。花序顶生，叉状分枝，每分枝的顶端聚生有数朵花；花梗细，长约 1.5cm；花梗及花序的分枝处均包有膜质的苞片，苞片披针形或卵圆形；花橙红色，散生紫褐色的斑点，直径 4～5cm；花被裂片 6，2 轮排列，外轮花被裂片倒卵形或长椭圆形，长约 2.5cm，宽约 1cm，顶端钝圆或微凹，基部楔形，内轮较外轮花被裂片略短而狭；雄蕊 3，长 1.8～2cm，着生于外花被裂片的基部，花药条形，外向开裂，花丝近圆柱形，基部稍扁而宽；花柱上部稍扁，顶端 3 裂，裂片边缘略向外卷，有细而短的毛，子房下位，倒卵形，3 室，中轴胎座，胚珠多数。蒴果倒卵形或长椭圆形，长 2.5～3cm，直径 1.5～2.5cm，顶端无喙，常残存有凋萎的花被，成熟时室背开裂，果瓣外翻，中央有直立的果轴；种子圆球形，黑紫色，有光泽，直径约 5mm，着生在果轴上。花期 6～8 月，果期 7～9 月。

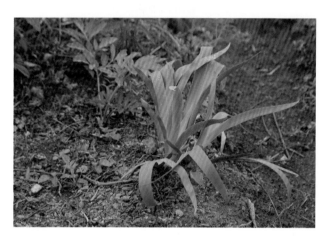

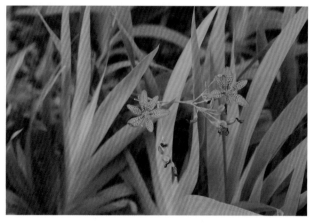

【采收加工】春初刚发芽或秋末茎叶枯萎时采挖，除去须根和泥沙，十燥。

【性状鉴别】本品呈不规则结节状，长 3～10cm，直径 1～2cm。表面黄褐色、棕褐色或黑褐色，皱缩，有较密的环纹。上面有数个圆盘状凹陷的茎痕，偶有茎基残存；下面有残留细根及根痕。质硬，断面黄色，颗粒性。气微，味苦、微辛。

【药性】味苦，性冷。

【功能主治】清热解毒，消痰，利咽。用于热毒痰火郁结，咽喉肿痛，痰涎壅盛，咳嗽气喘。

【用法用量】内服：煎汤，3～10g；或入丸、散。

胭脂花根
Yanzhihuagen

为紫茉莉科紫茉莉属植物紫茉莉 *Mirabilis jalapa* L. 的根。

【苗族药名】nuf suix fenx 奴水粉。

【俗名】胭脂花、胭粉豆、水粉花、粉子头。

【原植物】一年生草本，高可达 1m。根肥粗，倒圆锥形，黑色或黑褐色。茎直立，圆柱形，多分枝，无毛或疏生细柔毛，节稍膨大。叶片卵形或卵状三角形，长 3～15cm，宽 2～9cm，顶端渐尖，基部截形或心形，全缘，两面均无毛，脉隆起；叶柄长 1～4cm，上部叶几无柄。花常数朵簇生枝端；花梗长 1～2mm；总苞钟形，长约 1cm，5 裂，裂片三角状卵形，顶端渐尖，无毛，具脉纹，果时宿存；花被紫红色、黄色、白色或杂色，高脚碟状，筒部长 2～6cm，檐部直径 2.5～3cm，5 浅裂；花午后开放，有香气，次日午前凋萎；雄蕊 5，花丝细长，常伸出花外，花药球形；花柱单生，线形，伸出花外，柱头头状。瘦果球形，直径 5～8mm，革质，黑色，表面具皱纹；种子胚乳白粉质。花期 6～10 月，果期 8～11 月。

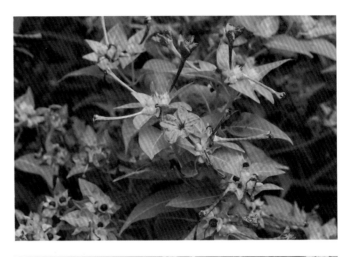

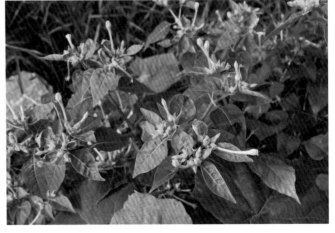

【采收加工】10～11 月挖起全根，洗净泥沙，鲜用，或去尽芒头及须根，刮去粗皮，去尽黑色斑点，切片，立即晒干或炕干。

【性状鉴别】本品呈纺锤形或圆锥形，长 10～25cm，直径 2～10cm。表面棕黑色，外皮易剥落，有纵皱沟、不规则横纹及少数下陷的须根痕。质硬，不易折断，断面不平坦，灰白色，显细环纹。横切面呈类圆形，有宽窄不一的同心环纹，周边向内卷曲。体轻，质脆。味甘、苦；有刺喉感。

【药性】味甜、微苦，性冷。

【功能主治】清热利湿，解毒活血。用于热淋，白浊，水肿，赤白带下，关节肿痛，痈疮肿毒，乳痈，跌仆损伤。

【用法用量】内服：煎汤，15～30 g，鲜品 30～60 g。外用：适量，鲜品捣烂外敷。

凌霄花
Lingxiaohua

为紫葳科凌霄属植物凌霄 *Campsis grandiflora*（Thunb.）Schum. 的花。

【苗族药名】bongb liul gueb 榜另撬。

【俗名】五爪龙、红花倒水莲、倒挂金钟、上树龙、上树蜈蚣。

【原植物】落叶木质藤本，借气根攀附于其他物凌霄上。茎黄褐色具棱状网裂。叶对生，奇数羽状复叶；小叶 7～9 枚，卵形至卵状披针形，长 4～6cm，宽 1.5～3cm，先端尾状渐尖，基部阔楔形，两侧不等大，边缘有粗锯齿，两面无毛，小叶柄着生处有淡黄褐色束毛。花序顶生，圆锥状，花大，直径 4～5cm；花萼钟状，不等 5 裂，裂至筒之中部，裂片披针形；花冠漏斗状钟形，裂片 5，圆形，橘红色，开展；雄蕊 4，2 长 2 短；子房上位，2 室，基部有花盘。蒴果长如豆荚，具子房柄；2 瓣裂。种子多数，扁平，有透明的翅。花期 7～9 月，果期 8～10 月。

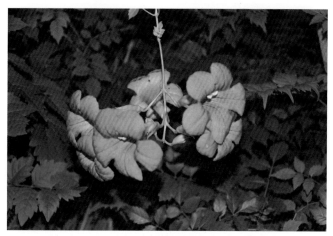

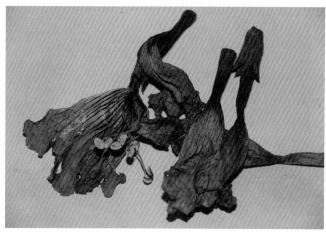

【采收加工】7～10 月择晴天采摘刚开放的花朵，晒干或低温干燥。

【性状鉴别】本品多皱缩卷曲，黄褐色或棕褐色，完整花朵长 4～5cm。萼筒钟状，长 2～2.5cm，裂片 5，裂至中部，萼筒基部至萼齿尖有 5 条纵棱。花冠先端 5 裂，裂片半圆形，下部联合呈漏斗状，表面可见细脉纹，内表面较明显。雄蕊 4，着生在花冠上，2 长 2 短，花药个字形，花柱 1，柱头扁平。气清香，味微苦、酸。

【药性】味酸、甜，性冷。

【功能主治】凉血，化瘀，祛风。用于月经不调，经闭癥瘕，产后乳肿，风疹发红，皮肤瘙痒，痤疮。

【用法用量】内服：煎汤，5～9g。

益母草
Yimucao

为唇形科益母草属植物益母草 *Leonurus japonicus* Houttuyn 的地上部分。

【苗族药名】ghaob ned nggab 阿奶嘎。

【俗名】四棱草、坤草。

【原植物】一年生或二年生草本，有于其上密生须根的主根。茎直立，通常高 30 ～ 120cm，钝四棱形，微具槽，有倒向糙伏毛，在节及棱上尤为密集，在基部有时近于无毛，多分枝，或仅于茎中部以上有能育的小枝条。叶轮廓变化很大，茎下部叶轮廓为卵形，基部宽楔形，掌状 3 裂，裂片呈长圆状菱形至卵圆形，通常长 2.5 ～ 6cm，宽 1.5 ～ 4cm，裂片上再分裂，上面绿色，有糙伏毛，叶脉稍下陷，下面淡绿色，被疏柔毛及腺点，叶脉突出，叶柄纤细，长 2 ～ 3cm，由于叶基下延而在上部略具翅，腹面具槽，背面圆形，被糙伏毛；茎中部叶轮廓为菱形，较小，通常分裂成 3 个或偶有多个长圆状线形的裂片，基部狭楔形，叶柄长 0.5 ～ 2cm；花序最上部的苞叶近于无柄，线形或线状披针形，长 3 ～ 12cm，宽 2 ～ 8mm，全缘或具稀少牙齿。轮伞花序腋生，具 8 ～ 15 花，轮廓为圆球形，径 2 ～ 2.5cm，多数远离而组成长穗状花序；小苞片刺状，

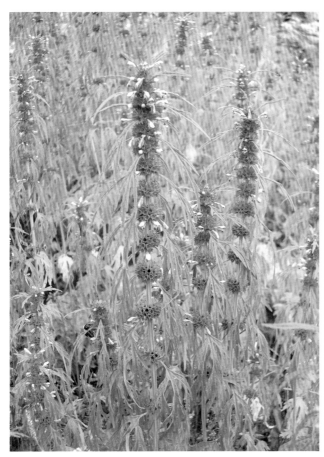

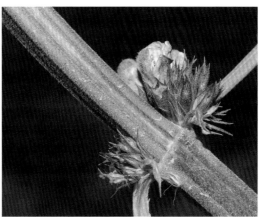

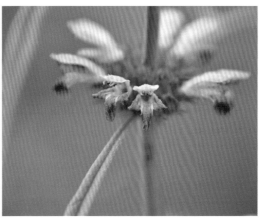

中国常用苗药彩色图谱

向上伸出，基部略弯曲，比萼筒短，长约 5mm，有贴生的微柔毛；花梗无。花萼管状钟形，长 6～8mm，外面有贴生微柔毛，内面于离基部 1/3 以上被微柔毛，5 脉，显著，齿 5，前 2 齿靠合，长约 3mm，后 3 齿较短，等长，长约 2mm，齿均宽三角形，先端刺尖。花冠粉红至淡紫红色，长 1～1.2cm，外面于伸出萼筒部分被柔毛，冠筒长约 6mm，等大，内面在离基部 1/3 处有近水平向的不明显鳞毛毛环，毛环在背面间断，其上部多少有鳞状毛，冠檐二唇形，上唇直伸，内凹，长圆形，长约 7mm，宽 4mm，全缘，内面无毛，边缘具纤毛，下唇略短于上唇，内面在基部疏被鳞状毛，3 裂，中裂片倒心形，先端微缺，边缘薄膜质，基部收缩，侧裂片卵圆形，细小。雄蕊 4，均延伸至上唇片之下，平行，前对较长，花丝丝状，扁平，疏被鳞状毛，花药卵圆形，二室。花柱丝状，略超出于雄蕊而与上唇片等长，无毛，先端相等 2 浅裂，裂片钻形。花盘平顶。子房褐色，无毛。小坚果长圆状三棱形，长 2.5mm，顶端截平而略宽大，基部楔形，淡褐色，光滑。花期通常在 6～9 月，果期 9～10 月。

【采收加工】鲜品春季幼苗期至初夏花前期采割；干品夏季茎叶茂盛、花未开或初开时采割，晒干，或切段晒干。

【性状鉴别】本品茎表面灰绿色或黄绿色，体轻，质韧，断面中 部有髓。叶片灰绿色，多皱缩、破碎，易脱落。轮伞花序腋生，小花淡紫色，花萼筒状，花冠二唇形。切段者长约 2cm。气微，味微苦。

【药性】味苦、辛，性微冷。

【功能主治】活血调经，利尿消肿。用于月经不调，痛经，经闭，恶露不尽，水肿尿少，急性肾炎水肿。

【用法用量】内服：煎汤，10～15g；或煎膏；或入丸、散。外用：适量，煎水洗；或鲜草捣烂外敷。

海金沙
Haijinsha

为海金沙科海金沙属植物海金沙 *Lygodium japonicum* （**Thunb.**）**Sw.** 的成熟孢子。

【苗族药名】reib jid xid 锐敌西。

【俗名】须须药、金沙藤、左转藤、竹园荽。

【原植物】植株高攀达 1～4m。叶轴上面有 2 条狭边，羽片多数，相距 9～11cm，对生于叶轴上的短距两侧，平展。距长达 3mm。端有一丛黄色柔毛覆盖腋芽。不育羽片尖三角形，长宽几相等，10～12cm 或较狭，柄长 1.5～1.8cm，同羽轴一样多少被短灰毛，两侧并有狭边，二回羽状；一回羽片 2～4 对，互生，柄长 4～8mm，和小羽轴都有狭翅及短毛，基部一对卵圆形，长 4～8cm。宽 3～6cm，一回羽状；二回小羽片 2～3 对，卵状三角形，具短柄或无柄，互生，掌状三裂；末回裂片短阔，中央一条长 2～3cm，宽 6～8mm，基部楔形或心脏形，先端钝，顶端的二回羽片长 2.5～3.5cm，宽 8～10mm，波状浅裂；向上的一回小羽片近掌状分裂或不分裂，较短，叶缘有不规则的浅圆锯齿。主脉明显，侧脉纤细，从主脉斜上，1～2 回二叉分歧，直达锯齿。叶纸质，干后绿褐色。两面沿中肋及脉上略有短毛。能育羽片卵状三角形，长宽几相等，12～20cm，或长稍过于宽，二回羽状；一回小羽片 4～5 对，互生，相距 2～3cm，长圆披针形，长 5～10cm，基部宽 4～6cm、一回羽状，二回小羽片 3～4 对。卵状三角形，羽状深裂。孢子囊穗长 2～4mm，往往长远超过小羽片的中央不育部分，排列稀疏，暗褐色，无毛。

【采收加工】秋季孢子未脱落时采割藤叶，晒干，搓揉或打下孢子，除去藤叶。

【性状鉴别】本品呈粉末状，棕黄色或浅棕黄色。体轻，手捻有光滑感，置手中易由指缝滑落。气微，味淡。

【药味与归经】味淡，性冷。

【功能主治】清利湿热，通淋止痛。用于热淋，石淋，血淋，膏淋，尿道涩痛。

【用法用量】内服：煎汤，5～9g，包煎；或研末，每次 2～3g。

桑
Sang

为桑科桑属植物桑 Morus alba L. 的叶、枝、果实和根皮。

【苗族药名】roub gangb 茹刚。

【俗名】桑树、家桑、蚕桑。

【原植物】乔木或为灌木，高 3～10m 或更高，胸径可达 50cm，树皮厚，灰色，具不规则浅纵裂；冬芽红褐色，卵形，芽鳞覆瓦状排列，灰褐色，有细毛；小枝有细毛。叶卵形或广卵形，长 5～15cm，宽 5～12cm，先端急尖、渐尖或圆钝，基部圆形至浅心形，边缘锯齿粗钝，有时叶为各种分裂，表面鲜绿色，无毛，背面沿脉有疏毛，脉腋有簇毛；叶柄长 1.5～5.5cm，具柔毛；托叶披针形，早落，外面密被细硬毛。花单性，腋生或生于芽鳞腋内，与叶同时生出；雄花序下垂，长 2～3.5cm，密被白色柔毛，雄花。花被片宽椭圆形，淡绿色。花丝在芽时内折，花药 2 室，球形至肾形，纵裂；雌花序长 1～2cm，被毛，总花梗长 5～10mm，被柔毛，雌花无梗，花被片倒卵形，顶端圆钝，外面和边缘被毛，两侧紧抱子房，无花柱，柱头 2 裂，内面有乳头状突起。聚花果卵状椭圆形，长 1～2.5cm，成熟时红色或暗紫色。花期 4～5 月，果期 5～8 月。

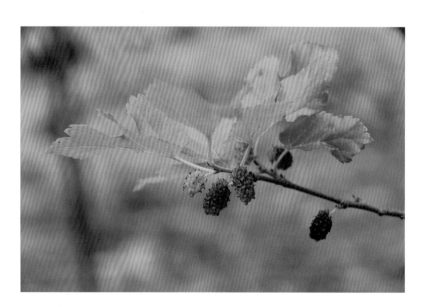

【采收加工】春秋季挖根，刮去外皮，切片，晒干；4～6 月果实变红时采收，晒干。10～11 月霜降后采收经霜之叶，除去细枝及杂质，晒干。

【性状鉴别】本品桑叶多皱缩、破碎。完好者有柄，叶柄长 1～2.5cm；叶片展平后呈卵形或宽卵形，长 8～15cm，宽 7～13cm，先端渐尖，基部截形、圆形或心形，边缘有锯齿或钝锯齿，有的不规则分裂。上表面黄绿色或浅黄棕色，有的有小油状突起；下表面颜色稍浅，叶脉突出，小脉网状，脉上被疏毛，脉基具簇毛。质脆。气微，味淡、微苦涩。桑枝呈长圆柱形，少有分枝，长短不一，直径 0.5 ～ 1.5cm。表面灰黄色或黄褐色，有多数黄褐色点状皮孔及细纵纹，并有灰白色略呈半圆形的叶痕和黄棕色的腋芽。质坚韧，不易折断，断面纤维性。切片厚 0.2 ～ 0.5cm，皮部较薄，木部黄白色，射线放射状，髓部白色或黄白色。气微，味淡。桑白皮呈扭曲的卷筒状、槽状或板片状，长短宽窄不一，厚 1 ～ 4mm。外表面白色或淡黄白色，较平坦，有的残留橙黄色或棕黄色鳞片状粗皮；内表面黄白色或灰黄色，有细纵纹。体轻，质韧，纤维性强，难折断，易纵向撕裂，撕裂时有粉尘飞扬。气微，味微甘。

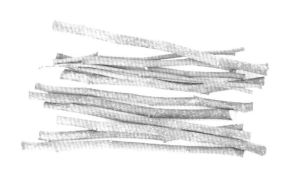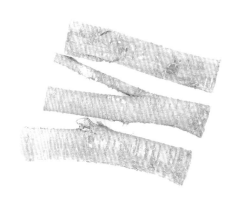

桑椹为聚花果，由多数小瘦果集合而成，呈长圆形，长 1 ～ 2cm，直径 0.5 ～ 0.8cm。黄棕色、棕红色至暗紫色，有短果序梗。小瘦果卵圆形，稍扁，长约 2mm，宽约 1mm，外具肉质花被片 4 枚。气微，味微酸而甜。

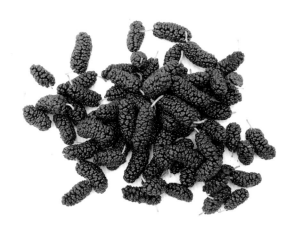

【药性】味苦、甘，性冷。

【功能主治】疏散风热，清肺，明目。用于风热感冒，发热头痛，汗出恶风，咳嗽胸痛，肺燥干咳无痰，咽干口燥，目赤肿痛。

【用法用量】内服：煎汤，5 ～ 10g。

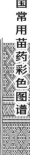

绣线菊
Xiuxianju

为蔷薇科绣线菊属植物粉花绣线菊 *Spiraea japonica* L.f. 或光叶粉花绣线菊 *Spiraea japonica* var. *fortunei*（Planchon）Rehd. 的地上部分。

【苗族药名】vob sob diel 窝绍丢。

【俗名】马尿溲、空心柳、火烧尖、珍珠梅。

【原植物】

1. 粉花绣线菊　直立灌木，高达 1.5m；枝条细长，开展，小枝近圆柱形，无毛或幼时被短柔毛；冬芽卵形，先端急尖，有数个鳞片。叶片卵形至卵状椭圆形，长 2～8cm，宽 1～3cm，先端急尖至短渐尖，基部楔形，边缘有缺刻状重锯齿或单锯齿，上面暗绿色，无毛或沿叶脉微具短柔毛，下面色浅或有白霜，通常沿叶脉有短柔毛；叶柄长 1～3mm，具短柔毛。复伞房花序生于当年生的直立新枝顶端，花朵密集，密被短柔毛；花梗长 4～6mm；苞片披针形至线状披针形，下面微被柔毛；花直径 4～7mm；花萼外面有稀疏短柔毛，萼筒钟状，内面有短柔毛；萼片三角形，先端急尖，内面近先端有短柔毛；花瓣卵形至圆形，先端通常圆钝，长 2.5～3.5mm，宽 2～3mm，粉红色；雄蕊 25～30，远较花瓣长；花盘圆环形，约有 10 个不整齐的裂片。蓇葖果半开张，无毛或沿腹缝有稀疏柔毛，花柱顶生，稍倾斜开展，萼片常直立。花期 6～7 月，果期 8～9 月。

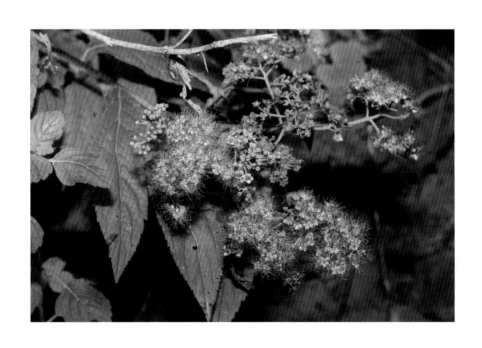

2. 光叶粉花绣线菊　　此变种较高大，叶片长圆披针形，先端短渐尖，基部楔形，边缘具尖锐重锯齿，长 5 ～ 10cm，下面有白霜。复伞房花序直径 4 ～ 5cm，花粉红色，花盘不发达。

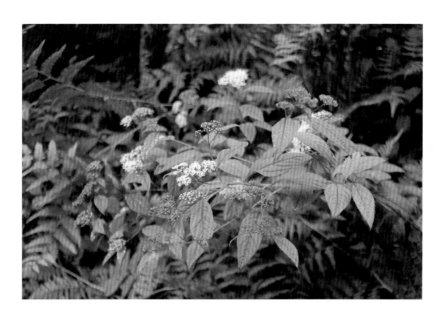

【采收加工】7 ～ 8 月挖根，除去泥土，洗净，晒干。

【性状鉴别】本品茎呈圆柱形，上部有花枝。枝叶淡绿色或灰绿色，嫩枝有短柔毛。叶互生，多皱折，完整叶片展平后呈卵形至卵状长椭圆形，长 3 ～ 8cm，先端尖，叶柄长 0.1 ～ 0.3cm。复伞房花序，花淡红色或深粉红色。气微，味微苦。

【药性】味苦，性冷。

【功能主治】祛风清热，明目退翳。用于咳嗽，头痛，目赤翳障。

【用法用量】内服：煎汤，9 ～ 15g。外用：适量，煎水熏洗。

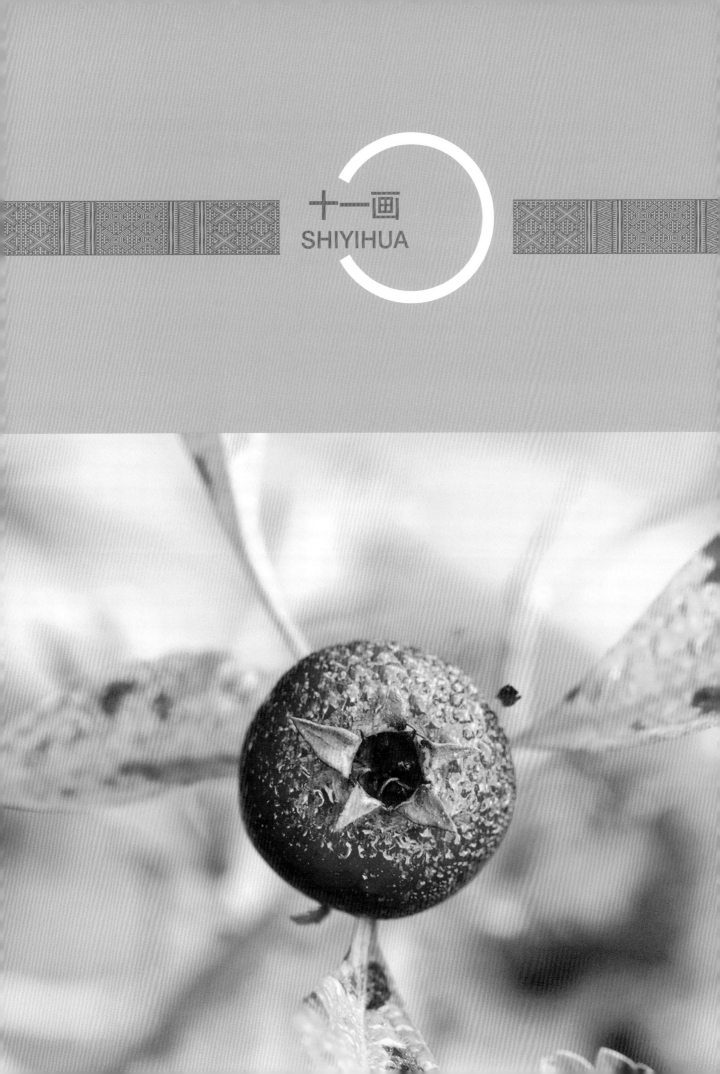

十一画
SHIYIHUA

排风藤
Paifengteng

为茄科茄属植物白英 *Solanum lyratum* **Thunb.** 的全草。

【苗族药名】jab diel vud nieb 加丢欧里。

【俗名】白毛藤、鬼目草、毛秀才、苦茄、蜀羊泉。

【原植物】草质藤本，长
0.5～1m，茎及小枝均密被具节
长柔毛。叶互生，多数为琴形，
长 3.5～5.5cm，宽 2.5～4.8cm，
基部常 3～5 深裂，裂片全缘，
侧裂片愈近基部的愈小，端钝，
中裂片较大，通常卵形，先端渐
尖，两面均被白色发亮的长柔
毛，中脉明显，侧脉在下面较清
晰，通常每边 5～7 条；少数在
小枝上部的为心脏形，小，长
1～2cm；叶柄长 1～3cm，被
有与茎枝相同的毛被。聚伞花
序顶生或腋外生，疏花，总花
梗长 2～2.5cm，被具节的长柔
毛，花梗长 0.8～1.5cm，无毛，
顶端稍膨大，基部具关节；萼环
状，直径约 3mm，无毛，萼齿
5，圆形，顶端具短尖头；花冠
蓝紫色或白色，直径约 1.1cm，
花冠筒隐于萼内，长约 1mm，
冠檐长约 6.5mm，5 深裂，裂
片椭圆状披针形，长约 4.5mm，

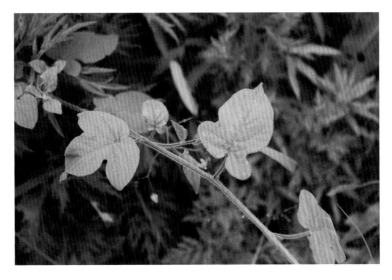

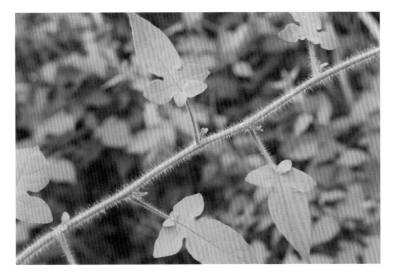

先端被微柔毛；花丝长约 1mm，花药长圆形，长约 3mm，顶孔略向上；子房卵形，直径不及
1mm，花柱丝状，长约 6mm，柱头小，头状。浆果球状，成熟时红黑色，直径约 8mm；种子近
盘状，扁平，直径约 1.5mm。花期夏秋，果熟期秋末。

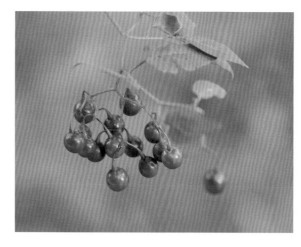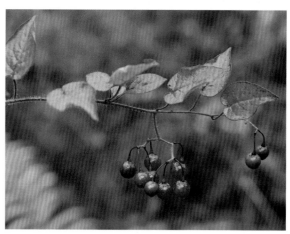

【采收加工】夏、秋季采收。洗净，晒干或鲜用。

【性状鉴别】本品茎呈类圆柱形，有分枝，长短不一，直径 2～7mm。表面灰黄绿色或灰黄色，被毛绒，较粗的茎上毛较少或无，具纵皱纹、皮孔和叶痕、质硬而脆，断面纤维性，髓部中空。叶互生，大多脱落，仅在幼茎上有少数残留，皱缩卷曲，质脆易碎；完整叶展开后呈长卵形，基部略呈心形，全缘或基部 2 浅裂至中裂，裂片耳状或戟状，密被毛茸；叶柄长 1～3cm，亦有毛茸。聚伞花序与叶对生，花序梗折曲，偶见淡黄色或暗红色的果实，内有多数扁平近圆形的种子。气微，味微苦。

【药性】味苦，性冷。

【功能主治】清热利湿，祛风解毒。用于风湿关节痛，黄疸，水肿，丹毒，疔疮。

【用法用量】内服：煎汤，10～30g，鲜品 30～60g；或入丸剂。外用：适量，煎水熏洗；或捣烂外敷；或捣烂取汁涂。

接骨木
Jiegumu

为忍冬科接骨木属植物接骨木 *Sambucus williamsii* Hance. 的茎枝。

【苗族药名】ndut gieb blad 都介巴。

【俗名】马尿骚、接骨丹、臭草柴、九节风、续骨草。

【原植物】落叶灌木或小乔木，高 5～6m；老枝淡红褐色，具明显的长椭圆形皮孔，髓部淡褐色。羽状复叶有小叶 2～3 对，有时仅 1 对或多达 5 对，侧生小叶片卵圆形、狭椭圆形至倒矩圆状披针形，长 5～15cm，宽 1.2～7cm，顶端尖、渐尖至尾尖，边缘具不整齐锯齿，有时基部或中部以下具 1 至数枚腺齿，基部楔形或圆形，有时心形，两侧不对称，最下一对小叶有时具长 0.5cm 的柄，顶生小叶卵形或倒卵形，顶端渐尖或尾尖，基部楔形，具长约 2cm 的柄，初时小叶上面及中脉被稀疏短柔毛，后光滑无毛，叶搓揉后有臭气；托叶狭带形，或退化成带蓝色的突起。花与叶同出，圆锥形聚伞花序顶生，长 5～11cm，宽 4～14cm，具总花梗，花序分枝多成直角开展，有时

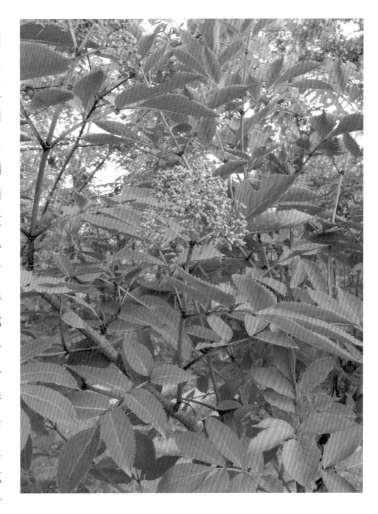

被稀疏短柔毛，随即光滑无毛；花小而密；萼筒杯状，长约 1mm，萼齿三角状披针形，稍短于萼筒；花冠蕾时带粉红色，开后白色或淡黄色，筒短，裂片矩圆形或长卵圆形，长约 2mm；雄蕊与花冠裂片等长，开展，花丝基部稍肥大，花药黄色；子房 3 室，花柱短，柱头 3 裂。果实红色，极少蓝紫黑色，卵圆形或近圆形，直径 3～5mm；分核 2～3 枚，卵圆形至椭圆形，长 2.5～3.5mm，略有皱纹。花期一般 4～5 月，果熟期 9～10 月。

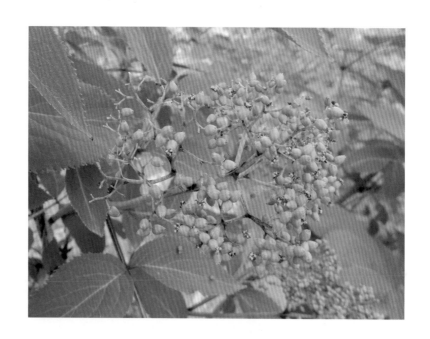

【采收加工】全年可采，鲜用或晒干备用。

【性状鉴别】本品干燥茎枝，多加工为斜向横切的薄片，呈长椭圆状，长 2～6cm，厚约 3mm，皮部完整或剥落，外表绿褐色，有纵行条纹及棕黑点状突起的皮孔；木部黄白色，年轮呈环状，极明显，且有细密的白色髓线，向外射出，质地细致；髓部通常褐色，完整或枯心成空洞，海绵状，容易开裂。气微，味微苦。

【药性】味苦，性冷。

【功能主治】祛风止痛，利湿，接骨。用于风湿疼痛，水肿，骨折。

【用法用量】内服：煎汤，10～30g。外用：鲜品适量，捣烂外包。

接骨草
Jiegucao

为忍冬科接骨木属植物接骨草 *Sambucus javanica* Blume 的全草。

【苗族药名】uabmang kuab 蛙蟒哇。

【俗名】臭草、八棱麻、陆英、青稞草、走马箭、七叶星。

【原植物】高大草本或半灌木，高 1～2m；茎有棱条，髓部白色。羽状复叶的托叶叶状或有时退化成蓝色的腺体；小叶2～3对，互生或对生，狭卵形，长6～13cm，宽2～3cm，嫩时上面被疏长柔毛，先端长渐尖，基部钝圆，两侧不等，边缘具细锯齿，近基部或中部以下边缘常有1或数枚腺齿；顶生小叶卵形或倒卵形，基部楔形，有时与第一对小叶相连，小叶无托叶，基部一对小叶有时有短柄。复伞形花序顶生，大而疏散，总花梗基部托以叶状总苞片，分枝3～5出，纤细，被黄色疏柔毛；杯形不孕性花不脱落，可孕性花小；萼筒杯状，萼齿三角形；花冠白色，仅基部联合，花药黄色或紫色；子房3室，花柱极短或几无，柱头3裂。果实红色，近圆形，直径3～4mm；核2～3粒，卵形，长2.5mm，表面有小疣状突起。花期4～5月，果熟期8～9月。

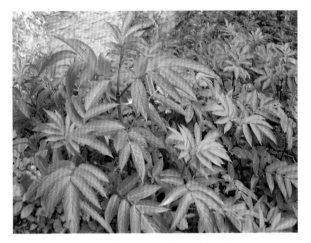

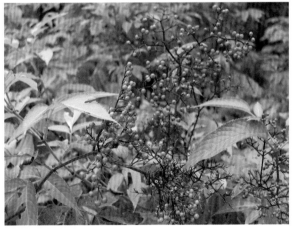

【采收加工】全年采收，鲜用或切断晒干。

【性状鉴别】本品根茎呈不规则的圆柱形，多分枝，长3～10cm。表面淡紫红色，有结节，并具多数须根痕。断面暗紫红色，具6～7个维管束。有青草气，味辛而苦。

【药性】味苦，性冷；有毒。

【功能主治】消炎止痛，祛风除湿，通经活络。用于黄疸型肝炎，肾炎水肿，骨折，风湿痹痛。

【用法用量】内服：煎汤，3～6g，不可久煎，宜后下；或入丸、散。外用：适量，煎水洗或捣汁涂敷。

黄荆
Huangjing

为马鞭草科牡荆属植物黄荆 *Vitex negundo* **L.** 的茎枝。

【苗族药名】ndut ghunx leb 都来棍。

【俗名】黄荆条、五指风。

【原植物】灌木或小乔木；小枝四棱形，密生灰白色绒毛。掌状复叶，小叶 5，少有 3；小叶片长圆状披针形至披针形，顶端渐尖，基部楔形，全缘或每边有少数粗锯齿，表面绿色，背面密生灰白色绒毛；中间小叶长 4～13cm，宽 1～4cm，两侧小叶依次递小，若具 5 小叶时，中间 3 片小叶有柄，最外侧的 2 片小叶无柄或近于无柄。聚伞花序排成圆锥花序式，顶生，长 10～27cm，花序梗密生灰白色绒毛；花萼钟状，顶端有 5 裂齿，外有灰白色绒毛；花冠淡紫色，外有微柔毛，顶端 5 裂，二唇形；雄蕊伸出花冠管外；子房近无毛。核果近球形，径约 2mm；宿萼接近果实的长度。花期 4～6 月，果期 7～10 月。

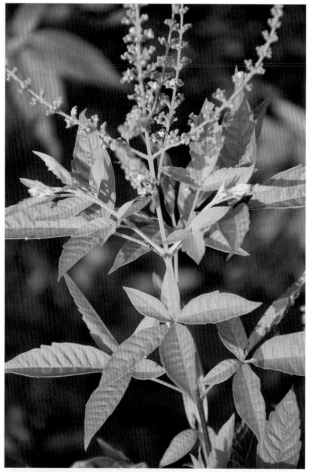

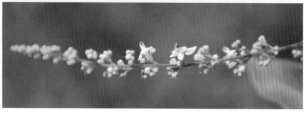

【采收加工】夏、秋二季采收，除去杂质，切段，晒干。

【性状鉴别】本品呈类圆柱形或类方柱形，直径 0.2～2cm；表面灰色、灰黄色或灰黑色，有较密的细纵纹，有时可见灰黑色小斑点。小枝多有 4 条明显的纵棱。茎枝上可见对生的分枝残基 或叶柄残基。质坚硬，不易折断，断面纤维性。断面皮部深褐色至灰黑色；老茎木质部发达。髓部白色，略呈方形。气微，味微苦。

【药性】味苦，性冷。

【功能主治】祛风解表，消肿止痛。用于感冒发热，咳嗽，喉痹肿痛，风湿痹痛，牙痛，烫伤。

【用法用量】内服：煎汤，10～15g。外用适量，捣敷或水煎洗。

黄柏
Huangbo

为芸香科黄檗属植物黄皮树 *Phellodendron chinense* Schneid. 或秃叶黄檗 *Phellodendron chinense* Schneid. var. *glabriusculum* Schneid. 的树皮。

【苗族药名】det ghab nex niul 豆嘎脑牛。

【俗名】黄檗、黄皮树。

【原植物】

1. 黄皮树 树高达 15m。成年树有厚、纵裂的木栓层，内皮黄色，小枝粗壮，暗紫红色，无毛。叶轴及叶柄粗壮，通常密被褐锈色或棕色柔毛，有小叶 7 ～ 15 片，小叶纸质，长圆状披针形或卵状椭圆形，长 8 ～ 15cm，宽 3.5 ～ 6cm，顶部短尖至渐尖，基部阔楔形至圆形。两侧通常略不对称，边全缘或浅波浪状，叶背密被长柔毛或至少在叶脉上被毛，叶面中脉有短毛或嫩叶被疏短毛；小叶柄长 1 ～ 3mm，被毛。花序顶生，花通常密集，花序轴粗壮，密被短柔毛。果多数密集成团，果的顶部略狭窄，椭圆形或近圆球形，径约 1cm 或大的达 1.5cm，蓝黑色，有分核 5 ～ 8（～ 10）个；种子 5 ～ 8、很少 10 粒，长 6 ～ 7mm，厚 5 ～ 4mm，一端微尖，有细网纹。花期 5 ～ 6 月，果期 9 ～ 11 月。

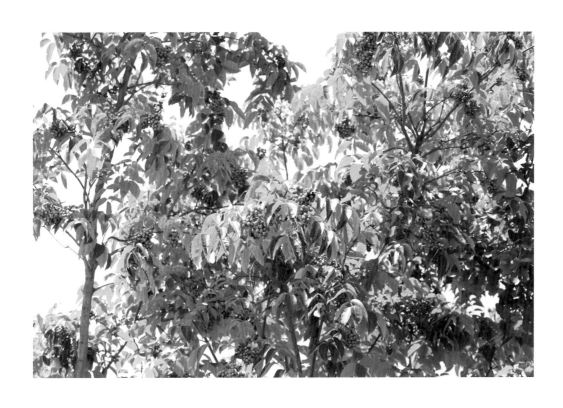

2. 秃叶黄檗　与黄皮树甚相似，其区别点仅在于毛被，秃叶黄檗之叶轴、叶柄及小叶柄无毛或被疏毛，小叶叶面仅中脉有短毛，有时嫩叶叶面有疏短毛，叶背沿中脉两侧被疏少柔毛，有时几为无毛但有棕色甚细小的鳞片状体；果序上的果通常较疏散。花果期同前。

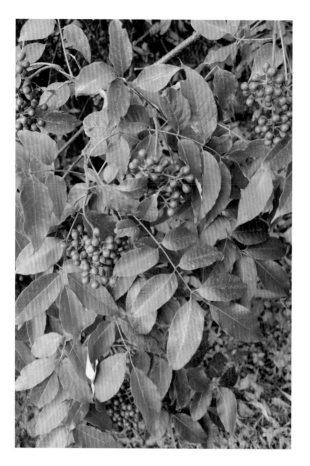

【采收加工】5 月上旬至 6 月上旬采收，用半环剥或环剥、砍树剥皮等方法剥皮。剥取树皮后，除去粗皮，晒干。

【性状鉴别】本品树皮呈浅槽状或板片状，略弯曲，长宽不一，厚 1 ～ 6mm。外表面黄褐色或黄棕色，平坦，具纵沟纹残存栓皮厚约 0.2mm，灰褐色，无弹性，有唇形横生皮孔，内表皮暗黄色或淡棕色，具细密的纵棱纹。体轻、质硬，断面皮层略成粒状，韧皮部纤维状，成裂片状分层，鲜黄色。气微，味极苦，嚼之有黏性。

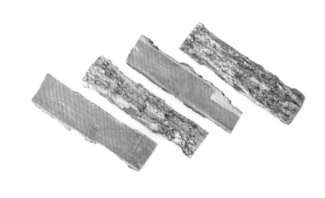

【药性】味苦，性冷。

【功能主治】清热燥湿，泻火解毒。用于湿热痢疾，泄泻，黄疸，梦遗，淋虫，带下，骨蒸劳热，口舌生疮，目赤肿痛，痈疖疮毒，皮肤湿疹。

【用法用量】内服：煎汤，3 ～ 12g；或入丸、散。外用适量，研末调敷；或煎水浸洗。

黄姜
Huangjiang

为薯蓣科薯蓣属植物盾叶薯蓣 *Dioscorea zingiberensis* **C. H. Wright** 的根茎。

【苗族药名】jongx hold bid hlat ghunb 腈落比那贵。

【俗名】火头根、竹根黄药。

【原植物】缠绕草质藤本。根状茎横生，近圆柱形，指状或不规则分枝，新鲜时外皮棕褐色，断面黄色，干后除去须根常留有白色点状痕迹。茎左旋，光滑无毛，有时在分枝或叶柄基部两侧微突起或有刺。单叶互生；叶片厚纸质，三角状卵形、心形或箭形，通常 3 浅裂至 3 深裂，中间裂片三角状卵形或披针形，两侧裂片圆耳状或长圆形，两面光滑无毛，表面绿色，常有不规则斑块，干时呈灰褐色；叶柄盾状着生。花单性，雌雄异株或同株。雄花无梗，常 2 ～ 3 朵簇生，再排列成穗状，花序单一或分枝，1 或 2 ～ 3 个簇生叶腋，通常每簇花仅 1 ～ 2 朵发育，基部常有膜质苞片 3 ～ 4 枚；花被片 6，长 1.2 ～ 1.5mm，宽 0.8 ～ 1mm，开

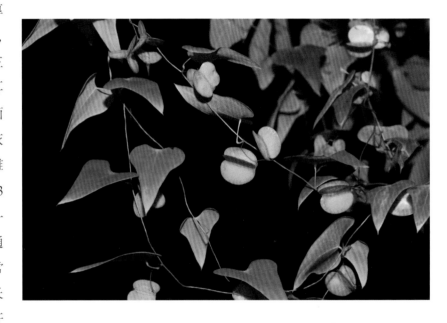

放时平展，紫红色，干后黑色；雄蕊 6 枚，着生于花托的边缘，花丝极短，与花药几等长。雌花序与雄花序几相似；雌花具花丝状退化雄蕊。蒴果三棱形，每棱翅状，长 1.2 ～ 2cm，宽 1 ～ 1.5cm，干后蓝黑色，表面常有白粉；种子通常每室 2 枚，着生于中轴中部，四周围有薄膜状翅。花期 5 ～ 8 月，果期 9 ～ 10 月。

【采收加工】秋季采挖，去净泥土，晒干。

【性状鉴别】本品呈不规则的圆柱形，多有分枝，长短不一，直径 1 ～ 2cm。根茎顶部有时可见薄膜状鳞片覆盖。表面灰棕色，皱缩，有白色点状的须根痕。质较硬，易折断，断面淡黄色或黄白色，粉性。味极苦。

【药性】味苦，性冷。

【功能主治】清肺止咳，利湿通淋，通络止痛，解毒消肿。用于肺热咳嗽，湿热淋痛，风湿腰痛，痈肿恶疮，跌打扭伤，蜂蜇虫咬。

【用法用量】内服：煎汤，6 ～ 15g；或浸酒。外用：适量，捣敷。

黄精
Huangjing

为百合科黄精属植物滇黄精 *Polygonatum kingianum* Coll. et Hemsl.、黄精 *Polygonatum sibirifum* Red. 或多花黄精 *Polygonatum cyrtonema* Hua 的根茎。

【苗族药名】ghok naol jad 高朗加。

【俗名】龙衔、土灵芝、老虎姜、鸡头参。

【原植物】

1.滇黄精　根状茎近圆柱形或近连珠状，结节有时作不规则菱状，肥厚，直径 1～3cm。茎高 1～3m，顶端作攀援状。叶轮生，每轮 3～10 枚，条形、条状披针形或披针形，长 6～20（～25）cm，宽 3～30mm，先端拳卷。花序具（1～）2～4（～6）花，总花梗下垂，长 1～2cm，花梗长 0.5～1.5cm，苞片膜质，微小，通常位于花梗下部；花被粉红色，长 18～25mm，裂片长 3～5mm；花丝长 3～5mm，丝状或两侧扁，花药长 4～6mm；子房长 4～6mm，花柱长（8～）10～14mm。浆果红色，直径 1～1.5cm，具 7～12 颗种子。花期 3～5 月，果期 9～10 月。

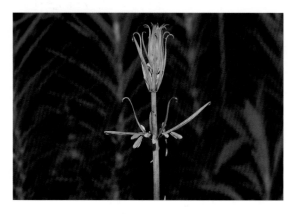
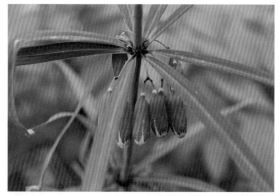

2.黄精　多年生草本，高 50～90cm，偶达 1m 以上。根茎横走，圆柱状，结节膨大。叶轮生，无柄，每轮 4～6 片；叶片条状披针形，长 8～15cm，宽 4～16mm，先端渐尖并拳卷。花腋生，下垂，2～4 朵成伞形花丛，总花梗长 1～2cm，花梗长 4～10mm，基部有膜质小苞片，钻形或条状披针形，具 1 脉；花被筒状，白色至淡黄色，全长 9～13mm，裂片 6，披针形，长约 4mm；雄蕊着生在花被筒的 1/2 以上处，花丝短，长 0.5～1mm；子房长 3mm，花柱长 5～7mm。浆果球形，直径 7～10mm，成熟时

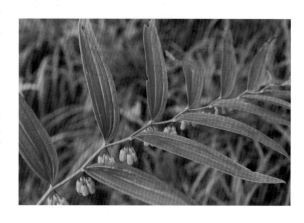

紫黑色。花期 5 ～ 6 月，果期 7 ～ 9 月。

　　3. 多花黄精　　本种与黄精的区别在于：植株高大粗壮。根茎通常稍带结节状或连珠状。叶互生。花序通常有花 3 ～ 7 朵，总花梗长 1 ～ 4cm。

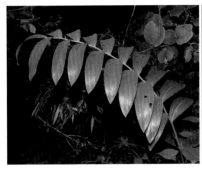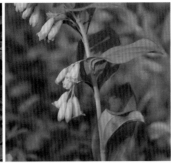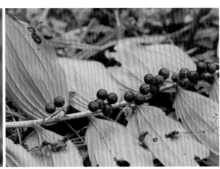

　　【采收加工】9 ～ 10 月挖起根茎，去掉茎杆，洗净泥沙，除去须根和烂疤，蒸到透心后，晒或烘干。

　　【性状鉴别】

　　1. 滇黄精　　呈肥厚肉质的结节块状，结节长可达 10cm 以上，宽 3 ～ 6cm，厚 2 ～ 3cm。表面淡黄色至黄棕色，具环节，有皱纹及须根痕，结节上侧茎痕呈圆盘状，圆周凹入，中部突出。质硬而韧，不易折断，断面角质，淡黄色至黄棕色。气微，味甜，嚼之有黏性。

　　2. 黄精　　呈结节状弯柱形，长 3 ～ 10cm，直径 0.5 ～ 1.5cm。结节长 2 ～ 4cm，略呈圆锥形，常有分枝。表面黄白色或灰黄色，半透明，有纵皱纹，茎痕圆形，直径 5 ～ 8mm。

　　3. 多花黄精　　呈长条结节块状，长短不等，常数个块状结节相连。表面灰黄色或黄褐色，粗糙，结节上侧有突出的圆盘状茎痕，直径 0.8 ～ 1.5cm。

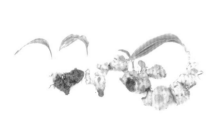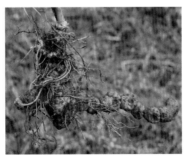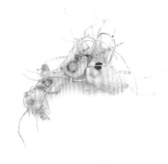

◆　滇黄精　　　　　　　　　◆　黄精　　　　　　　　　◆　多花黄精

　　【药性】味甜，性热。

　　【功能主治】补气养阴，健脾，润肺，益肾。用于脾胃气虚，体倦乏力，胃阴不足，口干食少，肺虚燥咳，劳嗽咳血，精血不足，腰膝酸软，须发早白，内热消渴。

　　【用法用量】内服：煎汤, 10 ～ 15g，鲜品 30 ～ 60g；或入丸、散熬膏。外用：适量，煎汤洗；熬膏涂；或浸酒搽。

菟丝子
Tusizi

为旋花科菟丝子属植物南方菟丝子 *Cuscuta australis* **R.Br.** 的成熟种子。

【苗族药名】ghab bas hlat jongb 嘎巴叉龚。

【俗名】龙须子、萝丝子、豆须子。

【原植物】一年生寄生草本。茎缠绕，金黄色，纤细，直径 1mm 左右，无叶。花序侧生，少花或多花簇生成小伞形或小团伞花序，总花序梗近无；苞片及小苞片均小，鳞片状；花梗稍粗壮，长 1～2.5mm；花萼杯状，基部连合，裂片 3～4～5，长圆形或近圆形，通常不等大，长 0.8～1.8mm，顶端圆；花冠乳白色或淡黄色，杯状，长约 2mm，裂片卵形或长圆形，顶端圆，约与花冠管近等长，直立，宿存；雄蕊着生于花冠裂片弯缺处，比花冠裂片稍短；鳞片小，边缘短流苏状；子房扁球形，花柱 2，等长或稍不等长，柱头球形。蒴果扁球形，直径 3～4mm，下半部为宿存花冠所包，成熟时不规则开裂，不为周裂。通常有 4 枚种子，淡褐色，卵形，长约 1.5mm，表面粗糙。

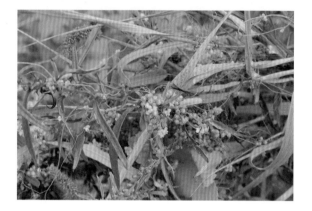

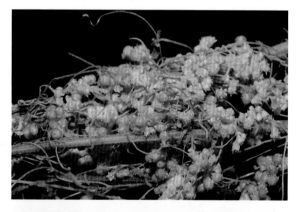

【采收加工】9～10 月收获，采收成熟。果实，晒干，打出种子，簸去果壳、杂质。

【性状鉴别】本品种子类圆形，腹棱线明显，两侧常凹陷，长径 1.4～1.6mm，短径 0.9～1.1mm。表面灰棕色或黄棕色，因具有细密突起的小点儿微粗糙，种皮坚硬，不易破碎，除去种皮可中央为卷旋 3 周的胚，胚乳膜质套状，位于胚周围。气微，味微苦、涩。

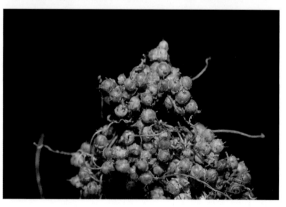

【药性】味甜、辛，性微热。

【功能主治】补肾益精，养肝明目，固胎止泄。用于腰膝酸软，遗精，阳痿，早泄，不育，消渴，淋浊，遗尿，目昏耳鸣，胎动不安，流产，泄泻。

【用法用量】内服：煎汤，6～15g；或入丸、散。外用：适量，炒研调敷。

菊三七
Jusanqi

为菊科菊三七属植物菊三七 *Gynura japonica*（Thunb.）Juel. 的根或全草。

【苗族药名】jab hsaik laix dliob 加松略确。

【俗名】血三七、三七草、土三七、菊叶三七。

【原植物】高大多年生草本，高 60 ～ 150cm，或更高。根粗大成块状，直径 3 ～ 4cm，有多数纤维状根茎直立，中空，基部木质，直径达 15mm，有明显的沟棱，幼时被卷柔毛，后变无毛，多分枝，小枝斜升。基部叶在花期常枯萎。基部和下部叶较小，椭圆形，不分裂至大头羽状，顶裂片大，中部叶大，具长或短柄，叶柄基部有圆形，具齿或羽状裂的叶耳，多少抱茎；叶片椭圆形或长圆状椭圆形，长 10 ～ 30cm，宽 8 ～ 15cm，羽状深裂，顶裂片大，倒卵形，长圆形至长圆状披针形，侧生裂片（2 ～）3 ～ 6 对，椭圆形，长圆形至长圆状线形，长 1.5 ～ 5cm，宽 0.5 ～ 2（～ 2.5）cm，顶端尖或渐尖，边缘有大小不等的粗齿或锐锯齿、缺刻，稀全缘。上面绿色，下面绿色或变紫色，两面被贴生短毛或近无毛。上部叶较小，羽状分裂，渐变成苞叶。头状花序多数，直径 1.5 ～ 1.8cm，花茎枝端排成伞房状圆锥花序；每一花序枝有 3 ～ 8 个头状花序；花序梗细，长 1 ～ 3（～ 6）cm，被短柔毛，有 1 ～ 3 线形的苞片；总苞狭钟状或钟状，长 10 ～ 15mm，宽 8 ～ 15mm，基部有 9 ～ 11 线形小苞片；总苞片 1 层，13 个，线状披针形，长 10 ～ 15mm，宽 1 ～ 1.5mm，顶端渐尖，边缘干膜质，背面无毛或被疏毛。小花 50 ～ 100 个，花冠黄色或橙黄色，长 13 ～ 15mm，管部细，长 10 ～ 12mm 上部扩大，裂片卵形，顶端尖；花

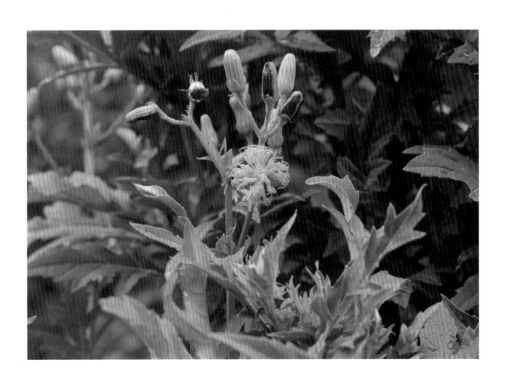

中国常用苗药彩色图谱

药基部钝；花柱分枝有钻形附器，被乳头状毛。瘦果圆柱形，棕褐色，长 4 ～ 5mm，具 10 肋，肋间被微毛。冠毛丰富，白色，绢毛状，易脱落。花果期 8 ～ 10 月。

【采收加工】夏、秋季采挖，除去杂质，洗净，晒干。鲜用，随用随采。

【性状鉴别】本品根茎呈掌状团块状，长 3 ～ 6cm，直径约 3cm，表面灰棕色或棕黄色，鲜品常带淡紫红色，全体多具瘤状突起，下面有细根或细根痕。质坚实，断面灰黄色，鲜品白色。气微，味甘淡后微苦。

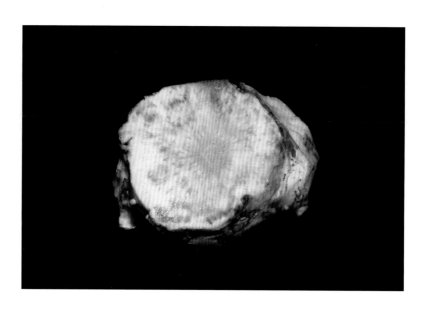

【药性】味苦、微甜，性冷。

【功能主治】止血，散瘀，消肿止痛，清热解毒。用于吐血，衄血，咯血，便血，崩漏，外伤出血，痛经，产后瘀滞腹痛，跌打损伤，风湿痛，疮痈疔疖，虫蛇咬伤。

【用法用量】内服：煎汤，3 ～ 15g；或研末，1.5 ～ 3g。外用：适量，鲜品捣烂外敷；或研末敷。

菊花
Juhua

为菊科菊属植物菊 *Chrysanthemummorifolium* **Ramat.** 的头状花序。

【苗族药名】reib benx bens 芮蓓背。

【俗名】甘菊花、白菊花、药菊。

【原植物】为多年生草本，高 60～150cm。茎直立，分枝或不分枝，被柔毛。叶互生，有短柄，叶片卵形至披针形，长 5～15cm，羽状浅裂或半裂，基部楔形，下面被白色短柔毛，边缘有粗大锯齿或深裂，基部楔形，有柄。头状花序单生或数个集生于茎枝顶端，直径 2.5～20cm，大小不一，单个或数个集生于茎枝顶端；因品种不同，差别很大。总苞片多层，外层绿色，条形，边缘膜质，外面被柔毛；舌状花白色、红色、紫色或黄色。花色则有红、黄、白、橙、紫、粉红、暗红等各色，培育的品种极多，头状花序多变化，形色各异，形状因品种而有单瓣、平瓣、匙瓣等多种类型，当中为管状花，常全部特化成各式舌状花；花期 9～11 月。雄蕊、雌蕊和果实多不发育。

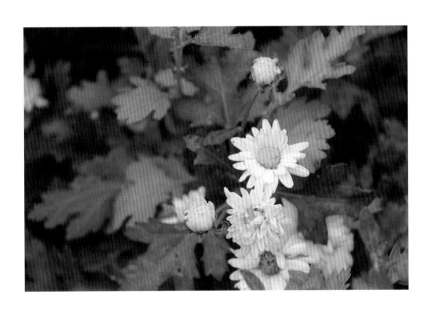

【采收加工】9～11 月花盛开时分批采收，阴干或焙干，或熏、蒸后晒干。

【性状鉴别】本品呈碟形或扁球形，直径 2.5～4cm，常数个相连成片。舌状花类白色或黄色，平展或微折叠，彼此粘连，通常无腺点；管状花多数，外露。气清香，味甘微苦。

【药性】味苦，性微冷。

【功能主治】散风清热，平肝明目，清热解毒。用于风热感冒，头痛眩晕，目赤肿痛，眼目昏花，疮痈肿毒。

【用法用量】内服：煎汤，10～15g；或入丸、散；或泡茶。外用：适量，煎水洗；或捣敷。

梧桐子
Wutongzi

为梧桐科梧桐属植物梧桐 *Firmiana platanifolia*（L.f.）**Marsili** 的成熟种子。

【苗族药名】ghab jongx det hsob nox 嘎龚豆搓洛。

【俗名】飘儿果、桐麻豌。

【原植物】落叶乔木，高达 16m；树皮青绿色，平滑。叶心形，掌状 3～5 裂，直径 15～30cm，裂片三角形，顶端渐尖，基部心形，两面均无毛或略被短柔毛，基生脉 7 条，叶柄与叶片等长。圆锥花序顶生，长 20～50cm，下部分枝长达 12cm，花淡黄绿色；萼 5 深裂几至基部，萼片条形，向外卷曲，长 7～9mm，外面被淡黄色短柔毛，内面仅在基部被柔毛；花梗与花几等长；雄花的雌雄蕊柄与萼等长，下半部较粗，无毛，花药 15 个不规则地聚集在雌雄蕊柄的顶端，退化子房梨形且甚小；雌花的子房圆球形，被毛。蓇葖果膜质，有柄，成熟前开裂成叶状，长 6～11cm、宽 1.5～2.5cm，外面被短茸毛或几无毛，每蓇葖果有种子 2～4 个；种子圆球形，表面有皱纹，直径约 7mm。花期 6 月。

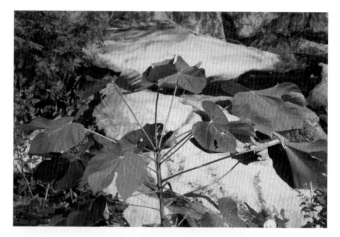

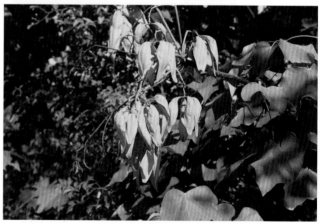

【采收加工】秋季种子成熟时将果枝采下，打落种子，除去杂质，晒干。

【性状鉴别】本品种子球形，状如豌豆，直径约 7mm，表面黄棕色至棕色，微具光泽，有明显隆起的网状皱纹。质轻而硬，外层种皮较脆易破裂，内层种皮坚韧。剥除种皮，可见淡红色的数层外胚乳，油质，子叶 2 片薄而大，紧贴在内胚乳上，胚根在较小的一端。气微，味微甜。

【药性】味甜，性微热。

【功能主治】顺气和胃，健脾消食，止血。用于胃脘疼痛，伤食腹泻，疝气，须发早白，小儿口疮，鼻衄。

【用法用量】内服：煎汤，3～9g；或研末，2～3g。外用：适量，煅存性研末敷。

常山
Changshan

为虎耳草科常山属植物常山 *Dichroa febrifugu* Lour. 的根。

【苗族药名】jab ob nix 佳芮里。

【俗名】鸡骨常山、翻胃木、黄常山、茗叶常山、土常山。

【原植物】灌木，高 1 ～ 2m；小枝圆柱状或稍具四棱，无毛或被稀疏短柔毛，常呈紫红色。叶形状大小变异大，常椭圆形、倒卵形、椭圆状长圆形或披针形，长 6 ～ 25cm，宽 2 ～ 10cm，先端渐尖，基部楔形，边缘具锯齿或粗齿，稀波状，两面绿色或一至两面紫色，无毛或仅叶脉被皱卷短柔毛，稀下面被长柔毛，侧脉每边 8 ～ 10 条，网脉稀疏；叶柄长 1.5 ～ 5cm，无毛或疏被毛。伞房状圆锥花序顶生，有时叶腋有侧生花序，直径 3 ～ 20cm，花蓝色或白色；花蕾倒卵形，盛开时直径 6 ～ 10mm；花梗长 3 ～ 5mm；花萼倒圆锥形，4 ～ 6 裂；裂片阔三角形，急尖，无毛或被毛；花瓣长圆状椭圆形，稍肉质，花后反折；雄蕊 10 ～ 20 枚，

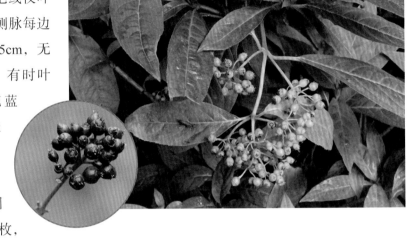

一半与花瓣对生，花丝线形，扁平，初与花瓣合生，后分离，花药椭圆形；花柱 4（5 ～ 6），棒状，柱头长圆形，子房 3/4 下位。浆果直径 3 ～ 7mm，蓝色，干时黑色；种子长约 1mm，具网纹。花期 2 ～ 4 月，果期 5 ～ 8 月。

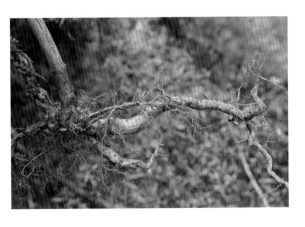

【采收加工】栽培 4 年以上收获。秋后齐地割去茎秆，挖出根，洗去泥土，砍去残余茎秆，再砍成 7 ～ 17cm 短节，晒或炕干后在有火焰的柴火上燎去须根，擅去灰渣即为成品。

【性状鉴别】本品根呈圆柱形，常弯曲扭转，可有分枝，长 9 ～ 15cm，直径 0.5 ～ 2cm。表面棕黄色，具细纵纹，外皮易剥落而露出淡黄色木部。质坚硬，不易折断，折断时有粉尘飞扬，断而不整齐；横切面黄白色，有放射状纹理。气微，味苦。

【药性】味苦，辛，性冷。

【功能主治】涌吐痰涎，截疟。用于痰饮停聚，胸膈痞塞，疟疾。

【用法用量】内服：煎汤，5 ～ 9g；或入丸、散。

野山楂
Yeshanzha

为蔷薇科山楂属植物野山楂 *Crataegus cuneata* **Sieb.et Zucc.** 的成熟果实。

【苗族药名】zend fangx hxangt 珍珠象。

【俗名】南山楂、山梨、猴楂、大红子、红果子、小叶山楂。

【原植物】落叶灌木，高达 15m，分枝密，通常具细刺，刺长 5～8mm；小枝细弱，圆柱形，有棱，幼时被柔毛，一年生枝紫褐色，无毛，老枝灰褐色，散生长圆形皮孔；冬芽三角卵形，先端圆钝，无毛，紫褐色。叶片宽倒卵形至倒卵状长圆形，长 2～6cm，宽 1～4.5cm，先端急尖，基部楔形，下延连于叶柄，边缘有不规则重锯齿，顶端常有 3 或稀 5～7 浅裂片，上面无毛，有光泽，下面具稀疏柔毛，沿叶脉较密，以后脱落，叶脉显著；叶柄两侧有叶翼，长 4～15mm；托叶大形，草质，镰刀状，边缘有齿。伞房花序，直径 2～2.5cm，具花 5～7 朵，总花梗和花梗均被柔毛。花梗长约 1cm；苞片草质，披针形，条裂或有锯齿，长 8～12mm，脱落很迟；花直径约 1.5cm；萼筒钟状，外被长柔毛，萼片三角卵形，长约 4mm，约与萼筒等长，先端尾状渐尖，全缘或有齿，内外两面均具柔毛；花瓣近圆形或倒卵形，长 6～7mm，白色，基部有短爪；雄蕊 20；花药红色；花柱 4～5，基部被绒毛。果实近球形或扁球形，直径 1～1.2cm，红色或黄色，常具有宿存反折萼片或 1 苞片；小核 4～5，内面两侧平滑。花期 5～6 月，果期 9～11 月。

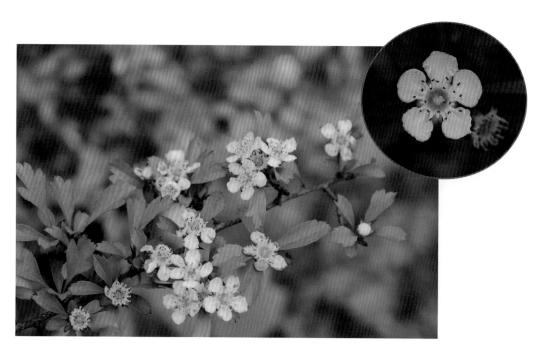

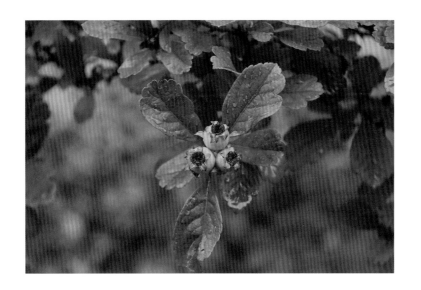

【采收加工】秋季果实成熟时采摘，横切或纵切成两瓣，干燥，或直接干燥。

【性状鉴别】本品果实较小，类球形，直径 0.8～1.4cm，有的压成饼状。表面棕色至棕红色，并有细密皱纹，顶端凹陷，有花萼残迹，基部有果梗或已脱落。质硬，果肉薄。气微清香，味酸，微甜而涩。

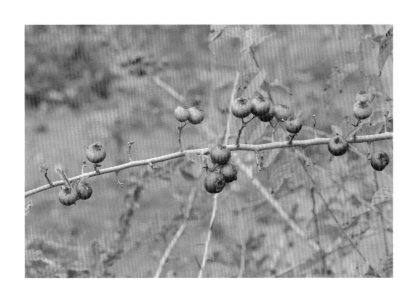

【药性】味甜、酸、麻，性热。

【功能主治】消食健胃，行滞散瘀。用于肉食积滞，胃脘胀满，泻痢腹痛，瘀血经闭，产后瘀阻，心腹刺痛，疝气疼痛。

【用法用量】内服：煎汤，3～10g。外用：煎水洗擦。

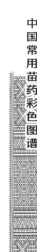

野菊花
Yejuhua

为菊科菊属植物野菊 *Chrysanthemum indicum* **L.** 的头状花序。

【苗族药名】reib shed chut 芮筛楚。

【俗名】山菊花、千层菊、黄菊花、野山菊、路边菊。

【原植物】多年生草本，高 0.25～1m，有地下长或短匍匐茎。茎直立或铺散，分枝或仅在茎顶有伞房状花序分枝。茎枝被稀疏的毛，上部及花序枝上的毛稍多或较多。基生叶和下部叶花期脱落。中部茎叶卵形、长卵形或椭圆状卵形，长 3～7（～10）cm，宽 2～4（～7）cm，羽状半裂、浅裂或分裂不明显而边缘有浅锯齿。基部截形或稍心形或宽楔形，叶柄长 1～2cm，柄基无耳或有分裂的叶耳。两面同色或几同色，淡绿色，或干后两面成橄榄色，有稀疏的短柔毛，或下面的毛稍多。头状花序直径 1.5～2.5cm，多数在茎枝顶端排成疏松的伞房圆锥花序或少数在茎顶排成伞房花序。总苞片约 5 层，外层卵形或卵状三角形，长 2.5～3mm，中层卵形，内层长椭圆形，长 11mm。全部苞片边缘白色或褐色宽膜质，顶端钝或圆。舌状花黄色，舌片长 10～13mm，顶端全缘或 2～3 齿。瘦果长 1.5～1.8mm。花期 6～11 月。

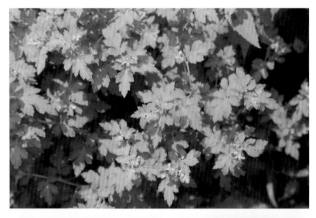

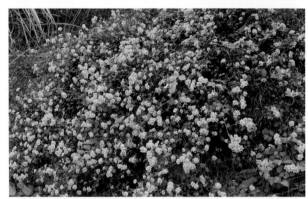

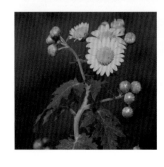
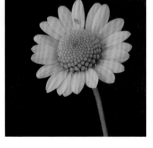

【采收加工】9～10 月开花盛期，分批采收，鲜用或晒干。

【性状鉴别】本品头状花序类球形，直径 0.3～1cm，棕黄色。总苞由 4～5 层苞片组成，外层苞片卵形或条形，外表面中部灰绿色或淡棕色，通常被有白毛，边缘膜质；内层苞片长椭圆形，膜质，外表面无毛。总苞基部有的残留总花梗。舌状花 1 轮，黄色，皱缩卷曲；管状花多数，深黄色。气芳香，味苦。

【药性】味苦，性微冷。

【功能主治】清热解毒，疏风平肝。用于疔疮，痈疽，丹毒，湿疹，皮炎，风热感冒，咽喉肿痛，头痛，眩晕。

【用法用量】内服：煎汤，10～15g，鲜品可用至 30～60g；外用：捣敷；煎水漱口或淋洗。

野棉花
Yemianhua

为毛茛科植物打破碗碗花 *Anemone hupehnsis* **Lem.** 的根或全草。

【苗族药名】minx fab ghueubm 化棍。

【俗名】大头翁、火草花、山棉花、盖头花、满天飞、霸王草、五雷火、遍地爬。

【原植物】多年生草本植物，高 20～120cm。根斜生或垂直生长。基生叶 3～5，长 12～40cm，具长柄，为三出复叶或少数为单叶；小叶卵形，长 4～11cm，宽 3～10cm，不分裂或不明显的 3 浅裂，边缘具齿，下面疏生短毛。花葶高 20～80cm，疏生短柔毛；聚伞花序简单或二至三回分枝；总苞苞片 3，具柄，叶状；萼片 5，红紫色，长 2～3cm，外面密生柔毛；无花瓣，雄蕊多数；心皮多数。聚合果球形；瘦果长约 3.5mm，密生白色绵毛。花期 7～10 月。

【采收加工】夏秋采收，鲜用或晒干备用。

【性状鉴别】本品全草长可达 1m。根呈长圆柱形，表面灰棕色；质坚硬，不易折断。基生叶为三出复叶或单叶，长 10～40m，茎纤细，茎生叶多为单叶，少有三出复叶，聚伞花序顶生，二至三回分枝或成单花。气微，味苦。

【药性】味苦，性冷。

【功能主治】清热利湿，解毒杀虫，消肿散瘀。用于痢疾、泄泻、疟疾、蛔虫病、疮疖痈肿、瘰疬、跌仆损伤。

【用法用量】内服：煎汤，3～9g；或研末；或泡酒。外用：煎水洗；或捣烂外敷；或鲜叶捣烂取汁涂。

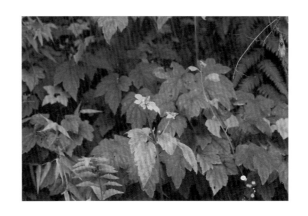
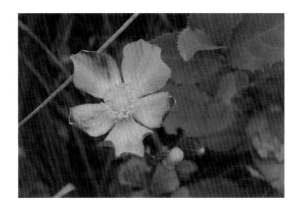
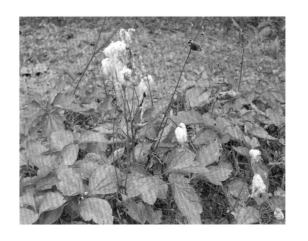

铜锤玉带草
Tongchuiyudaicao

为桔梗科半边莲属植物铜锤玉带草 *Lobelia num-mularia* **Lam.** 的全草。

【苗族药名】zid hmangb lab 子莽拉。

【俗名】地扣子、地茄子、地浮萍。

【原植物】草本。茎平卧，无毛，节上生根。叶互生，叶片卵形或宽卵形，长约 5.5mm，宽约 4.5mm，膜质，两端钝，边缘有细圆齿和散生的缘毛，近无柄。花单生叶腋，花梗远长于叶片，长 12～25mm；花萼筒窄陀螺状，近无毛，裂片条状披针形，长 1.2～2.5mm，先端钝，边缘生睫毛；花冠长 7.5mm，上唇裂片匙状长矩圆形，先端钝，下唇 3 裂，裂片长矩圆形，长约 4.5mm，先端稍钝；花药管长 1.8mm，前端具短的刚毛。花期 7 月。

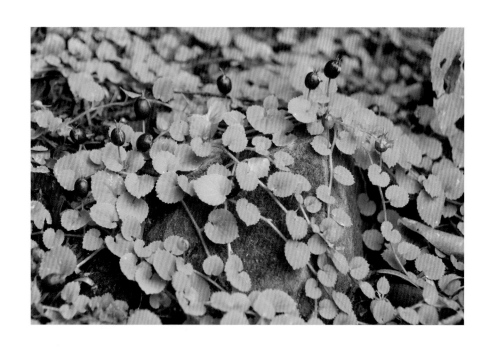

【采收加工】7～9 月采收，洗净，鲜用或晒干。

【性状鉴别】本品干燥皱缩全草颜色深绿色，茎细长，扁圆柱形，密生柔毛，匍匐茎（节上有不定根）有纵沟或纵细纹；节间明显，长 1.5～4cm；单叶互生，卵形、阔卵形；叶柄较长，3～6mm，基部稍偏斜，叶缘钝锯齿状，叶上面绿色，下面灰绿色，两面或多或少有疏柔毛；叶腋常有小叶着生；果实椭圆状球形或球形。质脆。

【药性】味甜、苦，性冷。

【功能主治】祛风利湿，活血，解毒。用于风湿疼痛，跌打损伤，乳痈，无名肿毒。

【用法用量】内服：煎汤，9～15g；外用：适量，捣敷。

盘龙参
Panlongshen

为兰科绶草属植物绶草 *Spiranthes sinensis*（Pers.）Ames 的全草。

【苗族药名】ghab jongb linl pand hliob 嘎龚令潘闹。

【俗名】一线香、天龙抱柱、清明草、红龙盘柱。

【原植物】植株高 13 ～ 30cm。根数条，指状，肉质，簇生于茎基部。茎较短，近基部生 2 ～ 5 枚叶。叶片宽线形或宽线状披针形，极罕为狭长圆形，直立伸展，长 3 ～ 10cm，常宽 5 ～ 10mm，先端急尖或渐尖，基部收狭具柄状抱茎的鞘。花茎直立，长 10 ～ 25cm，上部被腺状柔毛至无毛；总状花序具多数密生的花，长 4 ～ 10cm，呈螺旋状扭转；花苞片卵状披针形，先端长渐尖，下部的长于子房；子房纺锤形，扭转，被腺状柔毛，连花梗长 4 ～ 5mm；花小，紫红色、粉红色或白色，在花序轴上呈螺旋状排生；萼片的下部靠合，中萼片狭长圆形，舟状，长 4mm，宽 1.5mm，先端稍尖，与花瓣靠合呈兜状；侧萼片偏斜，披针形，长 5mm，宽约 2mm，先端稍尖；花瓣斜菱状长圆形，先端钝，与中萼片等长但较薄；唇瓣宽长圆形，凹陷，长 4mm，宽 2.5mm，先端极钝，前半部上面具长硬毛且边缘具强烈皱波状啮齿，唇瓣基部凹陷呈浅囊状，囊内具 2 枚胼胝体。花期 7 ～ 8 月。

【采收加工】夏、秋采收，鲜用或晒干。

【性状鉴别】本品茎圆柱形，具纵条纹，表面灰白色。叶条形，数枚基生，展平后呈条状披针形。有的可见穗状花序，呈螺旋状扭转。气微，味淡。

【药性】味苦、微甜，性冷。

【功能主治】滋阴凉血，润肺止咳，益气生津。用于病后虚弱，虚热，咳嗽吐血，头晕，腰酸，遗精，淋浊带下，疮疡痈肿。

【用法用量】内服：煎汤，9 ～ 15g，鲜品 15 ～ 30g。外用：适量，鲜品捣烂外敷。

猕猴桃根
Mihoutaogen

为猕猴桃科猕猴桃属植物中华猕猴桃 *Actinidia chinensis* **Planch.** 的根。

【苗族药名】bidmongs 比猛。

【俗名】藤梨根、羊桃藤、羊桃根。

【原植物】大型落叶藤本；幼一枝或厚或薄地被有灰白色茸毛或褐色长硬毛或铁锈色硬毛状刺毛，老时秃净或留有断损残毛；花枝短的 4～5cm，长的 15～20cm，直径 4～6mm；隔年枝完全秃净无毛，直径 5～8mm，皮孔长圆形，比较显著或不甚显著；髓白色至淡褐色，片层状。

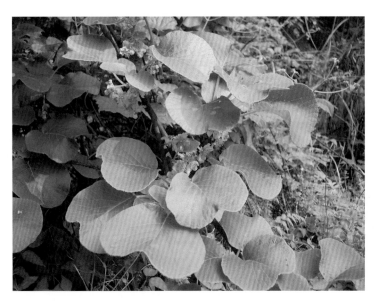

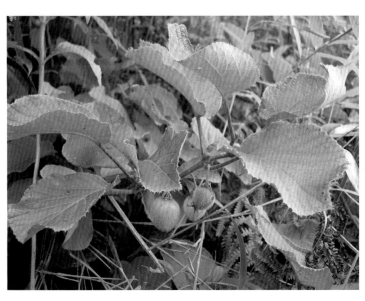

叶纸质，倒阔卵形至倒卵形或阔卵形至近圆形，长 6～17cm，宽 7～15cm，顶端截平形并中间凹入或具突尖、急尖至短渐尖，基部钝圆形、截平形至浅心形，边缘具脉出的直伸的睫状小齿，腹面深绿色，无毛或中脉和侧脉上有少量软毛或散被短糙毛，背面苍绿色，密被灰白色或淡褐色星状绒毛，侧脉 5～8对，常在中部以上分歧成叉状，横脉比较发达，易见，网状小脉不易见；叶柄长 3～6（～10）cm，被灰白色茸毛或黄褐色长硬毛或铁锈色硬毛状刺毛。聚伞花序 1～3 花，花序柄长 7～15mm，花柄长 9～15mm；苞片小，卵形或钻形，长约 1mm，均被灰白色丝状绒毛或黄褐色茸毛；花初放时白色，放后变淡黄色，有香气，直径 1.8～3.5cm；萼片 3～7 片，通常 5 片，阔卵形至卵状长圆形，长 6～10mm，两面密被压紧的黄褐色绒毛；花瓣 5 片，有时少至 3～4 片或多至 6～7 片，阔倒卵形，有短距，长 10～20mm，宽 6～17mm；雄蕊极多，花丝狭条形，长 5～10mm，花药黄色，长圆形，长 1.5～2mm，基

部叉开或不叉开；子房球形，径约 5mm，密被金黄色的压紧交织绒毛或不压紧不交织的刷毛状糙毛，花柱狭条形。果黄褐色，近球形、圆柱形、倒卵形或椭圆形，长 4 ～ 6cm，被茸毛、长硬毛或刺毛状长硬毛，成熟时秃净或不秃净，具小而多的淡褐色斑点；宿存萼片反折；种子纵径 2.5mm。

【采收加工】春、秋二季采挖，洗净，晒干或鲜用。

【性状鉴别】本品根呈圆柱形，直径 1 ～ 5cm，稍弯曲，有少数分枝。表面棕褐色或黑褐色，粗糙，具不规则纵沟纹和横裂纹，老根栓皮易剥落。质硬，难折断，断面不平坦，皮部黄棕色，散布多数灰白色小点。木部棕黄色，密布细小的导管孔。气微，味淡。

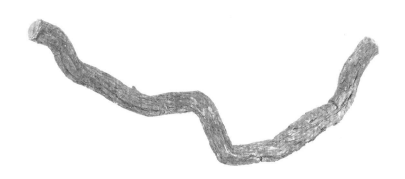

【药性】味微甜、涩，性冷。

【功能主治】清热解毒，祛风利湿，活血消肿。用于肝炎，痢疾，消化不良，淋浊，带下，风湿关节痛，跌打损伤，疮疖，瘰疬。

【用法用量】内服：煎汤，9 ～ 30g；或研粉冲服，一次 1 ～ 2g；外用鲜品适量，捣敷。

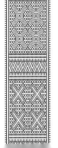

麻布袋
Mabudai

为毛茛科乌头属植物高乌头 *Aconitum sinomontanum* *Nakai* 的根。

【苗族药名】maf bud daid 麻布袋。

【俗名】破骨七、曲芍、麻布七、口袋七。

【原植物】根长达 20cm，圆柱形，粗达 2cm。茎高（60～）95～150cm，中部以下几无毛，上部近花序处被反曲的短柔毛，生 4～6 枚叶，不分枝或分枝。基生叶 1 枚，与茎下部叶具长柄；叶片肾形或圆肾形，长 12～14.5cm，宽 20～28cm，基部宽心形，三深裂约至本身长度的 6/7 处，中深裂片较小，楔状狭菱形，渐尖，三裂边缘有不整齐的三角形锐齿，侧深裂片斜扇形，不等三裂稍超过中部，两面疏被短柔毛或变无毛；叶柄长 30～50cm，具浅纵沟，几无毛。总状花序长（20～）30～50cm，具密集的花；轴及花梗多少密被紧贴的短柔毛；苞片比花梗长，下部苞片叶状，其他的苞片不分裂，线形，长 0.7～1.8cm；下部花梗长 2～5（～5.5）cm，中部以上的长 0.5～1.4cm；小苞片通常生花梗中部，狭线形，长 3～9mm；萼片蓝紫色或淡紫色，外面密被短曲柔毛，上萼片圆筒形，高 1.6～2（～3）cm，粗 4～7（～9）mm，外缘在中部之下稍缢缩，下缘长 1.1～1.5cm；花瓣无毛，长达 2cm，唇舌形，长约 3.5mm，距长约 6.5mm，向后拳卷；雄蕊无毛，花丝大多具 1～2 枚小齿；心皮 3，无毛。蓇葖长 1.1～1.7cm；种子倒卵形，具 3 条棱，长约 3mm，褐色，密生横狭翅。6～9 月开花。

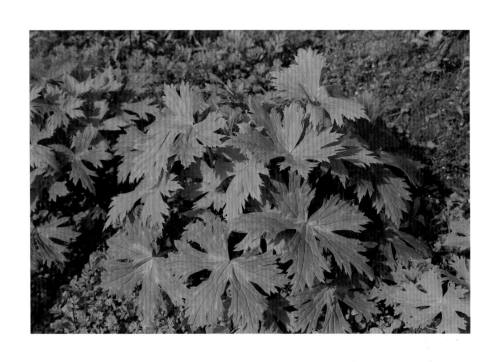

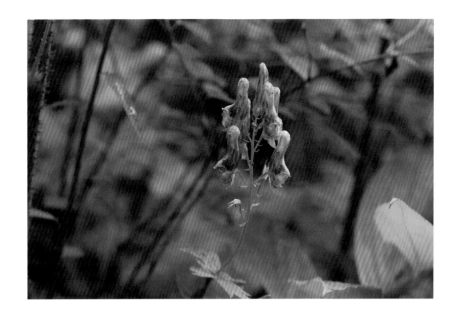

【采收加工】将原药材净制，润法软化，然后切制为 2 ～ 4mm 的碎段，自然干燥，筛去碎屑，制成高乌头生品饮片。

【性状鉴别】本品呈类圆柱形，略扁稍扭曲，有分支，长 6.5 ～ 20cm，直径 1.5 ～ 3.5cm。表面棕色至棕褐色；顶端有凹陷的茎痕或留有茎的残基，周围有时残存棕色的叶鞘纤维，粗糙不平，有明显的网状纵向裂隙及不规则的皱纹，有的可见腐朽空腔。质松脆，易折断，断面蜂窝状，淡黄棕色，有的中间具空隙。气微，味辛、苦、微麻。

【药性】味甜，性热；有毒。

【功能主治】祛风除湿，理气止痛，活血散瘀。用于风湿腰腿痛，胃痛，心悸，跌打损伤，瘰疬，疮疖。

【用法用量】内服：煎汤，1.2 ～ 3g。外用：适量，研末撒布。

商陆
Shanglu

为商陆科商陆属植物商陆 *Phytolacca acinosa* Roxb. 或垂序商陆 *Phytolacca americana* L. 的根。

【苗族药名】vob bix gheib 莴比干。

【俗名】白母鸡、猪母耳、山萝卜、见肿消。

【原植物】

1. 商陆　多年生草本，高 0.5～1.5m，全株无毛。根肥大，肉质，倒圆锥形，外皮淡黄色或灰褐色，内面黄白色。茎直立，圆柱形，有纵沟，肉质，绿色或红紫色，多分枝。叶片薄纸质，椭圆形、长椭圆形或披针状椭圆形，长 10～30cm，宽 4.5～15cm，顶端急尖或渐尖，基部楔形，渐狭，两面散生细小白色斑点（针晶体），背面中脉凸起；叶柄长 1.5～3cm，粗壮，上面有槽，下面半圆形，基部稍扁宽。总状花序顶生或与叶对生，圆柱状，直立，通常比叶短，密生多花；花序梗长 1～4cm；花梗基部的苞片线形，长约 1.5mm，上部 2 枚小苞片线状披针形，均膜质；花梗细，长 6～10（～13）mm，基部变粗；花两性，直径约 8mm；花被片 5，白色、黄绿色，椭圆形、卵形或长圆形，顶端圆钝，长 3～4mm，宽约 2mm，大小相等，花后常反折；雄蕊 8～10，与花被片近等长，花丝白色，钻形，基部成片状，宿存，花药椭圆形，粉红色；心皮通常为 8，有时少至 5 或多至 10，分离；花柱短，直立，顶端下弯，柱头不明显。果序直立；浆果扁球形，直径约 7mm，熟时黑色；种子肾形，黑色，长约 3mm，具 3 棱。花期 5～8 月，果期 6～10 月。

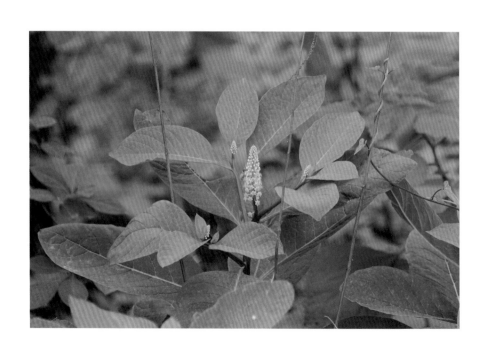

2. 垂序商陆　多年生草本，高 1 ～ 2m。根粗壮，肥大，倒圆锥形。茎直立，圆柱形，有时带紫红色。叶片椭圆状卵形或卵状披针形，长 9 ～ 18cm，宽 5 ～ 10cm，顶端急尖，基部楔形；叶柄长 1 ～ 4cm。总状花序顶生或侧生，长 5 ～ 20cm；花梗长 6 ～ 8mm；花白色，微带红晕，直径约 6mm；花被片 5，雄蕊、心皮及花柱通常均为 10，心皮合生。果序下垂；浆果扁球形，熟时紫黑色；种子肾圆形，直径约 3mm。花期 6 ～ 8 月，果期 8 ～ 10 月。

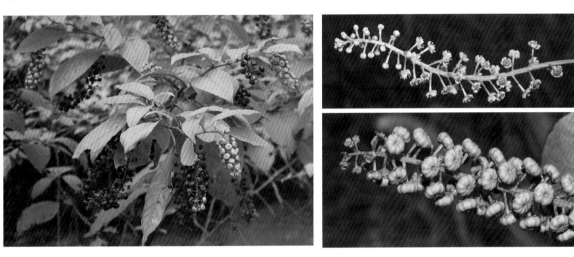

【采收加工】秋季至次春采挖，除去须根和泥沙，切成块或片，晒干或阴干。

【性状鉴别】本品为横切或纵切的不规则块片，厚薄不等。外皮灰黄色或灰棕色。横切片弯曲不平，边缘皱缩，直径 2 ～ 8cm；切面浅黄棕色或黄白色，木部隆起，形成数个突起的同心性环轮。纵切片弯曲或卷曲，长 5 ～ 8cm，宽 1 ～ 2cm，木部呈平行条状突起。质硬。气微，味稍甜，久嚼麻舌。

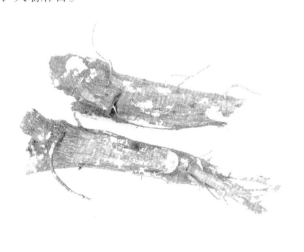
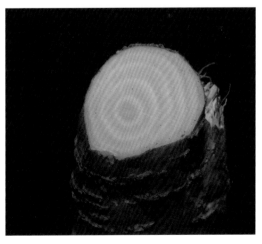

◆ 垂序商陆

【药性】味苦，性冷。

【功能主治】逐水消肿，通利二便；外用解毒散结。用于水肿胀满，二便不通；外治痈肿疮毒。

【用法用量】内服：煎汤，3 ～ 9g。外用适量，煎汤熏洗。

阎王刺
Yanwangci

为豆科云实属植物云实 *Caesalpinia decapetala*（Roth）Alston 的根或根皮。

【苗族药名】ghab longx bel jab feib 嘎恭布加非。

【俗名】牛王刺、水皂角、铁场豆、药王子。

【原植物】藤本；树皮暗红色；枝、叶轴和花序均被柔毛和钩刺。二回羽状复叶长20～30cm；羽片3～10对，对生，具柄，基部有刺1对；小叶8～12对，膜质，长圆形，长10～25mm，宽6～12mm，两端近圆钝，两面均被短柔毛，老时渐无毛；托叶小，斜卵形，先端渐尖，早落。总状花序顶生，直立，长15～30cm，具多花；总花梗多刺；花梗长3～4cm，被毛，在花萼下具关节，故花易脱落；萼片5，长圆形，被短柔毛；花瓣黄色，膜质，圆形或倒卵形，长10～12mm，盛开时反卷，基部具短柄；雄蕊与花瓣近等长，花丝基部扁平，下部被绵毛；子房无毛。荚果长圆状舌形，长6～12cm，宽2.5～3cm，脆革质，栗褐色，无毛，有光泽，沿腹缝线膨胀成狭翅，成熟时沿腹缝线开裂，先端具尖喙；种子6～9颗，椭圆状，长约11mm，宽约6mm，种皮棕色。花果期4～10月。

【采收加工】全年均可采收，挖取根部，洗净，切片或剥取根皮，鲜用或晒干。

【性状鉴别】本品根圆柱形，弯曲，有分枝，长短不等，直径2～6cm，根头膨大，外皮灰褐色，粗糙，具横向皮孔，纵皱纹明显。质坚，不易折断，断面皮部棕黄色，木部白色，占绝大部分。气微，味辛、涩、微苦。根皮呈卷筒状、槽状或不规则碎片状，长短厚薄不一，外表面灰褐色，粗糙，具疣状突起及灰黄色横向皮孔，常有内陷环纹；内表面浅褐色，略平坦，具细纵纹。质硬而脆，易折断，断面颗粒性，平整切面可见由石细胞群形成的斑纹。气微，味辛、微苦涩。

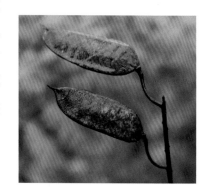

【药性】味苦，性热。

【功能主治】祛风除湿，解毒消肿。用于感冒发热，咳嗽，咽喉肿痛，牙痛，风湿痹痛，肝炎，痢疾，淋证，痈疽肿毒，皮肤瘙痒，毒蛇咬伤。

【用法用量】内服：煎汤，10～15g，鲜品加倍；或捣汁。外用：适量，捣敷。

粗毛淫羊藿

Cumao Yinyanghuo

为小檗科淫羊藿属植物粗毛淫羊藿 *Epimedium acuminatum* Franch. 的全草。

【苗族药名】reib jid ndud 锐鸡都。

【俗名】铁打杵、三枝九叶草。

【原植物】多年生草本，植株高 30 ~ 50cm。根状茎有时横走，直径 2 ~ 5mm，多须根。一回三出复叶基生和茎生，小叶 3 枚，薄革质，狭卵形或披针形，长 3 ~ 18cm，宽 1.5 ~ 7cm，先端长渐尖，基部心形，顶生小叶基部裂片圆形，近相等，侧生小叶基部裂片极度偏斜，上面深绿色，无毛，背面灰绿色或灰白色，密被粗短伏毛，后变稀疏，基出脉 7 条，明显隆起，网脉显著，叶缘具细密刺齿；花茎具 2 枚对生叶，有时 3 枚轮生。圆锥花序长 12 ~ 25cm，具 10 ~ 50 朵花，无总梗，序轴被腺毛；花梗长 1 ~ 4cm，密被腺毛；花色变异大，黄色、白色、紫红色或淡青色；萼片 2 轮，外萼片 4 枚，外面 1 对卵状长圆形，长约 3mm，宽约 2mm，内面 1 对阔倒卵形，长约 4.5mm，宽约 4mm，内萼片 4 枚，卵状椭圆形，先端急尖，长 8 ~ 12mm，宽 3 ~ 7mm；花瓣远

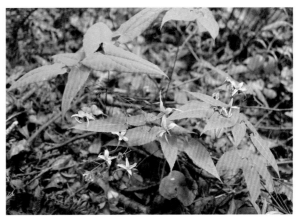

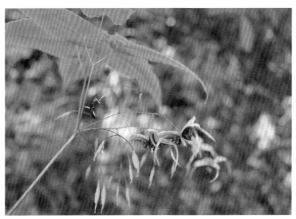

较内轮萼片长，呈角状距，向外弯曲，基部无瓣片，长 1.5 ~ 2.5cm；雄蕊长 3 ~ 4mm，花药长 2.5mm，瓣裂，外卷；子房圆柱形，顶端具长花柱。蒴果长约 2cm，宿存花柱长缘状；种子多数。花期 4 ~ 5 月，果期 5 ~ 7 月。

【采收加工】夏季、秋季叶茂盛时采收，出去粗梗、杂质，晒干。

【性状鉴别】本品茎呈细圆柱形，长 20 ~ 55cm，表面淡黄绿色，具光泽。一回三出复叶；小叶片卵形至卵状披针形，长 5 ~ 12cm，宽 3 ~ 6cm；先端渐尖；顶生小叶片基部浅心形，两侧小叶片基部偏斜，边缘具细刺齿。上表面绿色，下表面灰绿色并密被粗短伏毛。叶片近革质。无臭，味微苦。

【药性】味微苦，性热。

【功能主治】补肾阳，强筋骨，祛风湿。用于阳痿遗精，筋骨痿软，风湿痹痛，麻木拘挛。

【用法用量】内服：煎汤，3 ~ 9g；或浸酒服，或研末为散。

中国常用苗药彩色图谱

淡竹叶
Danzhuye

为禾本科淡竹叶属植物淡竹叶 *Lophatherum gracile* **Brongn**. 的茎叶。

【苗族药名】reib nux hold 锐路罗。

【俗名】竹叶门冬青、山鸡米、金竹叶、长竹叶、地竹、淡竹米。

【原植物】多年生，具木质根头。须根中部膨大呈纺锤形小块根。秆直立，疏丛生，高 40～80cm，具 5～6 节。叶鞘平滑或外侧边缘具纤毛；叶舌质硬，长 0.5～1mm，褐色，背有糙毛；叶片披针形，长 6～20cm，宽 1.5～2.5cm，具横脉，有时被柔毛或疣基小刺毛，基部收窄成柄状。圆锥花序长 12～25cm，分枝斜升或开展，长 5～10cm；小穗线状披针形，长 7～12mm，宽 1.5～2mm，具极短柄；颖顶端钝，具 5 脉，边缘膜质，第一颖长 3～4.5mm，第二颖长 4.5～5mm；第一外稃长 5～6.5mm，宽约 3mm，具 7 脉，顶端具尖头，内稃较短，其后具长约 3mm 的小穗轴；不育外稃向上渐狭小，互相密集包卷，顶端具长约 1.5mm 的短芒；雄蕊 2 枚。颖果长椭圆形。花果期 6～10 月。

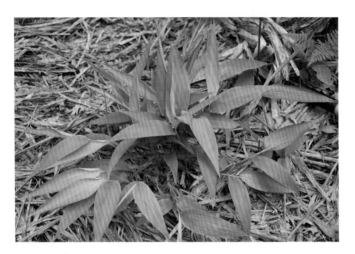

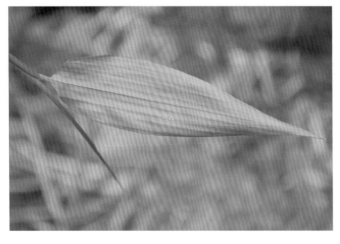

【采收加工】夏季末抽花穗前采割，晒干。

【性状鉴别】本品长 25～75cm。茎呈圆柱形，有节，表面淡黄绿色，断面中空。叶鞘开裂。叶片披针形，有的皱缩卷曲，长 5～20cm，宽 1～3.5cm；表面浅绿色或黄绿色。叶脉平行，具横行小脉，形成长方形的网格状，下表面尤为明显。气微，味淡。

【药性】味淡，性冷。

【功能主治】清热泻火，除烦止渴，利尿通淋。用于热病烦渴，小便短赤涩痛，口舌生疮。

【用法用量】内服：煎汤，9～15g。

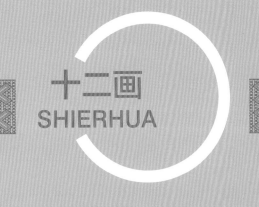

十三画
SHIERHUA

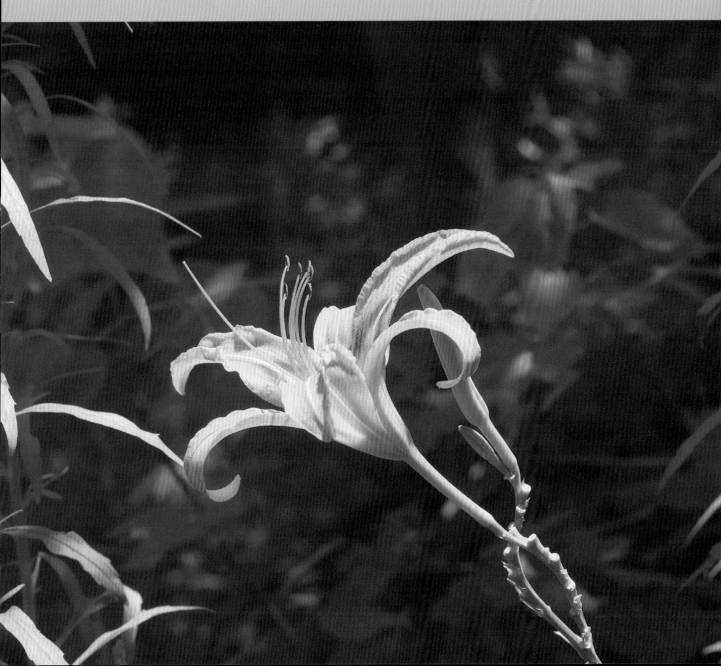

斑蝥
Banmao

为芫青科斑蝥属昆虫黄黑小斑蝥 *Mylabris cichorii* Linnae-us 的全体。

【苗族药名】dad gel bad ox 大格巴喔。

【俗名】眼斑芫青、老虎斑毛、花斑毛、花壳虫、小豆虫、花罗虫。

【原动物】呈长圆形，体长 1 ~ 1.5cm。头和口器下垂，有较大的复眼 1 对，背部有翅 2 对，前翅革质，每翅的中部有一横贯全翅的黑横斑，在翅的基部自小盾片外侧沿肩胛而下到距翅基约 1/4 处，向内弯而到达翅缝有一弧圆形黑斑纹，左右二翅的弧圆斑纹在翅缝处连合成 1 条横斑，在弧形斑纹内包围着 1 个黄色小圆斑，两侧相对，形似一对眼睛，在翅基外侧还有 1 个小黄斑，翅端部完全黑色。后翅膜质透明，胸部乌黑色有足 3 对，腹部呈环节状，有黑色绒毛。具特异臭气。

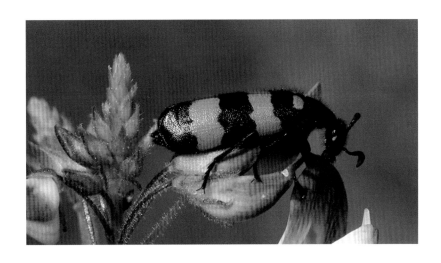

【采收加工】夏、秋二季捕捉，闷死或烫死，晒干。

【性状鉴别】本品虫体呈长圆状，长 1 ~ 1.5cm。头及口器向下垂，有 1 对较大的复眼及触角，触角多已脱落。背部具革质鞘翅 1 对，黑色，带有 3 条黄色或棕黄色的横纹；鞘翅下面有棕褐色薄膜状透明的内翅 2 片。胸腹部乌黑色，胸部有 3 对足。有特殊的臭气，味初辛后苦。触及皮肤则发红，刺痛，重则发泡。

【药性】味辛，性热；有大毒。

【功能主治】破血逐瘀，散结消癥，攻毒蚀疮。用于癥瘕，经闭，顽癣，瘰疬，赘疣，痈疽不溃，恶疮死肌。

【用法用量】内服：0.03 ~ 0.06g，多入丸、散用。外用适量，研末或浸酒醋，或制油膏涂敷患处，不宜大面积用。

中国常用苗药彩色图谱

喜树
Xishu

为蓝果树科喜树属植物喜树 *Camptotheca acuminata Dec-ne.* 的成熟果实。

【苗族药名】ghob nux ndut oub 各路杜欧。

【俗名】千丈树、旱莲木。

【原植物】落叶乔木,高达20余米。树皮灰色或浅灰色,纵裂成浅沟状。小枝圆柱形,平展,当年生枝紫绿色,有灰色微柔毛,多年生枝淡褐色或浅灰色,无毛,有很稀疏的圆形或卵形皮孔;冬芽腋生,锥状,有4对卵形的鳞片,外面有短柔毛。叶互生,纸质,矩圆状卵形或矩圆状椭圆形,长12～28cm,宽6～12cm,顶端短锐尖,基部近圆形或阔楔形,全缘,上面亮绿色,幼时脉上有短柔毛,其后无毛,下面淡绿色,疏生短柔毛,叶脉上更密,中脉在上面微下凹,在下面凸起,侧脉11～15对,在上面显著,在下面略凸起;叶柄长1.5～3cm,上面扁平或略呈浅沟状,下面圆形,幼时有微柔毛,其后几无毛。头状花序近球形,直径1.5～2cm,常由2～9个头状花序组成圆

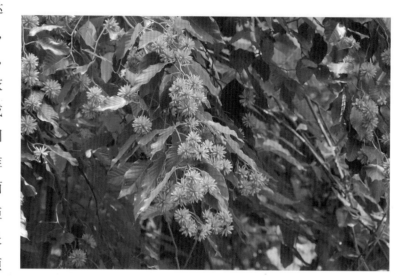

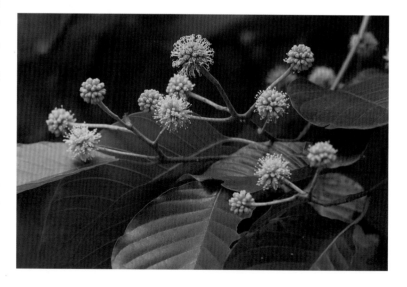

锥花序,顶生或腋生,通常上部为雌花序,下部为雄花序,总花梗圆柱形,长4～6cm,幼时有微柔毛,其后无毛。花杂性,同株;苞片3枚,三角状卵形,长2.5～3mm,内外两面均有短柔毛;花萼杯状,5浅裂,裂片齿状,边缘睫毛状;花瓣5枚,淡绿色,矩圆形或矩圆状卵形,顶端锐尖,长2mm,外面密被短柔毛,早落;花盘显著,微裂;雄蕊10,外轮5枚较长,常长于

花瓣，内轮 5 枚较短，花丝纤细，无毛，花药 4 室；子房在两性花中发育良好，下位，花柱无毛，长 4mm，顶端通常分 2 枝。翅果矩圆形，长 2 ～ 2.5cm，顶端具宿存的花盘，两侧具窄翅，幼时绿色，干燥后黄褐色，着生成近球形的头状果序。花期 5 ～ 7 月，果期 9 月。

【采收加工】秋季果实成熟尚未脱落时采收，除去杂质，晒干。

【性状鉴别】本品呈长椭圆形，长 2 ～ 2.5cm，宽 0.5 ～ 0.7cm，先端平截，有柱头残基；基部变狭，可见着生在花盘上的椭圆形凹点痕，两边有翅。表面棕色至棕黑色，微有光泽，有纵皱纹，有时可见数条角棱和黑色斑点。质韧，不易折断，断面纤维性，内有种子 1 粒，干缩成细条状。气微，味苦。

【药性】味苦，性冷；有毒。

【功能主治】破血化瘀，消肿散结。用于癥瘕积聚，胁下痞块，痈疽肿毒，顽癣。

【用法用量】内服：煎汤，3 ～ 6g；或研末吞服，0.9~1.8g。外用适量，研末涂患处。

葫芦
Hulu

为葫芦科葫芦属植物葫芦 *Lagenaria siceraria*（Molina）Standl. 的成熟果皮。

【苗族药名】ghob nux bid dol rex 各腈比多热。

【俗名】壶芦、蒲芦、瓠、瓠瓜。

【原植物】一年生攀援草本；茎、枝具沟纹，被黏质长柔毛，老后渐脱落，变近无毛。叶柄纤细，长 16～20cm，有和茎枝一样的毛被，顶端有 2 腺体；叶片卵状心形或肾状卵形，长、宽均 10～35cm，不分裂或 3～5 裂，具 5～7 掌状脉，先端锐尖，边缘有不规则的齿，基部心形，弯缺开张，半圆形或近圆形，深 1～3cm，宽 2～6cm，两面均被微柔毛，叶背及脉上较密。卷须纤细，初时有微柔毛，后渐脱落，变光滑无毛，上部分 2 歧。雌雄同株，雌、雄花均单生。雄花：花梗细，比叶柄稍长，花梗、花萼、花冠均被微柔毛；花萼筒漏斗状，长约 2cm，裂片披针形，长 5mm；花冠黄色，裂片皱波状，长 3～4cm，宽 2～3cm，先端微缺而顶端有小尖头，5 脉；雄蕊 3，花丝长 3～4mm，花药长 8～10mm，长圆形，药室折曲。雌花花梗比叶柄稍短或近等长；花萼和花冠似雄花；花萼筒长 2～3mm；子房中间缢细，密生黏质长柔毛，花柱粗短，柱头 3，膨大，2 裂。果实初为绿色，后变白色至带黄色，由于长期栽培，果形变异很大，因不同品种或变种而异，有的呈哑铃状，中间缢细，下部和上部膨大，上部大于下部，长数 10cm，有的仅长 10cm（小葫芦），有的呈扁球形、棒

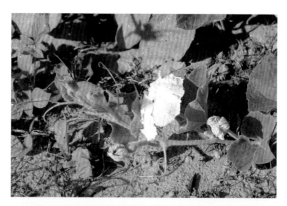

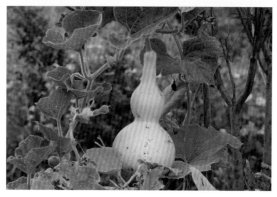

状或钩状，成熟后果皮变木质。种子白色，倒卵形或三角形，顶端截形或 2 齿裂，稀圆，长约 20mm。花期夏季，果期秋季。

【采收加工】秋季采收成熟果实，干燥，敲碎，除去种子。

【性状鉴别】本品为不规则的碎块，大小不一，厚 0.5～1.8cm。外表面黄棕色或灰黄色，较光滑；内表面黄白色或灰黄色，较粗糙，松软。体轻，质坚脆，易折断。断面黄白色或淡黄色，海绵状，气微，味淡。

【药性】味甜，性平。

【功能主治】利水，消肿，散结。用于水肿，四肢面目浮肿，腹水肿胀，小便不利。

【用法用量】内服：煎汤，15～30g。

葛根
Gegen

为豆科葛属植物野葛 *Pueraria lobata* (**Willd.**) **Ohwi** 的根。

【苗族药名】ghob jongx xud 各腈修。

【俗名】鸡齐根、黄葛根、葛麻茹、葛子根。

【原植物】粗壮藤本，长可达 8m，全体被黄色长硬毛，茎基部木质，有粗厚的块状根。羽状复叶具 3 小叶；托叶背着，卵状长圆形，具线条；小托叶线状披针形，与小叶柄等长或较长；小叶三裂，偶尔全缘，顶生小叶宽卵形或斜卵形，长 7～15（～19）cm，宽 5～12（～18）cm，先端长渐尖，侧生小叶斜卵形，稍小，上面被淡黄色、平伏的疏柔毛。下面较密；小叶柄被黄褐色绒毛。总状花序长 15～30cm，中部以上有颇密集的花；苞片线状披针形至线形，远比小苞片长，早落；小苞片卵形，长不及 2mm；花 2～3 朵聚生于花序轴的节上；花萼钟形，长 8～10mm，被黄褐色柔毛，裂片披针形，渐尖，比萼管略长；花冠长 10～12mm，紫色，旗瓣倒卵形，基部有 2 耳及一

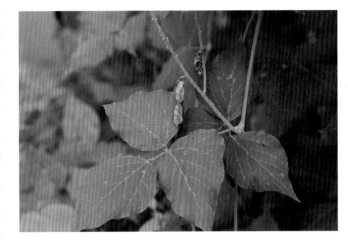

黄色硬痂状附属体，具短瓣柄，翼瓣镰状，较龙骨瓣为狭，基部有线形、向下的耳，龙骨瓣镰状长圆形，基部有极小、急尖的耳；对旗瓣的 1 枚雄蕊仅上部离生；子房线形，被毛。荚果长椭圆形，长 5～9cm，宽 8～11mm，扁平，被褐色长硬毛。花期 9～10 月，果期 11～12 月。

【采收加工】栽培 3～4 年采挖，在冬季叶片枯黄后到发芽前进行。把块根挖出，去掉藤蔓，切下根头作种，除去泥沙，刮去粗皮，切成 1.5～2cm 厚的斜片，晒干或烘干。

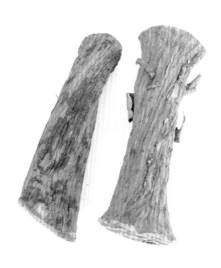

【性状鉴别】本品呈纵切的长方形厚片或小方块，长 5～35cm，厚 0.5～1cm。外皮淡棕色至棕色，有纵皱纹，粗糙。切面黄白色至淡黄棕色，有的纹理明显。质韧，纤维性强。气微，味微甜。

【药性】味甜，性和。

【功能主治】解肌退热，生津止渴，透疹，升阳止泻，通经活络，解酒毒。用于外感发热头痛，项背强痛，口渴，消渴，麻疹不透，热痢，泄泻，眩晕头痛，中风偏瘫，胸痹心痛，酒毒伤中。

【用法用量】内服：煎汤，10～15 g；或捣汁。外用：适量，捣敷。

葎草
Lücao

为大麻科葎草属植物葎草 *Humulus scandens*（**Lour.**）**Merr.** 的全草。

【苗族药名】bangx nangx lif 榜囊力。

【俗名】锯子草、五爪龙、降龙草。

【原植物】缠绕草本，茎、枝、叶柄均具倒钩刺。叶纸质，肾状五角形，掌状 5 ～ 7 深裂，稀为 3 裂，长、宽 7 ～ 10cm，基部心脏形，表面粗糙，疏生糙伏毛，背面有柔毛和黄色腺体，裂片卵状三角形，边缘具锯齿；叶柄长 5 ～ 10cm。雄花小，黄绿色，圆锥花序，长 15 ～ 25cm；雌花序球果状，径约 5mm，苞片纸质，三角形，顶端渐尖，具白色绒毛；子房为苞片包围，柱头 2，伸出苞片外。瘦果成熟时露出苞片外。花期春夏，果期秋季。

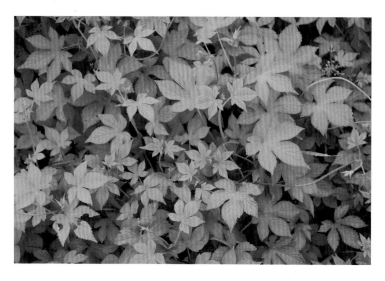

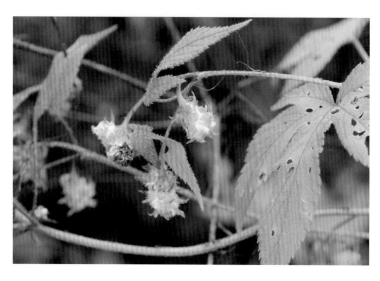

【采收加工】秋季采收，除去杂质，晒干。

【性状鉴别】本品茎呈淡绿色，有纵棱。茎枝和叶柄密生倒钩刺。叶对生，有长柄，叶片肾状五角形，直径 7 ～ 1cm，掌状 5 深裂，稀为 3 或 7 裂，裂片卵形或卵状披针一形，光端急尖或渐尖，基部心形，两面生粗糙硬毛下而有黄色腺点。有的带有花、果。气微，味淡。

【药性】味苦，性和。

【功能主治】清热解毒，利尿通淋。用于肺热咳嗽，肺痈，虚热烦渴，热淋，水肿，小便不利，湿热泻痢，热毒疮疡，皮肤瘙痒，外用毒蛇咬伤等。

【用法用量】内服：煎汤，10 ～ 15g，鲜品 30 ～ 60g。外用：鲜品适量，捣烂外敷。

落新妇
Luoxinfu

为虎耳草科落新妇属植物落新妇 *Astilbe chinensis*（Maxim.）Franch.et Savat. 的根茎。

【苗族药名】reib sead hlot 锐沙老。

【俗名】红升麻、金尾蟮、铁火钳。

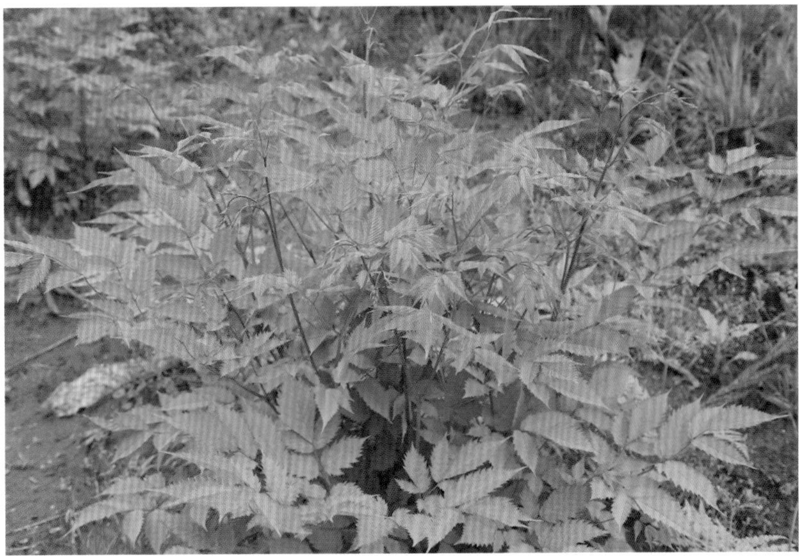

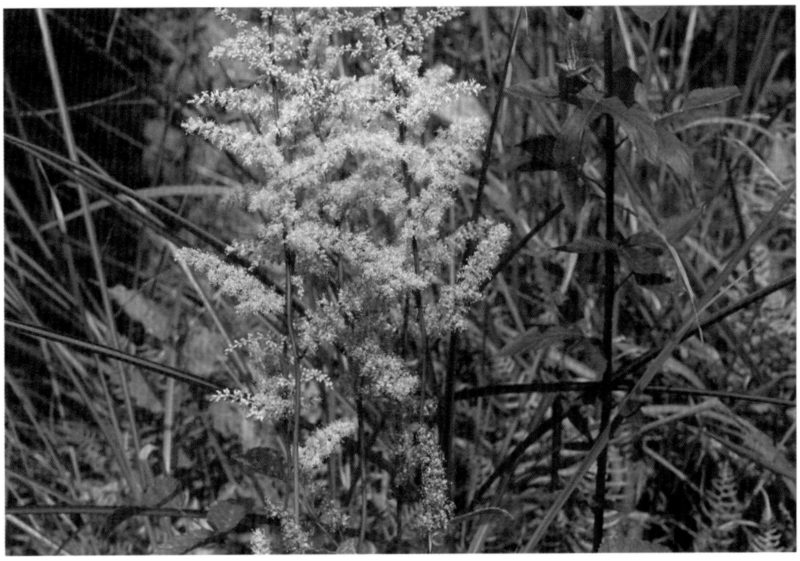

【原植物】多年生草本，高 50 ～ 100cm。根状茎暗褐色，粗壮，须根多数。茎无毛。基生叶为二至三回三出羽状复叶；顶生小叶片菱状椭圆形，侧生小叶片卵形至椭圆形，长 1.8 ～ 8cm，宽 1.1 ～ 4cm，先端短渐尖至急尖，边缘有重锯齿，基部楔形、浅心形至圆形，腹面沿脉生硬毛，背面沿脉疏生硬毛和小腺毛；叶轴仅于叶腋部具褐色柔毛；茎生叶 2 ～ 3，较小。圆锥花序长 8 ～ 37cm，宽 3 ～ 4（～ 12）cm；下部第一回分枝长 4 ～ 11.5cm，通常与花序轴成 15 ～ 30 度角斜上；花序轴密被褐色卷曲长柔毛；苞片卵形，几无花梗；花密集；萼片 5，卵形，长 1 ～ 1.5mm，宽约 0.7mm，两面无毛，边缘中部以上生微腺毛；花瓣 5，淡紫色至紫红色，线形，长 4.5 ～ 5mm，宽 0.5 ～ 1mm，单脉；雄蕊 10，长 2 ～ 2.5mm；心皮 2，仅基部合生，长约 1.6mm。蒴果长约 3mm；种子褐色，长约 1.5mm。染色体 2n=14。花果期 6 ～ 9 月。

【采收加工】秋季采挖，除去须根和绒毛，洗净，晒干或鲜用。

【性状鉴别】本品为不规则长条形，略呈结节状，长 5 ～ 10cm，直 径 0.5 ～ 3.5cm。表面棕褐色或红棕色，有纵皱纹及沟纹，密布红棕色点状须根痕，并有棕褐色的鳞片、棕黄色的绒毛和须根残存，顶端残留数个圆形凹陷的茎痕。质硬，不易折断，断面有放射状纹理，木部棕黄色，髓部淡紫色至紫褐色。气微，味微苦、涩。

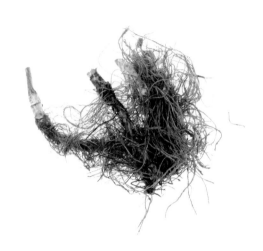

【药性】味苦、涩，性冷。

【功能主治】祛风，清热，止咳，止痛，活血散瘀。用于风热感冒，跌打损伤，风湿关节痛，头身疼痛，发热咳嗽，肺痨咳血，盗汗，吐血。

【用法用量】内服：煎汤，6 ～ 9g，鲜品 10 ～ 20g；或浸酒。

萱草
Xuancao

为百合科萱草属植物萱草 *Hemerocallis fulva* L. 的根茎及根。

【苗族药名】reib xand gunb 芮先鬼。

【俗名】金针、黄花菜、忘忧草、宜男草。

【原植物】多年生草本，根状茎粗短，具肉质纤维根，多数膨大呈窄长纺锤形。叶基生成丛，条状披针形，长30～60cm，宽约2.5cm，背面被白粉。夏季开橘黄色大花，花葶长于叶，高达1m以上；圆锥花序顶生，有花6～12朵，花梗长约1cm，有小的披针形苞片；花长7～12cm，花被基部粗短漏斗状，长达2.5cm，花被6片，开展，向外反卷，外轮3片，宽1～2cm，内轮3片宽达2.5cm，边缘稍作波状；雄蕊6，花丝长，着生花被喉部；子房上位，花柱细长。

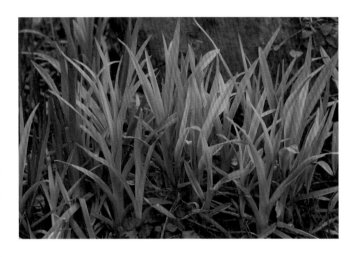

【采收加工】夏秋采挖，除去残茎、须根，洗净泥土，晒干。

【性状鉴别】本品根茎呈短圆柱形，长1～1.5cm。有的顶端留有叶残基；根簇生，多数已折断。完整的根长5～15cm，上部直径3～4cm，中下部膨大成纺锤形块根，直径0.5～1cm，

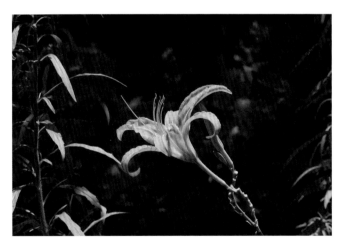

多干瘪纵皱，有多数纵皱纹及少数横纹，表面淡黄色至淡灰棕色。体轻，质松软，稍有韧性，不易折断，断面灰棕色或暗棕色，有多数放射状裂隙。气微香，味稍甜。

【药性归经】味甜，性冷；有毒。

【功能主治】清热利尿，凉血止血。用于腮腺炎，黄疸，膀胱炎，尿血，小便不利，乳汁缺乏，月经不调，衄血，便血；外用治乳腺炎。

【用法用量】内服：煎汤，3～6g。外用：适量，捣烂敷。

萹蓄
Bianxu

为蓼科萹蓄属植物萹蓄 *Polygonum aviculare* **L.** 的全草。

【苗族药名】vob jab ghab qangf 窝加嘎强。

【俗名】竹叶草、大蚂蚁草、扁竹。

【原植物】一年生草本。茎平卧、上升或直立，高 10 ～ 40cm，自基部多分枝，具纵棱。叶椭圆形，狭椭圆形或披针形，长 1 ～ 4cm，宽 3 ～ 12mm，顶端钝圆或急尖，基部楔形，边缘全缘，两面无毛，下面侧脉明显；叶柄短或近无柄，基部具关节；托叶鞘膜质，下部褐色，上部白色，撕裂脉明显。花单生或数朵簇生于叶腋，遍布于植株；苞片薄膜质；花梗细，顶部具关节；花被 5 深裂，花被片椭圆形，长 2 ～ 2.5mm，绿色，边缘白色或淡红色；雄蕊 8，花丝基部扩展；花柱 3，柱头头状。瘦果卵形，具 3 棱，长 2.5 ～ 3mm，黑褐色，密被由小点组成的细条纹，无光泽，与宿存花被近等长或稍超过。花期 5 ～ 7 月，果期 6 ～ 8 月。

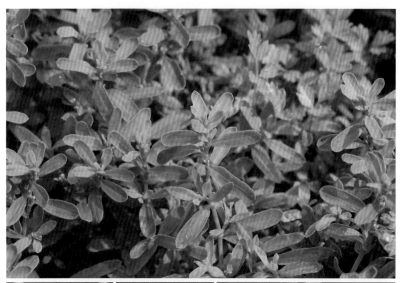

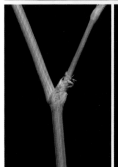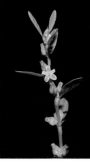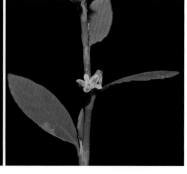

【采收加工】夏季叶茂盛时采收，除去根和杂质，晒干。

【性状鉴别】本品茎呈圆柱形而略扁，有分枝，长 15 ～ 40cm，直径 0.2 ～ 0.3cm，表面灰绿色或棕红色，有细密微突起的纵纹；节部稍膨大，有浅棕色膜质的托叶鞘，节间长约 3cm；质硬，易折断，断面髓部白色。叶互生，近无柄或具短柄，叶片多脱落或皱缩、破碎，完整者展平后呈披针形，全缘，两面均呈棕绿色或灰绿色。气微，味微苦。

【药性】味苦、涩，性冷。

【功能主治】利尿通淋，杀虫，止痒。用于热淋涩痛，小便短赤，虫积腹痛，皮肤湿疹，阴痒带下。

【用法用量】内服：煎汤，9 ～ 15g。外用适量，煎洗患处。

朝天罐
Chaotianguan

为野牡丹科金锦香属植物朝天罐 *Osbeckia opipara* C.Y.Wu et C.Chen 的根。

【苗族药名】jab tok 嘉脱。

【俗名】七孔莲、朝天瓮子、张天罐、紫金钟、赤红莲、痢症草。

【原植物】灌木，高 0.3 ～ 1m，茎四棱形，被疏或密且平展的刺毛，有时从基部或上部分枝。叶片坚纸质，长圆状披针形、卵状披针形至椭圆形，顶端急尖至近渐尖，基部钝或近心形，长 4 ～ 9cm，稀达 13cm，宽 2 ～ 3.5cm，全缘、具缘毛；两面被糙伏毛，5 基出脉，叶面基出脉微下凹，脉上无毛，背面基出脉侧脉明显，隆起，仅脉上被毛，叶柄长 2 ～ 10mm，密被糙伏毛。总状花序，顶生，或每节有花两朵，常仅 1 朵发育，或由聚伞花序组成圆锥花序，长 4 ～ 9cm，苞片 2，卵形，具刺毛状缘毛，背面无毛或被疏糙伏毛，花梗短或几无，花萼长约 2cm，具多轮刺毛状的有柄星状毛，裂片线状披针形或钻形，花瓣紫红色，倒卵形，长约 1.3cm，具缘毛；雄蕊常偏向一侧，花丝与花药等长，花药黄色，顶部具长喙，药隔基部微膨大，子房卵形，上部被疏硬毛，顶端有刚毛 20 ～ 22 条。蒴果卵形，4 纵裂，上部被疏硬毛，顶端具刚毛，宿存萼坛状，长 1.1 ～ 1.6cm，直径 5 ～ 8mm，近中部缢缩成颈，上部通常有星状毛脱落后的斑痕，下部密被多轮有柄刺毛状星状毛；花期 8 ～ 11 月，果期 10 ～ 12 月。

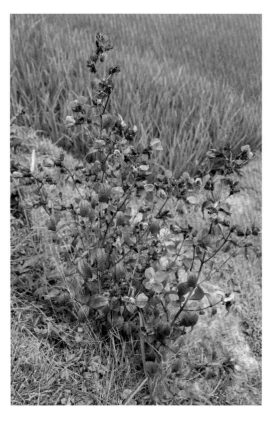

【采收加工】夏秋二季采挖，除去杂质，洗净，晒干，或趁鲜切片，晒干。

【性状鉴别】本品根头部常膨大呈团块状，顶端有茎痕或茎基。根数条，长圆锥形或近圆柱形，弯曲。长 9 ～ 21cm，直径 0.6 ～ 2.8cm。表面浅棕黄色至黄棕色，有皱纹及细裂纹，外皮易脱落。质硬，不易折断，断面类白色。味酸、涩。

【药性】味酸、涩，性冷。

【功能主治】补虚益肾，收敛止血。用于痨伤咳嗽吐血，痢疾，下肢酸软，筋骨拘挛，小便失禁，白浊白带。

【用法用量】内服：煎汤，6 ～ 15g；泡酒或研末。外用：适量，煎汤洗、漱口，捣敷或研末敷。

酢浆草
Cujiangcao

为酢浆草科酢浆草属植物酢浆草 *Oxalis corniculata* L. 的全草。

【苗族药名】Suaibmibmib 秋咪咪。

【俗名】酸啾啾、酸浆草、酸迷迷草、三叶酸浆。

【原植物】草本，高 10～35cm，全株被柔毛。根茎稍肥厚。茎细弱，多分枝，直立或匍匐，匍匐茎节上生根。叶基生或茎上互生；托叶小，长圆形或卵形，边缘被密长柔毛，基部与叶柄合生，或同一植株下部托叶明显而上部托叶不明显；叶柄长 1～13cm，基部具关节；小叶 3，无柄，倒心形，长 4～16mm，宽 4～22mm，先端凹入，基部宽楔形，两面被柔毛或表面无毛，沿脉被毛较密，边缘具贴伏缘毛。花单生或数朵集为伞形花序状，腋生，总花梗淡红色，与叶近等长；花梗长 4～15mm，果后延伸；小苞片 2，披针形，长 2.5～4mm，膜质；萼片 5，披针形或长圆状披针形，

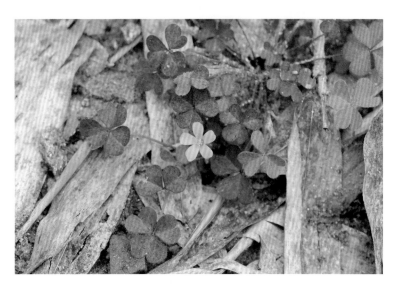

长 3～5mm，背面和边缘被柔毛，宿存；花瓣 5，黄色，长圆状倒卵形，长 6～8mm，宽 4～5mm；雄蕊 10，花丝白色半透明，有时被疏短柔毛，基部合生，长、短互间，长者花药较大且早熟；子房长圆形，5 室，被短伏毛，花柱 5，柱头头状。蒴果长圆柱形，长 1～2.5cm，5 棱。种子长卵形，长 1～1.5mm，褐色或红棕色，具横向肋状网纹。花、果期 2～9 月。

【采收加工】夏、秋二季采收，洗净，鲜用或干燥。

【性状鉴别】本品根呈圆柱形，略扭曲，有分支，表面棕色或棕红色，具纵纹，根头部稍膨大，质硬，易折断，断面灰白色。茎、枝被疏长毛。叶互生，掌状复叶，有柄，托叶与叶柄连生，小叶 3 枚，倒心脏形，长 5～10cm，无柄。花黄色，萼片、花瓣均 5 片。蒴果近圆柱形，棱 5 条，被柔毛，种子小，扁卵形，褐色。具酸气，味咸而酸涩。

【药性】味酸，性冷。

【功能主治】清热利湿，凉血消肿，解毒散瘀。用于湿热泄泻，淋证，赤白带下，咽喉肿痛，疔疮，痈肿，湿疹，麻疹，跌仆损伤，烫伤，蚊虫咬伤。

【用法用量】内服：煎汤，9～15g，鲜品 30～60；捣汁或研末。外用：煎水洗、捣敷、捣汁涂、调敷或煎水漱口。

硫黄
Liuhuang

自然元素类硫黄族矿物自然硫。

【苗族药名】jab wan gx 加往。

【俗名】石硫黄、昆仑黄、硫黄花、硫黄粉。

【原矿物】自然元素类矿物硫黄矿（Sulphur）斜方晶系。晶体的锥面发达，偶有呈厚板状。常见者为致密块状、钟乳状、被膜状、土状等。颜色有黄、浅黄、浅绿黄、灰黄、褐色和黑色等。条痕白色至淡黄色。晶面具金刚光泽。半透明。解理不完全。断口呈贝壳状或参差状。硬度1～2。相对密度2.05～2.08。性脆，易碎。

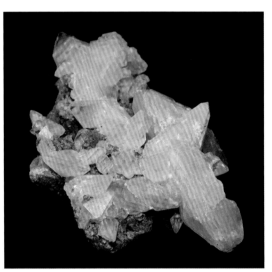

【采收加工】采挖得自然硫后，加热熔化，除去杂质，或用含硫矿经加工制得。

【性状鉴别】本品呈不规则块状、粗颗粒状。浅黄色或褐黄色。条痕白色或淡黄色。表面不平坦，常具多数小孔隙。脂肪光泽。体轻，质松脆，易砸碎。有的断面呈蜂窝状，纵面可见细柱或针状晶体，近于平行排列，金刚光泽。臭气不明显。

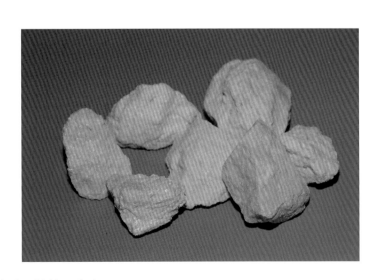

【药性】味酸，性热；有毒。

【功能主治】补火壮阳，温脾通便，杀虫止痒。用于阳痿，遗精，尿频，带下，寒喘，心腹冷痛，久泻久痢，便秘，疥疮，顽癣，秃疮，天疱疮，湿毒疮，阴蚀，阴疽，恶疮。

【用法用量】内服：入丸、散，1.5～3g。外用：适量，研末撒敷；或油调敷；或烧烟熏。

中国常用苗药彩色图谱

雄黄
Xionghuang

为硫化物类矿物雄黄族雄黄。

【苗族药名】xongf fangf 雄防。

【俗名】黄金石、石黄、砒黄。

【原矿物】单斜晶系。晶体柱状，晶面上有纵行条纹，大多成致密块状或粒状集合体。颜色为橘红色，少数为暗红色。条痕淡橘红色。晶面具金刚光泽，断面呈树脂光泽。半透明。解理较完全。断口贝壳状。硬度 1.5 ～ 2.0。比重 3.4 ～ 3.6。性脆。

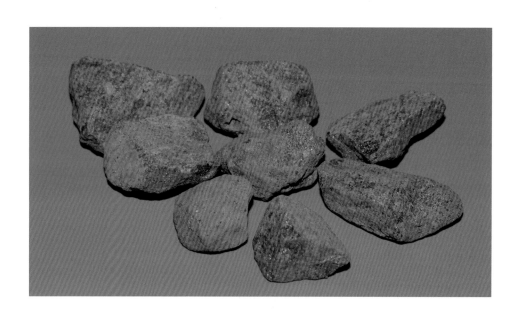

【采收加工】雄黄在矿中质软如泥，见空气即变坚硬，一般用竹刀剔取其透明部分，除去杂质泥土。

【性状鉴别】本品为块状或粒状集合体，呈不规则块状。深红色或橙红色，条痕淡橘红色，晶面有金刚石样光泽。质脆，易碎，断面具树脂样光泽。微有特异的臭气，味淡。

【药性】味苦，性热；有毒。

【功能主治】解毒杀虫，燥湿祛痰，截疟。用于痈肿疔疮，蛇虫咬伤，虫积腹痛，惊痫，疟疾。

【用法用量】内服：研末，每次 0.05 ～ 0.1g；或入丸、散。外用：适量，研末撒或调敷；或烧烟熏。

紫苏
Zisu

为唇形科紫苏属植物紫苏 *Perilla frutescens*（L.）Britt. 的全草。

【苗族药名】ghab ngid vud 嘎欧务。

【俗名】苏叶、南苏、山紫苏。

【原植物】一年生直立草本。茎高 0.3～2m，绿色或紫色，钝四棱形，具四槽，密被长柔毛。叶阔卵形或圆形，长 7～13cm，宽 4.5～10cm，先端短尖或突尖，基部圆形或阔楔形，边缘在基部以上有粗锯齿，膜质或草质，两面绿色或紫色，或仅下面紫色，上面被疏柔毛，下面被贴生柔毛，侧脉 7～8 对，位于下部者稍靠近，斜上升，与中脉在上面微突起下面明显突起，色稍淡；叶柄长 3～5cm，背腹扁平，密被长柔毛。轮伞花序 2 花，组成长 1.5～15cm、密被长柔毛、偏向一侧的顶生及腋生总状花序；苞片宽卵圆形或近圆形，长宽约 4mm，先端具短尖，外被红褐色腺点，无毛，边缘膜质；花梗长 1.5mm，密被柔毛。

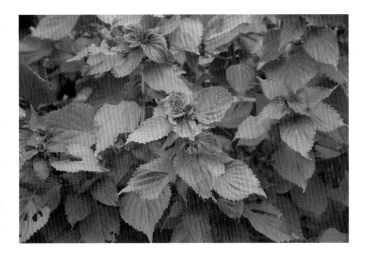

花萼钟形，10 脉，长约 3mm，直伸，下部被长柔毛，夹有黄色腺点，内面喉部有疏柔毛环，结果时增大，长至 1.1cm，平伸或下垂，基部一边肿胀，萼檐二唇形，上唇宽大，3 齿，中齿较小，下唇比上唇稍长，2 齿，齿披针形。花冠白色至紫红色，长 3～4mm，外面略被微柔毛，内面在下唇片基部略被微柔毛，冠筒短，长 2～2.5mm，喉部斜钟形，冠檐近二唇形，上唇微缺，下唇 3 裂，中裂片较大，侧裂片与上唇相近似。雄蕊 4，几不伸出，前对稍长，离生，插生喉部，花丝扁平，花药 2 室，室平行，其后略叉开或极叉开。花柱先端相等 2 浅裂。花盘前方呈指状膨大。小坚果近球形，灰褐色，直径约 1.5mm，具网纹。花期 8～11 月，果期 8～12 月。

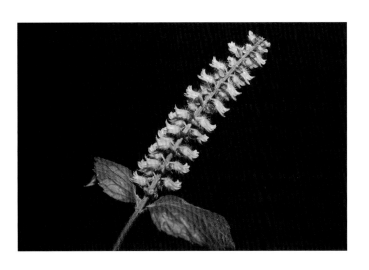

中国常用苗药彩色图谱

【采收加工】秋季采收，鲜用或晒干备用。

【性状鉴别】本品茎方柱形，四棱钝圆，长短不一，直径0.5～1.5cm，表面紫棕色或暗紫色，四面有纵沟及细纵纹，节部稍膨大；断面裂片状。木部黄白色。髓部白色。叶对生，叶片多皱缩蜷曲、破碎，完整者卵圆形，先端长尖或急尖，基部圆形或宽楔形，边缘具圆锯齿。两面紫色或上面绿色，下面紫色，疏生灰白色毛，下面有多数凹点状腺鳞。叶柄紫色或紫绿色。质脆易碎。带嫩枝者，枝直径25mm，断面中部有髓。气芳香，味微辛。

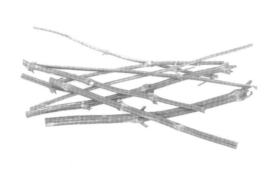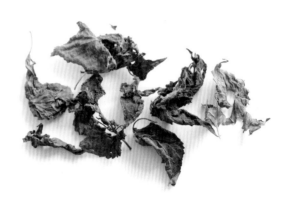

【药性】味辛、辣，性微热。

【功能主治】解表散寒，理气止痛。用于风寒感冒，咳逆痰喘，胸脘胀满。

【用法用量】内服：煎汤，5～10g。外用：适量。

黑骨藤
Heiguteng

为萝藦科杠柳属植物黑龙骨 *Periploca forrestii* **Schltr.** 的根或全株。

【苗族药名】vob monbg dleib 蛙莽塞。

【俗名】黑骨头、青蛇胆、滇杠柳、铁骨头、山杨柳。

【原植物】藤状灌木，长达 10m，具乳汁，多分枝，全株无毛。叶革质，披针形，长 3.5～7.5cm，宽 5～10mm，顶端渐尖，基部楔形；中脉两面略凸起，侧脉纤细，密生，几平行，两面扁平，在叶缘前连结成 1 条边脉；叶柄长 1～2mm。聚伞花序腋生，比叶为短，着花 1～3 朵；花序梗和花梗柔细；花小，直径约 5mm，黄绿色；花萼裂片卵圆形或近圆形，长 1.5mm，无毛；花冠近辐状，花冠筒短，裂片长圆形，长 2.5mm，两面无毛，中间不加厚，不反折；副花冠丝状，被微毛；花粉器匙形，四合花粉藏在载粉器内；雄蕊着生于花冠基部，花丝背部与副花冠裂片合生，花药彼此粘生，包围并粘在柱头上；子房无毛，心皮离生，胚珠多个，柱头圆锥状，基部具五棱。蓇葖双生，长圆柱形，长达 11cm，直径 5mm；种子长圆形，扁平，顶端具白色绢质种毛；种毛长 3cm。花期 3～4 月，果期 6～7 月。

【采收加工】秋、冬季采集，洗净，切片或切段晒干。

【性状鉴别】本品根呈长圆柱形，直径 0.3～2cm，常呈不规则弯曲或旋钮状，具分支，有的顶端粗大；表面黑褐色或浅棕色，有皮孔及支根痕；栓皮呈鳞片状剥离；内皮白色，粉质；木部发达，淡黄色，具旋钮状纹；质坚硬，易折断，断面黄白色，不整齐。茎枝呈长圆柱形，长短不一；表面黑褐色，粗糙，有横裂纹及棕色皮孔；质坚韧，折断面不平坦，皮部较薄，露出白色纤维，木部淡黄色，中央有髓。叶对生，革质，完整叶片展平后呈狭披针形，长 4～6cm，宽 0.5～1cm，先端渐尖，基部楔形，侧脉细密。气微香，味苦。

【药性】味辛、苦，性热。

【功能主治】通经，活血，解毒，祛风。用于风湿关节痛，跌仆损伤，月经不调。

【用法用量】内服：煎汤，3～6g；或泡酒。外用：适量，捣烂外敷。

鹅儿肠
Eerchang

为石竹科鹅肠菜属植物鹅肠菜 *Myosoton aquaticum*（L.）Moench 的全草。

【苗族药名】jab ghab ngnad 佳嘎莪。

【俗名】大鹅儿肠、石灰菜、鹅肠草、牛繁缕。

【原植物】二年生或多年生草本，具须根。茎上升，多分枝，长 50～80cm，上部被腺毛。叶片卵形或宽卵形，长 2.5～5.5cm，宽 1～3cm，顶端急尖，基部稍心形，有时边缘具毛；叶柄长 5～15mm，上部叶常无柄或具短柄，疏生柔毛。顶生二歧聚伞花序；苞片叶状，边缘具腺毛；花梗细，长 1～2cm，花后伸长并向下弯，密被腺毛；萼片卵状披针形或长卵形，长 4～5mm，果期长达 7mm，顶端较钝，边缘狭膜质，外面被腺柔毛，脉纹不明显；花瓣白色，2 深裂至基部，裂片线形或披针状线形，长 3～3.5mm，宽约 1mm；雄蕊 10，稍短于花瓣；子房长圆形，花柱短，线形。蒴果卵圆形，稍长于宿存萼；种子近肾形，直径约 1mm，稍扁，褐色，具小疣。花期 5～8 月，果期 6～9 月。

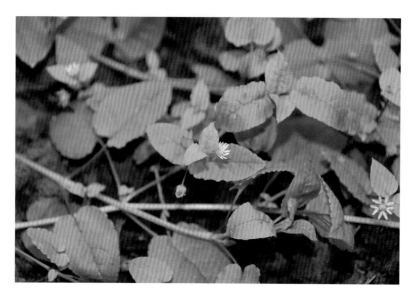

【采收加工】春季生长旺盛时采收，鲜用或晒干。

【性状鉴别】本品全草长 20～60cm。茎光滑，多分枝；表面略带紫红色，结部和嫩枝梢处更明显。叶对生，膜质；完整叶片宽卵形或卵状椭圆形，长 1.5～5.5cm，宽 1～3cm，先端锐尖，基部心形或圆形，全缘或呈浅波状；上部叶无柄或具极短柄，下部叶叶柄长 5～18mm，疏生柔毛。花白色，生于枝端或叶腋。蒴果卵圆形。种子近圆形，褐色，密布显著的刺状突起。气微，味淡。

【药性】味甜，性热。

【功能主治】清热解毒，散瘀消肿。用于肺热咳喘，痢疾，痈疽，痔疮，牙痛，月经不调，小儿疳积。

【用法用量】内服：煎汤，15～30g；或鲜品 60g，捣汁。外用适量，鲜品捣敷，或煎汤熏洗。

隔山消
Geshanxiao

为萝藦科鹅绒藤属植物牛皮消 *Cynanchum auriculatum* Royle ex Wight 的块根。

【苗族药名】vob bex teb 窝簸偷。

【俗名】隔山撬、无梁藤、过山飘、野红薯。

【原植物】蔓性半灌木；宿根肥厚，呈块状；茎圆形，被微柔毛。叶对生，膜质，被微毛，宽卵形至卵状长圆形，长 4～12cm，宽 4～10cm，顶端短渐尖，基部心形。聚伞花序伞房状，着花 30 朵；花萼裂片卵状长圆形；花冠白色，辐状，裂片反折，内面具疏柔毛；副花冠浅杯状，裂片椭圆形，肉质，钝头，在每裂片内面的中部有 1 个三角形的舌状鳞片；花粉块每室 1 个，下垂；柱头圆锥状，顶端 2 裂。蓇葖双生，披针形，长 8cm，直径 1cm；种子卵状椭圆形；种毛白色绢质。花期 6～9 月，果期 7～11 月。

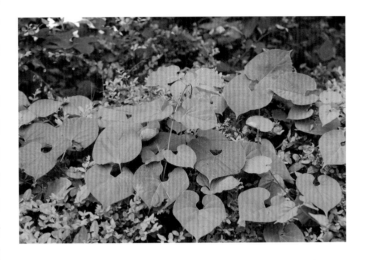

【采收加工】秋季采收，洗净，干燥。

【性状鉴别】本品干燥块根呈圆柱形，微弯曲，长 10～20cm，直径 2～3cm。外表黄褐色或 红棕色，栓皮破裂处露出黄白色的木质部。质坚硬，断面淡黄棕色，粉质，有辐射状花纹及 鲜黄色孔点。气微，味微甘而后苦。

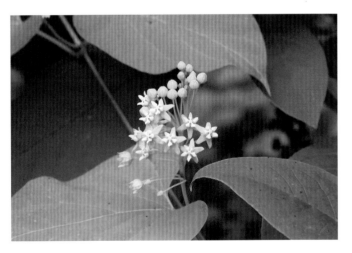

【药性】味甜、麻，性热。

【功能主治】消食化积，养阴补虚，解毒消肿。用于胃痛，疳疾，少乳，虚劳性损伤，痢疾，白带，疮癣。

【用法用量】内服：煎汤，10～15g，鲜品 25～30g。外用：捣烂外敷；或磨汁涂。

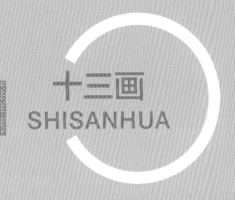

十三画
SHISANHUA

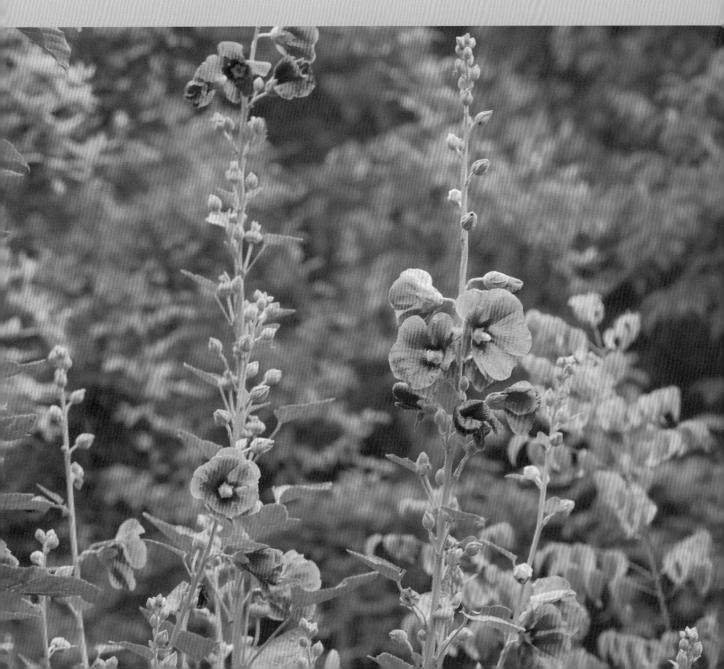

蓖麻
Bima

为大戟科蓖麻属植物蓖麻 *Ricinus communis* L. 的根、叶或种子。

【苗族药名】zend gangb hseik liod 正关胜了。

【俗名】大麻子、蓖麻仁、草麻子。

【原植物】一年生粗壮草本或草质灌木，高达 5m；小枝、叶和花序通常被白霜，茎多液汁。叶轮廓近圆形，长和宽达 40cm 或更大，掌状 7～11 裂，裂缺几达中部，裂片卵状长圆形或披针形，顶端急尖或渐尖，边缘具锯齿。网脉明显；叶柄粗壮，中空，长可达 40cm，顶端具 2 枚盘状腺体，基部具盘状腺体；托叶长三角形，长 2～3cm，早落。总状花序或圆锥花序，长 15～30cm 或更长；苞片阔三角形，膜质，早落；雄花：花萼裂片卵状三角形，长 7～10mm；雄蕊束众多；雌花：萼片卵状披针形，长 5～8mm，凋落；子房卵状，直径约 5mm，密生软刺或无刺，花柱红色，长约 4mm，顶部 2 裂，密生乳头状突起。蒴果卵球形或近球形，长 1.5～2.5cm，果皮具软刺或平滑；种子椭圆形，微扁平，长 8～18mm，平滑，斑纹淡褐色或灰白色；种阜大。花期几全年或 6～9 月。

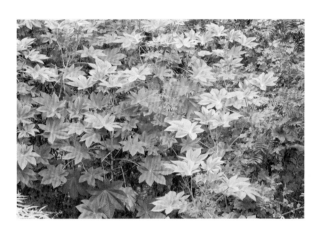

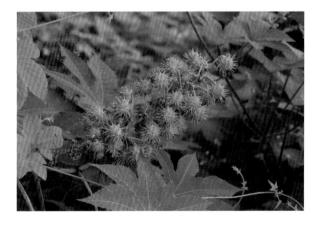

【采收加工】夏秋采根及叶，分别晒干或鲜用。

【性状鉴别】本品干燥叶片大多破碎皱缩，完整者呈掌状深裂，径 20～40cm，裂片卵状披针形至矩圆形，边有不规则锯齿，上面绿褐色或红褐色，下面淡绿色，主脉掌状，侧脉羽状，两面凸起；纸质；叶柄盾状着生，暗红色。种子呈椭圆形或卵形，稍扁，长 0.9～1.8cm，宽 0.5～1cm。表面光滑，有灰白色与黑褐色或黄棕色与红棕色相间的花斑纹。一面较平，一面较隆起，较平的一面有 1 条隆起的种脊；一端有灰白色或浅棕色突起的种阜。种皮薄而脆。胚乳肥厚，白色，富油性，子叶 2，菲薄。气微，味微苦辛。

【药性】味辣，性冷；有毒。

【功能主治】泻下通滞，消肿拔毒。用于大便燥结，痈疽肿毒，喉痹，瘰疬。

【用法用量】内服：煎汤，2～5g。外用适量。

-433-

中国常用苗药彩色图谱

蒲公英
Pugongying

为菊科蒲公英属植物蒲公英 *Taraxacum mongolicum* Hand.–Mazz. 的全草。

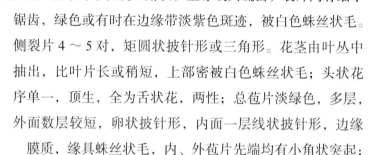

【苗族药名】uab berx ferx 蛙本反。

【俗名】婆婆丁、白鼓丁、卜地蜈蚣、鬼灯笼。

【原植物】多年生草本植物，高 10～25cm。全株含白色乳汁，被白色疏软毛，根垂直深长，单一或分枝，直径通常 3～5mm，外皮黄棕色。叶根生，排列成莲座状；具叶柄，柄基部两侧扩大呈鞘部；叶片矩圆状倒披针形或全披针形，长 5～15cm，宽 1～5.5cm，先端尖或钝，基部狭窄，下延，边缘浅裂或作不规则羽状分裂，裂片齿牙状或三角状，全缘或具疏齿，裂片间有细小锯齿，绿色或有时在边缘带淡紫色斑迹，被白色蛛丝状毛。侧裂片 4～5 对，矩圆状披针形或三角形。花茎由叶丛中抽出，比叶片长或稍短，上部密被白色蛛丝状毛；头状花序单一，顶生，全为舌状花，两性；总苞片淡绿色，多层，外面数层较短，卵状披针形，内面一层线状披针形，边缘膜质，缘具蛛丝状毛，内、外苞片先端均有小角状突起；花托平坦；花冠黄色，先端平截，常裂；雄蕊 5，花药合生成筒状包于花柱外，花丝分离；雌蕊 1，子房下位，花柱细长，柱头 2 裂，有短毛。瘦果倒披针形，长 4～5mm，宽 1.5mm，具纵棱，并有横纹相连，果上全部有刺状突起，果顶具长 8～10mm 的喙；冠毛白色，长约 7mm。花期 4～5 月，果期 6～7 月。

【采收加工】4～5 月开花前或刚开花时连根挖取，除净泥土晒干。

【性状鉴别】本品呈皱缩卷曲的团块。根呈圆锥状，多弯曲，长 3～7cm；表面棕褐色，抽皱；根头部有棕褐色或黄白色的茸毛，有的已脱落。叶基生，多皱缩破碎，完整叶片呈倒披针形，绿褐色或暗灰绿色，先端尖或钝，边缘浅裂或羽状分裂，基部渐狭，下延呈柄状，下表面主脉明显。花茎 1 至数条，每条顶生头状花序，总苞片多层，内面一层较长，花冠黄褐色或淡黄白色。有的可见多数具白色冠毛的长椭圆形瘦果。气微，味微苦。

【药性】味苦，性冷。

【功能主治】清热解毒，消肿散结，利尿通淋。用于疔疮肿毒，乳痈，目赤，咽痛，肺痈，湿热黄疸，上呼吸道感染，急性咽喉炎，腮腺炎，慢性胃炎，急性黄疸型肝炎，烫伤，消化性溃疡，毛囊炎，小儿龟头炎，中耳炎，结合膜炎，眼睑炎，乳腺炎。

【用法用量】内服：煎汤，10～30g，或捣汁；或入散剂。外用：适量，捣敷。

楤木
Songmu

为五加科楤木属植物楤木 *Aralia elata* (Miq.) Seem. 的茎皮或根皮。

【苗族药名】gonghab jongx linl det vob hmukmol 嘎炯令豆朴木。

【俗名】刺老苞、鹊不宿、千枚针、虎阳刺、刺椿兜。

【原植物】灌木或小乔木，高 1.5 ~ 6m，树皮灰色；小枝灰棕色，疏生多数细刺；刺长 1 ~ 3mm，基部膨大；嫩枝上常有长达 1.5cm 的细长直刺。叶为二回或三回羽状复叶，长 40 ~ 80cm；叶柄长 20 ~ 40cm，无毛；托叶和叶柄基部合生，先端离生部分线形，长约 3mm，边缘有纤毛；叶轴和羽片轴基部通常有短刺；羽片有小叶 7 ~ 11，基部有小叶 1 对；小叶片薄纸质或膜质，阔卵形、卵形至椭圆状卵形，长 5 ~ 15cm，宽 2.5 ~ 8cm，先端渐尖，基部圆形至心形，稀阔楔形，上面绿色，下面灰绿色，无毛或两面脉上有短柔毛和细刺

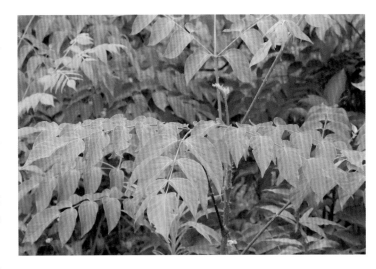

毛，边缘疏生锯齿，有时为粗大齿牙或细锯齿，稀为波状，侧脉 6 ~ 8 对，两面明显，网脉不明显；小叶柄长 3 ~ 5mm，稀长达 1.2cm，顶生小叶柄长达 3cm。圆锥花序长 30 ~ 45cm，伞房状；主轴短，长 2 ~ 5cm，分枝在主轴顶端指状排列，密生灰色短柔毛；伞形花序直径 1 ~ 1.5cm，有花多数或少数；总花梗长 0.8 ~ 4cm，花梗长 6 ~ 7mm，均密生短柔毛；苞片和小苞片披针形，膜质，边缘有纤毛，前者长 5mm，后者长 2mm；花黄白色；萼无毛，长 1.5mm，边缘有 5 个卵状三角形小齿；花瓣 5，长 1.5mm，卵状三角形，开花时反曲；子房 5 室；花柱 5，离生或基部合生。果实球形，黑色，直径 4mm，有 5 棱。花期 6 ~ 8 月，果期 9 ~ 10 月。

【采收加工】全年均可采剥，晒干。

【性状鉴别】本品呈卷筒状、槽状或片状。外表面粗糙不平，灰褐色、灰白色或黄棕色，有纵皱纹及横纹，有的散有刺痕或断刺；内表面淡黄色、黄白色或深褐色。质坚脆，易折断，断面纤维性。气微香，味微苦，茎皮嚼之有黏性。

【药性】味苦，性平。

【功能主治】祛风除湿、利水和中、活血解毒。用于风湿关节痛，腰腿酸痛，水肿，胃脘痛，吐血，衄血，跌仆损伤，骨折，漆疮，骨髓炎。

【用法用量】内服：煎汤，15 ~ 30g；或浸酒；外用：适量，捣敷或酒浸外涂。

雷公藤
Leigongteng

为卫矛科雷公藤属植物雷公藤 *Tripterygium wilfordii* **Hook.f.** 的根。

【苗族药名】hleal xid sob 览细索。

【俗名】黄根藤、南蛇根、黄藤木、黄腊藤、紫金皮。

【原植物】藤本灌木，高 1 ～ 3m，小枝棕红色，具 4 ～ 6 细棱，被密毛及细密皮孔。叶椭圆形、倒卵椭圆形、长方椭圆形或卵形，长 4 ～ 7.5cm，宽 3 ～ 4cm，先端急尖或短渐尖，基部阔楔形或圆形，边缘有细锯齿，侧脉 4 ～ 7 对，达叶缘后稍上弯；叶柄长 5 ～ 8mm，密被锈色毛。圆锥聚伞花序较窄小，长 5 ～ 7cm，宽 3 ～ 4cm，通常有 3 ～ 5 分枝，花序、分枝及小花梗均被锈色毛，花序梗长 1 ～ 2cm，小花梗细长达 4mm；花白色，直径 4 ～ 5mm；萼片先端急尖；花瓣长方卵形，边缘微蚀；花盘略 5 裂；雄蕊插生花盘外缘，花丝长达 3mm；子房具 3 棱，花柱柱状，柱头稍膨大，3 裂。翅果长圆状，长 1 ～ 1.5cm，直径 1 ～ 1.2cm，中央果体较大，占全长 2/3 ～ 1/2，中央脉及 2 侧脉共 5 条，分离较疏，占翅宽 2/3，小果梗细圆，长达 5mm；种子细柱状，长达 10mm。

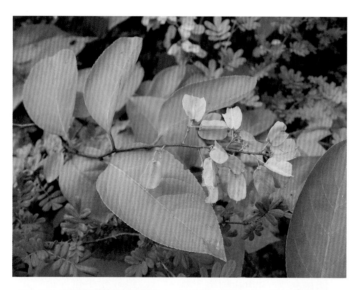

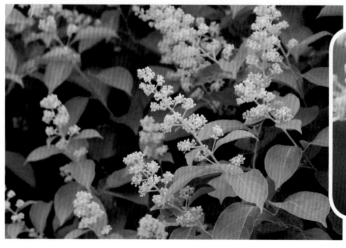

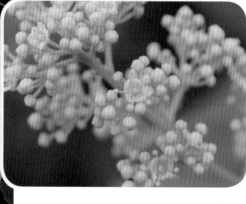

【采收加工】夏、秋季采收，挖取根部，去净泥土，晒干，或去皮晒干。切厚片，生用。

【性状鉴别】本品根呈圆柱形，扭曲，常具茎残基。直径 0.5 ～ 3cm，商品常切成长短不一的段块。表面土黄色至黄棕色，粗糙，具细密纵向沟纹及环状或半环状裂隙；栓皮层常脱落，脱落处显橙黄色。皮部易剥离，露出黄白色的木部。质坚硬，折断时有粉尘飞扬，断面纤维性；横切面木栓层橙黄色，显层状；韧皮部红棕色；木部黄白色，密布针眼状孔洞，射线较明显。根茎性状与根相似，多平直，有白色或浅红色髓部。气微，味微苦。

【药性】味苦，辛，性冷，大毒。

【功能主治】祛风除湿，活血通络，消肿止痛，杀虫解毒。用于类风湿关节炎，风湿性关节炎，肾小球肾炎，肾病综合征，红斑狼疮，口咽干燥综合征，白塞病，湿疹，银屑病，麻风病，顽癣。

【用法用量】内服；煎汤，去根皮木质部分 15 ～ 25g；带皮根 10 ～ 12g。外用：适量，研粉或捣烂敷；或制成酊剂、软膏涂擦。

路边姜
Lubianjiang

为姜科姜花属植物姜花 *Hedychium coronarium* **Koen.** 的根茎。

【苗族药名】bangx kid 榜看。

【俗名】土羌活、白草果、山羌活、姜花根、连姜巴。

【原植物】茎高 1～2m。叶片长圆状披针形或披针形，长 20～40cm，宽 4.5～8cm，顶端长渐尖，基部急尖，叶面光滑，叶背被短柔毛；无柄；叶舌薄膜质，长 2～3cm。穗状花序顶生，椭圆形，长 10～20cm，宽 4～8cm；苞片呈覆瓦状排列，卵圆形，长 4.5～5cm，宽 2.5～4cm，每一苞片内有花 2～3 朵；花芬芳，白色，花萼管长约 4cm，顶端一侧开裂；花冠管纤细，长 8cm，裂片披针形，长约 5cm，后方的 1 枚呈兜状，顶端具小尖头；侧生退化雄蕊长圆状披针形，长约 5cm；唇瓣倒心形，长和宽约 6cm，白色，基部稍黄，顶端 2 裂；花丝长约 3cm，花药室长 1.5cm；子房被绢毛。花期 8～12 月。

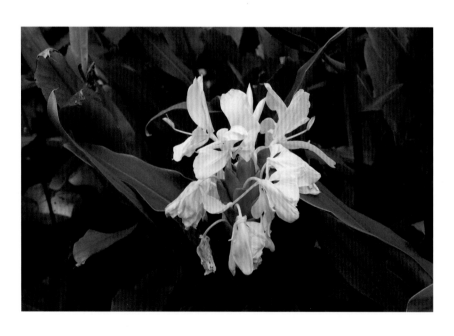

【采收加工】冬季采挖，除去泥土、茎叶。晒干。

【性状鉴别】本品呈不规则块状，略扁。表面黄褐色或灰棕色，分枝顶端有茎痕或芽。质脆，易折断，断面浅黄色，内皮层环纹明显，维管束散在。气香特异，味辛。

【药性】味辣，性热。

【功能主治】祛风寒，温经止痛。用于风寒感冒，头痛身痛，风湿痹痛，脘腹冷痛，跌打损伤。

【用法用量】内服：煎汤，5～15g。

蜈蚣
Wugong

为蜈蚣科蜈蚣属动物少棘巨蜈蚣 *Scolopendra subspinipes mutilans* **L.Koch** 的干燥体。

【苗族药名】gangb kuk 岗苦。

【俗名】天龙、百脚虫。

【原动物】成虫体长 11 ～ 14cm。头部背板有一对细长多节的触角，头板和第 1 背板金黄色，自第 2 背板起墨绿色或暗绿色，末背板有时近于黄褐色，胸腹板和步足淡黄色。背板自 4、9 节起，有两条不显著的纵沟。腹板在第 2 ～ 19 节间有纵沟。第 3、第 5、第 8、第 10、第 12、第 14、第 16、第 18、第 20 体节的两侧各具气门 1 对。头板前部的两侧各有 4 个单眼，集成左、右眼群，颚肢内部有毒腺；齿板前缘具小齿 5 个，内侧 3 小齿相互接近。步足 21 对，最末步足最长，伸向后方，呈尾状；基例板后端有 2 小棘；前腿节腹面外侧有 2 棘，内侧有 1 棘；背面内侧有 1 棘和 1 隅棘；隅棘顶端有 2 小棘。

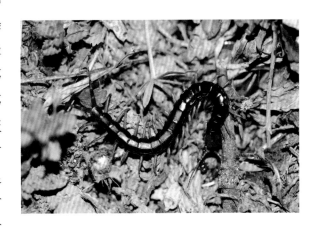

【采收加工】春、夏二季捕捉，用竹片插入头尾，绷直，干燥。

【性状鉴别】本品呈扁平长条形，长 9 ～ 15cm，宽 0.5 ～ 1cm。由头部和躯干部组成，全体共 22 个环节。头部暗红色或红褐色，略有光泽，有头板覆盖，头板近圆形，前端稍突出，两侧贴有颚肢一对，前端两侧有触角一对。躯干部第一背板与头板同色，其余 20 个背板为棕绿色或墨绿色，具光泽，自第 4 背板至第 20 背板上常有两条纵沟线；腹部淡黄色或棕黄色，皱缩；自第 2 节起，每节两侧有步足一对；步足黄色或红褐色，偶有黄白色，呈弯钩形，最末一对步足尾状，故又称尾足，易脱落。质脆，断面有裂隙。气微腥，有特殊刺鼻的臭气，味辛、微咸。

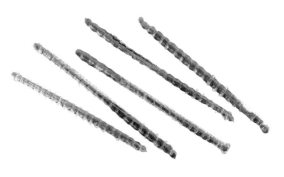

【药性】味咸、辛，性热；有毒。

【功能主治】息风镇痉，通络止痛，攻毒散结。用于肝风内动，痉挛抽搐，小儿惊风，中风口喝，半身不遂，破伤风，风湿顽痹，偏正头痛，疮疡，瘰疬，蛇虫咬伤。

【用法用量】内服：煎汤，3 ～ 5g；研末，0.5 ～ 1g；或入丸、散。外用：适量，研末撒、油浸或研末调敷。

蜀葵
Shukui

为锦葵科蜀葵属植物蜀葵 *Alcea rosea* **Linnaeus** 的花。

【苗族药名】vob hxend ved 莴信欧。

【俗名】棋盘花、一丈红、蜀季花、栽秧花。

【原植物】二年生直立草本，高达 2m，茎枝密被刺毛。叶近圆心形，直径 6～16cm，掌状 5～7 浅裂或波状棱角，裂片三角形或圆形，中裂片长约 3cm，宽 4～6cm，上面疏被星状柔毛，粗糙，下面被星状长硬毛或绒毛；叶柄长 5～15cm，被星状长硬毛；托叶卵形，长约 8mm，先端具 3 尖。花腋生，单生或近簇生，排列成总状花序式，具叶状苞片，花梗长约 5mm，果时延长至 1～2.5cm，被星状长硬毛；小苞片杯状，常 6～7 裂，裂片卵状披针形，长 10mm，密被星状粗硬毛，基部合生；萼钟状，直径 2～3cm，5 齿裂，裂片卵状三角形，长 1.2～1.5cm，密被星状粗硬毛；花大，直径 6～10cm，有红、紫、白、粉红、黄和黑紫等色，单瓣或重瓣，花瓣倒卵状三角形，长约 4cm，先端凹缺，基部狭，爪被长髯毛；雄蕊柱无毛，长约 2cm，花丝纤细，长约 2mm，花药黄色；花柱分枝多数，微被细毛。果盘状，直径约 2cm，被短柔毛，分果爿近圆形，多数，背部厚达 1mm，具纵槽。花期 2～8 月。

【采收加工】夏、秋季采花，晒干。

【性状鉴别】本品花全体卷曲，呈不规则的圆柱状，长 2～4.5cm。有的带有花萼和副萼，花萼杯状，5 裂，裂片三角形，长 1.5～2.5cm，副萼 6～7 裂，长 5～7mm，二者均呈黄褐色，并被有较密的星状毛。花瓣皱缩卷折，平展后呈倒卵状三角形，爪有长髯毛。雄蕊多数，花丝联合成筒状。花柱上部分裂呈丝状。质较柔韧。气微，味微苦。

【药性】味甜，性冷。

【功能主治】和血润燥，通利二便。用于痢疾，吐血，血崩，带下，二便不通，疟疾，小儿风疹。

【用法用量】内服：煎汤，3～9g；或研末，1～3g。外用：适量，研末调敷；或鲜品捣敷。

矮地茶
Aidicha

为紫金牛科紫金牛属植物紫金牛 *Arlisia japonica* (Thunb.) **Bl.** 的全草。

【苗族药名】jab bib lik jib 加比利吉。

【俗名】平地木、老勿大、不出林、叶底珠。

【原植物】亚灌木，直立茎高可达 40cm。具匍匐根茎；近蔓生，不分枝，幼时被细微柔毛。叶对生或近轮生；叶柄长 6～10mm，被微柔毛；叶片坚纸质或近革质，椭圆形至椭圆状倒卵形，长 4～7cm，宽1.54cm，先端急尖。侧脉5～8对，细脉网状。亚伞形花序，腋生或生于近茎顶端的叶腋，有花3～5朵；花梗长 7～10mm，常弯曲；萼片卵形，长1.5mm或略短，具缘毛；花瓣粉红色或白色，宽卵形，长4～5mm，具密腺点；雄蕊较花瓣略短，花药披针状卵形或卵形，背部具腺点；雌蕊与花瓣等长，胚珠15枚，3轮。果球形，直径5～6mm，鲜红色，多少具腺点。花期5～6月，果期11～12月。

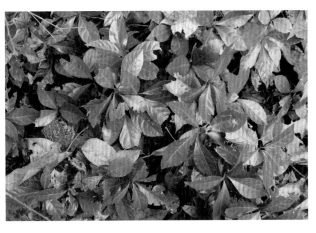

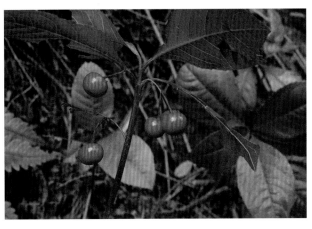

【采收加工】夏、秋二季茎叶茂盛时采挖，除去泥沙，干燥。

【性状鉴别】全株长 15～25cm，往往附于匍匐根茎。茎圆柱形或稍扁，直径25mm，表面暗红棕色；顶端有时可见花梗或暗红色皱缩的球形小果。质脆易断，断面淡红棕色，中央有白色髓。叶常3～5枚集生于茎顶，叶片稍卷曲或破碎，展平后呈椭圆形，表面灰绿色至棕褐色，嫩叶附生腺毛，边缘具细锯齿，网脉明显。气微，味微涩。

【药性】味苦、涩，性热。

【功能主治】化痰止咳，利湿，活血。用于新久咳嗽，痰中带血，慢性支气管炎，湿热黄疸，水肿，淋证，白带，经闭痛经，风湿痹痛，跌打损伤。

【用法用量】内服：煎汤，15～30g。

中国常用苗药彩色图谱

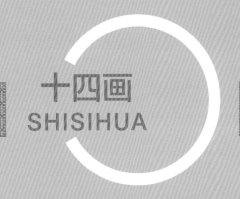

十四画
SHISIHUA

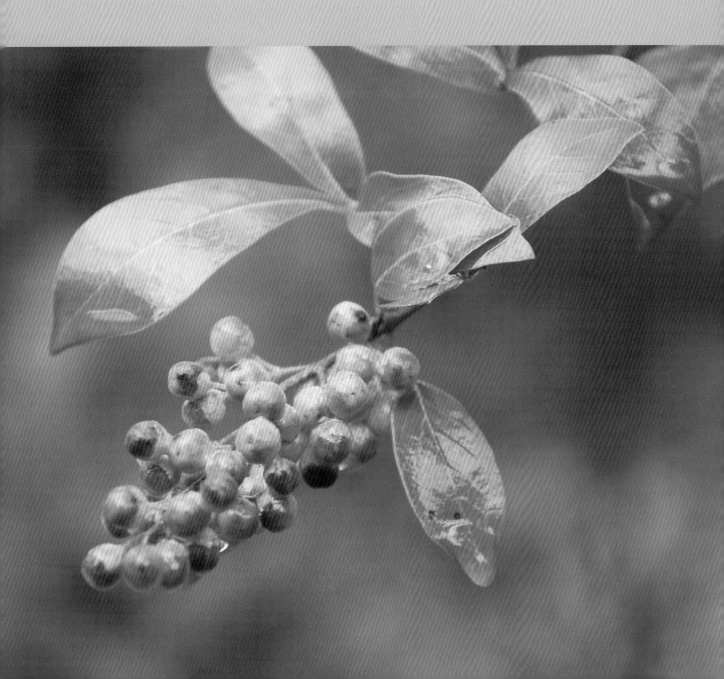

蔓荆子
Manjingzi

为马鞭草科牡荆属植物蔓荆 *Vitex trifolia* **L.** 的成熟果实。

【苗族药名】bid miaot hual 比料华。

【俗名】三叶蔓荆、水稔子。

【原植物】落叶灌木，罕为小乔木，高1.5～5m，有香味；小枝四棱形，密生细柔毛。通常三出复叶，有时在侧枝上可有单叶，叶柄长1～3cm；小叶片卵形、倒卵形或倒卵状长圆形，长2.5～9cm，宽1～3cm，顶端钝或短尖，基部楔形，全缘，表面绿色，无毛或被微柔毛，背面密被灰白色绒毛，侧脉约8对，两面稍隆起，小叶无柄或有时中间小叶基部下延成短柄。圆锥花序顶生，长3～15cm，花序梗密被灰白色绒毛；花萼钟形，顶端5浅裂，外面有绒毛；花冠淡紫色或蓝紫色，长6～10mm，外面及喉部有毛，花冠管内有较密的长柔毛，顶端5裂，二唇形，下唇中间裂片较大；雄蕊4，伸出花冠外；子房无毛，密生腺点；花柱无毛，柱头2裂。核果近圆形，径约5mm，成熟时黑色；果萼宿存，外被灰白色绒毛。花期7月，果期9～11月。

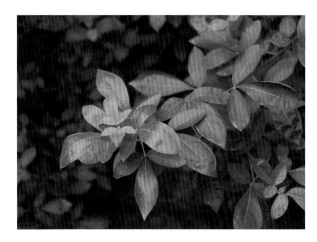

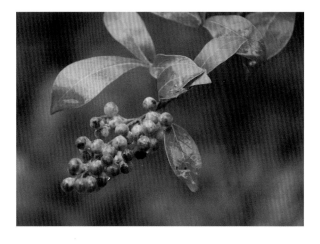

【采收加工】秋季果实成熟时采收，除去杂质，晒干。

【性状鉴别】本品呈球形，直径4～6mm。表面灰黑色或黑褐色，被灰白色粉霜状茸毛，有纵向浅沟4条，顶端微凹，基部有灰白色宿萼及短果梗。萼长为果实的1/3～2/3，5齿裂，其中2裂较深，密被茸毛。体轻，质坚韧，不易破碎，横切面可见4室，每室有种子1枚。气特异而芳香，味淡、微辛。

【药性】味辛，性热。

【功能主治】疏散风热，清利头目。用于风热感冒，正、偏头痛，齿痛，赤眼，目睛内痛，昏暗多泪，湿痹拘挛。

【用法用量】内服：煎汤，5～10g；浸酒或入丸、散。外用：捣敷。

豨莶草
Xixiancao

为菊科豨莶属植物腺梗豨莶 *Siegesbeckia pubescens*（Ma-ki-no）makino 的全草。

【苗族药名】vob bix hnaib 窝比哈。

【俗名】珠草、毛豨莶。

【原植物】一年生草本。茎直立，粗壮，高 30～110cm，上部多分枝，被开展的灰白色长柔毛和糙毛。基部叶卵状披针形，花期枯萎；中部叶卵圆形或卵形，开展，长 3.5～12cm，宽 1.8～6cm，基部宽楔形，下延成具翼而长 1～3cm 的柄，先端渐尖，边缘有尖头状规则或不规则的粗齿；上部叶渐小，披针形或卵状披针形；全部叶上面深绿色，下面淡绿色，基出三脉，侧脉和网脉明显，两面被平伏短柔毛，沿脉有长柔毛。头状花序径约 18～22mm，多数生于枝端，排列成松散的圆锥花序；花梗较长，密生紫褐色头状具柄腺毛和长柔毛；总苞宽钟状；总苞片 2 层，叶质，背面密生紫褐色头状具柄腺毛，外层线状匙形或宽线形，长 7～14mm，内层卵状长圆形，长 3.5mm。舌状花花冠管部长 1～1.2mm，舌片先端 2～3 齿裂，有时 5 齿裂；两性管状花长约 2.5mm，冠檐钟状，先端 4～5 裂。瘦果倒卵圆形，4 棱，顶端有灰褐色环状突起。花期 5～8月，果期 6～10 月。

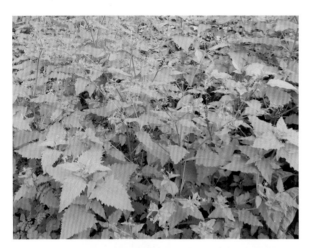

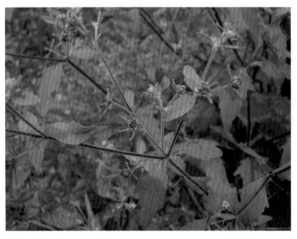

【采收加工】夏季开花前或花期均可采收。鲜用或晒干用。

【性状鉴别】本品呈不规则的段。茎略呈方柱形，表面灰绿色、黄棕色或紫棕色，有纵沟和细纵纹，被灰色柔毛。切面髓部类白色。叶多破碎，灰绿色，边缘有钝锯齿，两面皆具白色柔毛。有时可见黄色头状花序。气微，味微苦。

【药性】味苦，性冷；有小毒。

【功能主治】祛风湿，通经络，清热解毒。用于风湿痹痛，筋骨不利，腰膝无力，半身不遂，高血压，疟疾，黄疸，痈肿疮毒，风疹湿疮，虫兽咬伤。

【用法用量】内服：煎汤，9～12g；捣汁或入丸、散。外用：适量，捣烂外敷；或研末撒，或煎水熏洗。

蜘蛛抱蛋
Zhizhubaodan

为百合科蜘蛛抱蛋属植物蜘蛛抱蛋 *Aspidistra elatior* **Bulme** 的根茎。

【苗族药名】reib gind sob 芮加扫。

【俗名】天蜈蚣、竹叶盘、九龙盘、赶山鞭、九节龙、一寸十八节、竹根七、一叶兰。

【原植物】根状茎近圆柱形，直径 5～10mm，具节和鳞片。叶单生，彼此相距 1～3cm，矩圆状披针形、披针形至近椭圆形，长 22～46cm，宽 8～11cm，先端渐尖，基部楔形，边缘多少皱波状，两面绿色，有时稍具黄白色斑点或条纹；叶柄明显，粗壮，长 5～35cm。总花梗长 0.5～2cm；苞片 3～4 枚，其中 2 枚位于花的基部，宽卵形，长 7～10mm，宽约 9mm，淡绿色，有时有紫色细点；花被钟状，长 12～18mm，直径 10～15mm，外面带紫色或暗紫色，内面下部淡紫色或深紫色，上部（6～）8 裂；花被筒长 10～12mm 裂片，近三角形，向外扩展或外弯，长 6～8mm，宽 3.5～4mm，先端钝，边缘和内侧的上部淡绿色，内面具条特别肥厚的肉质脊状隆起，中间的 2 条细而长，两侧的 2 条粗而短，中部高达 1.5mm，紫红色；雄蕊（6～）8 枚，生于花被筒近基部，低于柱头；花丝短，花药椭圆形，长约 2mm；雌蕊高约 8mm，子房几不膨大；花柱无关节；柱头盾状膨大，圆形，直径 10～13mm，紫红色，上面具（3～）4 深裂，裂缝两边多少向上凸出，中心部分微凸，裂片先端微凹，边缘常向上反卷。

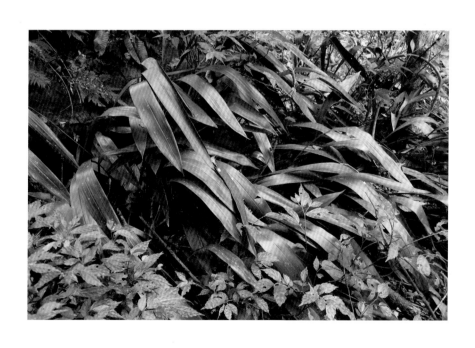

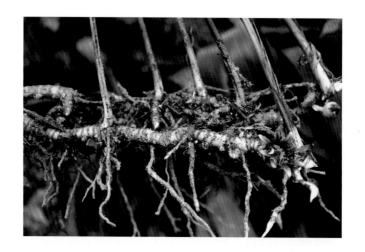

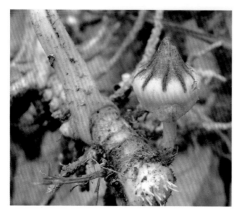
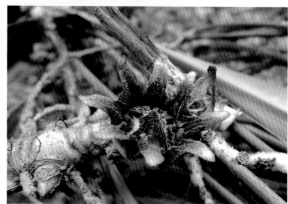

【采收加工】全年均可采收，除去须根及叶，洗净，鲜用或切片晒干。

【性状鉴别】本品根状茎粗壮，稍肉质。直径5～10mm，外表棕色，有明显节和鳞片，味辛、甘。

【药性】味甜，性冷。

【功能主治】活血止痛，清肺止咳，利尿通淋。用于跌打损伤，风湿痹痛，腰痛，经闭腹痛，肺热咳嗽，砂淋，小便不利。

【用法用量】内服：煎汤，6～15g；或浸酒。外用：适量，捣烂外敷；或研末调敷。

蜘蛛香
Zhizhuxiang

为败酱科缬草属植物蜘蛛香 *Valeriana jatamansi* **Jones** 的根及根茎。

【苗族药名】Vob gangb vas 窝岗牙。

【俗名】老君须、大救贺、马蹄香、豆豉草、豆豉菜根、九转香、雷公七、小马蹄香、臭狗药。

【原植物】植株高 20 ～ 70cm；根茎粗厚，块柱状，节密，有浓烈香味；茎 1 至数株丛生。基生叶发达，叶片心状圆形至卵状心形，长 2 ～ 9cm，宽 3 ～ 8cm，边缘具疏浅波齿，被短毛或有时无毛，叶柄长为叶片的 2 ～ 3 倍；茎生叶不发达，每茎 2 对，有时 3 对，下部的心状圆形，近无柄，上部的常羽裂，无柄。花序为顶生的聚伞花序，苞片和小苞片长钻形，中肋明显，最上部的小苞片常与果实等长。花白色或微红色，杂性；雌花小，长 1.5mm，不育花药着生在极短的花丝上，位于花冠喉部；雌蕊伸长于花冠之外，柱头深 3 裂；两性花较大，长 3 ～ 4mm、雌雄蕊与花冠等长。瘦果长卵形，两面被毛。花期 5 ～ 7 月，果期 6 ～ 9 月。

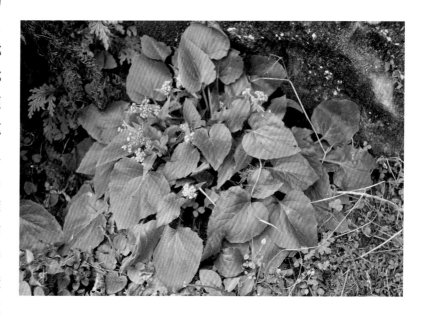

【采收加工】秋季采挖，除去泥沙，晒干。

【性状鉴别】本品根茎呈圆柱形，略扁，稍弯曲，少有分枝，长 2 ～ 8cm，直径 0.5 ～ 2cm；表面灰褐色或灰棕色，有明显紧密的不规则环节及突起的点状根痕。顶端具茎、叶残基。质坚实，易折断，断面灰棕色或灰褐色，可见筋脉点（维管束）断续排列成环。具特异香气，味微苦，辛。

【药性】味微苦，性热。

【功能主治】理气和中，散寒除湿，活血消肿。用于脘腹胀痛，呕吐泄泻，小儿疳积，风寒湿痹，脚气水肿，月经不调，跌打损伤，疮疖。

【用法用量】内服：煎汤，3 ～ 9g。外用：磨汁涂。

中国常用苗药彩色图谱

蝉蜕
Chantui

为蝉科蚱蝉属昆虫黑蚱 *Cryptotympana pustulata* Fabricius 的若虫羽化脱落的皮壳。

【苗族药名】gangb bak lux 岗巴录。

【俗名】蝉壳、蝉退、蝉衣、蝉皮、知了皮。

【原动物】体大黑而有光泽；雄虫长 4.4 ～ 4.8cm，翅展约 12.5cm，雌虫稍短。复眼 1 对，大形，两复眼间有单眼 3 只，触角 1 对，口器发达，刺吸式，唇基梳状，上唇宽短，下唇延长成管状，长达第 3 对足的基部。胸部发达，后胸腹板上有一显著的锥状突起，向后延伸。

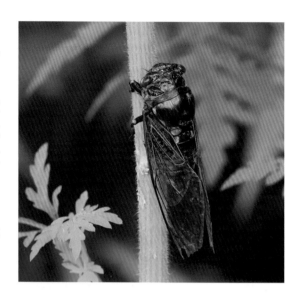

足 3 对。翅 2 对，膜质，黑褐色，半透明，基部黄绿色。翅静止时覆在背部如屋脊状。腹部分 7 节，雄蝉腹部第 1 节间有特殊的发音器官，雌蝉同一部位有听器。

【采收加工】春、秋二季收集，除去泥沙，晒干。

【性状鉴别】本品略呈椭圆形而弯曲，长约 3.5cm，宽约 2cm。表面黄棕色，半透明，有光泽。头部有丝状触角 1 对，多已断落，复眼突出。额部先端突出，口吻发达，上唇宽短，下唇伸长成管状。胸部背面呈十字形裂开，裂口向内卷曲，脊背两旁具小翅 2 对；腹面有足 3 对，被黄棕色细毛。腹部钝圆，共 9 节。体轻、中空、易碎。气微，味淡。

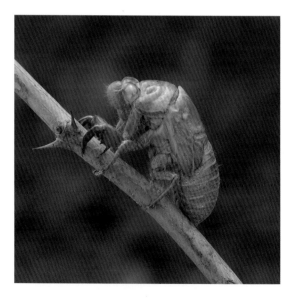

【药性】味咸，性冷。

【功能主治】疏散风热，利咽，透疹，明目退翳，解痉。用于风热感冒，咽痛音哑，麻疹不透，风疹瘙痒，目赤翳障，惊风抽搐，破伤风。

【用法用量】内服：煎汤，3 ～ 6g；或入丸、散。外用：适量，煎水洗；或研末调敷。

算盘子
Suanpanzi

为大戟科算盘子属植物算盘子 *Glochidion puberum*（L.）Hutch. 的根或枝叶。

【苗族药名】zid ghad nyox 积嘎略。

【俗名】算盘珠、野南瓜。

【原植物】直立灌木，高 1 ～ 5m，多分枝；小枝灰褐色；小枝、叶片下面、萼片外面、子房和果实均密被短柔毛。叶片纸质或近革质，长圆形、长卵形或倒卵状长圆形，稀披针形，长 3 ～ 8cm，宽 1 ～ 2.5cm，顶端钝、急尖、短渐尖或圆，基部楔形至钝，上面灰绿色，仅中脉被疏短柔毛或几无毛，下面粉绿色；侧脉每边 5 ～ 7 条，下面凸起，网脉明显；叶柄长 0.1 ～ 0.3cm；托叶三角形，长约 0.1cm。花小，雌雄同株或异株，2 ～ 5 朵簇生于叶腋内，雄花束常着生于小枝下部，雌花束则在上部，或有时雌花和雄花同生于一叶腋内；雄花：花梗长 0.04 ～ 0.15cm；萼片 6，狭长圆形或长圆状倒卵形，长 2.5 ～ 3.5mm；雄蕊 3，合生呈圆柱状；雌花：花梗长约 1mm；萼片 6，与雄花的相似，但较短而厚；子房圆球状，5 ～ 10 室，每室有 2 颗胚珠，花柱合生呈环状，长宽与子房几相等，与子房接连处缢缩。蒴果扁球状，直径 8 ～ 15mm，边缘有 8 ～ 10 条

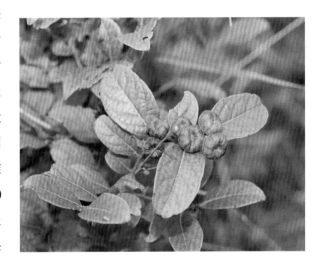

纵沟，成熟时带红色，顶端具有环状而稍伸长的宿存花柱：种子近肾形，具三棱，长约 0.4cm，朱红色。花期 4 ～ 8 月，果期 7 ～ 11 月。

【采收加工】根全年均可采挖，洗净，鲜用或晒干；果实秋季采收，除去杂质，晒干。

【性状鉴别】干燥根表面呈灰棕色，栓皮粗糙，极易剥落，有细纵纹和横裂。质坚硬，不易折断，断面浅棕色；叶具短柄，叶片长圆形、长圆状卵形或披针形，长 3 ～ 8cm，宽 1 ～ 2.5cm，先端尖或钝，基部宽楔形，全缘，上面仅脉上披疏短柔毛或几无毛；下面粉绿色，密被短柔毛；叶片较厚，纸质或革质。气微，味苦、涩。

【药性】味苦、涩，性冷。

【功能主治】清热利湿，解毒消肿。用于湿热泻痢、黄疸、淋浊、带下、发热、咽喉种痛、痈疮疖肿、漆疮、湿疹、虫蛇咬伤。

【用法用量】内服：煎汤，9 ～ 15g，鲜品 30 ～ 60g；或焙干研末；或绞汁。外用：适量，煎水熏洗；或捣烂敷。

中国常用苗药彩色图谱

辣椒
Lajiao

为茄科辣椒属植物辣椒 *Capsicum annuum* **L.** 的果实。

【苗族药名】wuf sob 乌索。

【俗名】辣茄、辣虎、七姐妹、班椒。

【原植物】一年生或有限多年生草本植物，高 40 ～ 80cm。单叶互生，枝顶端节不伸长而呈双生或簇生状；叶片长圆状卵形、卵形或卵状披针形，长 4 ～ 13cm，宽 1.5 ～ 4cm，全缘，先端尖，基部渐狭。花单生，俯垂；花萼杯状，不显著 5 齿；花冠白色，裂片卵形；雄蕊 5；雌蕊 1，子房上位，2 室，少数为 3 室，花柱线状。浆果长指状，先端渐尖且常弯曲，未成熟时绿色，成熟后呈红色、橙色或紫红色，味辣。种子多数，扁肾形，淡黄色。花、果期 5 ～ 11 月。

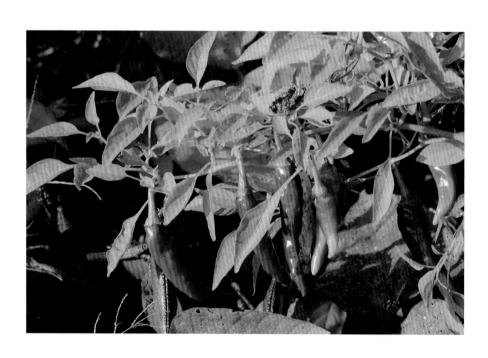

【采收加工】果实成熟时采收，除去杂质，晒干。

【性状鉴别】本品呈长圆锥形，稍弯曲，长达 10cm，直径 1 ～ 2cm，表面光滑，橙红色或暗红色，具光泽。果皮皱缩，果肉薄。质脆，中空，中轴胎座，由隔膜分成 2 ～ 3 室，内含多数黄色种子，种子扁平，呈肾形或圆形。气特异，味辛辣。

【药性】味辛、辣，性热。

【功能主治】温中散寒，下气消食。用于胃寒气滞，脘腹胀痛，呕吐，泻痢，风湿痛，冻疮。

【用法用量】内服：入丸、散，1 ～ 3g。外用：适量，煎水熏洗或捣烂外敷。

辣蓼
Laliao

为蓼科蠃蓄属植物水蓼 *Polygonum hydropiper* L. 的地上部分。

【苗族药名】reib ghad tet wub 锐阿太务。

【俗名】辣蓼草、柳蓼、辣柳草、水辣蓼。

【原植物】一年生草本，高 40～70cm。茎直立，多分枝，无毛，节部膨大。叶披针形或椭圆状披针形，长 4～8cm，宽 0.5～2.5cm，顶端渐尖，基部楔形，边缘全缘，具缘毛，两面无毛，被褐色小点，有时沿中脉具短硬伏毛，具辛辣味，叶腋具闭花受精花；叶柄长 4～8mm；托叶鞘筒状，膜质，褐色，长 1～1.5cm，疏生短硬伏毛，顶端截形，具短缘毛，通常托叶鞘内藏有花簇。总状花序呈穗状，顶生或腋生，长 3～8cm，通常下垂，花稀疏，下部间断；苞片漏斗状，长 2～3mm，绿色，边缘膜质，疏生短缘毛，每苞内具 3～5 花；花梗比苞片长；花被 5 深裂，稀 4 裂，绿色，上部白色或淡红色，被黄褐色透明腺点，花被片椭圆形，长 3～3.5mm；雄蕊 6，稀 8，比花被短；花柱 2～3，柱头头状。瘦果卵形，长 2～3mm，双凸镜状或具 3 棱，密被小点，黑褐色，无光泽，包于宿存花被内。花期 5～9 月，果期 6～10 月。

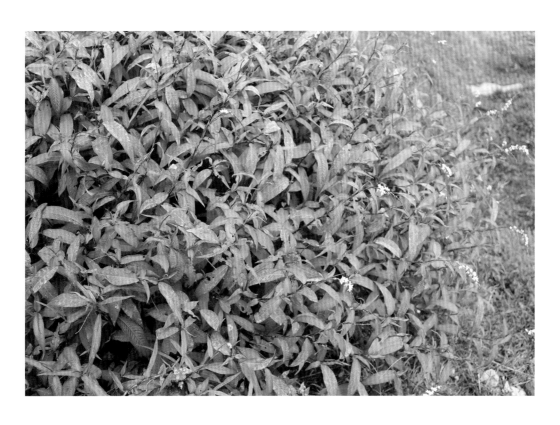

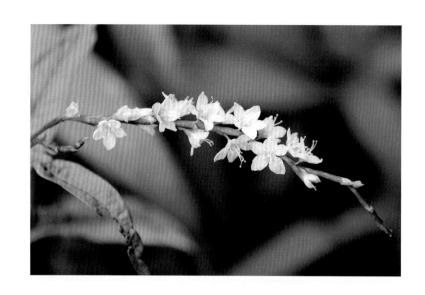

【采收加工】在播种当年 7 ～ 8 月花期，割起地上部分，铺地晒干或鲜用。

【性状鉴别】本品茎圆柱形，有分枝，长 30 ～ 70cm；表面灰绿色或棕红色，有细棱线，节膨大；质脆，易折断，断面浅黄色，中空。叶互生，有柄；叶片皱缩或破碎，完整者展平后呈披针形或卵状披针形，长 5 ～ 10cm，宽 0.7 ～ 1.5cm，先端渐尖，基部楔形，全缘，上表面棕褐色，下表面褐绿色，两面有棕黑色斑点及细小的腺点；托叶鞘筒状，长 0.8 ～ 1.1cm，紫褐色，缘毛长 1 ～ 3mm。总状花序长 4 ～ 10cm，花簇稀疏间断；花被淡绿色，5 裂，密被腺点。气微，味辛、辣。

【药性】味辣，性热。

【功能主治】行滞化湿，散瘀止血，祛风止痒，解毒。用于湿滞内阻，脘闷腹痛，泄泻，痢疾，小儿疳积，崩漏，血滞经闭，痛经，跌打损伤，风湿痹痛，便血，外伤出血，皮肤瘙痒，湿疹，风疹，足癣，痈肿，毒蛇咬伤。

【用法用量】内服：煎汤，15 ～ 30g，鲜品 30 ～ 60g；或捣汁。外用：适量，煎水浸洗；或捣敷。

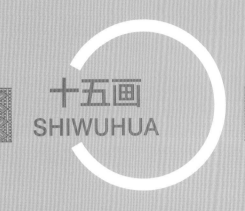

十五画
SHIWUHUA

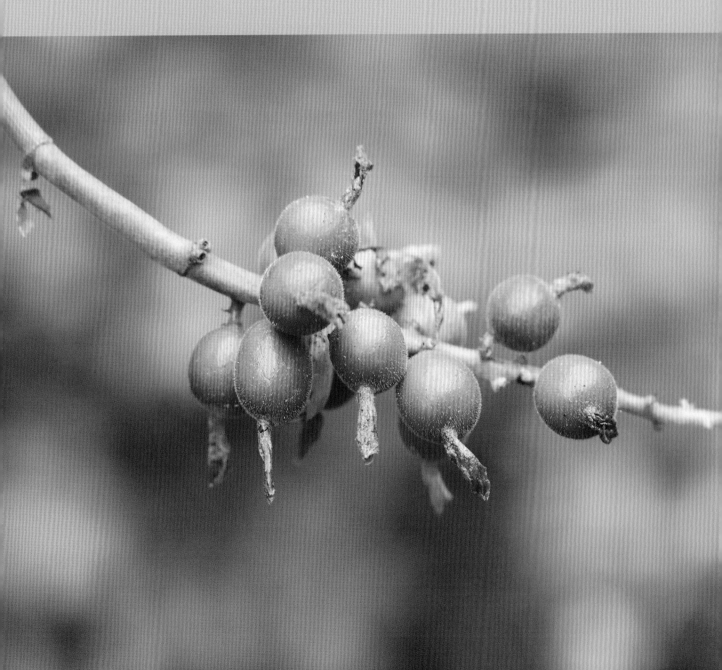

墨旱莲
mohanlian

为菊科鳢肠属植物鳢肠 *Eclipta prostrata*（L.）L. 的全草。

【苗族药名】vob ghad nail 窝嘎乃。

【俗名】凉粉草、墨汁草、墨莱、旱莲草。

【原植物】一年生草本。茎直立，斜升或平卧，高达 60cm，通常自基部分枝，被贴生糙毛。叶长圆状披针形或披针形，无柄或有极短的柄，长 3～10cm，宽0.5～2.5cm，顶端尖或渐尖，边缘有细锯齿或有时仅波状，两面被密硬糙毛。头状花序径 6～8mm，有长 2～4cm的细花序梗；总苞球状钟形，总苞片绿色，草质，5～6个排成 2 层，长圆形或长圆状披针形，外层较内层稍短，背面及边缘被白色短伏毛；外围的雌花 2 层，舌状，长2～3mm，舌片短，顶端 2 浅裂或全缘，中央的两性花多数，花冠管状，白色，长约 1.5mm，顶端 4 齿裂；花柱分枝钝，有乳头状突起；花托凸，有披针形或线形的托片。托片中部以上有微毛；瘦果暗褐色，长 2.8mm，雌花的瘦果三棱形，两性花的瘦果扁四棱形，顶端截形，具 1～3个细齿，基部稍缩小，边缘具白色的肋，表面有小瘤状突起，无毛。花期 6～9 月。

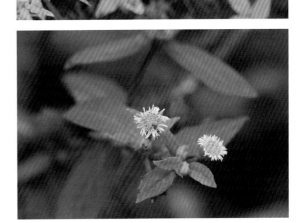

【采收加工】夏、秋季割取全草，洗净泥土，去杂质，晒干或阴干。鲜用可随时取用。

【性状鉴别】本品带根或不带根全草，全体被白色粗毛。根须状，长 5～10cm。茎圆柱形，多分枝，直径 2～7mm，表面灰绿色或稍带紫色，有纵棱，质脆，易折断，断面黄白色，中央为白色疏松的髓部，有时中空。叶对生，多蜷缩或破碎，墨绿色，完整叶片展平后呈披针形，长3～10cm，宽 0.5～2.5cm，全缘或稍有细齿，近无柄。头状花序单生于枝端，直径 6～11mm，总花梗细长，总苞片 5～6 片，黄绿色或棕褐色，花冠多脱落。瘦果扁椭圆形，棕色，表面有小瘤状突起。气微，味微咸。

【药性】味酸，性冷。

【功能主治】补益肝肾，凉血止血。用于肝肾不足，头晕目眩，须发早白，吐血，咯血，衄血、便血、血痢、崩漏、外伤出血。

【用法用量】内服：煎汤，9～30g；或熬膏；或捣汁；或入丸、散。外用：适量，捣烂外敷；或捣绒塞鼻；或研末敷。

箭杆风
Jianganfeng

为姜科山姜属植物山姜 *Alpinia japonica*（Thunb.）miq. 的根茎。

【苗族药名】naf hab vud 那哈呦。

【俗名】和山姜、九姜连、鸡爪莲、九节莲。

【原植物】株高 35 ～ 70cm，具横生、分枝的根茎；叶片通常 2 ～ 5 片，叶片披针形，倒披针形或狭长椭圆形，长 25 ～ 40cm，宽 4 ～ 7cm，两端渐尖，顶端具小尖头，两面，特别是叶背被短柔毛，近无柄至具长达 2cm 的叶柄；叶舌 2 裂，长约 2mm，被短柔毛。总状花序顶生，长 15 ～ 30cm，花序轴密生绒毛；总苞片披针形，长约 9cm，开花时脱落；小苞片极小，早落；花通常 2 朵聚生，在 2 朵花之间常有退化的小花残迹可见；小花梗长约 2mm；花萼棒状，长 1 ～ 1.2cm，被短柔毛，顶端 3 齿裂；花冠管长约 1cm，被小疏柔毛，花冠裂片长圆形，长约 1cm，外被绒毛，后方的一枚兜状；侧生退化雄蕊线形，长约 5mm；唇瓣卵形，宽约 6mm，白色而具红色脉纹，顶端 2 裂，边缘具不整齐缺刻；雄蕊长 1.2 ～ 1.4cm；子房密被绒毛。果球形或椭圆形，直径 1 ～ 1.5cm，被短柔毛，熟时橙红色，顶有宿存的萼筒；种子多角形，长约 5mm，径约 3mm，有樟脑味。花期 4 ～ 8 月，果期 7 ～ 12 月。

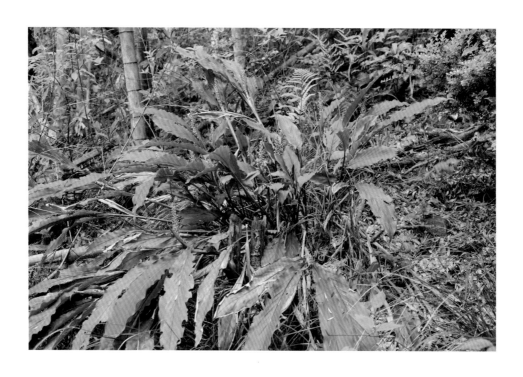

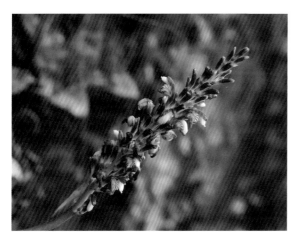 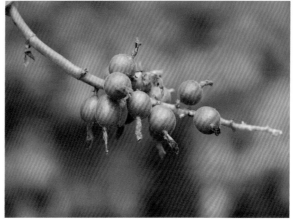

【采收加工】夏、秋季采集，切段，晒干。

【性状鉴别】本品根茎呈圆柱形，常弯曲，有分支，长 5～9cm，直径 0.3～1cm。表面棕色至红棕色或暗棕色，有细密的纵皱纹及灰棕色的波状环节，节间长 0.5～1cm，可见圆形的根痕。质坚实，不易折断，断面纤维性，土黄色，黄色中心环（内皮层）明显，中柱约占 1/2。气香，味辛辣。

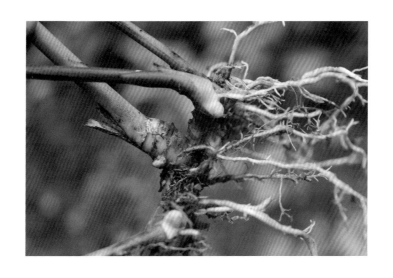

【药性】味辣、微苦，性热。

【功能主治】温中散寒，祛风活血。用于脘腹冷痛，肺寒咳喘，风湿痹痛，跌打损伤，月经不调，劳伤吐血。

【用法用量】内服：煎汤，3～6g。外用适量，捣敷，或捣烂调酒搽，或煎水洗。

中国常用苗药彩色图谱

僵蚕
Jiangcan

为蚕蛾科家蚕属动物家蚕 *Bombyx mori* Linnaeus. 4 ～ 5 龄的幼虫感染（或人工种）白僵菌 *Beauveria bassiana*（Bals.）Vuilknt 而致死的全体。

【苗族药名】gangb ad das 岗阿大。

【俗名】天虫、僵虫、白僵蚕。

【原植物】雌、雄蛾全身均密被白色鳞片，体长 1.6 ～ 2.3cm，翅展 3.9 ～ 4.3cm。体翅黄白色至灰白色。前翅外缘顶角后方向内凹切，各横线色稍暗，不甚明显，端线与翅脉灰褐色，后翅较前翅色淡，边缘鳞毛稍长。雌蛾腹部肥硕，末端钝圆；雄蛾腹部狭窄，末端稍尖。幼虫即家蚕，体色灰白色至白色，胸部第 2、3 节稍见膨大，有皱纹。腹部第 8 节背面有一尾角。

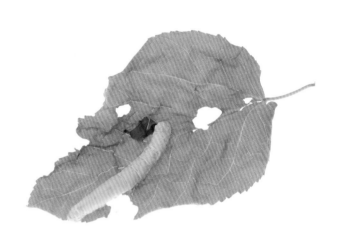

【采收加工】收集病死的僵蚕，倒入石灰中拌匀，吸去水分，晒干或焙干。

【性状鉴别】本品呈圆柱形，多弯曲皱缩，长 2 ～ 5cm，直径 0.5 ～ 0.7cm。表面灰黄色，被有白色粉霜状的气生菌丝和分生孢子。头部较圆，足 8 对，体节明显，尾部约呈二分歧状。质硬而脆，易折断，断面平坦，外层白色，显粉性，中间有亮棕色或亮黑色，习称"胶口镜面"，内有丝腺环 4 个，呈亮圈状。气微腥。味微咸。

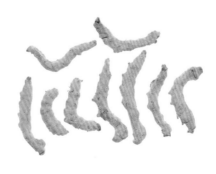

【药性】味咸，性冷。

【功能主治】祛风止痉，化痰散结，解毒利咽。用于惊痫抽搐，口眼㖞斜，偏正头痛，咽喉肿痛，瘰疬，痄腮，风疹，疮毒。

【用法用量】内服：煎汤，3 ～ 10g；研末，1 ～ 3g；或入丸、散。外用：适量，煎水洗；研末撒或调敷。

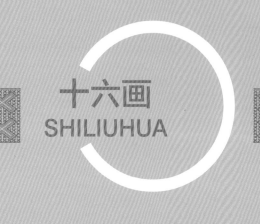

十六画
SHILIUHUA

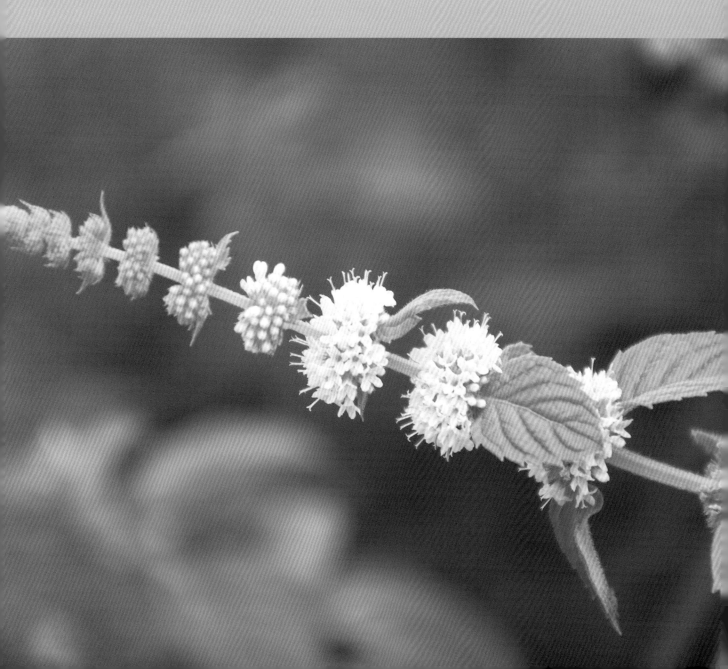

薏苡仁
Yiyiren

为禾本科薏苡属植物薏苡 *Coix lacryma – jobi* L. 的种仁。

【苗族药名】zend ded 真豆。

【俗名】草珠儿、草珠子、五谷子。

【原植物】一年生粗壮草本，须根黄白色，海绵质，直径约 3mm。秆直立丛生，高 1～2m，具10 多节，节多分枝。叶鞘短于其节间，无毛；叶舌干膜质，长约 1mm；叶片扁平宽大，开展，长10～40cm，宽 1.5～3cm，基部圆形或近心形，中脉粗厚，在下面隆起，边缘粗糙，通常无毛。总状花序腋生成束，长 4～10cm，直立或下垂，具长梗。雌小穗位于花序之下部，外面包以骨质念珠状之总苞，总苞卵圆形，长 7～10mm，直径 6～8mm，珐琅质，坚硬，有光泽；第一颖卵圆形，顶端渐尖呈喙状，具 10 余脉，包围着第二颖及第一外稃；第二外稃短于颖，具 3 脉，第二内稃较小；雄蕊常退化；雌蕊具细长之柱头，从总苞之顶端伸出。颖果小，含淀粉少，常不饱满。雄小穗 2～3 对，着生于总状花序上部，长 1～2cm；无柄雄小穗长 6～7mm，第一颖草质，边缘内折成脊，具有不等宽之翼，顶端钝，具多数脉，第二颖舟形；外稃与内稃膜质；第一及第二

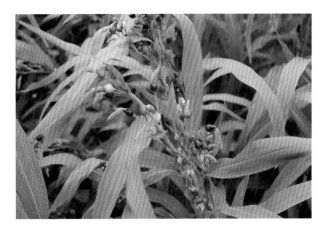

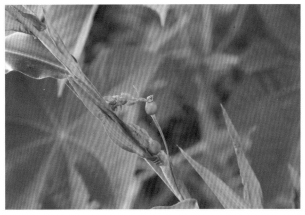

小花常具雄蕊 3 枚，花药橘黄色，长 4～5mm；有柄雄小穗与无柄者相似，或较小而呈不同程度的退化。染色体 2n=10。花果期 6～12 月。

【采收加工】9～10 月茎叶枯黄，果实呈褐色，大部成熟（约 85% 成熟）时，割下植株，集中立放 3～4 天后脱粒，筛去茎叶杂物，晒干或烤干，用脱壳机械脱去总苞和种皮，即得。

【性状鉴别】本品干燥的种仁，宽卵形或长椭圆球形，长 4～8mm，宽约 3～6mm，表面白色或乳白色，光滑，有时残留黄褐色种皮，一端钝圆，另端较宽而微凹，有 1 淡棕色点状种脐。背面圆凸，腹面有 1 条较宽而深的纵沟。质坚实，断面白色，粉质。气微，味微甜。

【药性】味甜、淡，性冷。

【功能主治】健脾，舒筋除痹，清热排脓。用于水肿，脚气，小便淋沥，湿温病，泄泻，带下，风湿痹痛，筋脉拘挛，肺痈，肠痈，扁平疣。

【用法用量】内服：煎汤，10～30 g；或入丸、散，浸酒，煮粥，作羹。

薄荷
Bohe

为唇形科薄荷属植物薄荷 *Mentha haplocalyx* Briq. 的地上部分。

【苗族药名】reib ncab ub 锐叉务。

【俗名】香薷草、鱼香草、水益母、野仁丹草、夜息香。

【原植物】多年生草本。茎直立，高30～60cm，下部数节具纤细的须根及水平匍匐根状茎，锐四棱形，具四槽，上部被倒向微柔毛，下部仅沿棱上被微柔毛，多分枝。叶片长圆状披针形，椭圆形或卵状披针形，稀长圆形，长3～5（～7）cm，宽0.8～3cm，先端锐尖，基部楔形至近圆形，边缘在基部以上疏生粗大的牙齿状锯齿，侧脉5～6对，与中肋在上面微凹陷下面显著，上面绿色；沿脉上密生余部疏生微柔毛，或除脉外余部近于无毛，上面淡绿色，通常沿脉上密生微柔毛；叶柄长2～10mm，腹凹背凸，被微柔毛。轮伞花序腋生，轮廓球形，花时径约18mm，具梗或无梗，具梗时梗可长达3mm，被微柔毛；花梗纤细，长2.5mm，被微柔毛或近于无毛。花萼管状钟形，长约2.5mm，外被微柔毛及腺点，内面无毛，10脉，不明显，萼齿5，狭三角状钻形，先端长锐尖，长1mm。花冠淡紫，长4mm，外面略被微柔毛，内面在喉部以下被微柔毛，冠檐4裂，上裂片先端2裂，较大，其余3裂片近等大，长圆形，先端钝。雄蕊4，前对较长，长约5mm，均伸出于花冠之外，花丝丝状，无毛，花药卵圆形，2室，室平行。花柱略超出雄蕊，先端近相等2浅裂，裂片钻形。花盘平顶。小坚果卵珠形，黄褐色，具小腺窝。花期7～9月，果

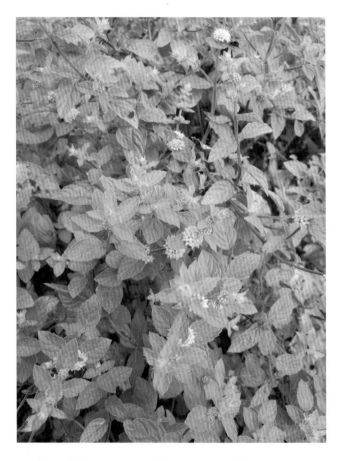

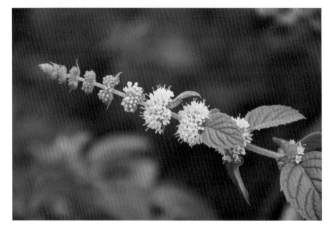

期 10 月。

【采收加工】夏、秋二季茎叶茂盛或花开至三轮时，选晴天，分次采割，晒干或阴干。

【性状鉴别】本品茎呈方柱形，有对生分枝，长 15 ～ 40cm，直径 0.2 ～ 0.4cm；表面紫棕色或淡绿色，棱角处具茸毛，节间长 2 ～ 5cm；质脆，断面白色，髓部中空。叶对生，有短柄；叶片皱缩卷曲，完整者展平后呈宽披针形、长椭圆形或卵形，长 2 ～ 7cm，宽 1 ～ 3cm；上表面深绿色，下表面灰绿色，稀被茸毛，有凹点状腺鳞。轮伞花序腋生，花萼钟状，先端 5 齿裂，花冠淡紫色。揉搓后有特殊清凉香气，味辛凉。

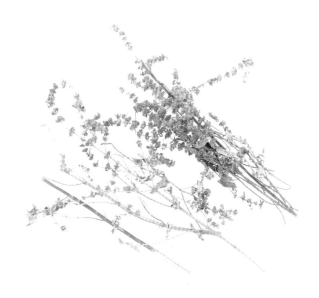

【药性】味辣，性冷。

【功能主治】散风热，清头目，利咽喉，透疹。用于风热表证，头痛目赤，咽喉肿痛，麻疹不透，隐疹瘙痒。

【用法用量】内服：煎汤，3 ～ 6 g。外用：捣汁或煎汁涂。

橘络

Juluo

为芸香科柑橘属植物橘 *Citrus reticulata* Blanco 及其栽培变种的果皮内层筋络。

【苗族药名】hxangb zend gheik lis 嘎乡珍皆莉。

【俗名】橘瓤上筋膜、橘瓤上丝、橘丝、橘筋。

【原植物】小乔木。分枝多，枝扩展或略下垂，刺较少。单身复叶，翼叶通常狭窄，或仅有痕迹，叶片披针形，椭圆形或阔卵形，大小变异较大，顶端常有凹口，中脉由基部至凹口附近成叉状分枝，叶缘至少上半段通常有钝或圆裂齿，很少全缘。花单生或 2 ～ 3 朵簇生；花萼不规则 3 ～ 5 浅裂；花瓣通常长 1.5cm 以内；雄蕊 20 ～ 25 枚，花柱细长，柱头头状。果形种种，通常扁圆形至近圆球形，果皮甚薄而光滑，或厚而粗糙，淡黄色、朱红色或深红色，甚易或稍易剥离，橘络甚多或较少，呈网状，易分离，通常柔嫩，中心柱大而常空，稀充实，瓤囊 7 ～ 14 瓣，稀较多，囊壁薄或略厚，柔嫩或颇韧，汁胞通常纺锤形，短而膨大，稀细长，果肉酸或甜，或有苦味，或另有特异气味；种子或多或少数，稀无籽，通常卵形，顶部狭尖，基部浑圆，子叶深绿、淡绿或间有近于乳白色，合点紫色，多胚，少有单胚。花期 4 ～ 5 月，果期 10 ～ 12 月。

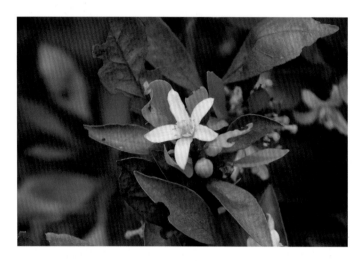

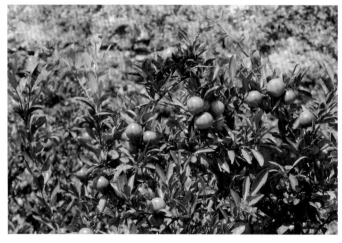

【采收加工】12 月至次年 1 月间采集，将橘皮剥下，自皮内或橘瓤外表撕下白色筋络，晒干或微火烘干。

【性状鉴别】本品呈长条形的网络状。多为淡黄白色，陈久则变成棕黄色。上端与蒂相连，其下则筋络交叉而顺直，每束长 6 ～ 10cm，宽约 0.5 ～ 1cm。蒂呈圆形帽状，十余束或更多压紧为长方形块状。质轻虚而软，干后质脆易断。气香，味微苦。

【药性】味苦，性冷。

【功能主治】通络，理气，化痰。用于经络气滞，久咳胸痛，痰中带血，伤酒口渴。

【用法用量】内服：煎汤，2.5 ～ 4.5g。

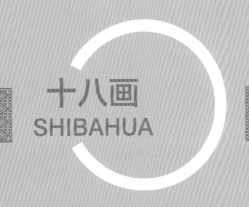

十八画
SHIBAHUA

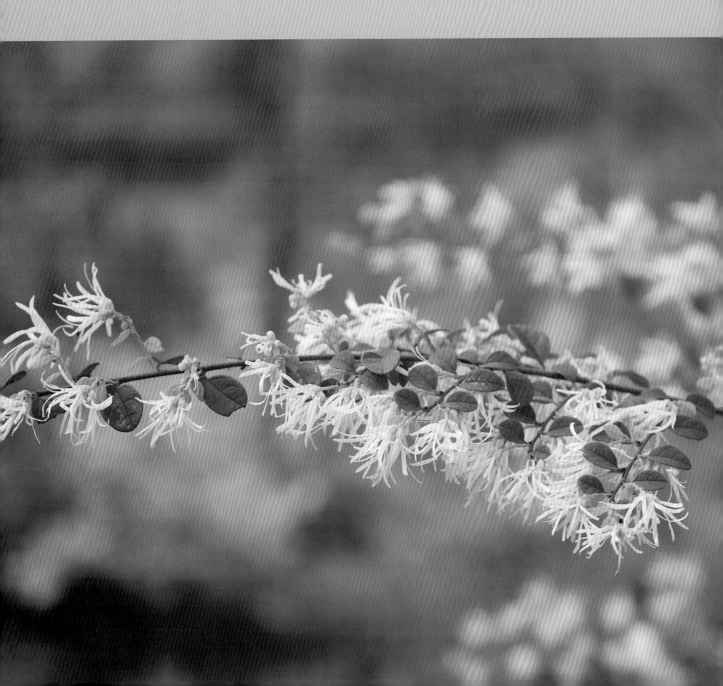

檵木

Jimu

为金缕梅科檵木属植物檵木 *Loropetalum chinense* （**R.Brown**）**Oliver** 的叶。

【苗族药名】rab rut bad 然汝巴。

【俗名】桎木柴、坚漆、鱼骨柴、檵树、刺木花。

【原植物】常绿或半落叶灌木至小乔木，芽体无鳞苞。叶互生，革质，卵形，全缘，稍偏斜，有短柄，托叶膜质。花4～8朵排成头状或短穗状花序，两性，4数；萼筒倒锥形，与子房合生，外侧被星毛，萼齿卵形，脱落性；花瓣带状，白色，在花芽时向内卷曲；雄蕊周位着生，花丝极短，花药有4个花粉囊，瓣裂，药隔突出；退化雄蕊鳞片状，与雄蕊互生；子房半下位，2室，被星毛，花柱2个；胚珠每室1个，垂生。蒴果木质，卵圆形，被星毛，上半部2片裂开，每片2浅裂，下半部被宿存萼筒所包裹，并完全合生，果梗极短或不存在。种子1个，长卵形，黑色，有光泽，种脐白色；种皮角质，胚乳肉质。

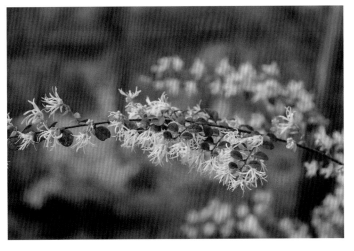

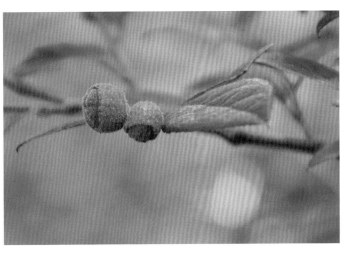

【采收加工】夏、秋两季枝叶茂盛时采收，鲜用或干燥。

【性状鉴别】本品呈椭圆形或卵形，长1.5～4cm，宽1～2.5cm。先端锐尖，基部钝，稍偏斜。全缘或有细锯齿。上表面灰绿色或浅棕褐色，下表面色较浅，两面疏生短茸毛。叶柄被棕色茸毛。气微，味涩、微苦。

【药性】味苦，性冷。

【功能主治】清热解毒，收敛，止血。用于烧、烫伤，外伤出血，吐血，便血，崩漏，腹泻。

【用法用量】内服：煎汤，15～30g。外用：鲜品适量，捣烂敷患处。

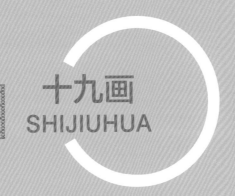

十九画
SHIJIUHUA

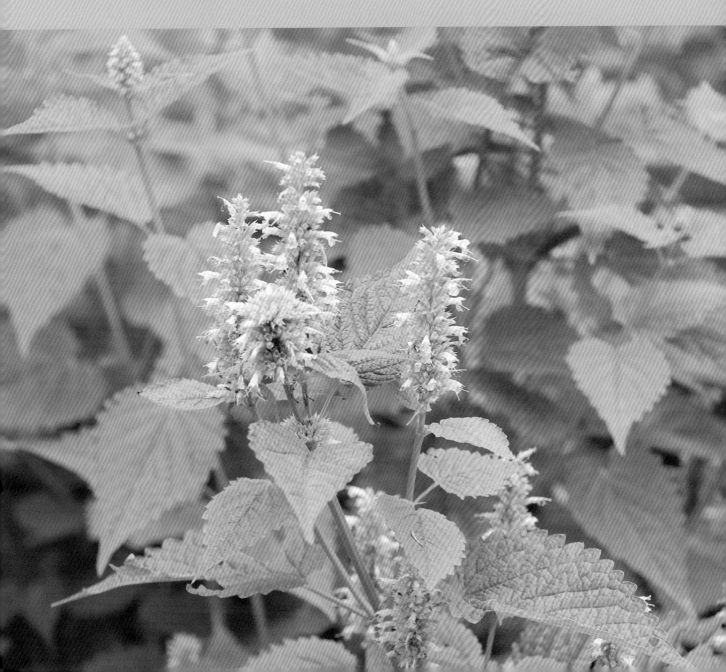

藿香
Huoxiang

为唇形科藿香属植物藿香 *Agastache rugosus*（Fisch.et Mey）O.Ktze 地上部分。

【苗族药名】jab vob gax nix 佳莴姣米。

【俗名】青茎薄荷、排香草、大叶薄荷、川藿香、野藿香叶。

【原植物】多年生草本。茎直立，高 0.5～1.5m，四棱形，粗达 7～8mm，上部被极短的细毛，下部无毛，在上部具能育的分枝。叶心状卵形至长圆状披针形，长 4.5～11cm，宽 3～6.5cm，向上渐小，先端尾状长渐尖，基部心形，稀截形，边缘具粗齿，纸质，上面橄榄绿色，近无毛，下面略淡，被微柔毛及点状腺体；叶柄长 1.5～3.5cm。轮伞花序多花，在主茎或侧枝上组成顶生密集的圆筒形穗状花序，穗状花序长 2.5～12cm，直径 1.8～2.5cm；花序基部的苞叶长不超过 5mm，宽 1～2mm，披针状线形，长渐尖，苞片形状与之相似，较小，长 2～3mm；轮伞花序具短梗，总梗长约 3mm，被腺微柔毛。花萼管状倒圆锥形，长约 6mm，宽约 2mm，被腺微柔毛及黄色小腺体，多少染成浅紫色或紫红色，喉部微斜，萼齿三角状披针形，后 3 齿长约 2.2mm，前 2 齿稍短。花冠淡紫蓝色，长约 8mm，外被微柔毛，冠筒基部宽约 1.2mm，微超出于萼，向上渐宽，至喉部宽约 3mm，冠檐二唇形，上唇直伸，先端微缺，下唇 3

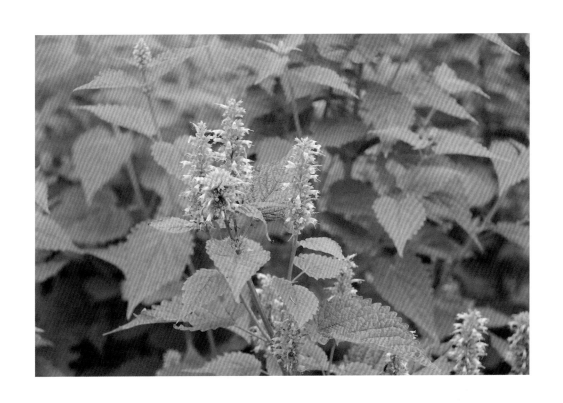

中国常用苗药彩色图谱

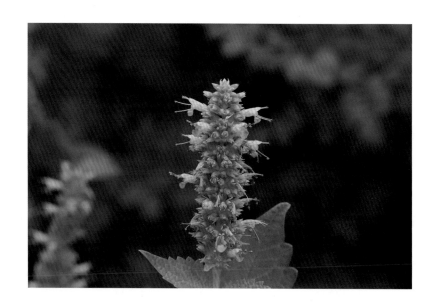

裂，中裂片较宽大，长约 2mm，宽约 3.5mm，平展，边缘波状，基部宽，侧裂片半圆形。雄蕊伸出花冠，花丝细，扁平，无毛。花柱与雄蕊近等长，丝状，先端相等的 2 裂。花盘厚环状。子房裂片顶部具绒毛。成熟小坚果卵状长圆形，长约 1.8mm，宽约 1.1mm，腹面具棱，先端具短硬毛，褐色。花期 6～9 月，果期 9～11 月。

【采收加工】6～7 月，当花序抽出而未开花时，择晴天齐地割取全草，薄摊晒至日落后，收回堆叠过夜，次日再晒。第二次在 10 月收割，迅速晾干，晒干或烤干。

【性状鉴别】本品干燥全草长 60～90cm。茎呈四方柱形，四角有棱脊，直径 3～10mm，表面黄绿色或灰黄色，毛茸稀少，或近于无毛；质轻脆，断面中央有白色髓。老茎坚硬，木质化，断面中空。叶多已脱落，剩余的叶灰绿色，皱缩或破碎，两面微具毛；薄而脆。有时枝端有圆柱形的花序，土棕色，小花具短柄，花冠多脱落，小坚果藏于萼内。气香而特异，味淡，微凉。

【药性】味淡，性冷。

【功能主治】祛暑解表，化湿和胃。用于夏令感冒，寒热头痛，胸脘痞闷，呕吐泄泻，妊娠呕吐，鼻渊，手、足癣。

【用法用量】内服，煎汤，6～10g，或入丸、散，外用：适量，煎水洗，研末涂抹。

蟾蜍
Chanchu

为蟾蜍科蟾蜍属动物中华大蟾蜍 *Bufo bufo gargarizans Cantor* 的全体。

【苗族药名】ghangd bok vangl 岗保昂。

【俗名】癞疙疱、癞蛤蟆。

【原动物】体长一般在 10cm 以上，体粗壮，头宽大于头长，吻端圆，吻棱显著；鼻孔近吻端；眼间距大于鼻间；鼓膜明显，无犁骨齿，上下颌亦无齿。前肢长而粗壮，指、趾略扁，指侧微有缘膜而无蹼，指长顺序 3、1、4、2，指关节下瘤多成对，掌突 2，外侧者大。后肢粗壮而短，胫跗关节前达肩部，左右跟部不相遇，趾侧有缘膜，蹼尚发达，内跖变形长而大，外跖突小而圆。皮肤极粗糙，头顶部较平滑，两侧有大而长的耳后膜，其余部分满布大小不等的圆形瘰疣，排列较规则的为头的之瘰疣，斜行排列几与耳后腺平行。此外，沿体侧之瘰疣排列亦较规则，胫部之瘰疣更大，个别标本有不明显之跗褶，腹面皮肤不光滑，有小疣。颜色亦异颇大，生殖季节雄性背面多为黑绿色，

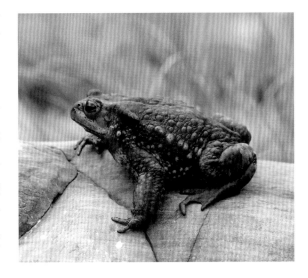

体侧有浅色的斑纹；雌性背面色较浅，瘰疣乳黄色，有时自眼后沿体侧有斜行之黑色纵斑，腹面乳黄色，有棕色或黑色细花纹。雄性个体较小，内侧三指有黑色婚垫，无声囊。

【采收加工】夏、秋季捕捉。捕得后，先采去蟾酥，然后将蟾蜍杀死，除去内脏将体腔撑开晒干。

【性状鉴别】本品全体拘挛抽皱，纵面有棱角，四足伸缩不一，表面灰绿色或黑绿色。极粗糙，布有大小不等的皮肤腺，呈黑色瘤状突起较大，呈黑色，腹面较小，黄棕色，有棕色或黑色细花纹。腹腔内面灰黄色，可见骨骼及皮膜。气微腥，味辛。

【药性】味辛、咸，性热；有毒。

【功能主治】解毒散结，消积利水，杀虫消疳，止痛，强心。用于痈疽，疔疮，发背，瘰疬，恶疮，水肿，小儿疳积，破伤风，慢性咳嗽。

【用法用量】内服：煎汤，1 只；或入丸、散，1～3g。外用：适量，烧炭存性后研末敷或调涂；或活蟾蜍捣烂外敷。

魔芋
Moyu

为天南星科魔芋属植物魔芋 *Amorphophallus rivieri* **Durieu** 的球状块茎。

【苗族药名】jab nangb 加囊。

【俗名】蛇六谷、花杆莲、麻芋子、花伞把。

【原植物】多年生草本，高 0.5 ～ 2m，地下块茎扁球形，巨大。叶柄粗壮，圆柱形，淡绿色，具暗紫色斑；掌状复叶，小叶又作羽状全裂，轴部具不规则的翅；小裂片披针形，长 4 ～ 8cm，先端尖，基部楔形，叶脉网状。佛焰苞大，广卵形，下部筒状，暗紫色，具绿纹，长约 30cm。花单性，先叶出现；肉穗花序圆柱形，淡黄白色，通常伸出佛焰苞外，下部为多数细小的红紫色雌花，上部为多数细小的褐色雄花，并有大形暗紫色附属物，膨大呈棒状，高出苞外；子房球形，花柱较短。浆果球形或扁球形，成熟时呈黄赤色。花期夏季。

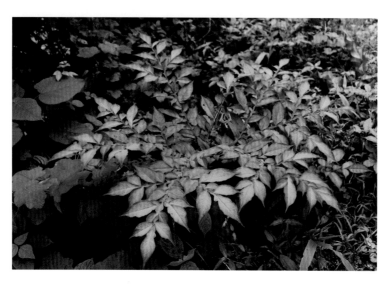

【采收加工】夏秋采挖，除去地上茎叶及须根，洗净，阴凉处风干。

【性状鉴别】本品呈扁圆形厚片本品未切者呈扁球形，直径 7.5 ～ 25cm，顶部中央有凹陷的茎痕或残留的茎基，颈部周围散在须根痕、小瘤状芽痕和瘤状肉质根痕，底部光滑。切片者为横切或纵切的不规则块片，弯曲不平，厚薄不等，大小不一。外皮薄，表面黄褐色至暗红褐色。肉质易断，断面类白色，颗粒状，可见线状导管。气微，味淡，微辣而麻舌。切面灰白色，有多数细小维管束小点，周边暗红褐色。有细小圆点及根痕，质坚硬，粉性，气微味淡，尝之微有麻舌感。

【药性】味辛、苦，性寒；有毒。

【功能主治】化痰消积，解毒散结，行瘀止痛。用于痰嗽，积滞，疟疾，瘰疬，癥瘕，跌打损伤，痈肿，疔疮，丹毒，烫火伤，蛇咬伤。

【用法用量】内服：煎汤，9 ～ 15g（需久煎 2 小时以上）。外用：适量，捣敷；或磨醋涂。

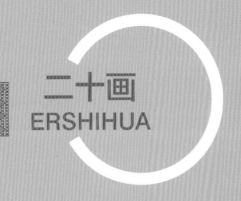

二十画
ERSHIHUA

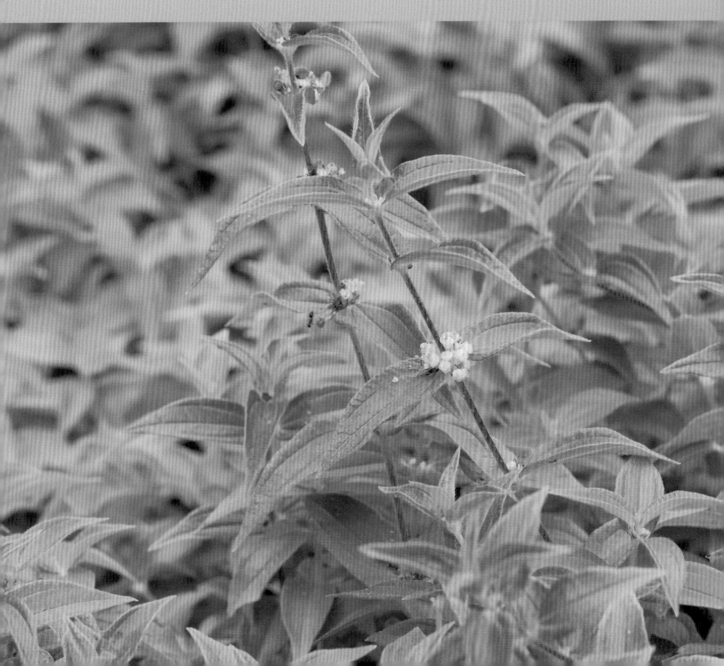

糯米团
Nuomituan

为荨麻科糯米团属植物糯米团 *Gonostegia hirta*（Bl.）miq. 的带根全草。

【苗族药名】bas gad ndf 巴干糯。

【俗名】糯米藤、糯米莲、糯米草、红头带。

【原植物】多年生草本，有时茎基部变木质；茎蔓生、铺地或渐升，长 50～100（～160）cm，基部粗 1～2.5mm，不分枝或分枝，上部带四棱形，有短柔毛。叶对生；叶片草质或纸质，宽披针形至狭披针形、狭卵形、稀卵形或椭圆形，长（1～2～）3～10cm，宽（0.7～）1.2～2.8cm，顶端长渐尖至短渐尖，基部浅心形或圆形，边缘全缘，上面稍粗糙，有稀疏短伏毛或近无毛，下面沿脉有疏毛或近无毛，基出脉 3～5 条；叶柄长 1～4mm；托叶钻形，长约 2.5mm。团伞花序腋生，通常两性，有时单性，雌雄异株，直径 2～9mm；苞片三角形，长约 2mm。雄花：花梗长 1～4mm；花蕾直径约 2mm，在内折线上有稀疏长柔毛；花被片 5，分生，倒披针形，长 2～2.5mm，顶端短骤尖；雄蕊 5，花丝条形，长 2～2.5mm，花药长约

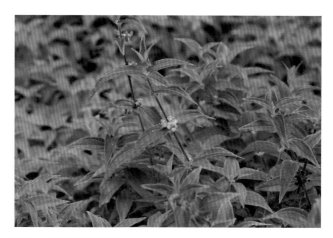

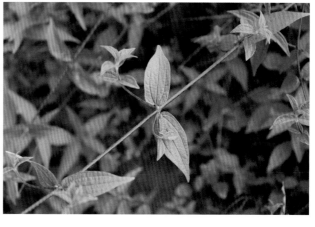

1mm；退化雌蕊极小，圆锥状。雌花：花被菱状狭卵形，长约 1mm，顶端有 2 小齿，有疏毛，果期呈卵形，长约 1.6mm，有 10 条纵肋；柱头长约 3mm，有密毛。瘦果卵球形，长约 1.5mm，白色或黑色，有光泽。花期 5～9 月。

【采收加工】全年均可采收，鲜用或晒干。

【性状鉴别】本品干燥带根全草，根粗壮，肉质，圆锥形，有支根；表面浅红棕色；不易折断，断面略粗糙，呈浅棕黄色。茎黄褐色。叶多破碎，暗绿色，粗糙有毛。气微、味淡。

【药性】味淡，性平。

【功能主治】清热解毒，健脾消积，利湿消肿，散瘀止血。用于乳痈，肿毒，痢疾，消化不良，食积腹痛，疳积，带下，水肿，小便不利，痛经，跌打损伤，咳血，吐血，外伤出血。

【用法用量】内服：煎汤，10～30g，鲜品加倍。外用：适量，捣敷。

参考文献

1. 汪毅. 中国苗族药物彩色图集 [M]. 贵阳：贵州科技出版社，2002

2. 中国科学院. 中国植物志编辑委员会. 中国植物志 [M]. 北京：科学出版社，2004

3. 彭再生. 湖北苗药 [M]. 北京：中医古籍出版社，2006

4. 邱德文，杜江，夏同珩. 中华本草–苗药卷彩色图谱 [M]. 北京：中医古籍出版社，2006

5. 田振华，杜江，邓永翰. 苗药学 [M]. 北京：中医古籍出版社，2007

6. 陆科闵，陆彝中. 苗药方剂学 [M]. 贵阳：贵州科技出版社，2009

7. 田兴秀. 中国苗族医学 [M]. 贵阳：贵州科技出版社，2013